TRAITÉ

DE L'ALIMENTATION ET DE LA NUTRITION

A L'ÉTAT NORMAL ET PATHOLOGIQUE

TRAITÉ

De l'Alimentation et de la Nutrition

À L'ÉTAT NORMAL ET PATHOLOGIQUE

PAR

Le Dr E. MAUREL

Médecin principal de Réserve de la Marine,
Professeur à la Faculté de Médecine de Toulouse.

TROISIÈME VOLUME

---

*Ration de la Grossesse, de l'Allaitement
et du Travail.*

Influences qui modifient toutes les Rations.

*Indications pratiques sur les aliments
d'origine animale et végétale.*

PARIS

O. DOIN, ÉDITEUR

8, PLACE DE L'ODÉON, 8

1909

PRÉFACE

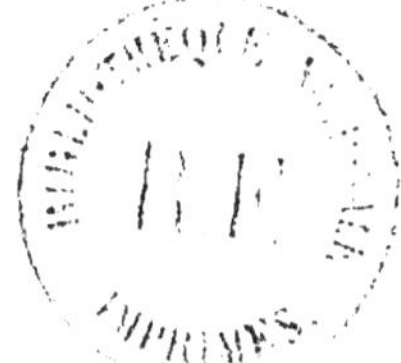

Je livre aujourd'hui au public médical le troisième volume du *Traité de l'alimentation et de la nutrition à l'état normal et pathologique*. Ce volume complète ce traité en ce qui concerne l'*état normal*; et si je n'avais pas été dans l'intention, en traçant son cadre, d'appliquer à l'alimentation du malade les données que j'aurais établies pour l'alimentation en état de santé, l'œuvre que j'avais conçue serait terminée. Tels qu'ils sont, en effet, les trois volumes parus me semblent contenir au moins les indications les plus utiles pour diriger l'alimentation dans les conditions si diverses au milieu desquelles se déroule notre existence.

Dans le *premier volume*, je me suis attaché à montrer l'évolution de la matière organique, substratum indispensable de la vie. Prenant cette matière à son origine, j'ai essayé de montrer comment elle est constituée par le végétal, et seulement par lui. Puis, après avoir donné ces indications pour les trois principes immédiats, les albuminoïdes, les corps gras et les hydrates de carbone et aussi pour les différentes substances minérales qui soit en combinaison avec ces principes, soit à l'état libre, participent également au mouvement de la vie, j'ai montré comment l'animal désagrège, ou, en termes plus exacts, comment il minéralise cette matière organique, œuvre du végétal.

Dans cette étude, je ne me suis pas contenté de tracer un tableau d'ensemble de cette minéralisation, donnant ainsi seulement une idée générale de la vie animale, de ses nécessités et de ses conséquences ; j'ai voulu mettre plus de précision dans l'étude des transformations régressives de la matière organique ; et, pour une quantité donnée de chacun des principes immédiats, j'ai indiqué la quantité d'oxygène nécessaire à sa minéralisation complète, ainsi que la quantité de chacune des substances minérales résultant de sa désagrégation.

Par cette longue étude, ainsi méthodiquement poursuivie, j'ai voulu voir se dégager cette observation capitale, que dans les transformations de la matière organique vers l'état minéral, évolution régressive sans laquelle la vie animale ne peut se concevoir, rien n'est livré au hasard ; et que tout, au contraire, y est soumis à des rapports immuables qui peuvent être formulés par des lois :

Une quantité donnée d'un quelconque des principes immédiats ne peut passer à l'état minéral que grâce à une *quantité invariable* d'oxygène.

Une quantité donnée d'oxygène ne peut suffire à la minéralisation que d'une *quantité invariable* d'un quelconque des principes immédiats.

La minéralisation complète d'une quantité donnée d'un quelconque de ces principes fournit toujours une *quantité invariable* de matières minérales.

Enfin, la minéralisation d'une quantité donnée d'un quelconque de ces principes, dégage toujours une *quantité invariable* de calories.

Or, considération qui relève encore l'importance de ces données, tous ces rapports restent invariables quelles que soient les contingences au milieu desquelles puissent se faire ces transformations :

Ils restent invariables, quelles que soient les modifications intermédiaires ; quelle que soit la durée de ces modifications ; enfin quelle que soit la forme animale au sein de laquelle s'opère la minéralisation.

Mais jusque là, si j'avais donné une certaine précision à ces études, en prenant comme base une quantité donnée de matière organique, et si j'avais établi que la minéralisation de cette matière est indispensable à la vie animale, quelle que soit la forme que cette dernière ait revêtue, je n'avais pas cherché à préciser les *quantités* de chacun de ces principes immédiats qui sont nécessaires à une de ces formes animales en particulier, pour assurer son existence et son évolution. Or, c'est à la fixation de ces quantités, en ce qui nous concerne, qu'a été consacré le deuxième volume et une partie du troisième.

Dans le *deuxième*, j'ai d'abord supposé un homme adulte moyen, vivant dans des conditions également moyennes de contingences ; et, après avoir ainsi, autant que possible, fixé les conditions de son existence, je me suis attaché à préciser les quantités de chacun des principes immédiats et de chacune des matières minérales entrant dans sa composition, qui sont nécessaires à l'entretien de sa vie, en laissant chacun de ces principes et de ces matières à leur poids initial.

Ce sont ces diverses recherches que j'ai comprises sous le nom de *ration moyenne d'entretien*. Pour mettre encore plus de précision dans ces évaluations, j'ai fixé cette ration pour un kilogramme de poids de cet adulte; pensant qu'il serait ensuite facile d'élever chacune de ces quantités au poids normal de chaque sujet.

Cette ration moyenne d'entretien est ainsi devenue la base, le point de départ de toutes les autres.

Reprenant les fixations établies pour un kilogramme d'adulte, et les considérant, au moins d'une manière approximative, comme représentant la moyenne de notre métabolisme en général, j'ai d'abord étudié les modifications que le SEXE pouvait leur imprimer.

Cette ration, en effet, avait été calculée sur l'*homme*; et il était important de savoir ce qu'elle devait être pour la *femme*, en tenant des conditions physiologiques inséparables de son état adulte.

L'influence du sexe connue, j'ai abordé celle de l'AGE, dont l'étude a complété le deuxième volume.

Dans cette partie, ont trouvé place, d'abord, avec de très longs développements, l'examen des besoins de la *croissance*, depuis la naissance jusqu'à l'âge adulte; et ensuite, avec moins d'étendue, l'examen des besoins après l'âge adulte, dans les différentes périodes de la *vieillesse*.

C'est là où s'est arrêté le deuxième volume. En m'inspirant des données établies dans le premier, j'en avais fait l'application, d'abord à l'homme adulte vivant dans les conditions moyennes d'entretien, en précisant les quantités des substances organiques et minérales nécessaires à cette existence; et, ensuite, j'avais essayé de préciser également qu'elles étaient les modifications que le sexe et l'âge pouvaient apporter à ces quantités.

Mais le sexe et l'âge ne sont pas les seules influences qui puissent modifier les besoins de la matière animale vivante et en particulier de notre organisme.

Après ces deux influences, se placent d'abord les deux suivantes qui sont propres à la femme, la *grossesse* et *l'allaitement*; et ensuite un certain nombre d'autres qui sont communes aux deux sexes et à tous les âges : l'influence de la *température ambiante*, résultant du climat, des saisons et de l'altitude, celle du *travail physique* et *intellectuel*, celle des *vents*, celle du *vêtement* et enfin celle de l'*habitation*.

C'est à l'étude de ces différentes influences, qu'a été consacrée la première partie de ce TROISIÈME VOLUME.

Les besoins de la femme pendant la *grossesse* et pendant l'*allaitement*, ayant été peu étudiés jusqu'à présent, je me suis attaché à évaluer ces besoins à un point de vue expérimental, et à saisir d'abord les rapports qui fixent ces besoins chez l'animal. J'ai pu ainsi, pour la GROSSESSE, trouver des rapports intéressants, je puis même dire saisissants par leur exactitude, entre les quantités d'aliments prises par la mère et celles nécessitées en même temps pour son entretien et pour la formation des fœtus.

Ces rapports n'ont été ni moins intéressants, ni moins saisissants par leur exactitude, en ce qui concerne les dépenses de la mère pendant l'ALLAITEMENT. Mes expériences, à cet égard, m'ont prouvé, en effet, que la mère qui nourrit, outre la quantité d'aliments qui correspond à son propre entretien, en prend une autre quantité, qui égale celle que prennent ses nourrissons après leur sevrage complet; et qu'elle revient, à partir de ce moment, à sa seule ration d'entretien.

L'application de ces résultats, à la femme qui est enceinte et à celle qui nourrit, s'imposait d'elle-même, au moins comme probable. Or, l'observation attentive des faits est venue confirmer ces prévisions. La femme enceinte supporte fort bien le surcroît de dépenses dues à la grossesse, en réglant son alimentation sur les données relevées chez les animaux ; et il en a été de même pour la femme qui nourrit.

Ce sont là des indications, qui, certes, demandent encore de nouvelles précisions au point de vue des quantités ; mais qui, au point de vue principe, me paraissent démontrées, et qui, par cela seul, m'ont déjà paru mériter d'être signalées.

Mes recherches et mes observations antérieures sur les dépenses de l'organisme, sous l'influence des *climats* et des *saisons*, m'ont rendu facile la partie consacrée à l'étude de la TEMPÉRATURE AMBIANTE ; et vu la grande influence, aujourd'hui bien démontrée, de cette dernière, je m'y suis arrêté assez longtemps, en comprenant dans la même étude l'influence de l'*altitude*.

Les modifications que le TRAVAIL PHYSIQUE apporte aux besoins correspondant à la ration moyenne d'entretien, sont, on le sait, des plus importantes ; et leur étude m'a été grandement facilitée par les notes si claires de M. Lefèvre. Quant à celles relatives au TRAVAIL INTELLECTUEL, en somme, négligeables, j'ai été guidé par le rapport de M. Fleury, au Congrès international d'Hygiène alimentaire sur cette question.

Enfin, pour les chapitres consacrés à l'influence des VENTS, ainsi qu'à celle des VÊTEMENTS et de l'HABITATION basée sur le *séro physiologique cutané*, ils ont été rédigés en utilisant surtout mes recherches personnelles ; et j'espère que les conclusions et les déductions que j'en ai tirées, aussi bien au point de vue scientifique qu'au point de vue pratique, pourront être utiles à ceux qui voudront, dans l'évaluation des dépenses de l'organisme, tenir compte de ces influences, dont quelques-unes ont une réelle importance.

Avec ces causes, s'est arrêtée l'étude des influences pouvant modifier d'une manière assez marquée les dépenses de l'organisme ; et c'est à cette étude qu'à été consacrée, en dehors de celles du sexe et de l'âge, données dans le deuxième volume, la *première partie* du troisième.

J'avais ainsi déterminé les besoins de l'organisme humain dans ces diverses conditions ; et j'avais pu préciser quelles sont les quantités de substances organiques et minérales, nécessaires pour faire face à ces besoins, ainsi modifiés. Dans la fixation de ces besoins, je m'étais approché autant que possible de la pratique ; mais j'en étais resté encore bien loin en ce qui concerne la fixation des divers aliments capables de les couvrir. J'avais précisé que dans telle et telle condition, l'organisme devait recevoir certaines quantités d'azotés, de ternaires et de substances minérales ; mais pour faire passer ces notions dans la pratique, et surtout pour faciliter leurs applications, il m'a fallu envisager cette question d'un autre côté pratique, en montrant, au moins approximativement, la quantité des divers principes que nous trouvons dans nos aliments, non tels que nous les offre la nature, mais tels qu'ils nous sont servis.

Or, c'est à l'évaluation de nos aliments étudiés à ce

point de vue, tout à fait pratique, qu'a été consacrée la *seconde partie* de ce volume.

Ce côté pratique de l'alimentation nécessitait un certain nombre de déterminations de cet ordre, dont les principales sont les suivantes :

1° Les aliments, quelle que soit leur origine, ne contiennent pas les principes immédiats dans les proportions où ces derniers nous sont nécessaires ; et de là découle l'obligation de combiner ces aliments pour arriver aux proportions exigées par nos besoins.

Cette question, il est vrai, avait déjà été résolue en partie dans le deuxième volume, en établissant mes divers régimes-types. J'avais fixé, en effet, pour chacun d'eux, d'abord les quantités de substances animales et végétales qui devaient entrer dans chaque repas et aussi la valeur en azotés et en calories pour ces mêmes quantités. Mais j'ai cru utile d'y revenir, pour montrer avec quelle facilité ces régimes-types peuvent être suivis ; et aussi les facilités qu'ils donnent pour doser méthodiquement l'alimentation.

2° La plupart de ces aliments doivent subir des déchets forcés ; tels sont ceux dus aux os pour les viandes ; aux arêtes, pour les poissons ; et aux parties que nous n'ingérons pas, pour certains végétaux, pépins, écorce, etc.

3° Un certain nombre de nos aliments, je l'ai déjà dit, ne sont consommés qu'après avoir subi certaines préparations destinées à les conserver ; or, il était important de savoir quelles modifications ces préparations font subir à leur valeur nutritive.

4° Enfin, il en est de même des divers modes de préparation, et notamment de la cuisson par ses divers procédés.

Or, c'est à la fixation de ces indications pratiques qu'a été consacrée en grande partie, je l'ai dit, la seconde partie de ce volume, qui, elle-même, comprend deux divisions : les modifications dues à la *conservation* et celles dues à la *préparation*.

Cette dernière est de beaucoup la plus longue. J'ai dû passer en revue, pour être aussi complet que possible, d'abord tous les aliments d'*origine animale* : les viandes de boucherie, la volaille, le gibier, le poisson et d'autres de moindre importance, fournis par les batraciens, les crustacés et les mollusques. Ensuite, j'ai également traité de nos aliments d'*origine végétale* : les céréales, les légumineuses, les racines, les tubercules, les fruits et les feuilles servis comme légumes et enfin les fruits de dessert.

Dans cette longue étude, pour chacun de ces aliments d'origine animale ou végétale, outre sa composition, j'ai donné son déchet, la quantité qui correspond à la *portion* des régimes-types selon nos habitudes, les modifications dues à ses divers modes de préparation, et enfin la valeur nutritive de sa portion ainsi préparée.

Cette étude des aliments à ce point de vue pratique et en évaluant leur portion d'après les exigences du régime-type, a été complétée par celle des *condiments*, des *corps gras* et des *boissons fermentées de table*, en les considérant au même point de vue.

Dans tout ce qui précède, j'avais toujours considéré un sujet isolé. Mais voulant de plus en plus faciliter le passage de ces données dans la pratique, j'ai terminé par un chapitre comprenant certaines indications sur l'alimentation des principales collectivités : *crèches, écoles ma-*

ternelles, pensionnats, lycées, armée, marine, prisons, restaurants et *famille.*

Enfin, faisant un retour sur toutes ces données, j'ai envisagé la question de l'*alimentation de la France* dans son ensemble, au point de vue économique. Or, cette étude, complétant celle que j'avais déjà donnée dans le premier volume, m'a d'abord permis de faire ressortir ce point important que notre production alimentaire dépasse de beaucoup les besoins de notre population. Mais de plus, en m'appuyant sur des observations faites au cours de ces études sur les divers aliments, j'ai cru pouvoir fournir quelques indications à notre agriculture, sur nos besoins, sur les aliments qui peuvent le mieux les satisfaire, et sur les rapports qu'il devrait y avoir entre la valeur nutritive de nos aliments et leur valeur marchande.

Ne se pourrait-il pas qu'un jour, l'alimentation étant devenue surtout scientifique, au lieu de rester, comme maintenant, livrée aux caprices du goût et tout au plus à une observation empirique, la valeur marchande des aliments fut basée sur leur richesse en albuminoïdes et sur leur valeur en calories, ou que, du moins, leur valeur nutritive, prise dans son ensemble, entrât en ligne de compte pour établir leur prix? Du reste, producteurs et négociants ne sont-ils pas déjà entrés dans cette voie en ce qui concerne les vins ordinaires, qui représentent une de nos productions alimentaires les plus importantes? N'est-ce pas d'après leur titre en alcool que sont fixés leurs prix? Et fixer le prix de ces vins d'après leur titre en alcool, n'est-ce pas le fixer, que les viticulteurs et leurs acheteurs le sachent ou non, d'après leur valeur en calories? Or, de ce mode d'évaluation des vins, à celui des blés

d'après leurs albuminoïdes et leurs hydrates de carbone,
il n'y a sûrement qu'un pas facile à faire. N'est-ce pas
évident, du reste, d'après tout ce qui précède, que cette
base d'évaluation de la valeur marchande serait la meilleure? Et si cet élément d'appréciation de la valeur commerciale entrait dans la pratique pour les vins et le froment, n'est-il pas probable qu'il en serait rapidement de
même pour toutes les céréales, toutes les légumineuses, etc.?

La richesse en azotés et la valeur en calories entre-
raient donc ainsi dans l'évaluation marchande des grandes
productions agricoles; et, dès lors, presque forcément,
l'agriculteur serait conduit à tenir compte de ces indications dans le choix de ses cultures. La valeur nutritive des
aliments, prise dans son ensemble, après avoir servi de
base à leur valeur commerciale, deviendrait ensuite un
des principaux guides de nos agriculteurs.

Certes, même après ces progrès, nous n'en serions pas
encore arrivés à une époque, où, en entrant dans un restaurant, on commanderait un repas de 30 grammes
d'azotés et de 1.000 calories, le prix de ce repas devant
être basé sur ces indications; mais l'industrie, sous l'influence de plus en plus impérieuse de la concurrence, a
réalisé des transformations tout aussi importantes; et
je ne vois vraiment pas pourquoi, sous la même influence,
les producteurs agricoles, les consommateurs et leurs intermédiaires n'arriveraient pas à ce premier résultat,
déjà très satisfaisant, de prendre la valeur nutritive des
aliments comme base de leurs transactions.

Or, cette pensée, je l'avoue, n'est pas restée étrangère
à la rédaction de la deuxième partie de ce volume. Mon
but principal a bien été, sans doute, de faire avant tout une

œuvre d'hygiène alimentaire; mais cependant au cours des études auxquelles elle a donné lieu, j'ai trouvé de tels rapports entre cette hygiène et les questions d'économie agricole que j'ai cru devoir les signaler.

Tel est le volume que je soumets à l'appréciation du corps médical. Je l'ai déjà dit, ce volume termine l'étude *de l'alimentation* et *de la nutrition* à L'ÉTAT NORMAL. Avec les deux premiers, il forme un tout complet.

Je serais heureux, si, bénéficiant de la même indulgence de ce public, ce troisième volume recevait de lui le même accueil bienveillant que les deux premiers.

De plus, je me trouverais largement récompensé de mes efforts, si ces trois volumes pouvaient contribuer à mettre notre alimentation mieux en rapport avec nos besoins; s'ils pouvaient ainsi la rendre plus hygiénique; et enfin, si, en faisant connaître nos besoins à notre agriculture, ils pouvaient lui être utile en la guidant mieux dans ses productions.

BESOINS DE LA GROSSESSE

DANS LES CONDITIONS DE LA RATION MOYENNE D'ENTRETIEN (1)

Ainsi que l'indique ce titre, cette ration, telle que je vais la comprendre, est celle qui conviendrait à une femme ne se livrant à aucun travail manuel en dehors des occupations ordinaires de la vie, et surtout vivant dans les températures moyennes de + 20 à + 10, soit toujours pendant les saisons intermédiaires des pays tempérés. Enfin, de même que précédemment, les évaluations des besoins seront rapportées au kilogramme du poids normal.

J'indiquerai plus tard les modifications que doit recevoir cette ration sous l'influence de certaines conditions et notamment sous celle de la température extérieure.

Cette ration a été jusqu'à présent peu étudiée, au moins au point de vue où je me suis placé dans ce traité, c'est-à-dire en ce qui concerne la détermination des *quantités* des divers aliments organiques et minéraux nécessaires pour couvrir les besoins de la femme en cet état.

La plupart des auteurs, même les plus récents, n'ont pas envisagé la question à ce point de vue. Ils se sont contentés de donner des conseils sur les *qualités* des aliments qui doivent être évités ou pris de préférence ; mais sans aborder la question de quantité.

Cependant, sans remonter plus haut, Depaul avait constaté que l'alimentation de la mère peut influencer le développement du fœtus, et qu'une alimentation légèrement insuffisante peut diminuer son volume, sans nuire ni à son évolution fœtale ni à son développement ultérieur.

Il avait cru cette dernière influence suffisante pour l'utiliser

(1) Voir Maurel, *Société de Biologie* : 1905, 13 octobre, page 284 ; 1er décembre, page 530 ; 8 décembre, page 580. 1906 : 2 mars, page 352 ; 9 mars, page 405 ; 16 mars, page 484 ; 23 mars, page 533.

dans les cas de bassins modérément rétrécis, et avait même essayé d'augmenter cette influence par des saignées répétées, dernier moyen auquel il renonça, vu son peu d'efficacité et ses dangers.

Les conclusions des recherches de Depaul furent, en effet, les suivantes (1) :

1° La saignée et le régime débilitant de la mère ont une influence considérable sur le développement de l'enfant pendant la vie intra-utérine ;

2° L'influence de la diminution des aliments, quand la femme s'y soumet rigoureusement et pendant un temps assez long, est bien plus puissante que celle des émissions sanguines qu'on ne pourrait trop multiplier sans compromettre la grossesse.

Cette idée a, du reste, été reprise dans la suite par Devees, puis par Prochownik, et, enfin, plus récemment, par Bokelmann. Or, ce fait se dégage nettement de leurs observations cliniques et surtout de celles de Bokelmann (2) qui a mieux méthodisé le procédé, que d'une manière incontestable l'alimentation insuffisante ne permet pas au fœtus d'acquérir ses dimensions normales.

Je reviendrai sur ces faits qui me paraissent avoir un gros intérêt ; mais j'ai tenu à les signaler dès maintenant, parce qu'ils me semblent très propres à bien établir l'importance de la fixation de la valeur nutritive de l'alimentation pendant la grossesse, puisque de cette valeur peut dépendre le volume du fœtus.

Munk (3), qui souvent a mis beaucoup de précison dans ses évaluations sur les besoins en substances organiques et minérales, ou bien a négligé de le faire pour la grossesse, ou bien n'a pas cru que cette dernière augmentât suffisamment les dépenses pour nécessiter une étude spéciale.

Dans la page qu'il consacre à l'influence de la grossesse, en effet, il se contente de rappeler que la ration de la femme est de un cinquième à un quart moindre que celle de l'homme ;

---

(1) *Influence de la saignée et d'un régime débilitant sur le développement du fœtus. Bulletin général de thérapeutique*, 1849.

(2) *Presse médicale*, 25 janvier 1902, p. 92, analyse de Romme.

(3) *Traité de diététique*, p. 357.

et que, par conséquent, l'ouvrière doit recevoir 85 à 90 grammes d'albumine, 40 grammes de graisse et 400 grammes d'hydrates de carbone. Mais c'est là, pour l'ouvrière, la ration en dehors de la grossesse ; et Munk n'ajoute rien pour cette dernière, si ce n'est des conseils sur les qualités des aliments qu'il faut préférer ou éviter.

Laumonier, quoique n'écrivant qu'un précis de l'alimentation, s'est cependant occupé de la grossesse.

« Dans la grossesse, dit-il, l'alimentation doit pourvoir à « la nutrition de la mère et au développement du fœtus. Le « régime normal ne saurait suffire ». Et il donne de plus, cette indication qu'il faut augmenter les albuminoïdes, de préférence aux ternaires.

Les indications données par A. Gautier ne sont guère plus étendues et plus explicites.

« Pendant la grossesse, dit Gautier, la femme doit manger « ce qui lui plaît le mieux », et il donne ensuite des conseils sûrement judicieux en ce qui concerne la qualité des aliments à conseiller ou à proscrire, mais aucun en ce qui regarde les quantités.

Ce n'est que tout récemment que J. Gilbert, sur les indications de Landouzy, a traité ce sujet dans sa thèse inaugurale ; et qu'il l'a fait en s'inspirant du véritable principe qui doit permettre d'évaluer les besoins de la femme dans ces conditions, c'est-à-dire en tenant compte de sa ration normale d'entretien et du surcroît de besoins nécessité par la formation du fœtus et de ses annexes.

Je suis heureux de voir un élève de Landouzy être entré dans cette voie ; car c'est la méthode que j'avais adoptée dès 1894, époque à laquelle j'ai commencé à m'occuper de cette question.

Pour évaluer les besoins en état de gestation, je partis de la ration moyenne d'entretien ; et j'y ajoutai les besoins relevant de la formation du fœtus, de celle de ses annexes et aussi de l'accroissement de l'utérus, déduction faite de la perte menstruelle.

En somme, comme on le voit, la ration de la femme enceinte, et même, à un point de vue plus général, de la grossesse, surtout au point de vue de la fixation des divers besoins dans cet état, a été peu étudiée. Or, ainsi, je pense qu'il ressortira de ce qui va suivre, il y avait un gros intérêt à le faire.

La méthode que j'avais adoptée dès le commencement de mes recherches sur ce point, consistant à ajouter aux besoins d'entretien que je connaissais déjà, ceux résultant de la grossesse elle-même, et que je pouvais évaluer approximativement en me basant sur l'évolution du fœtus et l'augmentation des organes maternels, m'avait déjà conduit à certaines évaluations qui avaient été confirmées par quelques observations recueillies au cours de la grossesse. J'avais constaté d'abord que, d'une manière générale, la grossesse augmentait les besoins ; et qu'en s'inspirant seulement de son appétit, la femme enceinte mangeait davantage qu'avant de l'être. De plus, voulant serrer la question de plus près, et comparer mes évaluations théoriques avec les faits, j'avais écarté, d'une part, le commencement de la grossesse, comme entraînant fréquemment des troubles digestifs ; et, d'autre part, la fin de la gestation comme faisant trop souvent sortir la femme des conditions physiologiques. J'avais donc choisi les trois mois intermédiaires pour vérifier mes évaluations ; et je les avais trouvées suffisamment en rapport avec les renseignements recueillis auprès de quelques femmes enceintes. Non seulement ces femmes ingéraient un peu plus d'aliments qu'avant d'être enceintes, mais en évaluant le surcroit des azotés, je trouvais une certaine concordance avec ceux qui étaient nécessaires au fœtus pendant cette période.

Enfin, tenant compte de l'évolution de ce dernier, ainsi que de la marche que suit le développement des organes maternels, j'avais cru tout naturel d'admettre que les quantités d'aliments ajoutés à la ration d'entretien, devaient suivre cette évolution ; et, par conséquent, qu'elles devaint être plus élevées à la fin de la grossesse qu'à son début.

Etant donné, comme je vais le montrer bientôt, que jusqu'à la fin du troisième mois, la quantité totale des albuminoïdes nécessaires pour faire face au développement normal et moyen du fœtus, de ses annexes et des organes maternels, n'atteint pas 2 grammes par jour, j'en avais conclu que l'augmentation qui devait en résulter pour la ration de la femme était tout à fait négligeable.

Une femme de 50 kilogrammes, dont la ration moyenne en

azotés est de 75 grammes, aurait dû en recevoir 77 grammes. Nos besoins ne sont jamais évalués d'une manière aussi précise.

Pendant les trois derniers mois, au contraire, les frais de la grossesse seraient arrivés à 8, 10 et 12^{gr} d'azotés par jour, soit une augmentation d'un neuvième à un sixième de la totalité de la ration ; et, dès lors, il m'avait paru indispensable d'en tenir compte dans l'alimentation. Le surcroît des besoins en azotés, d'après les mêmes évaluations, devait être de 2 à 5^{gr} pendant les trois mois intermédiaires ; et, je le rappelle, c'était sur eux que j'avais fait porter la vérification de mes évaluations.

Or, quelque logiques que paraissent ces dernières conclusions, les faits expérimentaux ne les ont pas confirmées, et ont montré que l'alimentation pendant la grossesse doit être dirigée autrement. Voulant, en effet, appuyer mes conclusions par des chiffres précis, et croyant que je n'aurais qu'à les confirmer, je me suis livré, depuis la fin de 1904, à une série d'observations sur la grossesse chez la cobaye et la lapine.

Or, si ces observations ont prouvé, et même avec toute la précision désirable, ce point capital que la ration de la grossesse doit correspondre à la ration d'entretien, augmentée des aliments nécessaires au développement du fœtus ; si elles ont aussi confirmé mes comparaisons faites sur la femme pendant les mois intermédiaires de la grossesse, elles tendent à faire admettre des conclusions contraires à celles auxquelles j'étais arrivé pour son commencement et pour sa fin. C'est pendant la première moitié de celle-ci que devrait avoir lieu la plus grande augmentation, tandis qu'à la fin l'alimentation devrait revenir sensiblement à celle d'entretien. Quant à la période intermédiaire, elle comporterait une alimentation supérieure à celle d'entretien, comme je l'avais observé ; mais, au moins chez l'animal, moindre qu'au début.

Je donnerai les expériences sur lesquelles sont basées ces nouvelles conclusions. Mais avant, je n'en crois pas moins utile de montrer qu'elle est l'évolution du fœtus et des organes maternels. Mes expériences, en effet, n'en ont pas moins établi, d'abord que c'est l'alimentation maternelle qui doit faire face à ces nouveaux besoins, et ensuite qu'il y a un rapport étroit entre ces besoins et le surcroît de l'alimentation. La différence consisterait en ce que la mère absorberait ce surcroît au début de la grossesse, au lieu de le faire à la fin ; et qu'elle le mettrait en réserve pour l'utiliser plus tard. Des conséquences importantes, aussi bien au point de vue scientifique qu'au point de vue pratique, découleraient de cette constatation ; mais le rapport entre l'alimentation de la mère et ses besoins, vu son état de gestation, n'en conserve pas moins toute sa valeur.

Voyons donc quels sont les besoins qui doivent s'ajouter à ceux d'entretien pendant la grossesse ; car ces besoins, je le répète, ne devront pas moins être satisfaits par le surcroît d'alimentation de la mère, que ce surcroît soit pris au commencement de la grossesse, dans sa période intermédiare ou à la fin.

Accroissement du fœtus, de ses annexes et des organes maternels.

Dès mes premières recherches sur la ration de la grossesse, je l'ai dit, j'ai procédé pour elle comme pour la croissance. J'ai ajouté, à la ration d'entretien de la femme adulte, la quantité des divers aliments approximativement nécessaires pour la constitution du fœtus, de ses annexes et aussi pour l'augmentation des organes maternels. Mais étant donné que ce surcroît de dépenses ne se produit pas d'une manière uniforme ; et qu'au contraire, il est beaucoup plus accentué à la fin de la grossesse qu'à son début, j'avais tenu compte de cette évolution dans l'établissement de la ration. J'ai déjà dit que les faits expérimentaux sont venus contredire cette déduction ; mais la base d'évaluation des dépenses en surcroît imposées à la mère n'en reste pas moins la même : c'est-à-dire la totalité des substances nutritives nécessaires à la constitutiondu fœtus, de ses annexes et de l'augmentation des organes maternels. Or, essayons de faire cette évaluation.

Accroissement du fœtus. — L'accroissement du fœtus va en augmentant au fur et à mesure qu'on s'approche du terme de la grossesse, et il suivrait la marche suivante d'après les auteurs français (1).

(1) Article grossesse de Pinard du *Dictionnaire encyclopédique*, p. 476.

MOIS (fin)	JACQUEMIN	CAZEAUX	JOULIN	BAILLY
1	»	»	»	»
2	»	»	»	»
3	32g à 48g	100 à 125	40	100 à 125
4	184 à 214	230 à 260	200	200 à 250
5	550	250 à 300	500	400 à 500
6	1.000	500	1.300	800 à 1.000
7	1.500 à 2.000	»	1.500	1.500 à 2.000
8	1.468 à 2.417	2.000 à 2.500	2.000	2.000 à 2.500
9	3.365	3.000 à 3.500	3.500	3.250

D'après ces indications, les deux premiers mois seraient peu connus; et, quoique présentant des différences parfois assez marquées jusqu'au septième mois, les résultats deviennent à peu près semblables à la fin du neuvième.

Les auteurs étrangers, notamment les allemands, divisent la grossesse en dix périodes de vingt-huit jours, et donnent le poids pour le commencement de ces périodes. Je reproduis ici l'accroissement d'après Hecker et Fehling.

PÉRIODE de 28 JOURS	HECKER	FEHLING	PÉRIODE de 28 JOURS	HECKER	FEHLING
3	5 à 20	20	7	1.218	1.220
4	120	120	8	1.569	1.700
5	284	285	9	1.971	»
6	634	635	10	2.528	2.240

Comme on le voit, malgré la divergence quelquefois assez grande des chiffres donnés par ces divers auteurs, ce fait général en ressort d'une manière bien nette, qu'ainsi que je l'ai dit : l'accroissement est d'autant plus marqué qu'on s'approche davantage du terme de la grossesse. Voici, du reste, d'après Fehling, quel serait l'accroissement quotidien total et aussi ceux concernant séparément les substances *albuminoïdes* et les *corps gras*.

AGES	ACCROISSEMENT JOURNALIER total	ACCROISSEMENT JOURNALIER des albuminoïdes	ACCROISSEMENT JOURNALIER des corps gras	EAU ET SUBSTANCES salines
I	II	III	IV	V
2e mois .	0g 10	»	»	»
3e — ..	0 57	»	»	»
4e — ..	3.57	0.174	0.055	3.34
5e — ..	5.89	0.75	0.11	5.03
6e — ..	12.50	1.66	0.19	10.65
7e — ..	20.90	2.07	0.47	18.36
8e — ..	17.10	1.28	0.36	15.46
9e — ..	19.18	3.08	2.25	13.85
10e — ..	35.50	4.79	4.96	25.75

J'ajoute, dans la colonne V, le total de *l'eau* et des *matières salines*.

De mon côté, en utilisant ces travaux pour en faire des moyennes, et en tenant compte aussi de l'accroissement du placenta, de celui du cordon et de l'utérus, et enfin des dépenses faites par le fœtus lui-même, je suis arrivé aux évaluations approximatives suivantes :

AGES MOIS	ACCROISSEMENT QUOTIDIEN				AZOTÉS NÉCESSAIRES		
	FŒTUS	ANNEXES	UTÉRUS	TOTAL	ACCROISSE-MENT	ENTRETIEN du fœtus	TOTAL des azotés
1er au 2e	1g	2g	2g	5g	1g	»	»
2e au 3e	3	2	2	7	1.40	0.19	1g59
3e au 4e	4	3	3	10	2	0.35	2.35
4e au 5e	5	3	4	12	2.20	0.60	2.80
5e au 6e	13	3	4	20	4	1.20	5.20
6e au 7e	23	4	5	32	6.40	2.25	8.65
7e au 8e	27	4.50	5.50	37	7.20	3.45	10.65
8e au 9e	27	4.50	5.50	37	7.20	5.25	12.45

Ainsi, en tenant compte des diverses dépenses que la grossesse impose à la femme, j'étais donc arrivé à ce résultat, qu'en ce qui concerne les *azotés*, qui jouent le rôle le plus important dans ces dépenses, il fallait augmenter la ration en moyenne de 10 grammes pendant les trois derniers mois, de 3 grammes pendant les trois intermédiaires, et que pendant les trois premiers la ration pouvait ne subir aucune modification.

En supposant qu'il s'agisse d'une femme moyenne de 55 kilogrammes, ces quantités donnent approximativement, comme augmentation de la ration d'un de ses kilogrammes, 0^{gr}20 pour les trois derniers mois, et au maximum 0^{gr}10 pendant les trois précédents.

Pour les corps gras, qui sont immobilisés pendant la grossesse, pour que mes évaluations ne restassent pas au-dessous de la réalité, j'avais doublé les chiffres donnés par Fehling ; et, négligeables pendant les trois premiers mois, je les avais portés à 5 grammes pendant les trois suivants et à 10 grammes pendant les trois derniers. C'était donc approximativement une augmentation, par kilogramme, respectivement de 0^{gr}10 et 0^{gr}20 de corps gras ou 0^{gr}20 et 0^{gr}40 de glucose.

D'après l'hypothèse que j'avais faite tout d'abord que l'alimentation de la mère est fixée par les besoins *immédiats* du fœtus ; et que, par conséquent, cette ration doit comprendre la ration d'entretien de la mère augmentée des aliments nécessaires au développement de ce dernier, la ration de la mère serait devenue la suivante :

PÉRIODES	AZOTÉS entretien et accroissement	CORPS GRAS entretien et accroissement	HYDRATES DE CARBONE entretien et accroissement	ALCOOL	VALEUR en CALORIES
3 premiers mois......	1^{g}50	1. »	4.50	0.50	38. »
3 mois suivants......	1.60	1.10	4.50	0.50	39.40
3 derniers mois......	1.70	1.20	4.50	0.50	40.80

Mais, je l'ai dit, les expériences que j'ai faites sur la cobaye et la lapine et dont je vais rendre compte, si elles étaient confirmées en ce qui concerne la femme, devraient modifier profondément cette ration, quant aux époques auxquelles on doit augmenter la ration d'entretien.

Seules restent vraies les augmentations du fœtus et les périodes de la grossesse pendant lesquelles elles se font. C'est toujours seulement à la fin de la grossesse qu'ont lieu les grandes augmentations de ce dernier ; mais la question qui reste en suspens, on va le voir, est de savoir si les aliments destinés à fournir ces augmentations ne doivent être absorbés par la mère qu'au fur et à mesure des besoins du fœtus, ce que j'ai cru tout d'abord, ou bien si ces aliments doivent être absorbés par la mère au début de sa grossesse pour n'être utilisés qu'à la fin.

C'est à cette dernière hypothèse que conduiraient les expériences que je vais résumer. Je donnerai successivement celles faites sur *la cobaye* et celles faites sur *la lapine*.

EXPÉRIENCES FAITES SUR LA COBAYE ET LA LAPINE

Conditions générales de ces expériences.

Pendant toutes ces expériences, les animaux ont été nourris avec du son, des carottes et des queues de carottes.

Ces aliments ont été donnés deux fois par jour, et pesés chaque fois ; et, le lendemain matin, j'en ai déduit ce qui restait. Les animaux eux-mêmes ont été pesés tous les matins ; les températures *maxima* et *minima* ont été notées chaque jour. Enfin, pour faciliter les comparaisons des aliments ingérés, je les ai transformés en calories, et j'ai ramené ces dernières au kilogramme d'animal.

Évaluation de la dépense totale en calories
Expériences faites sur la cobaye

EXPÉRIENCE N° 1
(Expériences du 18 décembre 1904 au 4 février 1905.)

Dans cette expérience, la femelle a été mise avec le mâle le 17 décembre 1904 et elle en a été séparée le 19. Son poids, quand elle a été mise avec le mâle, était de 615 grammes. Les résultats sont consignés dans le tableau suivant, dans lequel j'ai réuni, par périodes de cinq jours, le poids moyen de l'animal et ses dépenses par kilogramme. La mise bas a eu lieu dans la nuit du 4 au 5 février 1905.

DATES 1904. — DÉCEMBRE	TEMPÉRATURE MAXIMA et minima	POIDS MOYENS	Augmentation DU POIDS par jour	DÉPENSES PAR JOUR et kilogrammes
I	II	III	IV	V
18 décembre 1904. — Accouplement. Poids, 615 grammes.				
19 au 25............	11 à 15°	642	8ᵍ	232
26 au 30............	10 à 13°	690	7	241
1905				
31 au 4 janvier.....	?	727	7.4	217
5 au 9 —	?	794	13	191
10 au 14 —	7 à 10°	825	6	184
15 au 19 —	8 à 11°	888	12	152
20 au 24 —	7 à 10°	957	14	141
25 au 29 —	9 à 12°	976	4	145
30 janv. au 4 février.	8 à 12°	1.024	9	130
4 au 5 février.......	mise-bas.	805	»	110
5 au 6 février.......	nourrissage.	825	»	197

Comme on le voit, pendant cette grossesse, qui a marché sans accident, le poids de l'animal s'est accru d'une manière assez régulière, toutefois en présentant une légère augmentation au milieu de son cours. Cette augmentation, en effet, n'a été que de 7 grammes pendant les dix premiers jours, de 6ᵍʳ50 pendant les dix derniers et de 11 grammes pendant les vingt jours intermédiaires. Cette marche de l'augmentation n'est pas générale.

Mais ce qui ressort bien, c'est que l'augmentation est très marquée dès le début de la grossesse ; et qu'on ne saurait l'expliquer seulement par l'évolution du fœtus ou par l'accroissement des organes maternels. On doit donc considérer comme probable que la mère participe pour une part, et peut-être la plus grande, à cet accroissement.

Cette conclusion est rendue encore plus probable par l'examen de la colonne V, donnant les quantités d'aliments ingérés évalués en calories. Or, ici, nous trouvons une marche régulière de ces dépenses, qui vont graduellement en diminuant du commencement de la grossesse à la fin, et cela dans des proportions considérables. Si l'on ajoute, de plus, que les dépenses du début dépassent de beaucoup celles de simple entretien, on est conduit à cette conclusion comme forcée, que les aliments absorbés ne peuvent être utilisés que par la mère qui les met en réserve, puisque, nous le savons, à cette période le développement des fœtus est sans importance. Enfin, tout en ne s'appuyant que sur les dépenses totales des aliments évalués en calories, l'hypothèse de la mise en réserve d'une certaine quantité de ces aliments se trouve encore confirmée par les faibles dépenses que fait la mère à la fin de la grossesse. Pendant cette période, en effet, ses dépenses ne dépassent pas sa ration d'entretien et parfois même elles lui sont inférieures ; et, néanmoins, d'une manière indiscutable, c'est bien à ce même moment que les fœtus prennent leur plus grand développement.

Or, forcément, pour que la mère puisse céder aux fœtus les matériaux nécessaires à ce grand accroissement, il faut qu'elle trouve ses derniers dans ses réserves.

L'examen de la marche du poids et celui de la marche des dépenses totales nous conduisent donc à ces conclusions comme presque sûres :

1° Qu'au moins pour ces cas, la mère a mis en réserve, dès le commencement de la grossesse, les matériaux qui ne devaient être qu'à la fin de celle-ci nécessaires à ses fœtus.

EXPÉRIENCE N° 2

(Du 19 au 31 décembre 1904).

Les deux expériences suivantes sont moins complètes, parce que faites pour étudier les dépenses pendant l'allaitement, elles ne comprennent pas le commencement de la grossesse. Elles vont pouvoir cependant confirmer la précédente pour certains points importants.

La première de ces deux expériences ne porte que sur treize jours, du 19 au 31 décembre 1904. Mais, en la divisant en trois parties, nous allons retrouver la confirmation de ce fait que ces dépenses vont en diminuant au fur et à mesure que l'on approche de la fin de la grossesse.

DATES 1904. — DÉCEMBRE	TEMPÉRATURE MAXIMA et minima	POIDS MOYENS	GAIN PAR JOUR	DÉPENSES EN CALORIES par jour et kilog.
19 au 22............	11 à 12º	1.172		157
23 au 27............	11 à 13º	1.205	8ᵍ2	146
28 au 31............	9 à 12º	1.268	12	140
1ᵉʳ janvier 1905. — Naissance de 3 cobayes pesant 232 grammes.				
Allaitement exclusif				
1ᵉʳ au 6 janvier 1905.	7 à 10º	825	»	207

On voit, de plus, que les dépenses se sont élevées dès
l'allaitement. La moyenne de ces dépenses, pendant les six
jours d'allaitement exclusif, s'est élevée à 207 calories, de 140
où elle était à la fin de la grossesse.

EXPÉRIENCE Nº 3
(4 au 18 juillet 1906).

Cette expérience ne comprend encore que quatorze jours
avant la mise bas ; mais nous retrouvons le même fait et avec
la même netteté.

En divisant ces quatorze jours en deux périodes de sept
jours, je trouve, en effet, comme dépenses réelles : 108 calories pour la première période, et 103 pour la seconde ; et,
en rapportant ces dépenses au kilogramme, 118 pour le première et 103 pour la seconde.

De nouveau, les dépenses ont diminué en s'approchant de
la fin de la grossesse. Quant à la différence des dépenses avec
les observations précédentes, pour lesquelles les dépenses
étaient encore de 130 et 140 calories par kilogramme, tandis
qu'elles descendent pour celle-ci à 103, elle s'explique par les
différences de température auxquelles ces observations ont été
recueillies. Les deux premières l'ont été en décembre et janvier ; et celle-ci, au contraire, en juillet ; or, nous savons
quelle influence considérable la température ambiante exerce

sur les dépenses de l'organisme. Il va en être de même, du reste, dans l'observation suivante.

EXPÉRIENCE N° 4

(Du 15 août au 30 septembre 1906.)

Cette expérience, quoique encore incomplète, porte cependant sur un mois. Mise avec le mâle, le 13 juillet 1906, avec un poids de 800 grammes environ, la cobaye reste entre 800 et 850^{gr}, du 1er au 15 août; puis elle arrive à 900^{gr}, le 25 ; et à 1.000^{gr}, le 1er septembre. Elle est séparée du mâle le 31 août, et la mise bas a eu lieu du 29 au 30 septembre, et comprend quatre cobayes du poids total de 385 grammes. Je résume cette observation dans le tableau suivant :

DATES 1906. — AOUT	TEMPÉRATURE MAXIMA et minima	POIDS MOYENS	Augmentation DE POIDS par jour	DÉPENSES EN CALORIES par kilogramme et par jour
15 au 20............	»	860		(Les aliments n'ont pu être évalués parceque la femelle vivait avec le mâle).
			9^g	
21 au 25............	»	905		
			12	
26 au 30............	»	965		
			7	
31 août au 5 sept....	21 à 25°	1.006		100
			17	
6 au 10............	21 à 26°	1.090		101
			10	
11 au 15...........	15 à 24°	1.142		94
			1	
16 au 20............	16 à 19°	1.147		78
			13	
21 au 25............	15 à 17°	1.213		73
			13	
26 au 29............	14 à 18°	1.280		62
Du 29 au 30 septembre. — Naissance de 4 cobayes pesant 385 grammes.				
Du 30 septembre au 8 octobre.... (Allaitement exclusif).	846		»	140

Cette observation confirme les précédentes, en même temps, pour la marche du poids et pour celle des dépenses totales.

Pour les augmentations de poids, en remontant jusqu'au 15 août, époque présumée de la fécondation, on voit que les poids ont augmenté, dès le début, de 9 grammes par jour, élévation de poids sûrement supérieure à celle que comporte le développement des fœtus et des organes maternels à cette période.

En ce qui concerne les dépenses totales, on voit avec quelle régularité elles vont en diminuant. De 100 calories par kilogramme et par jour, vers le premier tiers de la grossesse, elles tombent à la fin à 62 calories, pour s'élever ensuite au chiffre de 140 pendant le nourrissage.

Nous le voyons donc, ces quatre expériences conduisent, en ce qui concerne la cobaye, aux mêmes conclusions, et que je crois pouvoir résumer ainsi qu'il suit :

1° Les quantités d'aliments, évalués en calories, qui sont ingérées par la cobaye pendant sa grossesse vont en diminuant régulièrement du début à la fin,

2° Ces quantités, au début de la grossesse dépassent d'une manière marquée celles qui correspondent à la ration d'entretien, et deviennent ensuite sensiblement égales à ces dernières à la fin.

3° L'augmentation des poids, dès les premiers temps de la grossesse, est telle qu'elle dépasse sûrement le développement du fœtus, celui de ses annexes et celui des organes maternels.

4° L'augmentation totale du poids, relevée chaque jour, correspond à la fin de la grossesse, au poids des jeunes cobayes et à l'augmentation du poids de la mère, quand celle-ci reste après la mise bas à un poids supérieur à celui de son début.

5° Enfin, et c'est là, de toutes ces conclusions la plus importante, il semble résulter que la cobaye met en réserve au début de la grossesse les matériaux qui, à la fin de celle-ci, doivent servir à la constitution des fœtus.

Voyons maintenant ce qui se passe chez la lapine en restant à ces mêmes points de vue.

Expérience sur la lapine.

EXPÉRIENCE N° 5
(Du 6 juin au 5 juillet 1905).

Cette lapine, mise avec le mâle le 6 juin, en a été séparée

le 9 à 8 heures du matin ; et j'ai pu, dès ce jour, évaluer les quantités d'aliments ingérés.

Les aliments et les autres conditions, dans cette expérience, ont été les mêmes que dans celles faites sur les cobayes. Je la résume dans le tableau suivant :

DATES 1905. — JUIN	TEMPÉRATURE maxima et minima	POIDS MOYENS	GAIN PAR JOUR	DÉPENSES EN CALORIES par kilogramme et par jour
9 au 11.	18 à 22°	3ᵏ475		164
12 au 15...........	18 à 23°	3.525	12ᵍ	151
16 au 19....:.......	18 à 24°	3.696	43	142
20 au 23...........	18 à 26°	3.762	15	122
24 au 27...........	23 à 27°	3.762	»	108
27 au 1ᵉʳ juillet......	23 à 27°	3.960	52	105
1ᵉʳ juillet au 5 (1)...	22 à 27°	4.075	21	88

(1) Dans la nuit du 6 au 7 juillet, naissance de 15 lapereaux, qui, le 8 juillet, à huit heures du matin, pesaient 680 grammes.

Le 7 juillet, la mère ne pesait plus que 3.325 grammes ; et le 8, 3ᵏ535, soit une moyenne de 3.430.

Elle était donc revenue à son poids initial.

Dès les premiers jours du nourrissage, les dépenses se sont élevées à 155 calories par kilogramme, et la moyenne, pendant toute sa durée, a été de 171 calories.

Comme on le voit, nous retrouvons ici les mêmes faits que pour les cobayes :

1° La marche des poids nous indique un accroissement qui sûrement nous prouve la mise en réserve d'une partie des aliments ingérés.

Cet accroissement, en effet, est de 20 grammes par jour, pendant les dix premiers jours. Le poids total de 15 lapereaux, 680 grammes, ne nous donne qu'un accroissement moyen de 22 grammes par jour, pendant toute la grossesse ; et nous savons que cet accroissement est beaucoup plus marqué à la fin qu'au commencement.

2° Les dépenses totales des aliments ingérés, qui ne sont

que de 100 calories en moyenne par kilogramme, sont arrivées au début à 164 ; et ensuite, comme pour les quatre cobayes, ces dépenses sont toujours allées en diminuant. Les quantités d'aliments ingérés ont donc été les plus élevés précisément au moment où l'accroissement réel des fœtus est le moindre. Il faut donc en conclure qu'une partie de ces aliments est mise en réserve. Ce qui tend encore à le prouver, c'est qu'au moment où les fœtus se développent avec le plus d'activité, les aliments ingérés par la mère sont à peine suffisants pour couvrir ses dépenses d'entretien. Il faut donc que les fœtus prennent leur développement sur les réserves de la mère. Enfin, il est à remarquer que l'accroissement total de la mère correspond sensiblement à celui des fœtus. Dans la matinée du 6 juillet elle pesait 4.105 grammes et le 7 juillet, après la mise bas seulement, 3.325 grammes, soit une différence de 780 grammes ; et les 15 lapereaux pesaient 680 grammes.

Ainsi, ces cinq expériences sur la cobaye et la lapine, en se basant sur l'évaluation en calories des aliments ingérés pendant les différentes périodes de la grossesse, rendent donc déjà aussi probable que possible la mise en réserve d'une partie des aliments ingérés pendant la première partie de la gestation pour être mis à la disposition du fœtus à la fin de celle-ci, c'est-à-dire au moment de leur plus grand accroissement. Or, nous allons le voir, l'examen des aliments albuminoïdes, évalués séparément des autres, va rendre cette hypothèse encore plus probable.

Albuminoïdes ingérés par la cobaye pendant la gestation.

Dans le tableau suivant, je résume, pour ce qui a trait à cette question, la *première expérience* que j'ai déjà donnée.

Ce tableau contient, outre les dépenses totales en aliments évalués en calories (col. II), les quantités réelles d'aliments albuminoïdes ingérés (col. III) ; ces mêmes quantités ramenées au kilogramme (col. IV) ; les quantités de ces aliments correspondant à la ration moyenne d'entretien (col. V) ; l'excédent des quantités ingérées sur celles nécessaires à l'entretien (col. VI) ; et enfin les azotés mis en réserve grâce à cet excédent.

DATES 1904. — DÉCEMBRE I	DÉPENSES totales en calories par jour et par kilog. II	QUANTITÉS réelles d'azotés ingérées par jour III	QUANTITÉS d'azotés ingérés par jour et par kilog. IV	QUANTITÉS d'azotés correspon- dant à la ration V	Différences entre les quantités précédentes VI	AZOTÉS mis en réserve pendant cette période VII
20 au 25...........	232	5.87	9.14	5.88	3.26	12.56
26 au 31...........	241	6 35	9.20	5.88	3.32	13.74
1905 — Janvier.						
1 au 5...........	217	6.42	8.33	5.88	2.45	14.30
6 au 10...........	191	6.26	7.88	5.88	2. »	7.94
11 au 15...........	184	6.32	7.42	5.88	1.54	7.84
16 au 20...........	152	5.68	6.38	5.88	0.50	2.22
21 au 25...........	141	5.46	5.71	5.88	— 0.17	— 0.81
26 au 30...........	145	5.92	6.06	5.88	0.18	0.87
31 au 4 février...	130	5.42	5.20	5.88	— 0.68	—3.48

Or, en envisageant à ce point de vue cette observation, qui, je l'ai dit, porte sur la totalité de la grossesse, il résulte de ce tableau :

1° Que de même que pour la totalité des aliments évalués en calories (col. II), les quantités d'aliments albuminoïdes ingérés par jour, et ramenés au kilogramme d'animal sont allées en diminuant du commencement de la grossesse à la fin. Parties de 9^{gr} 14 (col. IV) ces quantités sont descendues graduellement à 5^{gr} 20 ;

2° Qu'au début, ces quantités ont dépassé sensiblement celles nécessaires pour l'entretien ; et, dans des proportions telles, que sûrement l'excédent a été également supérieur à la quantité utilisée pour l'accroissement des trois fœtus.

Ceux-ci, en effet, dont le poids a été de 207 grammes à la naissance, n'ont immobilisé que 35 grammes environ d'albuminoïdes pour leur constitution, soit 1^{gr} 20 par jour en moyenne ; et, d'une part, nous voyons qu'au début de la grossesse l'excédent de ces aliments ingérés par la mère sur ceux qui étaient nécessaires à son entretien ont été de 3^{gr} 26 (col. VI) ; et, d'autre part, nous savons que l'accroissement des fœtus est beaucoup moindre au commencement qu'à la fin de la gestation ;

3° Que les quantités nécessaires aux fœtus à la fin de la grossesse doivent dépasser 1^{gr} 30, puisque c'est la quantité moyenne par jour, et que c'est à la fin de la grossesse qu'a lieu leur plus fort accroissement.

Or, nous le voyons par ce tableau, pendant les quinze derniers jours l'excédent est inférieur à cette quantité ; il a pu même faire complètement défaut (du 21 au 25 janvier et du 31 au 4 février) ;

4° Enfin que, dans cette observation, la mère ayant subi une augmentation de 190 grammes pendant la grossesse, il est intéressant de remarquer que les quantités d'azotés ingérés en plus de ceux nécessaires à l'entretien arrivent, sensiblement à un total comprenant les albuminoïdes entrant dans la constitution des 207 grammes des jeunes et dans les 190 grammes d'augmentation de la mère. D'un côté, le surcroît des albuminoïdes ingérés, en effet, a été de 56gr 38 ; et de l'autre, ceux contenus dans les deux jeunes cobayes s'élèvent à 35 grammes et ceux restant chez la mère à 32 grammes, soit 67 grammes; total aussi rapproché que possible des 56 grammes d'excédent.

L'examen des deux expériences suivantes, à ce même point de vue, nous fera constater de nouveau les principaux faits déjà signalés dans les précédentes. Je résume ces expériences dans les deux tableaux suivants, qui renferment les mêmes indications.

Quantités d'albuminoïdes ingérées pendant la gestation chez la cobaye.

DATES 1804. — DÉCEMBRE	DÉPENSES totales en calories par jour et par kilog.	QUANTITÉS réelles d'azotés ingérées par jour	QUANTITÉS d'azotés ingérées par jour et par kilog	QUANTITÉS d'azotés correspondant à l'entretien	Différences entre les quantités précédentes	QUANTITÉS mises en réserve dans ces périodes
I	II	III	IV	V	VI	VII
Expérience du 19 au 31 décembre 1904						
19 au 22..........	157	7.30	6.25	5.51	0.74	2.58
23 au 27..........	146	7.05	5.90	5.51	0.39	1.86
28 au 31..........	140	6.95	5.57	5.51	0.06	0.22
Expérience du 31 août au 29 septembre 1906						
31 août au 5 sept.	100	4.03	4 »	2.78	1.22	7.56
6 au 10..........	101	4.76	4.36	2.78	1.58	8.60
11 au 15..........	94	4.83	4.04	2.78	1.26	7.20
16 au 20.........	78	3.70	3.22	2.78	0.44	2.50
21 au 25..........	73	3.54	2.92	2.78	0.14	0.85
26 au 29..........	62	3.37	2.64	2.78	— 0.14	— 0.72

Ces expériences, je l'ai déjà dit, sont moins complètes que les précédentes, puisqu'elles ne comprennent que la fin de la grossesse. Elles ne nous permettent pas, par conséquent, de rapprocher la totalité des azotés ingérés en surcroit de la ration, avec ceux nécessaires aux fœtus ; mais elles confirment la précédente sur les points suivants :

1° Que pour les deux, les albuminoïdes absorbés, ramenés au kilogramme d'animal, sont allés en diminuant depuis le moment où ils ont été observés jusqu'à la fin de la grossesse ;

2° Qu'à la fin de celle-ci, les quantités absorbées ont été sensiblement celles de l'entretien ; que, par conséquent, elles eussent été insuffisantes pour faire face en même temps à l'entretien de la mère et au développement du fœtus ; et qu'enfin, pour que ce dernier ait pu se faire, il a fallu que la mère ait déjà ces substances en réserve.

De tout ce qui précède, il me semble donc résulter que l'examen des albuminoïdes ingérés par la mère aux diverses périodes de la grossesse, en nous permettant d'approcher l'évolution intime de la grossesse de plus près que par l'examen des dépenses totales, nous conduit de nouveau à cette conclusion, qu'au moins la cobaye met en réserve au commencemeut de la grossesse, une certaine quantité d'albuminoïdes dont elle disposera plus tard en faveur de ses fœtus.

Voyons ce qui a lieu pour la lapine.

Albuminoïdes ingérés pendant la grossesse par la lapine.

Je résume cette expérience, envisagée à ce point de vue, dans le tableau suivant :

Quantités d'albuminoïdes ingérées pendant la gestation.

DATES 1905. — JUIN	DÉPENSES totales en calories par jour et par kilog	QUANTITÉS rvelles d'azotés ingérées par jour	QUANTITÉS d'azotés ingérées par jour et par kilog.	QUANTITÉS d'azotés correspondant à l'entretien	Différences entre les deux quantités précédentes	AZOTÉS mis en réserve pendant cette période
I	II	III	IV	▼	VI	VII
9 au 11.........	164	25.97	7.49	3.53	3.96	27.42
12 au 15.........	151	23.90	6.78	3.53	3.25	45.82
16 au 19.........	142	23.15	6.26	3.53	2.71	39.99
20 au 23.........	122	19 »	5.05	3.53	1.52	22.86
24 au 27.........	108	16.29	4.27	3.53	0.74	11.08
28 juin au 1er juil.	105	16.30	4.12	3.53	0.59	9.34
2 au 5........	88	14.40	3.53	3.53	»	»

Or, cette expérience, qui comprend la totalité de la grossesse, va confirmer d'une manière complète, nous allons le voir, tous les résultats de celles faites sur le cobaye.

Nous voyons en effet :

1° Que de même que les dépenses totales évaluées en calories, les quantités d'albuminoïdes ramenées au kilogramme d'animal, sont toujours allées en diminuant du commencement à la fin. Parties de 7^{gr} 49 (col. IV), ces quantités sont tombées à la fin à 3^{gr} 53 ;

2° Que les quantités au début de la grossesse ont dépassé sensiblement celles nécessaires à l'entretien ; et que le surcroît est tel, qu'il dépasse également de beaucoup les albuminoïdes qui peuvent être utilisés en ce moment par les fœtus pour leur développement ;

3° Qu'au contraire, à la fin de la grossesse, les quantités ingérées ne correspondent qu'à celles nécessaires pour l'entretien ; et que, par conséquent, le développement des fœtus ne peut s'accomplir qu'en ayant recours aux azotés mis en réserve par la mère ;

4° Enfin que dans cette expérience, la mère ayant retrouvé après sa délivrance le poids qu'elle avait au moment de la conception, les quantités d'albuminoïdes existant chez les lapereaux à la naissance, se rapprochent sensiblement de ceux qui ont été pris en surcroît par la mère : soit 115 grammes environ pour les premiers et 146 grammes pour les seconds.

Evaluation des hydrates de carbone ingérés pendant la grossesse et bilan total approximatif pendant cette période.

Dans ce qui précède, j'ai évalué d'abord la *valeur totale* des aliments ingérés pendant la gestation, en me basant sur leur valeur calorifique ; ensuite les *quantités d'azotés* comprises dans ces aliments. Je vais essayer maintenant, en utilisant ces deux données, d'évaluer les *quantités d'hydrates de carbone* ingérées dans le même temps ; et, enfin, cette troisième donnée m'étant connue, je chercherai à présenter dans son ensemble *le bilan* de la grossesse chez cet animal.

Evaluation chez la cobaye.

J'ai réuni dans le tableau suivant les différentes indications qui doivent me servir à ces évaluations.

Bilan total approximatif de la grossesse chez la cobaye.

DATES 1904. — DÉCEMBRE	Dépenses totales en calories	RATION d'entretien en calories	Différence en calories	VALEUR des azotés en calories	Différence en calories	VALEUR de la différence en corps gras	Corps gras ajoutés ou demandés à la réserve
I	II	III	IV	V	VI	VII	VIII
19 au 25...	232	130	102	46	56	+ 6ᵍ2	+ 23ᵍ80
26 au 31...	241	130	111	46	65	+ 7.2	+ 24.84
1905. — Janvier							
1 au 5...	217	130	71	42	29	+ 3.2	+ 11.52
6 au 10...	191	130	61	39	22	+ 2.6	+ 10.27
11 au 15...	184	130	54	37	17	+ 2.»	+ 8.25
TOTAL des corps gras mis en réserve.........							78.68
16 au 20...	152	130	22	— 32	— 10	— 1ᵍ»	— 4ᵍ40
21 au 25...	141	130	11	— 29	— 18	— 2.»	— 9.57
26 au 30...	145	130	15	— 30	— 15	— 1.6	— 7.76
31 janvier au 4 février..	130	130	0	— 26	— 26	— 3.»	— 15.30
TOTAL des corps gras demandés à la réserve....							37.03
DIFFÉRENCE des corps gras..................							41.65

Corps gras contenus dans les 207 gr. des jeunes, à 10 %. 20.70
Corps gras contenus dans les 190 gr. d'augmentation de la mère, à 10 %............................... 19.70
} 39.40

DIFFÉRENCE.......... 2.25

La colonne II reproduit les évaluations sur la valeur calorifique de la totalité des aliments ingérés, ramenée au kilogramme d'animal. Telles que je les ai données tout d'abord, ces évaluations vont de 232 à 130 calories. De ces calories, j'ai retranché celles dépensées par l'entretien, soit 130 en moyenne (col. III); et ces différences sont contenues dans la colonne IV. Ces différences, qui ont été de 102 calories au début, sont arrivées à 0 à la fin, moment où l'animal n'ingérait que la quantité d'aliments nécessaires à son entretien.

Dans la colonne V, j'ai évalué en calories les quantités

totales ingérées (Voir *Société de Biologie*, 1er déc. 1906, p. 531);
et la colonne VI contient les différences entre le nombre de
calories qui dépassent celles nécessaires à l'entretien et celles
qui correspondent aux azotés également pris en excédent. Or,
ces différences en calories représentent forcément la valeur
calorifique des ternaires, qui, comme le montre ce tableau,
tantôt ont été ingérés en excédant des besoins d'entretien et
mis en réserve sous forme de corps gras, et tantôt ont été
inférieurs à ces mêmes besoins et ont dû être demandés aux
réserves faites antérieurement.

On peut voir, en effet, que dans la première moitié de la
grossesse, les ternaires, dépassant les besoins d'entretien,
déduction faite des azotés en excès, arrivaient à 56 calories,
pour ne dépasser ensuite ces mêmes quantités que de 17 calories, du 11 au 15 janvier, et qu'ils finissaient même par être
insuffisants, du 16 au 20 ainsi que dans toute la dernière
période de la gestation. Dans cette période, la valeur en calories des ternaires ingérés n'arrivait pas à égaler celle que j'ai
admise comme ration d'entretien, augmentée de celle qui
correspond aux azotés. Les ternaires, pendant ce temps,
étaient donc inférieurs aux besoins; et l'animal a dû compléter la quantité nécessaire en prenant sur les réserves
faites au début. Le nombre de calories ainsi demandées
aux réserves a pu atteindre, pendant les derniers cinq
jours de la grossesse, 26 calories par kilogramme et par jour.

Ces derniers résultats ainsi obtenus, j'ai ramené ces calories
à l'état de corps gras, forme sous laquelle sont surtout mis en
réserve tous les ternaires, aussi bien les hydrates de carbone
que les corps gras eux-mêmes. Ce sont ces quantités qui sont
réunies dans la colonne VII.

Enfin, dans la colonne VIII, j'ai calculé les quantités de
corps gras, ainsi mis en réserve ou demandés à cette réserve. Or, comme on peut le voir par le tableau, ceux mis en
réserve au début s'élèvent à 78gr 68; et ceux pris sur ces
réserves à la fin, à 37gr 03; soit une différence de 41gr 65 en
faveur des premiers.

Ce résultat, quoique ne provenant que d'une série d'évaluations toutes seulement approximatives, me paraît cependant
des plus intéressants. Si, en effet, nous fixons à 10 % les corps
gras contenus dans les deux jeunes cobayes du poids de

207 grammes, nous trouvons déjà 20^{gr} 70 de corps gras ; et, en acceptant la même proportion pour l'accroissement de 190 gr. de la mère, c'est de nouveau une mise en réserve de 19^{gr} 70 ; soit en tout 39^{gr} 70, quantité qui peut très bien être rapprochée des 41^{gr} 65, représentant la différence entre les corps gras mis en réserve au début et ceux qui ont dû être demandés à ces réserves à la fin.

En résumé, l'ensemble de cette expérience fait ressortir ces faits qui me paraissent du plus haut intérêt au point de vue biologique.

1° *Qu'en envisageant la question dans sa large généralité, on peut établir une balance assez exacte entre les aliments ingérés par la mère pendant la grossesse et les dépenses qu'elle fait pendant ce temps, soit pour son entretien, soit pour la constitution de ses fœtus.*

Outre les albuminoïdes et les ternaires nécessaires à son entretien, elle a ingéré un surcroît de 56^{gr} 38 d'albuminoïdes et de 41^{gr} 65 de corps gras. Or, sur ces 56^{gr} 38 d'albuminoïdes, nous en retrouvons 35,19 dans les jeunes cobayes et 32 dans son accroissement, soit un total de 67 grammes. D'autre part, en ce qui concerne les corps gras, sur les 41^{gr} 65 pris en excédent, nous en retrouvons 19 dans l'accroissement de la mère et 20^{gr} 70 pour celui des cobayes, soit un total de 39,70.

Quand il s'agit de faits biologiques, soumis à tant de variations, et qui ne peuvent être appréciés que par des évaluations seulement approximatives, il me semble qu'on ne saurait demander plus de concordance. Dans ce cas, elle est même surprenante.

Evaluation chez la lapine.

L'étude de la grossesse chez la *lapine*, à ce même point de vue, va nous conduire aux mêmes conclusions ; et quoiqu'elle me condamne forcément à des redites, vu l'importance des conclusions qu'elle doit appuyer, je vais la donner d'une manière complète, comme je l'ai fait pour celles de la cobaye.

Bilan approximatif de la grossesse chez la lapine.

| | Pour un kilogramme d'animal | | | | | | TOTAL |
| DATES 1905. — JUIN | Dépenses totales en calories | RATION d'entretien en calories | Différence en calories | VALEUR des azotés en excédent en calories | Différence en calories | VALEUR en corps gras | des corps gras |
I	II	III	IV	V	VI	VII	VIII
9 au 11...	164	88	76	37	+ 35	+ 4ᵍ3	+ 29ᵍ87
12 au 15...	151	88	63	34	+ 29	+ 3.2	+ 45.12
16 au 19...	142	88	54	31	+ 23	+ 2.5	+ 36.96
20 au 23...	122	88	34	32	+ 2	+ 0.2	+ 3. »
TOTAL des corps gras mis en réserve..........							114.95
24 au 27...	108	88	20	21	— 1	— 0.1	— 1.50
28 au 1 juil.	105	88	17	20	— 3	— 0.3	— 4 75
2 au 5....	88	88	»	— 17	— 17	— 0.8	— 32.60
TOTAL des corps gras repris sur ces réserves....							38.85
Différence entre les corps gras mis en réserve et ceux repris ensuite...........							76.10
Corps gras contenus dans les 680 gr. des lapereaux...........							68. »
ECART.............							8ᵍ10

De nouveau, en déduisant de la valeur totale des aliments ingérés (col. II), ceux qui correspondent à l'entretien (col. III), je trouve les excédents que je réunis dans la colonne IV. Mais ces différences représentent d'abord les azotés en excédent, tels que je les ai déjà fixés ; et pour savoir quelle est la quantité des ternaires qui a été également prise en quantités dépassant les besoins, il faut que je retranche les azotés en excès, transformés en calories, de la valeur totale de l'alimentation prise en excès donnée par la colonne IV. Or, comme on le voit (col. VI), si, en faisant ces différences, dans la première partie de la grossesse, il reste un excédent en faveur des ternaires, dans la seconde moitié, c'est le contraire. Pour pouvoir immobiliser les quantités d'azotés pris en excédent des besoins en ces substances et pourtant nécessaires à la constitution du fœtus, il a fallu que l'animal prenne sur ces réserves en corps gras. Pendant cette période, il ingérait bien pour son entretien une quantité d'aliments ayant une valeur calorifique totale de 88 calories, mais ces aliments comprenaient une quantité d'azotés supérieure à ses besoins en albuminoïdes et une quantité de ternaires inférieure à ses besoins au point de vue calorifique. Il était donc condamné ou bien à brûler ses azotés en excès et à ne pas satisfaire à la formation de ses fœtus, ou bien à réserver ces azotés pour les fœtus, et à reprendre des ternaires sur ces réserves ; et c'est ce qu'il a fait. Du reste, il n'a fait en cela, semble-t-il, que suivre la loi générale de la grossesse au point de vue de l'alimentation qui est de mettre en réserve au début, les aliments qui doivent être dépensés en grande quantité à la fin.

La colonne VI commence donc par des + et finit par des —, ce qui veut dire qu'au début la différence entre la valeur totale de l'alimentation et celle de l'entretien, dépasse celle des azotés en excédant des besoins en ces substances évaluées en calories, et qu'ensuite c'est le contraire.

Les deux dernières colonnes VII et VIII, ne sont que la conséquence de la colonne VI. La colonne VII n'est, en effet, que la représentation en corps gras des calories de la colonne VI, dans la proportion de 9 calories pour 1 gramme de corps gras. Quant à la colonne VIII, elle donne les totaux des corps gras mis en réserve ou demandés à cette dernière, en tenant compte du *poids réel* de l'animal et du nombre de jours que comprend chacune des périodes dans lesquelles la grossesse a été divisée.

Or, en procédant ainsi, on arrive à ce résultat intéressant, conduisant de nouveau à une concordance très suffisante pour des faits biologiques de cet ordre, que la différence entre les corps gras mis en réserve et ceux repris ensuite est de 76 grammes, et que ceux contenus dans les 680 grammes de lapereaux à la naissance, en acceptant la proportion moyenne de 10 %, est de 68 grammes ; soit seulement un écart de 8 grammes avec ceux mis en réserve par la mère. Dans cette expérience, en effet, après sa délivrance, contrairement à ce qui a eu lieu pour la cobaye, la lapine est revenue, à quelques grammes près, au poids qu'elle avait au moment de la fécondation. (Voir le tableau page 16).

J'ai également déjà signalé une concordance très suffisante pour cette expérience en ce qui concerne les albuminoïdes. Les quantités ingérées par la mère et dépassant ses besoins auraient été de 146 grammes, et les 680 grammes de lapereaux à 17 °/₀ en contiendraient 125 grammes.

L'ensemble de ces expériences, surtout en ce qui concerne la concordance entre les aliments ingérés et les différentes dépenses de la mère pour son entretien et la constitution du fœtus, me paraît du plus haut intérêt au point de vue de la biologie générale.

Il met bien en évidence, même quand il s'agit de phénomènes aussi complexes que ceux qui relèvent de la grossesse, le rapport étroit qui existe entre l'alimentation et les besoins de l'organisme. Je suis souvent revenu sur cette pensée dans le cours de ce traité. La ration d'entretien de l'adulte m'en avait déjà fourni l'occasion. Mais pour cette ration, le cas était plus simple ; et, en outre, de nombreux travaux antérieurs avaient préparé l'opinion à son sujet. J'y suis revenu à propos de la ration de croissance ; et déjà la question était plus compliquée, et en même temps moins connue. Aussi n'est-ce pas sans quelque surprise que l'on a vu les faits établir nettement le même rapport. Enfin la grossesse m'en fournit une nouvelle occasion ; et le même rapport, nous l'avons vu, se maintient de la manière la moins discutable.

L'organisme animal ne peut donc exercer son action que sur les substances organiques ou minérales qu'il reçoit ; il ne peut que modifier, transformer ces substances, sans qu'il puisse les augmenter ou les détruire. Les entrées, les sorties, les mises en réserve sont réglées par une comptabilité impeccable ; et ces entrées, ces sorties, ces mises en réserve, ainsi que toutes les modifications quelles nécessitent, se font, non d'après les caprices de l'organisme animal, mais d'après des lois inflexibles contre lesquelles toute résistance reste vaine. L'idée de mystère, je le crois du moins, depuis longtemps ne trouve plus place dans le domaine biologique. Aucun des faits qui en relèvent n'échappe aux lois. Ceux qui paraissent tels n'échappent qu'à notre intelligence. Tout, au contraire, pour la matière vivante, il faut bien nous en persuader, est réglé, ordonné d'une manière immuable, dans le général comme

dans le particulier ; et, de là, du reste, se dégage cette pen
sée réconfortante pour ceux qui se livrent à son étude, que
si de nombreuses explications leur échappent encore, rien ne
prouve que ces explications leur sont à jamais interdites, et
qu'ils ne doivent pas désespérer de les trouver.

Tels sont les faits expérimentaux ; et en les limitant aux
deux espèces animales sur lesquelles ils ont été observés, ils
sont, on le voit, des plus démonstratifs sur ces deux points :

1° Qu'il y a une concordance aussi complète que possible
entre les éléments constitutifs des nouveau-nés et les aliments organiques et minéraux pris par la mère en surcroit de
son entretien ;

2° Que ce surcroît est pris par la mère plutôt dans la première partie de la grossesse que dans la seconde.

On ne saurait, certes, enlever à ces faits leur valeur expérimentale. Mais tout en la leur laissant, pouvons-nous en tirer
quelques indications en ce qui concerne l'alimentation de la
femme enceinte ? Pouvons-nous lui en faire l'application ?

Sur le premier de ces deux points, je réponds nettement
par l'affirmative. Les éléments organiques et minéraux constituant le fœtus et ses annexes, ainsi que ceux qui servent à
augmenter les organes maternels, doivent être pris par la mère
en surcroit de son entretien ; et il me paraît devoir être avantageux que ce surcroît soit en rapport avec ses nouveaux
besoins.

En ce qui concerne son entretien, sa ration devra rester
telle que je l'ai fixée dans les *conditions moyennes*. Il n'y a
aucune raison pour la changer. Mais, bien entendu, elle devra
varier avec toutes les causes qui modifient les dépenses de
l'organisme : telles que la température, les vents, le travail, etc.

Mais, de plus, son alimentation devra comprendre une
quantité d'azotés, de ternaires et de substances minérales
suffisante pour la constitution du fœtus et l'augmentation
momentanée de ses propres organes.

J'ai déjà indiqué ces quantités au commencement de cette
étude ; mais, d'une manière générale, on peut admettre que
pendant la durée totale de la grossesse, le fœtus arrivé à
terme, en le supposant de 3 kilogrammes, aura immobilisé de

500 gr. à 600 gr. d'albuminoïdes et de 250 gr. à 300 gr. de corps gras.

Ces albuminoïdes et ces corps gras, entrant dans la constitution du fœtus, dans les proportions environ de 17 % pour les premiers et de 10 % pour les seconds, devront donc lui être fournis par la mère ; et, par conséquent, il est indispensable que celle-ci, pour en disposer sans se nuire, les trouve en surcroît dans son alimentation.

Mais, de plus, cette autre conséquence se dégage d'après l'évolution du fœtus, que ces substances devront être fournies à ce dernier en beaucoup plus grande quantité à la fin de la grossesse qu'à son début.

Jusque-là, les faits observés sur les deux espèces animales précédentes et ceux relevés sur la femme sont tout à fait comparables ; et conduisent aux mêmes conclusions pour le premier point. En est-il de même du second ?

La cobaye et la lapine exagèrent leur alimentation au début de la gestation, dans des proportions telles que le surcroît d'aliments absorbés dépasse de beaucup les dépenses du moment ; et qu'elles constituent ainsi des réserves suffisantes pour la constitution de leurs fœtus, si bien qu'à la fin de leur gestation, dans cette période où les fœtus ont leur plus grand accroissement, elles peuvent, grâce à ces réserves, se contenter de leur ration d'entretien.

Pour elles, les substances nutritives, organiques et minérales, dont elles forment leurs fœtus, ont fait, au préalable et pour un certain temps, partie de leurs propres tissus. Les albuminoïdes qui deviennent ceux des fœtus ont été leurs propres albuminoïdes ; et ainsi des corps gras et des substances minérales. Les aliments servant au fœtus ne sont pas ceux qui viennent d'être absorbés par la mère ; et qui, du sang de cette dernière, passent dans celui du fœtus pour l'entretenir et l'accroître. Non, les échanges entre la mère et son produit seraient moins simples. La mère ne se contenterait pas de livrer au fœtus des matériaux encore à l'état de plasma sanguin ; elle se les assimilerait d'abord et les reprendrait ensuite, après leur avoir fait subir peut-être quelques modifications spéciales pour les livrer au fœtus.

Les faits que j'ai observés, sans me permettre de préciser

les modifications que la mère fait subir aux substances nutritives qu'elle met en réserve, tendent au moins à prouver que ces modifications sont probables et aussi quelles sont probablement nécessaires. *Les faits constants en biologie ont toujours une raison d'être.*

Or, s'il en est ainsi, il me paraît difficile de ne pas admettre que les mêmes modifications que doivent subir les aliments de la part de la cobaye et de la lapine avant d'être livrés à leur fœtus, ne soient pas nécessaires, quand il s'agit du fœtus humain. Il s'agit évidemment là d'un fait général, d'une haute portée physiologique, à laquelle rien ne prouve que l'espèce humaine fasse exception.

Je suis donc porté à croire que la femme, comme la cobaye et la lapine, fait des réserves pour pouvoir faire face à l'accroissement normal de son fœtus à la fin de la gestation, au moment où cet accroissement est à son maximum. Certes, il est possible, que vu les conditions particulières de son existence, et sous l'influence des modifications que la civilisation a fait subir à son état naturel, la femme s'écarte sur certains points de ce que j'ai observé sur ces deux espèces animales ; mais il me paraît impossible qu'elle en soit arrivée à échapper d'une manière complète à cette loi. Il se peut que cette mise en réserve ne se fasse pas aussi régulièrement ; il se peut, vu la durée de la gestation chez la femme, qu'elle ne débute pas dès le premier mois et qu'elle ne se fasse, par exemple, d'une manière plus générale, que dans la première moitié, ou dans les deux premiers tiers de la gestation ; mais il me semble que sûrement, plus ou moins atténuée, cette loi générale doit avoir sur elle conservé ses droits.

Du reste, mes observations personnelles depuis que ces faits expérimentaux ont appelé mon attention sur ce point, et les renseignements que j'ai pris auprès de quelques-uns de mes collègues bien placés pour me les donner, sont venus, dans leurs généralités, confirmer cette opinion :

Dans un certain nombre de cas, on observe que l'appétit est augmenté dès la conception.

Il en est ainsi, le plus souvent, dans les grossesses dont le début n'est accompagné d'aucun trouble digestif. Parfois, cette augmentation de l'appétit est assez marquée pour frapper l'entourage ; et le fait est même assez connu pour que le public lui accorde sa véritable signification.

Mais, même dans les cas, où le début de la grossesse est marqué par des troubles digestifs, ces derniers se présentent parfois avec des caractères qui trahissent encore les tendances de la femme à exagérer son alimentation. Parmi celles qui vomissent le matin, beaucoup conservent leur appétit; et on les voit prendre leur premier déjeuner et le garder même peu de temps après avoir rendu d'abondantes mucosités. Il en est qui, venant de vomir peu avant le repas, se mettent à table et sans dégoût. Il en est même qui se lèvent de table pour rendre une partie du repas et peuvent ensuite le continuer. Enfin, on peut voir des femmes vomir souvent, mais garder, au moins, une assez grande partie des aliments pour ne pas maigrir.

Pour celles dont les premiers mois de la grossesse sont marqués par des troubles digestifs, assez fréquents et assez importants pour empêcher sûrement que la ration d'entretien soit dépassée, on voit l'augmentation de l'appétit apparaître vers le quatrième et le cinquième mois; et cela dans des proportions telles que les parents en sont frappés. Cette augmentation exagérée se prolonge alors jusqu'au septième ou huitième mois.

Dans tous les cas, quoi qu'il se soit passé pendant les deux premiers tiers de la grossesse, il est rare de voir l'appétit être augmenté dans les derniers mois. Tout le monde s'accorde à déclarer qu'à la fin de la grossesse la ration d'entretien n'est pas dépassée sensiblement. Or, comme c'est dans cette période que l'accroissement du fœtus est le plus actif, il faut bien en conclure que cet accroissement se fait grâce aux réserves de la mère. La nécessité d'une réserve de sa part se trouve ainsi démontrée ; et c'est ce point qu'il était important d'établir.

Je conclus donc, sur le *second point* que je devais examiner, qu'il est au moins très probable, que la femme met en réserve, avant la fin de la gestation, une certaine quantité d'aliments pour lui permettre de faire face aux grandes dépenses que lui impose l'accroissement du fœtus, qui est d'autant plus actif qu'on approche davantage de la naissance.

Mais ces faits, une fois bien établis, au point de vue de la loi générale, je dois déclarer que l'augmentation que doit subir l'alimentation de la femme enceinte, pour faire face aux besoins de sa grossesse, est beaucoup moins importante qu'on ne le croit habituellement. Cette augmentation, en tous cas, reste bien loin de celle que nous avons trouvée pour la cobaye et la lapine. C'est, qu'en effet, d'abord la durée de la gestation de la femme est beaucoup plus longue que celle de ces animaux; qu'ensuite le rapport du poids du produit à celui de la mère est beaucoup moins élevé chez la femme; et, qu'enfin, la suppression des règles chez cette dernière établit déjà une certaine compensation.

Arrêtons-nous quelques instants sur ces divers points.

Les calculs que j'ai présentés sur les rapports entre les quantités d'azotés et de ternaires prises en surcroît par la mère, et les quantités de ces mêmes substances contenues dans les fœtus, nous ont prouvé qu'il y a une certaine concordance entre ces quantités; et que les premières ne dépassent pas sensiblement les secondes. Or, en appliquant ces données à la femme, et cette application doit désormais paraître logique, nous voyons que pour un fœtus, du poids de 3 kilogrammes, la mère devra trouver dans son alimentation, en plus de son entretien, au maximum 600 grammes d'albuminoïdes et 450 grammes de corps gras.

Ce sont là, en effet, les quantités maxima de ces substances, qui seraient contenues dans ce nourrisson, en lui supposant 20 % d'azotés et 15 % de corps gras; et ce sont là certainement des évaluations trop élevées. Ces quantités sûrement ne sont pas dépassées par celles contenues dans un nouveau-né moyen.

Ce sont donc ces quantités maxima, que, d'une manière moyenne, la femme enceinte devra trouver dans son alimentation, en plus de celles qui sont nécessaires à son entretien.

Ces quantités paraissent tout d'abord importantes. Mais il faut tenir compte qu'elle a 270 jours pour absorber ce surcroît d'aliments. De sorte que si la totalité de ces aliments nécessaires se repartissait d'une manière uniforme pendant tout le temps de la grossesse, ce serait seulement environ $2^{gr}33$ d'azotés et $1^{gr}66$ de corps gras qu'il faudrait ajouter à sa ration d'entretien. Or, nous le savons, en supposant à la femme un poids de 50 kilogr. cette ration d'entretien serait environ de 75^{gr} d'azotés et de 50^{gr} de corps gras. L'augmentation de 2^{gr}32 pour les premiers et de 1^{gr}66 pour les seconds serait réellement bien peu sensible ; et elle le reste, même en leur appliquant les données résultant de l'étude de l'évolution de la grossesse chez les animaux. Si nous supprimons les deux derniers mois, pendant lesquels la femme serait revenue à sa simple ration d'entretien, il lui reste encore 210 jours pour trouver les 600 grammes d'albuminoïdes et les 450 grammes de corps gras qui lui sont nécessaires pour constituer son fœtus, soit sensiblement, par jour, 3 grammes d'albuminoïdes et 2 grammes de corps gras. De plus, même en supposant que ses fonctions digestives laissent à désirer pendant les premiers mois, il lui restera encore de 150 a 180 jours pour constituer ses réserves. Enfin, il est évident que si celles-ci, pour une cause quelconque, n'ont pu être constituées dans la première moitié de la grossesse, la femme pourra les compléter pendant les derniers mois.

La longue durée de la gestation chez la femme lui donne donc beaucoup plus de latitude pour assurer la formation du fœtus que n'en ont la cobaye et la lapine. La lapine, par exemple n'a qu'un mois ; et la cobaye, d'une manière moins précise, environ 45 jours.

Mais, de plus, il faut ajouter que pour ces deux animaux, le rapport entre le poids des nouveau-nés et celui de la mère est considérablement plus élevé que pour la femme. Le poids des nouveau-nés, pour la cobaye et la lapine, arrive souvent au *cinquième* du poids de la mère ; et pour la femme, il reste peu au-dessous du *vingtième*. Ainsi s'explique, sous cette double influence de la brièveté de la gestation et du rapport élevé du poids des produits à celui de la mère, l'augmentation considérable de l'alimentation que nous avons constatée chez ces animaux pendant la grossesse ; et, par contre, par des influences inverses, le faible surcroît d'alimentation que la grossesse impose à la femme.

Enfin, circonstance qui, pour cette dernière, tend encore à diminuer ce surcroît, la suppression des règles économise une moyenne de 15 grammes d'albuminoïdes par mois, soit environ 130 grammes pour la durée totale de la grossesse. Ce ne serait donc plus que 470 grammes d'albuminoïdes à trouver en surcroît dans son alimentation.

Ces considérations, de nature différente, suffiront, je pense, pour montrer combien, en principe, doit être faible l'augmentation que doit subir l'alimentation quotidienne de la femme pendant la grossesse, pour assurer la constitution du fœtus. Il en est tellement ainsi que dans les cas de grossesse normale, on pourrait considérer cette augmentation comme négligeable.

Même en répartissant la mise en réserve du surcroît d'aliments nécessaires au fœtus, seulement sur 150 jours, en tenant compte de la suppression des règles, il suffirait que l'alimentation dépassât l'entretien de 3 grammes d'azotés et de 3 grammes de corps gras, qui, nous le savons, sont largement contenus dans 100 grammes de lait de vache.

On pourrait, certes, s'en tenir à cette indication, et se contenter d'ajouter une certaine quantité de lait à la ration normale d'entretien; ou bien encore remplacer le lait par un aliment quelconque équivalent en azotés et en corps gras.

Mais, à propos de la nature de ce surcroît d'aliments et surtout pour la ration d'entretien pendant la grossesse, cette question nous est souvent posée : Y a-t-il des aliments que la femme enceinte doive prendre de préférence; et, par contre, y en a-t-il qu'elle doive éviter?

Je suis porté à penser que l'importance que l'on a donnée parfois à cette question de la *qualité* des aliments a été exagérée. L'alimentation de la femme enceinte, en tant que qualité, ne relève que des règles générales qui visent l'alimentation de l'adulte. Ces règles n'ont rien de spécial pour la grossesse. Il faudra ramener la femme enceinte à ses règles, si elle ne les suivait pas; et il n'y a rien à y changer, si déjà elle les suivait. On les trouvera exposées à propos de l'alimentation de l'âge adulte (2ᵉ volume, page 315).

Si la femme, par les conditions naturelles de son existence, demandait les albuminoïdes qui correspondent à sa ration, de préférence aux végétaux, pain et légumes secs, comme la femme qui vit à la campagne, il y aura tout avantage à continuer; et si, par contre, c'est surtout aux aliments d'origine animale qu'elle les demandait en excès, il vaut mieux la laisser continuer que de changer brusquement les habitudes de ses organes digestifs, au moment où ils vont être sujets à présenter quelques troubles.

Toutefois, comme indication générale, je dois signaler la plus grande richesse en matières salines des substances végétales, et notamment des céréales. On croit généralement que ce sont les aliments animaux qui en contiennent le plus; et c'est là une des raisons que l'on donne pour les exagérer pendant la grossesse; or, je le répète, au contraire, une alimentation végétale constituée surtout par les céréales et les légumineuses, fournira au fœtus une quantité de matières minérales supérieure à celle que pourraient lui donner les aliments animaux.

On s'en rendra facilement compte en consultant la composition des divers aliments donnés dans le premier volume de ce traité et dans la deuxième partie de celui-ci.

Après l'exposé de ces faits expérimentaux et les considérations qui les ont procédés et suivis, j'arrive donc à ces conclusions :

A. *En ce qui concerne l'évolution générale de la gestation :*

1° Pendant la gestation, la mère, outre sa ration d'entretien, doit prendre des quantités de substances nutritives, albuminoïdes, ternaires et minérales, sensiblement égales, ou de peu supérieures à celles qui doivent entrer dans la constitution de ses fœtus.

2° Je ne vois aucun avantage à exagérer le surcroît d'aliments pris par la mère et nécessaires à la constitution des fœtus. Ce surcroît d'aliments ingérés peut amener des troubles digestifs, s'il n'est pas digéré ; et s'il est digéré, il peut produire des troubles nutritifs aussi contraires à la mère qu'à ses produits.

3° Il se peut qu'en exagérant ce surcroît d'aliments on puisse augmenter le volume des produits ; mais rien ne prouve que cette augmentation soit utile à ces derniers. Les faits semblent prouver que ce sont les corps gras, qui, dans les conditions de surnutrition de la mère, augmentent le plus ; or, je ne crois pas que cette exagération des corps gras augmente la résistance des produits.

4° Au moins, pour les mammifères, l'accroissement des fœtus est d'autant plus actif qu'on s'approche de la naissance ;

et il en est également ainsi, d'une manière indiscutable, pour l'espèce humaine.

5° Cependant, en sens inverse de l'évolution du fœtus, au moins chez la cobaye et la lapine, c'est surtout au commencement de la gestation qu'est absorbé le surcroît d'aliments nécessaires à la constitution de leurs produits.

Pendant la dernière période de la gestation, correspondant au plus grand accroissement quotidien des fœtus, ces animaux ne prennent plus que leur ration d'entretien.

6° Cette constatation fait donc supposer qu'il est au moins utile que les éléments nutritifs qui doivent entrer dans la constitution du fœtus, aient au préalable fait partie des tissus de la mère et partagé son existence.

B. *En ce qui concerne la femme :*

1° Pour la femme, comme pour les animaux précédents, il y a lieu de penser que pendant la grossesse, sa ration d'entretien doit être augmentée de la quantité d'aliments nécessaires à la constitution de son fœtus.

2° Mais tout porte à croire également, qu'il ne peut y avoir que des avantages à ce que l'augmentation de l'alimentation soit réglée sur la quantité d'aliments nécessaires au fœtus, et que cette dernière soit de peu dépassée.

3° Plus encore pour la femme, dont la grossesse s'accompagne souvent de troubles digestifs, que pour les animaux, il y a lieu de surveiller que le surcroît d'aliments, pris en vue de la constitution du fœtus, ne soit pas exagéré.

4° L'exagération de l'alimentation, en effet, d'une part, produirait facilement des troubles digestifs, si les aliments ingérés n'étaient pas digérés ; et, d'autre part, s'ils étaient digérés en trop grande quantité, il serait à craindre que cet excès ne produisit des troubles de la nutrition, qui, du reste, ne sont déjà que trop fréquents, surtout à la fin de la grossesse.

5° Vu la longueur de la gestation chez la femme, vu le faible poids de son fœtus comparativement au sien, et vu aussi l'économie en albuminoïdes provenant de la suppression de ses règles, le surcroît d'alimentation à ajouter tous les jours à sa ration d'entretien est relativement très faible.

6° Il est probable que la femme doit aussi constituer son fœtus avec des substances nutritives ayant fait partie de ses propres tissus ; et que, parconséquent, elle doit, comme les animaux précédents, constituer des réserves.

7° Mais la longue durée de sa gestation et la quantité relativement faible des réserves à faire, doivent lui laisser une certaine latitude ; et, par conséquent, l'époque de ces réserves peut être assez variable. Toutefois, il semble bien qu'au moins le plus souvent, cette mise en réserve a lieu pendant les mois moyens de la grossesse ; et, qu'en tous cas, elle a cessé ou a fortement diminué dans le dernier mois.

8° Cette donnée, relative à l'époque de la mise en réserve des aliments destinés au fœtus, me parait utile à connaître au point de vue pratique. Elle doit nous guider dans la direction de l'alimentation de la femme enceinte. Cette dernière doit pouvoir se contenter de sa ration d'entretien à la fin de sa grossesse. Ce serait, du reste, souvent bien inutilement, que nous lui conseillerons de l'augmenter.

9° Il me parait également indispensable de savoir de combien peu doit être augmentée la ration d'entretien de la femme pendant sa grossesse pour satisfaire à la constitution du fœtus. Je l'ai dit, en repartissant la totalité des besoins de ces derniers sur 150 jours de la grossesse, nous ne trouvons qu'une augmentation de 3 grammes d'azotés et de 3 grammes de corps gras, soit moins de 100 grammes de lait de vache. On peut être sûr de dépasser largement ces besoins en élevant ces quantités à 5 grammes de chacun de ces deux aliments.

10° Je crois fermement que dépasser ce surcroît quotidien d'aliments est plus nuisible qu'utile, aussi bien à la femme qu'au fœtus.

11° Le surcroît de travail que cette exagération de l'alimentation impose aux organes digestifs, ne peut que favoriser les troubles dont ils ne sont que trop menacés pendant la grossesse. Il se peut même, qu'au moins dans certains cas, ces troubles digestifs ne reconnaissent pas d'autre cause ou que cette cause ne les exagère.

12° S'ils sont digérés, il se peut que ce surcroît trouble la nutrition déjà difficilement tenue en état d'équilibre à cause de la gestation ; et, de nouveau, il se pourrait qu'une partie des troubles de la nutrition parfois graves, constatés à la fin de la grossesse, fussent dus à cette cause ou aggravés par elle.

13° Nous avons vu, en commençant cette étude, qu'une alimentation insuffisante de la part de la mère, peut diminuer le volume du fœtus. Or, cela étant, ne peut-on pas admettre, qu'en sens inverse, l'exagération de l'alimentation peut augmenter le volume du fœtus ; et que sans le rendre plus vigoureux, elle rende l'accouchement plus difficile. Dans tous les cas, ce ne sont pas les femmes dont l'alimentation a été insuffisant, qui ont des nouveau-nés qui dépassent le poids normal.

14° Enfin, en terminant, je ne saurais trop m'élever contre la tendance que l'on a si souvent à exagérer l'alimentation pendant la grossesse. Presque toujours, dès qu'elle est connue ou seulement soupçonnée, l'alimentation est augmentée sans mesure, soit que la femme le croit nécessaire, soit qu'elle y soit entraînée par l'exagération de son appétit, soit, plus souvent encore, qu'elle y soit poussée par tout son entourage. Or, je reviens à cette idée, il ne faut pas oublier que pendant cette période, plus que dans toute autre, les organes digestifs ont besoin d'être ménagés. Et, du reste, pourquoi les surmener, quand on sait qu'après avoir maintenu à la femme la ration d'entretien de son poids réel, il suffit, pour assurer le développement du fœtus, d'ajouter à cette ration quelques centaines de grammes et au plus un demi-litre de lait ?

BESOINS PENDANT L'ALLAITEMENT

DANS LES CONDITIONS DE LA RATION MOYENNE D'ENTRETIEN

La ration de la femme qui nourrit a été mieux étudiée que celle de la femme enceinte 1). Plusieurs auteurs ne se sont pas contentés, comme pour la ration de cette dernière, d'indiquer les aliments à préférer ou à éviter; mais, de plus, ils ont, au moins d'une manière générale, abordé la question des quantités. De ce nombre se trouvent Munk et A. Gautier.

Le premier est revenu plusieurs fois sur cette question, notamment à propos de la composition du lait (2), et dans un passage spécialement consacré à l'alimentation de la nourrice (3).

Il évalue la ration de la femme qui allaite : à 150-160 grammes d'albumine, à 100 grammes de graisse et à 400 grammes d'hydrates de carbone; ce qui donnerait un total de 3.275 calories, et 60 calories par kilogramme pour la femme moyenne de 55 kilogrammes. Ce n'est là, bien entendu, qu'une évaluation moyenne pour Munk ; mais, même en ne la considérant que comme telle, je la crois un peu trop élevée, et comme ne pouvant correspondre tout au plus qu'à la fin de l'allaitement exclusif, et pour des nourrissons pesant au moins 8 kilogrammes. Je reviendrai, du reste, sur ces évaluations.

De plus, Munk, insiste, avec juste raison, sur l'utilité des substances albuminoïdes non seulement comme devant fournir celles du lait, mais aussi comme très propres à augmenter sa richesse en corps gras.

(1) Voir MAUREL : *Société de Biologie*, 1906, 20 octobre, page 209, et 27 octobre, page 324 : Allaitement sur la cobaye et la lapine.

(2) *Traité de diététique*, p. 287.

(3) *Traité de diététique*, p. 358.

Enfin, il donne des indications très judicieuses sur la nature des aliments auxquels il faut donner la préférence ou qu'il faut éviter; sur la nécessité d'augmenter les liquides et aussi sur l'utilité de multiplier les repas.

A. Gautier adopte les chiffres donnés par Munk, et même en les augmentant : « La femme en lactation doit se nourrir, dit Gautier, sans excès, mais largement : une alimentation journalière lui fournissant 150 grammes d'albuminoïdes, 100 grammes de graisse et 450 à 600 grammes d'hydrates de carbone n'est pour elle qu'un régime moyen ».

Ces quantités donnent 3.750 calories, soit 68 par kilogramme pour la femme qui en pèse 55. A l'appui de ces chiffres, il donne un type de ration s'élevant à 162^{gr}4 d'albumine, à 95^{gr}4 de graisse, et à 411 grammes d'hydrates de carbone, ration dans laquelle les hydrates de carbone restent au-dessous des premières évaluations, mais aussi dans laquelle les albuminoïdes sont sensiblement augmentés.

Ces quantités, provoquent forcément, de ma part, les mêmes observations que celles données par Munk ; et cela d'autant mieux, que Gautier fait remarquer que ce n'est là qu'un *régime moyen*, d'où il faut conclure, que, dans certains cas, ces quantités devront encore être augmentées. Or, il me semble qu'elles sont déjà un peu trop élevées, même pour les nourrissages portant à leur maximum les dépenses de la nourrice.

Aussi ai-je été heureux de voir Gilbert, dans la thèse que j'ai déjà citée et faite à l'instigation de Landouzy, n'arriver qu'à des chiffres beaucoup moins élevés.

En partant de la même idée que celle qui m'avait inspiré mes premières évaluations, et maintenant confirmées par l'expérimentation, que la ration de la femme qui nourrit doit comprendre la sienne et celle de son nourrisson, J. Gilbert n'arrive, pour un nourrisson de cinq mois et pour la femme qui n'a qu'un travail peu fatiguant, qu'à 95^{gr} d'albuminoïdes, à 72^{gr} de corps gras et à 379 d'hydrates de carbone. Or, en nous servant des coefficients calorifiques, adoptés dans ce traité, ce total s'élève seulement à 2639 et à 48 calories par kilogramme pour la femme moyenne qui en pèse 55.

Le travail peu fatiguant que Gilbert attribue à cette femme, correspond bien à peu près aux occupations que j'ai comprises dans la ration moyenne d'entretien; et tout en admettant que les quantités d'aliments fixées par Gilbert pour la femme qui allaite un nourrisson de cinq mois doivent être encore augmentées graduellement pendant les mois suivants jusqu'à la fin de l'allaitement exclusif, on voit que l'on reste encore bien au dessous des quantités données par Munk et par A. Gautier.

Aussi, quoique de toutes les rations ce soit celle de la nourrice, qui, d'après mes évaluations, doit être la plus élevée surtout en albuminoïdes, je le répète, je considère les quantités données par ces deux savants auteurs comme dépassant et de beaucoup les besoins. C'est, du moins, ce qui résulte, on le verra, de mes évaluations.

Mes recherches sur les dépenses pendant l'allaitement. comme pour la grossesse, comprennent des études expérimentales sur les animaux et des observations faites sur la femme elle-même pendant le nourrissage; je vais les donner successivement.

Les faits expérimentaux observés sur la cobaye et la lapine ne sauraient permettre, bien entendu, de passer directement de ces animaux à la femme. Mais ces expériences m'ont fait constater certains faits généraux, qui, à la condition de les interpréter, sont tout à fait applicables à cette dernière; et parmi ces faits, je puis, dès maintenant, citer les suivants qui me paraissent dominer la question qui nous occupe, et d'où, semble-t-il, découlent forcément les principes les plus importants, qui doivent régler la ration de la femme qui nourrit.

Le *premier*, c'est que pour les cobayes et les lapines, sur lesquelles j'ai opéré, les quantités d'aliments ingérés, évalués en calories, sont allées en augmentant au fur et à mesure que le poids de leurs jeunes augmentait;

Le *second* est que les quantités d'aliments ingérés, également évalués en calories, à la fin de l'allaitement exclusif, en les rapportant au poids total de la mère et des jeunes, sont sensiblement les mêmes que celles prises séparément par la mère et par les jeunes, quand ils commencent à s'alimenter.

D'où il faut conclure, d'abord, que l'alimentation de la mère à la fin de l'allaitement exclusif, comprenait celle qui lui était nécessaire et aussi celle nécessaire à ses nourrissons; et, ensuite, par une application des plus logique, qu'il doit en être de même pour l'alimentation de la femme qui nourrit.

Enfin, en approchant de plus près les rapports entre l'alimentation de la mère et les besoins de ses nourrissons, nous verrons ce *troisième* fait se dégager : qu'il y a une concordance bien suffisante entre les quantités d'albuminoïdes immobilisés par la croissance des jeunes, et les quantités de ces substances, qui, dans l'alimentation de la mère, dépassent celles de sa ration d'entretien.

On conçoit la portée de ces faits; en les appliquant à la femme, ils nous conduisent, en effet, à ces conclusions pratiques :

1° Que l'alimentation de la femme qui nourrit, évaluée dans son ensemble, doit suivre le poids de son nourrisson; et que, par conséquent, elle doit être plus considérable à la fin du nourrissage qu'à son début;

2° Que cette alimentation, également évaluée en général, soit en calories, devra comprendre d'abord la ration d'entretien de la mère calculée d'après son poids, ainsi que d'après toutes les conditions qui doivent la faire varier, et, en plus, une quantité d'aliments sûrement suffisante pour assurer l'entretien et la croissance du nourrisson;

3° Enfin, qu'au moins en ce qui concerne les albuminoïdes que les autres aliments ne peuvent pas suppléer, que l'alimentation de la femme qui nourrit, doit comprendre, outre la quantité de ces aliments qui est nécessaire à son entretien, celle qui est nécessaire à l'entretien et à la croissance de son nourrisson.

Ce sont là, les règles, qui, je l'espère, ressortiront des faits que je vais exposer; et on en conçoit toute l'importance. Elles vont rendre facile la fixation de la ration de la nourrice. Nous connaissons déjà, en effet, d'une part, la ration de la mère, indépendamment de l'allaitement, et, d'autre part, les besoins de l'enfant; il nous suffira donc, pour évaluer la ration de la femme qui nourrit, de totaliser ces deux sortes de dépenses.

Voyons donc les faits expérimentaux qui m'ont conduit à ces conclusions.

EXPÉRIENCES FAITES SUR LES ANIMAUX

Expériences sur la cobaye.

L'allaitement exclusif, chez la cobaye, on le sait, est de courte durée. Il est tout au plus d'une semaine. Les jeunes naissent avec les dents ; ils quittent leur nid dès le premier jour ; et déjà, du cinquième au septième, ils s'essayent à mâchonner quelques feuilles d'herbe.

Toutefois, vu le peu d'aliments qu'ils peuvent prendre ainsi, à la condition de les surveiller pour être sûr de ce qu'ils font, on peut prolonger encore l'allaitement exclusif de quelques jours, parce que la quantité d'aliments, autre que le lait de la mère, qui est prise, reste négligeable. J'ai donc compris, dans mes observations, ces quelques jours comme faisant partie de l'*allaitement exclusif*.

Ensuite est venu naturellement une période d'allaitement mixte, correspondant à celle *du sevrage ;* et, enfin, la *séparation*, après laquelle, la mère et les jeunes étant séparés, leur alimentation a pu être calculée isolément.

Les observations que je vais donner font suite à celles sur la grossesse ; et les aliments, comme qualité, ainsi que les autres conditions de l'expérience, sont restés les mêmes.

EXPÉRIENCE N° 1
(Du 5 au 25 février 1905).

Cette expérience fait suite à celle sur la grossesse s'étendant du 18 décembre 1904 au 4 février 1905.

A la fin de la grossesse, on la vu (p. 11), le poids moyen de cette cobaye était de 1.024 grammes ; et les dépenses moyennes par kilogramme de 130 calories. Ces dépenses, je le rappelle, étaient allées en diminuant, du début à la fin de la grossesse ; et, par périodes de cinq jours, elles avaient été successivement, par kilogramme : de 232, 241, 217, 191, 184, 152, 141, 145 et 130 calories.

Dans la nuit du 4 au 5 février 1905, la grossesse se termine par la naissance de deux cobayes du poids total de 207 grammes ; et celui de la mère tombe à 805.

Quant à ses dépenses, elles s'élèvent, dès le premier jour; et elles arrivent, du 5 au 8, à 192 calories; et, du 8 au 11, à 209; soit une moyenne de 200 calories.

A partir du 12, les jeunes mangent assez pour qu'on ne puisse plus apprécier la quantité d'aliments pris par la mère seule. Mais le total des dépenses, pendant les trois premiers jours du *sevrage*, donnent 159 calories; et les dépenses de la mère, pendant les trois derniers jours de l'allaitement exclusif, en donnent 155. Fait digne de remarque, les quantités d'aliments ingérés par la mère seule à la fin de l'allaitement exclusif, en calculant les dépenses non point pour son poids seul, mais en lui adjoignant celui des jeunes cobayes, étaient les mêmes que la totalité de ceux pris dans les quelques jours suivants par la mère et les jeunes réunis. D'où il faut conclure qu'à la fin de l'allaitement, la mère prenait la quantité d'aliments exactement nécessaires d'abord à son entretien et ensuite à l'entretien ainsi qu'à la croissance de ses nourrissons.

Je résume cette expérience dans le tableau suivant:

DATES 1905. — FÉVRIER	Température maxima minima	POIDS de la mère	DÉPENSES de la mère seule par kilog.	POIDS des jeunes	POIDS total mère et jeunes	DÉPENSES totales par kilog. mère et jeunes
Allaitement exclusif.						
5 au 8	8 à 12°	809	**192**	237	1.046	**149**
9 au 11	8 à 12°	777	**209**	274	1.051	**155**
Allaitement mixte. — Sevrage.						
12 au 14	10 à 12°	751	»	324	1.075	**159**
15 au 18	10 à 12°	772	»	388	1.160	**179**
19 au 21	8 à 12°	765	»	468	1.233	**188**
22 au 25	8 à 11°	750	»	542	1.292	**192**

Les faits qui ressortent de cette expérience sont donc les suivants:

1° Tandis que les dépenses par kilogramme étaient tombées à 130 calories à la fin de la grossesse, elles se sont élevées à

192, dès les premiers jours; et elles ont atteint 209, à la fin de l'allaitement exclusif. Les dépenses sont donc allées en augmentant du commencement à la fin de l'allaitement exclusif.

2° La moyenne des dépenses pendant l'allaitement a été supérieure à celle de la grossesse. Cette dernière a été de 180 calories par kilogramme, et celle de l'allaitement exclusif de 200.

3° Les quantités d'aliments ingérées à la fin de l'allaitement exclusif par la mère sont les mêmes que celles ingérées en même temps par la mère et par les jeunes, au début du sevrage; et, cependant, le poids des jeunes s'est accru (de 274 gr. à 324 gr.). Il faut donc en conclure que les quantités d'aliments prises par la mère comprenaient bien celles nécessaires à son entretien, augmentées de celles nécessaires à l'entretien et à la croissance des jeunes.

<h3 style="text-align:center">EXPÉRIENCE N° 2</h3>

(Du 1er au 19 janvier 1905).

Cette expérience fait suite à celle de la grossesse du 19 au 31 décembre 1904 (p. 12).

A la fin de la grossesse, pendant les quatre derniers jours, le poids moyen avait été de 1.268 grammes et les dépenses de 140 calories par kilogramme. Or, après la naissance de trois cobayes, du poids de 232 grammes, dans la nuit du 31 décembre au 1er janvier, le poids de la mère tombe à 820 grammes.

Dès le lendemain, les aliments ingérés s'élèvent à 161 calories par kilogramme, pour atteindre successivement 220, et 239 calories pendant l'allaitement exclusif.

Cette dernière quantité correspond aux aliments ingérés par la mère rapportés seulement à son poids; mais en y joignant le poids des jeunes cobayes, la dépense par kilogramme, pour ce poids total, n'arrive qu'à 171 calories.

Or, fait intéressant, déjà relevé dans l'observation précédente, pendant l'allaitement mixte, du 9 au 10 janvier 1905, le total des aliments ingérés en même temps par la mère et par les jeunes, est de 176 calories par kilogramme, soit sensiblement la même quantité que prenait la mère seule à la fin de l'allaitement exclusif.

Dans cette expérience, j'ai tenu compte des aliments pris par la mère et par les trois jeunes cobayes après leur séparation. Or, dans les premiers jours de la séparation, période la plus comparable avec celle de l'allaitement mixte, les dépenses de la mère tombent à 132 calories par kilogramme, mais celles des jeunes arrivent à 253 ; et en calculant letotal de ces dépenses par kilogramme du poids total de la mère et des jeunes, nous arrivons encore à 173 calories, quantité égale à celle de la fin de l'allaitement exclusif et du sevrage. D'où cette conclusion, qu'à la fin de l'allaitement exclusif, la mère ingérait les aliments suffisants non seulement pour son entretien, mais aussi pour celui des jeunes cobayes et de leur croissance.

Je résume cette expérience dans le tableau suivant.

DATES 1905. — JANVIER	Température maxima minima	POIDS de la mère	Dépenses en calories par kilog. de la mère	POIDS des jeunes	Dépenses des jeunes par kilog.	POIDS total mère jeune	Dépenses par kilog. du poids total
Allaitement exclusif.							
1er........	6 à 9°	820	**161**	232	»	1.052	**153**
2 au 3....	7 à 9°	837	**220**	243	»	1.080	**170**
4 au 6....	8 à 11°	817	**239**	298	»	1.115	**171**
Alimentation mixte. — Sevrage.							
7 au 10...	7 à 10°	790	»	346	»	1.136	**176**
Séparation complète.							
11 au 14...	8 à 14°	760	**132**	405	253	1.165	**173**
15 au 19...	8 à 12°	725	**154**	464	261	1.189	**196**

De nouveau : 1° Les dépenses de la mère ont augmenté, et de beaucoup, dès le premier jour de l'allaitement ; et elles sont allées ensuite en augmentant jusqu'au sevrage.

2° Pendant les derniers jours de l'allaitement exclusif, les quantités d'aliments prises par la mère sont à peu près les mêmes que celles prises, par elle et par les jeunes, pendant le sevrage.

3° Enfin, il en est également ainsi, même pendant les premiers jours de la séparation complète.

EXPÉRIENCE N° 3
(30 septembre au 13 octobre 1906).

Cette expérience fait suite à celle de la grossesse du 15 août au 29 septembre 1906 (p. 14).

Cette cobaye, à la fin de la grossesse, pesait 1280 grammes et avait une dépense moyenne de 62 calories. Du 29 au 30 septembre 1906, elle met bas quatre cobayes du poids total de 385 grammes ; et le sien tombe à 835 grammes. Or, dès le premier jour, ses dépenses arrivent à 82 calories ; et elles s'élèvent jusqu'à la fin de l'allaitement exclusif en passant successivement à 120, 165 et 193 calories.

En calculant ces dépenses, d'après le poids total de la mère et des jeunes pendant les derniers jours de l'allaitement exclusif, nous trouvons 124 calories et; pendant le sevrage 131, soit une quantité sensiblement égale à la précédente.

Je résume cette expérience dans le tableau suivant :

DATES 1906.— SEPTEMBRE	Température maxima minima	Poids de la mère	Dépenses de la mère par kilog.	Poids des jeunes	Dépenses des jeunes par kilog.	Poids total mère jeune	Dépenses par mère du poids total
Allaitement exclusif.							
30............	»	835	82	385	»	1.220	56
1 au 2 octob.	»	855	120	365	»	1.220	84
3 au 5......	»	847	165	407	»	1.254	112
6 au 8......	»	848	193	468	»	1.316	124
Alimentation mixte. — Sevrage.							
9 au 10 ...	»	845	»	515	»	1.360	131
Séparation complète.							
11 au 13....	»	837	147	552	161	1.389	152

De même que dans les deux premières expériences :

1° Les dépenses ont dépassé celles de la fin de la grossesse, et sont allées en augmentant jusqu'à la fin de l'allaitement exclusif.

2° Les dépenses, à la fin de cet allaitement, on été les

mêmes, en les rapportant au poids total, que pendant le sevrage.

Expériences faites sur la lapine.

La lapine se prête encore mieux que la cobaye à l'étude de
cette question. Pour cette dernière, en effet, je l'ai dit, on
ne peut guère compter, même en étendant un peu cette
période, que six à huit jours d'allaitement exclusif. Dès le
cinquième jour, les jeunes cobayes s'essayent à manger; et
si. pendant quelques jours, on peut négliger ce qu'ils prennent. il n'en est plus ainsi, selon les cas, du septième au
neuvième jour. Pour la lapine, au contraire, la période d'allaitement exclusif est beaucoup plus longue. Elle est au moins
de quinze jours, et peut être prolongée, sans grosse erreur,
jusqu'au delà de vingt jours.

Comme pour les cobayes. les lapines ont été nourries avec
du son, des carottes et des queues de carottes; et comme dans
les expériences précédentes, j'ai transformé ces aliments en
calories, qui ont été ramenées au kilogramme d'animal.

EXPÉRIENCE N° 4
(Du 10 mai au 7 juin 1905).

Cette lapine a été mise avec le mâle le 9 avril 1905, et elle y
est restée jusqu'au 18. Le 9 avril elle pesait $2^{kil}500$, et le jour de
la séparation, $3^{kil}430$. Je n'ai pu, bien entendu, connaître son
alimentation pendant qu'elle était avec le mâle; et, de plus,
ne me proposant en ce moment que d'étudier l'allaitement, je
n'ai commencé à tenir compte des aliments ingérés qu'à partir
du 28 avril, soit à peu près dix jours avant l'époque présumée
de la mise bas. Je n'ai donc pas pu utiliser cette expérience
pour l'étude des dépenses pendant la grossesse; mais l'examen
des aliments ingérés pendant les douze jours qui ont précédé
la mise bas, n'en conserve pas moins, on va le voir, une réelle
importance au point de vue de l'étude des dépenses pendant
l'allaitement. Cette période de douze jours, divisée en deux
parties égales, a donné une dépense de 143 calories pendant
les premiers et 142,5 pendant les six derniers.

Dans la nuit du 10 au 11 mai, naissance de huit lapereaux.
La mère, qui, le 10 à huit heures du matin, pesait 3.950 grammes, et qui avait le poids moyen de 3.923 grammes pour les

trois jours qui ont précédé sa mise-bas, était tombée à 3.550 dans la matinée du 12 ; et, les huit lapereaux, pesés une première fois le 14, arrivaient à 715 grammes.

Mais l'alimentation, qui, pendant les douze derniers jours de la grossesse était restée à une moyenne de 143 calories par kilogramme, s'élève successivement à 182 calories du 11 au 15 ; à 205 calories, du 16 au 20 ; à 228 calories, du 21 au 24 ; et, à 250 calories, du 25 au 29, dernier jour que j'ai cru pouvoir comprendre dans la période de l'allaitement exclusif.

Comme on le voit, les quantités d'aliments ingérées, évaluées en calories, sont allées constamment en augmentant.

Du 30 au 1er juin, les lapereaux mangent assez pour que j'en tienne compte ; et que je doive rapporter la totalité des aliments dépensés au poids total de la mère et du leur.

Enfin, le 2 juin, ces derniers sont séparés de la mère. Les dépenses par kilogramme que j'ai données pour l'allaitement exclusif sont rapportées seulement au poids de la mère, ce qui est indispensable pour comparer ses dépenses pendant l'allaitement avec celles des périodes qui l'ont précédé et suivi. Mais, en rapportant ces mêmes dépenses à celles du poids total de la mère et des lapereaux, pour les mêmes périodes que ci-dessus, on trouve successivement 147 calories, 154, 159 et 143 pour les quatre périodes avec 151 de moyenne.

Or, si pendant les trois jours de sevrage, pour une cause qui m'échappe, les dépenses, ainsi calculées, ne sont arrivées qu'à 116 calories, nous voyons, après la séparation, ces dépenses se rapprocher, de même que dans les expériences précédentes, de celles de la fin de l'allaitement exclusif. Elles arrivent, en effet, à 138 calories du 2 au 4, et 143 calories du 5 au 7. De sorte que, sauf cet abaissement momentané, qui peut tenir à une cause fortuite provenant de la mère ou des jeunes, nous retrouvons ici les mêmes rapprochements entre les quantités d'aliments ingérés par la mère seule à la fin de l'allaitement exclusif, et ceux ingérés par elle et les lapereaux dans les premiers temps de la séparation.

A la fin de l'allaitement exclusif, elle ingérait donc aussi exactement que possible les aliments nécessaires à son entretien et ceux nécessaires à l'entretien et à la croissance de ses huit nourrissons.

Je résume cette expérience dans le tableau suivant.

DATES 1905. — MAI	Température maxima minima	POIDS de la mère	Dépenses de la mère par kilog.	POIDS des lapereaux	Dépens s des lapereaux par kilog.	POIDS total mère lapereaux	Dépenses totales par kilog.
Allaitement exclusif.							
11 au 15. .	14 à 20°	3.656	**182**	872	»	4 528	**147**
16 au 20...	15 à 18°	3.761	**205**	1.246	»	5.007	**154**
21 au 24...	16 à 21°	3.811	**228**	1.656	»	5.467	**159**
25 au 29...	16 à 22°	3.636	**250**	2.078	»	5.714	**143**
						Moyenne............	**151**
Alimentation mixte. — Sevrage.							
30 mai au 1er juin	17 à 23°	3.482	»	2.548	»	6.030	**116**
Séparation de la mère et des lapereaux.							
2 au 4....	19 à 24°	3.442	**139**	3.363	137	6.805	**138**
5 au 7....	19 à 24°	3.452	**112**	3.627	173	7.079	**143**

Ainsi donc, en s'en tenant à l'*ensemble des aliments évalués en calories,* nous arrivons déjà à ces résultats qui peuvent avoir des applications pratiques importantes :

1° Que les quantités d'aliments ingérées par la mère vont en augmentant du commencement à la fin de l'allaitement exclusif;

2° Que la quantité d'aliments prise par la mère à la fin de l'allaitement exclusif est la même que celle prise séparément, quelques jours après la fin de cet allaitement exclusif, par la mère et par les jeunes.

Ce sont là des faits dont je crois inutile de faire ressortir la portée.

Mais, de plus, les données contenues dans le tableau suivant vont nous permettre d'approcher encore de plus près le problème si intéressant de l'alimentation et des dépenses pendant l'allaitement.

Pour établir ce tableau, en effet, j'ai calculé :

1° Quelle est la quantité réelle de substances albuminoïdes prises par la mère (col. III).

2° Les dépenses propres de la mère en ces substances (col. IV), en les évaluant à 2 grammes par jour et par kilogramme, quantité, qui, d'après mes autres observations, correspond à ses dépenses réelles, et peut-être lui est un peu supérieure.

3° La croissance par jour des lapereaux, en l'appréciant d'après la différence, entre les poids du commencement à la fin de chacune de ces périodes (col. V).

4° Les azotés immobilisés par la croissance (col. VI).

5° Les dépenses de ces substances pour l'entretien des lapereaux en évaluant ces dépenses, comme pour la mère, à 2 grammes par kilogramme de leur poids (col. VII).

6° Enfin, dans la dernière colonne, les différences entre les albuminoïdes ingérés par la mère et la totalité de ceux utilisés en tant qu'azotés.

DATES 1905. — MAI I	Température maxima minima II	AZOTÉS ingérés par jour par la mère III	Entretien de la mère IV	Accroissement des lapereaux par jour V	AZOTÉS immobi- lisés par la croissance VI	Entretien des lapereaux VII	Excédent des azotés pris sur ceux dépensés VIII
11 au 13...	14 à 19°	26ᵍ93	7ᵍ27	»	»	»	»
14 au 16...	15 à 20°	28.92	7.40	125ᵍ	21.25	1.65	— 1.38
17 au 20...	16 à 20°	32 65	7.65	99	16.83	2.67	5.05
21 au 24...	17 à 22°	35.46	7.80	86	14.62	3.46	9.58
25 au 28...	17 à 22°	39.81	7.50	75	12.75	4.14	15.82

Or, en opérant ainsi, comme on peut le voir par le tableau qui réunit ces données, il ressort de ces évaluations :

1° Que de même que l'ensemble des aliments ingérés évalués en calories, les albuminoïdes évalués séparément vont en augmentant du commencement de l'allaitement exclusif jusqu'à la fin (col. III), Tandis que l'alimentation de la mère n'en contient que 26ᵍʳ93, pendant les premiers jours de l'allaitement, ils s'élèvent graduellement et régulièrement jusqu'à près de 40 grammes. Il semble donc que, contrairement à ce qui a lieu pendant la grossesse, les aliments ingérés par la mère sont utilisés pour ainsi dire au fur et à mesure de leur absorption;

2° Que l'accroissement des lapereaux est allé rapidement en diminuant. Tandis qu'il dépassait 100 grammes au début de l'allaitement, il n'arrive qu'à 75 grammes à la fin. Cette diminution serait encore plus marquée, si nous calculions l'accroissement par kilogramme de poids ;

3° Qu'il en est forcément de même des albuminoïdes immobilisés par la croissance, puisqu'ils sont proportionnels à cette dernière.

Or, il semble y avoir là, tout d'abord, une contradiction, si l'on compare les quantités d'albuminoïdes ingérées par la mère et celles nécessaires à la croissance.

Les premières vont en augmentant et les secondes en diminuant. Mais il faut tenir compte que les albuminoïdes ne servent pas seulement à la croissance, mais aussi à l'entretien ; et déjà on voit que ces dernières dépenses tendent à diminuer les différences.

De plus, et c'est là un point important, les albuminoïdes en excédent (col. VIII) servent également à constituer les corps gras du lait, que la mère ne trouve pas dans ses aliments ; et, enfin, en admettant qu'ils soient pris en nature dans le lait par les lapereaux, ils servent aussi à faire du calorique dont les dépenses sont considérablement augmentées par l'accroissement de leur surface.

Cette surface, en effet, qui n'est, pour les huit lapereaux que de $2^{d2}73$, quand ils ne pèsent que 100 grammes, comme au début de l'allaitement, arrive à 5 décimètres carrés, à la fin, quand ils pèsent 250 grammes. C'est donc une dépense double pour la radiation cutanée. Il est donc probable qu'une partie des azotés, pris en excédent par la mère, est ainsi utilisée à faire face à l'augmentation de cette radiation ;

4° Dans tous les cas, nous le voyons, les quantités d'albuminoïdes prises par la mère en excédent de son entretien, sont largement suffisantes pour faire face à l'entretien et à l'accroissement des lapereaux ; puisque l'évaluation de ces derniers besoins prouve qu'ils restent inférieurs à cet excédent.

EXPÉRIENCE N° 5.

(Du 5 juillet au 13 août 1905).

Cette expérience sur l'allaitement fait suite à celle donnée sur la lapine pour la grossesse.

Cette lapine, mise avec le mâle le 6 juin, en a été séparée le 9. Son poids, en ce moment, était de 3^{kil}250; mais il a augmenté rapidement; et, le matin du 6 juillet, il était arrivé à 4^{kil}105.

Dans la nuit du 6 au 7 juillet, la lapine met bas quinze lapereaux. Le 7, son poids n'est plus que de 3^{kil}325; et les lapereaux, pesés une première fois le 9, arrivent à 665 grammes. Sur ces quinze lapereaux, deux meurent dès le 9, et trois autres du 9 au 13. Enfin, un autre tombe de la cage le 18 juillet et meurt le 21. Sur les quinze, neuf seulement ont donc survécu; mais ces neuf se sont développés d'une manière très satisfaisante.

Les dépenses de la mère, qui, à la fin de la grossesse, étaient descendues à 88 calories par kilogramme, s'élèvent rapidement sous l'influence de l'allaitement. Du 7 au 10, elles sont déjà de 155 calories; puis, elles sont successivement de 152 calories, du 11 au 14; de 162, du 15 au 18; de 180, du 19 au 22; et, de 204, du 23 au 26, date à laquelle je dois tenir compte des aliments pris par les neuf lapereaux qui ont survécu.

Du 27 au 4 août, l'alimentation des lapereaux est mixte; et, le 5 août, pensant que les aliments qu'ils prennent, en dehors du lait de la mère, peuvent leur suffire; je les sépa.e de cette dernière.

Le poids moyen de la mère, du 5 au 13 août, est de 3^{kil}542, qui est de peu supérieur à celui qu'elle avait au début de la grossesse; et ses dépenses tombent pendant ces huit jours à 94 calories, dépenses sensiblement les mêmes qu'elle avait à la fin de la grossesse et que l'on peut considérer comme avoisinant celle d'entretien.

Nous retrouvons donc ici, et de la manière la plus nette, l'accroissement des dépenses de la mère, au fur et à mesure que l'on approche du sevrage, c'est-à-dire au fur et à mesure que le poids des lapereaux augmente.

Mais, en outre, si nous rapportons les dépenses de la mère, non plus seulement à son poids propre, mais au total de son poids et de celui des lapereaux, nous voyons que pendant la dernière période de l'allaitement exclusif, les quantités d'aliments prises par la mère seule évaluées en calories sont sensiblement les mêmes que celles prises par elle et par les lapereaux pendant la première période du sevrage : soit 144 d'abord et 141 ensuite ; et, qu'enfin, il en est de même pour la fin du sevrage dont les depenses étaient de 131 calories et aussi pour le commencement de la séparation, où nous la trouvons de 124, du 5 au 13 août.

Je résume cette expérience, pour ce qui précède dans le tableau suivant :

DATES 1905. — JUILLET	Température maxima minima	POIDS de la mère	Dépenses de la mère par kilog.	POIDS moyens des lapereaux	Dépenses des lapereaux par kilog.	POIDS total mère et lapereaux	Dépenses totales mère et jeunes par kilog.
Allaitement exclusif.							
7 au 10...	22 à 28°	3.640	**155**	635	»	4.270	**132**
11 au 14...	22 à 29°	3.625	**152**	733	»	4.357	**126**
15 au 18...	24 à 29°	3.597	**162**	951	»	4.548	**128**
19 au 22...	22 à 28°	3.606	**180**	1.252	»	4.858	**128**
23 au 26...	23 à 29°	3.687	**204**	1.528	»	5.205	**144**
Alimentation mixte. — Sevrage.							
27 au 29...	?	3.618	»	1.750	»	5.368	**141**
1 au 5 août	23 à 27°	3.622	»	2.571	»	6.193	**131**
Séparation de la mère. — Trois lapereaux restent seuls en observation.							
6 au 9...	6 à 9°	3.539	**97**	1.460	**193**	4.939	**119**
10 au 13...	10 à 13°	3.545	**91**	1.742	**189**	5.287	**129**

Comme la précédente, cette expérience met bien en relief ces deux points ; que pendant l'allaitement les quantités d'aliments ingérées par la mère vont en augmentant jusqu'au sevrage ; et, ensuite, qu'arrivées à cette période, les quantités d'aliments qu'elle prend à elle seule, sont sensiblement les mêmes que celles qui sont prises en même temps, par elle et par les lapereaux pendant le sevrage et aussi pendant les premiers jours de la séparation.

Mais, de plus, de même également que précédemment, l'évaluation des substances albuminoïdes ingérées va nous permettre d'approcher de plus près le problème de l'alimentation pendant l'allaitement. Je réunis les données nécessaires à cette étude dans le tableau suivant :

DATES 1905. — JUILLET I	Température maxima minima II	AZOTÉS ingérés par jour par la mère III	Entretien de la mère IV	Accroissement des lapereaux V	AZOTÉS immobi- lisés par la croissance VI	Entretien des lapereaux VII	Excédent des azotés ingérés sur ceux dépenses VIII
9 au 10...	22 à 28o	**23.80**	7.28	30ᵷ	5ᵷ10	1.28	10.14
11 au 14...	22 à 29o	**21.90**	7.25	37	6.21	1.46	6.98
15 au 19...	24 à 29o	**26.72**	7.19	55	9.35	1 90	8.28
19 au 22...	22 à 28o	**29.90**	7.21	77	13.29	2.45	6 05
23 au 26...	23 à 29o	**33.24**	7.37	71	12.07	3.17	10.93

Les faits se dégageant de cet examen sont donc les suivants :

1° De même que précédemment, les dépenses de la mère en albuminoïdes vont en augmentant jusqu'à la fin de l'allaitement.

2° Mais contrairement à l'expérience précédente, l'accroissement par jour des lapereaux est allé en augmentant. De 30 grammes au début, cet accroissement est arrivé à 71 grammes à la fin.

La différence, il est vrai, s'efface si l'on rapporte la croissance au kilogramme de poids ; mais elle ne fait que s'égaliser : de 46 grammes par kilogramme au début elle est de 44 grammes à la fin ;

3° Il en est forcément de même des azotés immobilisés par la croissance, puisque cette immobilisation est calculée sur l'augmentation du poids.

Cette différence si marquée dans la marche de la croissance, entre cette expérience et la précédente, reste pour moi sans explication ;

4° Enfin, l'excédent des azotés ingérés sur ceux dépensés est ici moins marqué que dans l'expérience précédente : mais il n'en est pas moins constant. D'où il faut au moins conclure que les quantités ont été suffisantes pour faire face à toutes les dépenses de la mère et des lapereaux, en comprenant parmi ces dernières, celles exigées pour un fort accroissement.

APPLICATIONS DES DONNÉES PRÉCÉDENTES A LA FIXATION DE LA RATION D'ALLAITEMENT CHEZ LA FEMME.

Ces deux faits se dégagent donc d'une manière indiscutable des expériences précédentes :

Le *premier*, que soit que l'on considère la totalité des aliments ou seulement les albuminoïdes ingérés par la mère, leurs quantités vont toujours en augmentant du commencement de l'allaitement jusqu'au sevrage; et le *second* qu'à la fin de l'allaitement exclusif, les quantités d'aliments ingérées par la mère seule sont sensiblement les mêmes que celles qui sont prises séparément par la mère et par les jeunes, pendant le sevrage et dans les premiers jours qui suivent la séparation.

Or, de ces deux constatations découle forcément cette conséquence, que, pendant tout le temps de l'allaitement, les quantités d'aliments qui doivent être prises par la mère sont fixées par le total de ses propres besoins réunis à ceux de ses nourrissons.

C'est là, certes, une conclusion à laquelle on aurait pu arriver sans s'adresser à l'expérimentation ; mais, cependant, il me semble qu'il y a eu encore quelque intérêt à lui donner cette consécration.

Du reste, si dans ce qu'elle a de général, cette conclusion, il est vrai, pouvait être prévue, les faits expérimentaux lui ont apporté quelques précisions qui ne sont pas sans importance. Ils nous ont montré, par exemple, que pour l'allaitement, il ne paraît pas nécessaire que la mère fasse des réserves, comme nous l'avons vu pour la grossesse. Pendant l'allaitement, il semble que ces aliments puissent passer, comme je l'ai dit, au nourrisson, au fur et à mesure de leur absorption (1). De plus, ils nous montrent comment la nature prévoyante, par des réflexes qui nous sont encore inconnus, mais dont les effets sont trop évidents pour laisser un doute sur leur existence, a su exciter l'appétit de la mère et

---

(1) Pour le nourrisson, les aliments passent dans son tube digestif, tandis que pendant la grossesse ils passent directement dans le sang.

augmenter probablement son pouvoir digestif, et cela d'une manière proportionnelles aux besoins du nourrisson. Enfin, ils nous montrent l'importance que doivent prendre dans cette ration les substances albuminoïdes.

Ces faits généraux me semblent de nature à nous fournir d'importantes indications, quand il s'agit de la femme.

Par une application des plus simples, en effet, nous arrivons pour elle à ces conclusions :

1° L'alimentation de la femme qui nourrit devra satisfaire d'abord à sa ration d'entretien ; or, celle-ci a déjà été fixée et l'allaitement n'a à lui faire subir aucune modification.

La première base de la ration de la femme qui nourrit, sera donc sa taille devant donner son poids normal.

2° Mais, de plus, son alimentation devra couvrir les dépenses d'entretien et de croissance du nourrisson. Ces dépenses sont donc fixées non d'après la mère, mais d'après ce dernier. Elles sont indépendantes de la première.

Ces deux conclusions établies, voyons quelles sont les dépenses d'entretien de la *mère* et celles du *nourrisson* ; je le ferai successivement pour la ration *organique* et pour la ration *minérale*.

Ration organique.

Je rappelle simplement, à cet égard, que dans les conditions de la ration moyenne d'entretien, les dépenses de la *femme adulte*, rapportées au kilogramme de son poids, sont sensiblement les mêmes que celles de l'homme.

Les substances organiques doivent donc comprendre : 1ᵍʳ 50 d'azotés et fournir un total de 38 à 35 calories, en se rapprochant plus souvent de ce dernier chiffre que du premier.

Pour la femme moyenne de 55 kilogrammes, sa ration d'entretien devra donc contenir 82ᵍʳ 50 d'albuminoïdes et fournir un total de 1.925 calories.

Ce sont là d'abord les azotés et le nombre des calories, qui, d'une manière invariable, lui sont nécessaires pendant tout le cours de son nourrissage.

Quant au *nourrisson*, j'ai déjà insisté sur ce point, ses besoins varient et dépendent de son âge et de son poids normal, qui lui-même est fixé par sa taille.

En étudiant la ration de croissance, j'ai fixé qu'elles sont les quantités d'azotés et de calories qui sont nécessaires à son entretien et à sa croissance d'après l'âge et les divers poids normaux. Or, ce sont ces mêmes quantités qui devront être ajoutées à la ration d'entretien de la femme adulte pour avoir celle de la femme qui nourrit aux diverses périodes de son nourrissage.

J'ai réuni dans le tableau suivant les évaluations permettant de calculer ces rations pour la nourrice moyenne de 55 kilogrammes, ayant à faire face aux dépenses des nourrissons depuis 3 kilogrammes jusqu'à 12 kilogrammes. Mais, bien entendu, ce n'est guère que jusqu'au poids de 8 à 9 kilogrammes que ce tableau trouvera son utilité. L'allaitement exclusif au sein, en effet, ne dépasse guère la fin de la première année.

Les colonnes III et IV sont relatives à la mère. Elles donnent, pour son poids de 55 kilogrammes, le nombre total de calories et la quantité totale d'azotés nécessaires à son entretien ; et, bien entendu, ces quantités restent les mêmes pendant tout le nourrissage.

Les colonnes V et VI sont relatives au nourrisson. Elles donnent le nombre de calories et la quantité d'azotés pour un de ses kilogrammes.

Ces quantités, contrairement aux précédentes, varient avec l'âge et le poids ; et, par conséquent, d'une manière constante, elles diminuent du commencement de l'allaitement jusqu'au sevrage.

Les colonnes VII et VIII sont basées sur les précédentes. Elles contiennent le nombre total de calories et la quantité totale d'azotés nécessaires à l'enfant des poids correspondants ; et ces évaluations, réunies à celles qui sont relatives à la mère (col. III et IV), ont donné les colonnes IX et X, comprenant les quantités de calories et d'azotés devant être au moins contenues dans l'alimentation de la femme qui nourrit un enfant de divers poids.

Enfin, dans les colonnes XI et XII, j'ai ramené les calories et les azotés au kilogramme de cette nourrice de 55 kilogrammes.

Mais, de plus, j'estime que ces deux colonnes pourront servir d'une manière suffisamment approximative pour calculer la

Besoins minima de la femme de 55 kilog. qui nourrit d'après le poids de son nourrisson.

POIDS NORMAL de l'enfant	AGES APPROXIMATIFS mois	ENTRETIEN TOTAL DE LA MÈRE		ENTRETIEN ET CROISSANCE DE L'ENFANT par kilog.		ENTRETIEN ET CROISSANCE DE L'ENFANT pour son poids		DÉPENSES TOTALES DE LA MÈRE		ALIMENTS NÉCESSAIRES A LA MÈRE par kilog. de son poids	
		calories	azotés	calories	azotés	calories	azotés	calories	azotés	calories (1)	azotés
I	II	III	IV	V	VI	VII	VIII	IX	X	XI	XII
3^k	1	1.925	82.50	89	2.22	267	6.66	2.192	89.16	40	1.62
4	2	1.925	82.50	82	2.09	328	8.36	2.253	90.86	41.5	1.65
5	3	1.925	82.50	75	2.02	375	10.10	2 300	92.60	42	1.68
6	4	1.925	82.50	73	1.81	438	10.86	2.363	92.36	43	1.69
7	6	1.925	82.50	70	1.53	490	10.71	2.415	93.25	44	1.69
8	8	1.925	82.50	66	1.37	520	11.12	2.445	93.62	44.5	1.70
9	11	1.925	82.50	61	1.33	549	11.97	2 474	94.47	45	1.71
10	14	1.925	82.50	58	1.30	580	13. »	2.505	95.50	45.5	1.73
11	18	1.925	82.50	55	1.29	605	14.19	2.530	96.49	46	1.75
12	24	1.925	82.50	52	1.23	624	14.76	2.549	97.24	46.3	1.77

(1) Les calories fournies par les azotés sont comprises dans les nombres de cette colonne.

ration des nourrices, de 50 à 60 kilogrammes, c'est-à-dire du plus grand nombre.

Ces quantités seront un peu faibles pour les femmes de 56 à 60 kilogrammes, un peu trop fortes pour celles de 50 à 54 ; mais, dans des proportions qu'il sera facile d'évaluer dans la pratique.

Ce tableau contient donc d'une manière générale les indications nécessaires pour montrer comment doit être calculée la ration de la nourrice ; mais, et c'est là une observation importante, il ne donne que les quantités minima.

Or, j'estime que pour être sûr de ne pas rester au-dessous des besoins, il y a lieu d'augmenter ces quantités ; ou, du moins, si on les prend comme point de départ, il faut être prêt à les augmenter dès la première indication. On doit tenir compte, en effet, que parmi les aliments pris par la mère, ceux destinés à l'élaboration du lait, ne peuvent pas être indifféremment des azotés, des corps gras ou des hydrates de carbone. Le lait, malgré quelques variations, a des tendances à présenter une composition qui est peu variable pour la même espèce animale. Pour la femme, par exemple, son lait doit contenir 40 à 45 grammes de beurre et 50 à 60 grammes de lactose ; or, il est évident, que ce n'est que bien rarement que l'alimentation de la mère contiendra ces divers aliments dans ces mêmes proportions, de telle manière que son organisme n'ait qu'à transformer les azotés, les corps gras et les hydrates de carbone alimentaires, en caséine, beurre et lactose du lait. Le plus souvent, quelques-uns de ces aliments seront en trop petites quantités ; et la nourrice devra y suppléer en utilisant les autres. Or, il me paraît probable, que cette transformation ne se fera pas sans entraîner des pertes.

J'ai montré que les azotés peuvent donner des corps gras et des hydrates de carbone ; et que ces deux derniers corps peuvent se transformer l'un dans l'autre. Mais ce n'est jamais, autant que nous pouvons le juger, qu'à la condition de voir une partie des éléments qui les constituent, passer à l'état d'eau ou d'acide carbonique. C'est donc là une perte, un déficit, quand il s'agit de l'élaboration du lait.

Lorsque l'organisme n'a qu'à produire du calorique, il peut lui être indifférent de le demander aux corps gras ou aux hydrates de carbone. Mais il ne saurait en être ainsi, quand il s'agit de l'élaboration d'un produit comme le lait, dont la composition est relativement constante.

C'est donc là une cause de déficit à prévoir; et tout en rendant ce déficit aussi faible que possible, en composant l'alimentation de la mère de telle manière qu'elle y trouve le plus exactement possible les principes immédiats dans les proportions de ses besoins, il n'est pas moins vrai que nous devons cependant encore prévoir quelques pertes et élever les quantités précédentes d'une manière sensible.

Outre les évaluations précédentes, pour apprécier les quantités des différents principes immédiats qui correspondent aux besoins de la nourrice, en les rapportant au poids normal du nourrisson, on peut également se baser sur les quantités de lait qui lui sont nécessaires.

Ce procédé a même les avantages sur le précédent, d'abord de nous donner l'assurance que, dans leur ensemble, ces quantités de lait, ainsi évaluées. sont sûrement suffisantes; et ensuite de nous fournir une indication importante sur les proportions que ces trois principes immédiats doivent avoir.

La pratique, en effet, nous a prouvé, d'une manière indiscutable, que le nourrisson, dans les conditions de la ration moyenne d'entretien, peut se suffire le plus souvent avec les quantités de lait que je réunis dans le tableau suivant (col. II et III).

Ce sont donc là les quantités de lait que devra fournir la nourrice ; et, par conséquent, ce sont aussi les quantités des différents principes immédiats contenues dans ces quantités de lait qu'elle devra trouver dans son alimentation, en plus des aliments nécessaires à son propre entretien. Elle se trouvera donc, il me semble, dans les meilleures conditions si ces divers principes immédiats lui sont donnés exactement dans ces proportions.

Néanmoins, il est encore probable que même en observant cette exactitude. la transformation de ces principes alimentaires du lait de vache en ceux du lait de la femme, comporterait encore une certaine perte ; et que, par conséquent, ces quantités doivent être sensiblement majorées.

C'est, inspiré par ces idées, que dans le tableau précédent, j'ai réuni dans la colonne VIII, les quantités de lait devant être prises par la mère pour assurer, d'une manière certaine, au nourrisson, les divers principes dont il a besoin. Ces quantités sont celles de la colonne IV augmentées de 25 %.

POIDS de l'enfant	QUANTITÉ de lait par kil'og. du nourrisson	QUANTITÉ de lait d'après le poids total	QUANTITÉ de lait en chiffres arrondis	AZOTÉS correspondant aux quantités de lait ingérés	Corps gras correspondant aux quantités de lait ingérés	LACTOSE	Quantité de lait majorée pour la pratique
I	II	III	IV	V	VI	VII	VIII
3 k	125	375	400	8g	16g	20. »	500
4	110	440	450	9	18	22.50	560
5	105	525	550	11	22	27.50	700
6	95	570	600	12	24	30. »	750
7	87	609	650	13	26	32 50	810
8	83	664	700	14	28	35. »	875
9	79	721	750	15	30	37.50	950
10	76	760	800	16	32	40. »	1.000
11	72	792	850	17	34	42.50	1.070
12	69	826	900	18	36	45. »	1.125

Ainsi, dans ce tableau, les quatre premières colonnes donnent : les poids des nourrissons qui servent de bases à toutes les autres évaluations (col. I); les quantités de lait pour un kilogramme de ces divers poids (col. II); les quantités totales réelles et arrondies pour ces poids (col. III et IV).

Les trois colonnes suivantes donnent les quantités de caséine, de beurre et de lactose que contiennent les quantités de lait que la pratique a reconnues suffisantes pour les nourrissons de ces divers poids; et, enfin, la dernière colonne, VIII, donne les quantités probables de lait, que doit recevoir la nourrice, pour qu'à son tour elle puisse fournir à son nourrisson, les quantités qui sont contenues dans la colonne IV.

Ration minérale.

OXYGÈNE. — Tout fait supposer qu'en ce qui concerne l'*oxygène*, la femme qui nourrit ne doit avoir besoin que de celui qui est nécessaire à son entretien. Les aliments organiques qu'elle prend en plus de son entretien, en effet, ne sont nullement destinés à être comburés. Ils doivent rester en totalité à l'état organique, pour être cédés, dans cet état, au nourrisson. Il se peut que lorsque les principes immédiats ne sont pas fournis à la nourrice dans les proportions qu'ils doivent avoir dans son lait, une certaine quantité d'oxygène soit nécessaire pour obtenir des corps gras et des hydrates de carbone, avec des albuminoïdes, par exemple, ainsi que l'indique la formule suivante :

$$C^{72}H^{112}Az^{18}O^{22}S + 14\ H^2O = 9\ COAz^2H^4 + C^{54}H^{96} + O^6 +$$
$$C^3H^6O^3 + 9\ CO^2 + H^2S.$$

albumine   urée   tripalmitine   ac. lactique

Mais l'oxygène provenant de l'eau ainsi utilisé sert à faire une partie du calorique dont la nourrice a besoin. Ce n'est donc probablement pas là une dépense supplémentaire d'oxygène. Cet oxygène est employé à oxyder une partie des albuminoïdes désagrégés, comme il aurait fait du calorique en se combinant avec des corps gras ou des hydrates de carbone.

Pour la même quantité d'oxygène ainsi utilisé, la quantité de calorique produit reste la même ; puisque, nous le savons, le calorique produit est indépendant de la nature des substances organiques oxydées ; et qu'au contraire, il est sensiblement en rapport avec la quantité d'oxygène dépensé.

EAU. — Il en est tout autrement de l'eau. La nourrice doit recevoir, outre celle qui correspond à son entretien, soit environ de 35 à 40 grammes par kilogramme de son poids normal, celle que doit contenir sa sécrétion lactée. Or, celle-ci doit être de 400^{gr} à 500^{gr} environ au début du nourrissage, et va au moins à 800^{gr} en arrêtant l'allaitement exclusif à la fin de la première année. Il est donc indispensable de tenir compte de ces besoins en réglant l'alimentation de la nourrice.

De plus, je crois devoir le faire remarquer, la quantité qui doit être ajoutée à sa ration est indépendante de la nourrice ; elle l'est de sa taille comme des autres conditions de son existence. Elle est exclusivement en rapport avec le poids du nourrisson. Nous verrons bientôt comment pratiquement on peut satisfaire ces besoins.

MATIÈRES SALINES. — Il en est de même des matières salines. L'alimentation de la nourrice doit contenir, en plus de celles nécessaires à son entretien, celles qui le sont pour l'entretien et la croissance du nourrisson.

J'ai fixé ces quantités aussi bien pour la nourrice que pour ce dernier ; et pour avoir celles que doit contenir l'alimentation de la nourrice, il suffit donc de les ajouter.

Mais, du reste, ainsi que je l'ai dit, ces matières sont en général contenues en quantités suffisantes dans les aliments ordinaires capables de fournir les matières organiques correspondant à nos besoins ; et il en est au moins sûrement ainsi, quand il s'agit des laits les plus souvent utilisés, ceux de vache et de chèvre.

En résumé, des considérations dans lesquelles je viens d'entrer relativement aux besoins de la femme qui nourrit, on peut conclure :

A. *En ce qui concerne les matières organiques :*

1° Que l'alimentation de la nourrice doit comprendre, outre celles qui sont nécessaires à son entretien, celles qui sont exigées par l'entretien et la croissance du nourrisson ;

2° Que, vu les pertes nécessitées par la transformation des substances organiques alimentaires en celles qui entrent dans la composition du lait maternel, il est indispensable de majorer sensiblement celles de l'alimentation ;

3° Qu'il est probable que les pertes dues à cette transformation doivent être sensiblement diminuées en faisant entrer les substances organiques destinées à être utilisées pour l'élaboration du lait, dans les proportions dans lesquelles ce dernier doit les contenir ;

4° Que les quantités de ces substances à ajouter à celles qui correspondent à l'entretien de la nourrice, sont indépendantes de cette dernière, et sont fixées exclusivement par le poids normal du nourrisson ;

5° Que ces substances vont, par conséquent, en augmentant jusqu'à la fin du nourrissage exclusif ;

6° Qu'il semble, d'après les expériences sur les animaux, que ces substances sont utilisées par la nourrice pour sa sécrétion lactée presque au fur et à mesure de leur absorption ;

7° Qu'il semble aussi que le nourrissage augmente chez la nourrice et l'appétit et le pouvoir digestif. Chez la cobaye et la lapine, en effet, les quantités d'aliments ingérés et sûrement utilisés en grande partie peuvent être le double de celles qui suffisent à l'entretien ; et chez la femme, avec un nourrisson de 8 à 10 kilogrammes l'excédent, des aliments nécessaires pour le nourrissage peut atteindre le quart de son entretien ;

8° Que le nourrissage, au moins en ce qui concerne les albuminoïdes, est la condition qui exagère le plus les dépenses de l'organisme; et que, si l'on considère la continuité de son action, il en est peut-être également ainsi pour les ternaires.

B. *En ce qui concerne la ration minérale :*

1° Que l'oxygène pendant le nourrissage ne comporte que celui d'entretien de la nourrice;

2° Qu'au contraire l'eau doit être augmentée, au moins de la quantité nécessaire à la sécrétion lactée, soit dans une proportion très sensible surtout à la fin du nourrissage;

3° Qu'enfin, en ce qui concerne les matières salines, elles doivent être augmentées des quantités nécessaires à l'entretien et à la croissance du nourrisson. Mais que ces quantités se trouvent naturellement dans le lait de la nourrice, quand les aliments sont donnés dans des proportions suffisantes pour assurer au nourrisson les substances organiques qui ne lui sont nécessaires.

Ces indications ainsi posées, j'aborde, au point de vue pratique, la ration de la femme qui nourrit.

APPLICATION DES DONNÉES PRÉCÉDENTES A LA PRATIQUE.

La ration de la femme qui nourrit, doit d'abord comprendre, je l'ai dit, la ration d'entretien qu'elle devrait recevoir en dehors du nourrissage. Or, cette ration, pour la femme moyenne de 55 kilogrammes, peut être déduite facilement du régime type de l'homme adulte (2ᵉ volume, page 337) dont elle ne constitue qu'une modification légère.

Il suffit, par exemple, pour ramener ce régime type de l'homme adulte et moyen à celui de la femme adulte et moyenne, de diminuer, à chacun des deux principaux repas, le pain de 50 grammes, le fromage de 10 grammes, l'alcool de 10 grammes; et enfin le plat de viande de 20 grammes pour le repas du soir. On arriverait ainsi à une réduction totale de 17 grammes d'albuminoïdes et de 480 calories.

Voilà pour la ration de simple entretien. Quant aux aliments destinés à la sécrétion lactée, ce sont les considérations dans lesquelles je suis entré relativement au déficit qui doit résulter de la transformation des principes immédiats alimentaires en ceux du lait, qui doivent nous guider dans leur choix. Or, parmi les aliments, ceux qui me paraissent devoir subir le moins de déficit sont naturellement les aliments similaires, c'est-à-dire les divers laits.

Les laits, en effet, fournissent à la nourrice des principes immédiats, sinon identiques, du moins très rapprochés de ceux qu'elle doit élaborer : caséine, beurre et lactose. Je suis donc porté à croire que la partie supplémentaire de la ration de la femme qui nourrit, sera avantageusement composée surtout par du lait.

Mais des trois laits les plus usités, ceux de vache, de chèvre ou d'ânesse, quel est celui auquel nous devons donner la préférence ?

Le lait d'ânesse, qui est celui qui se rapproche le plus de celui de la femme, paraît tout d'abord devoir être le plus favorable ; et cependant je ne le crois pas. Ce lait, en effet, est le plus pauvre de tous en substances albuminoïdes ; or, il est capital que ces substances soient en quantités suffisantes, parce que les autres ne peuvent pas les remplacer. Le moindre déficit s'exerçant sur ces substances serait dangereux ; et on y serait exposé, puisque, vu les pertes prévues, le lait ingéré pourrait ne pas contenir la quantité d'albuminoïdes que doit avoir le lait de la nourrice.

Les deux autres, ceux de vache ou de chèvre, me paraissent donc préférables à ce point de vue. Ces laits contiennent chacun au moins 30 grammes de caséine par litre, tandis que celui de femme n'en contient pas 20. Dans ces conditions, la nourrice n'ingèrerait-elle, en lait de vache ou de chèvre, que la quantité qu'elle doit elle-même fournir, la caséine de ces laits pourrait subir un déficit d'un tiers tout en restant encore suffisante ; et à plus forte raison aura-t-on toute garantie à cet égard, si, comme je l'ai indiqué, la quantité de ces laits ingérés dépasse de 25 % celle qui doit être élaborée par la nourrice.

Du reste, quoique la question soit à reprendre, il semble résulter de quelques faits expérimentaux que c'est la prédominance des albuminoïdes dans l'alimentation de la nourrice qui élève le plus la valeur du lait en ternaires, tout en laissant la caséine à sa quantité ordinaire. C'est cette dernière qui subirait le moins l'influence des variations de l'alimentation et la lactose le plus.

Voici, en effet, le résultat d'une expérience que j'ai déjà donnée, faite sur une chienne ; et qui prend une certaine importance, parce qu'elle a porté sur un animal omnivore.

ALIMENTATION PRÉDOMINANTE	CASÉINE	BEURRE	LACTOSE	TOTAL DES CALORIES
Hydrates de carbone	39	42	50	775
Corps gras.............	42	59	101	1.135
Viande................	39	52	106	1.087

Si les résultats de cette expérience étaient confirmés, il faudrait donc en conclure :

1° Que la prédominance des hydrates de carbone donnerait au lait sa valeur *minima,* comme caséine et comme calories ;

2° Que la prédominance des corps gras augmenterait ces mêmes corps dans le lait plus que les deux autres principes immédiats ; et aussi en même temps, et d'une manière très sensible, la lactose, puisque celle-ci deviendrait le double de ce qu'elle est avec les hydrates de carbone. Ce serait ces corps qui donneraient au lait sa valeur calorifique *maxima* ;

3° Qu'enfin, la prédominance des albuminoïdes n'augmenterait pas la caséine ; mais qu'elle élèverait, d'une manière très marquée, les deux ternaires.

De là découlerait donc la grande utilité de donner, dans la ration supplémentaire de la femme qui nourrit, une place importante d'abord aux albuminoïdes et ensuite aux corps gras. Or, deux aliments me paraissent remplir tout naturellement ces deux conditions : les *laits* et les *œufs.* Ces derniers, en effet, ne contiennent que ces deux principes immédiats ; et cela presque en parties égales : 7ᵉʳ d'albuminoïdes pour 6ᵉʳ de corps gras.

Quant aux *laits*, en s'adressant à celui de vache, le plus employé, ce sont les quantités suivantes qui devraient être ajoutées à la ration d'entretien de la femme pendant son nourrissage : 500ᵉʳ, pour un nourrisson de 3 kilogr.; 700ᵉʳ, pour un de 5 kilogr. ; 800^{gr}, pour un de 7 kilogr. ; et 1.000^{gr}, pour un de 10 kilogr.

Mais une partie de ce lait pourrait être remplacée, je l'ai dit, par des œufs, dans la proportion approximative d'un œuf pour 100 à 120^{gr} de lait, ou par d'autres aliments.

D'une manière presque formelle, la femme qui nourrit, doit, surtout pour la fin de son nourrissage, faire quatre repas. Elle doit ajouter le goûter aux autres repas, même si avant d'être nourrice elle ne goûtait pas.

Les quantités de lait pourront être réparties presque en parties égales entre ces quatre repas. Le premier déjeuner et le goûter en seront presque exclusivement composés ; et le reste serait pris comme boisson aux deux principaux repas ou remplacé par d'autres aliments. Il serait même de la pratique la plus avantageuse, de remplacer les boissons alcooliques de table par du lait ; et les calories, perdues par la suppression des boissons alcooliques, seraient facilement remplacées par le sucre ajouté au lait.

L'emploi du lait pour fournir à la nourrice la ration supplémentaire nécessitée par le nourrissage, outre les avantages que je viens de faire ressortir, aurait de plus les suivants :

1° L'élévation graduelle de cette ration supplémentaire sera facilement réglée, puisqu'elle est fixée de la manière la plus nette par le poids du nourrisson. Ce poids, en effet, nous donne approximativement la quantité de lait qu'il doit recevoir ; et, pour avoir celle que doit prendre la mère, il suffirait, je l'ai dit, d'élever cette quantité d'un quart.

2° L'adjonction de ces quantités de lait à la ration d'entretien assurerait à la nourrice la quantité d'eau qui est nécessaire à sa sécrétion lactée ; puisque le lait ingéré serait réglé sur celui à sécréter, et toujours en quantité un peu supérieure.

3° Il en serait de même pour les matières salines. Les deux laits les plus employés, en effet, sont plus riches en matières salines que celui de la femme, qui cependant suffit au nourrisson. On serait donc sûr que la mère recevrait ces matières en quantités suffisantes pour que son lait en contînt assez.

4° Enfin, ce lait diminuerait dans une certaine mesure les chances d'infection intestinale de la nourrice, et diminuerait son microbisme intestinal.

L'alimentation de la femme sera donc réglée d'après la quantité de lait qu'elle doit fournir ; et cette quantité sera elle-même fixé par le poids normal du nourrisson. Mais peut-on, en suivant ces conseils, être sûr que la sécrétion lactée obéira à ce régime, et qu'au moins elle sera suffisante pour faire face aux besoins du nourrissage ?

Je crois, du moins, qu'un régime bien dosé et bien choisi est encore le moyen sur lequel on doit le plus compter pour régler la sécrétion lactée ; pour la modérer au début en ménageant ainsi les fatigues de la mère ; et pour la conduire à son maximum à la fin de l'allaitement exclusif. Je ne crois pas, par contre, et ceci d'une manière absolue, que la mère puisse élaborer du lait, si elle ne trouve pas les principes nutritifs de ce lait dans une quantité d'aliments, qui dépasse d'une manière suffisante son entretien.

Tout porte donc à croire que la sécrétion lactée est sous la dépendance de l'alimentation. Nous la voyons, en effet, se tarir, quand cette dernière est insuffisante, dès que la mère a épuisé ses réserves ; et, nous la voyons, au contraire, revenir quand l'alimentation devient suffisante. Il est donc forcé d'admettre que l'alimentation exerce une action réelle sur la sécrétion lactée ; et aussi, par extension, que cette dernière, dans une certaine mesure, marche parallèlement à la première. Il doit en être ainsi, au moins, pour les quantités moyennes de lait nécessaires, depuis les premiers mois jusqu'au sixième ou huitième, soit de 400 à 500 centim. cubes au début du nourrissage, jusqu'à 700 à 800 centim. cubes.

Je n'ignore pas que la sécrétion lactée présente, comme toutes les autres fonctions de l'organisme, des variations natives. Il y a des femmes naturellement bonnes nourrices et d'autres naturellement mauvaises. Mais, je crois aussi, du reste, avec la plupart des accoucheurs, que les femmes dont la sécrétion lactée reste réellement insuffisante, au moins pour les premiers mois, sont rares. Je me suis déjà expliqué sur ce point (p. 500 du premier volume), et je crois inutile d'y revenir. Je me contente d'ajouter ici, après avoir étudié la ration du nourrissage, que je considère son dosage comme un excellent moyen, ajouté à ceux déjà donnés, non seulement pour favoriser la sécrétion lactée, mais aussi, ce qui est également important, pour la régler.

Telles sont les règles principales auxquelles conduit l'étude des besoins de la femme pendant le nourrissage. Mais, de plus, au point de vue pratique, je puis ajouter les suivantes :

1° La femme qui nourrit doit, autant que possible, conserver, pour sa ration d'entretien, le mêmes aliments qu'avant son nourrissage.

Bien entendu, si son alimentation était par trop insuffisante ou vicieuse, on la ramènerait à de meilleures conditions; mais, même dans ces cas, avec des ménagements et des transitions. Du reste, si nous avons assisté à la fin de la grossesse, nous aurons dû déjà régler l'alimentation et préparer la femme au nourrissage.

Mais il arrive souvent, surtout pour les nourrices mercenaires, qu'elles ne tombent sous la surveillance du médecin qu'au moment où elles prennent le nourrisson. Or, c'est à elles surtout que s'applique cette observation de ne pas changer trop rapidement de régime. Si une nourrice, venant de la campagne, se porte bien avec son alimentation surtout végétale, il ne faut guère la modifier, et surtout il faut se garder de la faire passer à un régime fortement carné. Il faudra, au contraire, l'éviter avec soin. Ce changement brusque peut emmener des troubles digestifs dont le nourrisson aurait sûrement à souffrir. Le supplément lacté, en rapport avec le poids de l'enfant, sera ici d'une précieuse application.

2° Il y aura donc lieu de s'enquérir du genre d'alimentation de la nourrice, ainsi que de l'état de ses fonctions digestives, et de remédier aux troubles de ces dernières dès leur apparition.

3° A la fin du nourrissage, au moment des plus fortes dépenses, on pourra joindre au lait les préparations de cacao, riches en azotés et en corps gras, les fruits gras, amandes, noix, noisettes, et aussi du beurre en nature.

4° La nourrice doit dormir. Il faut lui assurer de huit à neuf heures de sommeil, et largement une heure de plus au lit. Couchée à dix heures, elle ne doit guère s'éveiller qu'une fois dans la seconde partie de la nuit, vers trois ou quatre heures; et ne quitter le lit que vers sept à huit heures, après avoir donné le sein au nourrisson.

5° Dans la journée, elle doit marcher, sans cependant arriver à la fatigue. Un travail produisant cette dernière ou un trop grand repos lui sont aussi contraires, l'un que l'autre.

6° Enfin, la plupart des auteurs ont insisté, et avec raison, sur les inconvénients de certains aliments. Je pense inutile de parler des alcools pris en nature et en trop grande quantité. Mais je pense que l'on peut permettre, si la nourrice en a l'habitude, environ un tiers de litre de vin naturel par jour.

Bien entendu, tout aliment de digestion difficile ou capable d'apporter quelques troubles dans les fonctions digestives doit être évité. Il en est de même de ceux qui peuvent être accidentellement nuisibles, tels que les champignons, les moules, les viandes avancées, etc.

Enfin, d'une manière générale, j'estime que l'on doit proscrire toutes les substances contenant des huiles essentielles, qui, on le sait, passent si facilement dans le lait, ou encore celles qui, par certaines diastases ou matières fermentescibles, donnent lieu dans l'organisme de la mère à des produits qui, en passant dans son lait, peuvent au moins altérer son goût, comme les asperges.

Ces conseils, qui, du reste, restent soumis à l'appréciation du médecin dirigeant un allaitement, suffiront en général. Mais, en outre, deux conditions doivent être encore discutées, ce sont celles de la menstruation et de la grossesse pendant le nourrissage.

La *menstruation* et une *seconde grossesse* sont-elles des contre-indications au nourrissage?

On peut, dès maintenant, donner quelques indications importantes sur ces deux points.

MENSTRUATION. — En ce qui concerne la menstruation, il est admis qu'au moins un certain nombre de femmes peuvent rester de bonnes nourrices tout en étant réglées. J'ai, du reste, déjà fait remarquer combien est faible la perte en matières organiques due à la menstruation, quand on répartit cette perte sur les vingt-cinq jours intercalaires. Elle ne représente sûrement pas 1 gramme de substances albuminoïdes par jour. Ce n'est donc là qu'un surcroît de dépenses tout à fait négligeable pour la nourrice.

Toutefois, pour d'autres raisons, la nourrice réglée doit être surveillée. Il n'est pas rare, en effet, que, pour des causes qui nous échappent, son lait soit diminué ou soit modifié et dans des proportions suffisantes pour réagir sur l'état de l'enfant. Ces troubles, surtout digestifs, se reproduisent alors périodiquement à chaque menstruation. Leur cause semble tenir plutôt à la qualité du lait qu'à sa quantité. Budin cite des faits les plus probants à cet égard *(Manuel d'allaitement, 1905*, p. 47*)*.

Mais, le plus souvent, ces troubles ne sont que passagers ; et, ce qui rend leur cause bien évidente, ils cessent avec la menstruation. Aussi, sont-ils rarement assez importants pour faire cesser le nourrissage, surtout si c'est la mère qui nourrit. Le plus souvent, tout pesé, ce changement présenterait plus d'inconvénients que n'en ont les troubles digestifs passagers dus à la menstruation.

On le voit donc, d'un part, chez un certain nombre de femmes la menstruation ne modifie pas la lactation, et chez beaucoup d'autres les modifications qui lui sont dues, ne sont pas suffisantes pour faire cesser le nourrissage. L'ensemble de ces deux cas constitue déjà une grande généralité.

Toutefois, comme règle encore plus générale, il faut admettre que *toute nourrice réglée doit être surveillée*. On sait, en effet, que beaucoup de femmes ont des troubles divers pendant ou avant cette période : migraines, névralgies, coliques utérines et même des troubles digestifs dont le plus fréquent est la diarrhée. Ces troubles sont même parfois assez marqués pour provoquer un mouvement fébrile. Il est donc naturel que sous ces diverses influences le produit de la lactation soit modifié.

Si ces faits étaient bien constatés, il serait prudent, surtout s'il s'agissait de la mère, plutôt que de renoncer au nourrissage, de restreindre l'allaitement au sein pendant ces quelques jours, en le remplaçant par un allaitement mixte ou complètement par du lait stérilisé.

Du reste, un certain nombre de ces troubles, en les soignant, peuvent être guéris ou améliorés. Il y aurait donc lieu de diriger ses efforts de ce côté, mais en se rappelant avec quelle facilité certains médicaments passent dans la sécrétion lactée.

De plus, bien entendu, la nourrice réglée doit être surveillée au point de vue des soins d'hygiène et de propreté qu'exige son état.

A la condition de prendre les précautions que je viens d'indiquer, on voit que les cas dans lesquels la menstruation devra faire renoncer au nourrissage seront rares; et ce sera là ma conclusion.

GROSSESSE. — Que penser de la grossesse? Un fort courant d'opinion tendait à faire considérer la grossesse comme exclusive de l'allaitement. Or, des travaux assez récents, résumés par Budin (1905), conduiraient à d'autres conclusions. Dans 72 % des cas, l'allaitement par une femme enceinte n'aurait déterminé aucun trouble chez le nourrisson; et ces troubles n'auraient été constatés que dans 20 % des cas. Ce sont là des chiffres à retenir. Ils nous conduisent à cette pratique générale qu'en principe nous ne devons pas suspendre le nourrissage par cela seul que nous constatons la grossesse. Mais je pense, malgré ces chiffres, *que toute nourrice enceinte doit être surveillée, et qu'il en est également ainsi de son nourrisson.*

La question que soulève la grossesse pendant l'allaitement, en effet, est double. Elle intéresse la mère et le nourrisson. Du côté de la *mère*, l'allaitement est-il sans action sur la marche de la grossesse? Je n'oserais l'affirmer. Si, en effet, on admet, ce que les faits expérimentaux semblent prouver, que c'est pendant les premiers temps de la grossesse que la femme doit mettre en réserve les substances qui seront utilisées surtout dans les derniers mois pour la constitution du fœtus, n'est-il pas à craindre que ces réserves se fassent mal, à une période où les dépenses du nourrissage, à elles seules, augmentent déjà si fortement la ration de la nourrice? Ne doit-on pas considérer comme une trop lourde charge à imposer à une femme que de lui demander de faire en même temps le maximum des frais de la grossesse et peut-être aussi le maximum de ceux de l'allaitement? Ne doit-on pas redouter de voir les organes digestifs de cette femme devenir insuffisants pour faire face à ce double surcroît de fonctions? Et les apports devenant insuffisants, ne faut-il pas craindre de voir cette femme, pour y satisfaire, prendre sur ses propres réserves, sur celles qui lui sont indispensables? N'est-ce pas trop demander à ses organes digestifs, que d'avoir le surcroît considérable de fonction qu'impose l'allaitement.

alors que la grossesse, bien souvent, les met dans un véritable état d'infériorité?

J'estime donc, que tout en tenant grand compte des faits relevés par Budin et ses élèves; et qui, du reste, ne visent que le nourrisson, il faut beaucoup surveiller *pour elle-même*, une nourrice qui est devenue enceinte. La suppression du nourrissage s'imposerait, tout en constatant que le nourrisson va bien, si l'on voyait la femme maigrir, s'étioler ou même être fatiguée. L'intérêt du nourrisson ne saurait faire oublier celui du fœtus; et même ceux du nourrisson et du fœtus réunis, ne sauraient faire oublier celui de la mère.

Quant au *nourrisson*, les chiffres donnés par Budin établissent bien que, le plus souvent. la grossesse ne nuit pas à son développement; et ils nous conduisent à cette importante conclusion qu'elle ne doit pas être considérée comme exclusive de l'allaitement. Mais, cependant, je le répète, elle me semble nous condamner à une attentive surveillance.

Je viens de dire, que parfois la menstruation, suffit pour modifier assez la sécrétion lactée pour que le nourrisson s'en ressente; or, comment admettre que la grossesse aurait moins d'action que la menstruation?

Nous voyons la grossesse produire souvent des troubles digestifs, des troubles nerveux et autres; et comment tous ces troubles resteraient-ils sans action sur la sécrétion lactée, cependant une des plus sensibles à toutes les influences? Une émotion, un chagrin suffit pour diminuer cette sécrétion; une infection intestinale la rend nuisible au nourrisson; et comment la grossesse, qui souvent impressionne si profondément tout l'organisme, resterait-elle sans action sur elle? Je le répète, tout en tenant grand compte des chiffres de Budin, je crois que lorsqu'une nourrice devient enceinte, il est indispensable de surveiller de très près son nourrisson.

Je conclus donc que la grossesse survenant pendant l'allaitement condamne à une surveillance attentive de la *mère* et du *nourrisson;* et que sans que l'allaitement soit incompatible avec la grossesse, il arrivera assez souvent qu'on devra cesser l'allaitement soit dans l'intérêt de la mère, soit dans celui de l'enfant. Enfin, que sans attendre une indication formelle, provenant soit de la mère, soit du nourrisson, il sera prudent de supprimer l'allaitement, dès que l'âge du nourrisson permettra de le faire sans trop menacer sa santé.

Telles sont les principales indications, qu'en utilisant les faits expérimentaux et l'observation, je crois pouvoir donner sur la ration du nourrissage. Mais, comme on a pu en juger, si quelques-uns de ses points paraissent bien établis, de nombreux autres doivent encore rester à l'étude. De ce nombre sont surtout l'influence des divers aliments, de la marche et du travail sur la quantité et les qualités du lait. C'est à l'expérimentation qu'il appartient de nous donner d'abord les premières indications sur ces divers points ; et c'est ensuite à la clinique qu'il appartiendra de les redresser ou de les confirmer. Il y a là pour l'expérimentateur et pour le clinicien un vaste champ de recherches. Espérons que leurs efforts réunis seront assez fructueux pour nous fixer, bientôt et définitivement, sur ces diverses questions.

RATION DE TRAVAIL

DÉFINITION. — DÉLIMITATION.

La ration de travail doit comprendre :

1° La ration d'entretien calculée d'après les conditions dans lesquelles se fait le travail;

2° Une quantité d'aliments correspondant aux dépenses nécessitées par le travail physique dépassant celui, qui, d'après les conditions que j'ai fixées, est compris dans la ration d'entretien.

Notre ration moyenne d'entretien, en effet, comprend déjà une certaine quantité de ce travail; mais cette dépense, correspondant à peu près en moyenne à une marche de cinq kilomètres et à une ascension d'une dizaine d'étages, n'arrive guère qu'à 30.000 ou à 40.000 kilogrammètres, soit environ de 45 à 70 calories comme travail mécanique réellement effectué. Or, comme nous allons le voir, le rendement de notre organisme ne correspondant qu'au cinquième de la dépense totale, nous arrivons ainsi à une dépense de 225 à 350 calories, soit une moyenne de 300 calories, et toujours d'une manière approximative de 4 à 5 calories par kilogramme pour l'homme moyen de 65 kilogrammes.

Ainsi, d'après ce qui précède, nous resterons dans les conditions de la ration moyenne d'entretien, tant que le travail physique réellement effectué n'occasionnera pas une dépense totale de plus de 300 calories en moyenne, soit, je le répète, de 4 à 5 calories par kilogramme de notre poids. C'est au delà de cette dépense, due au travail physique, que commencera pour nous la *ration de travail*. Bien entendu, les dépenses physiques comprises dans la ration d'entretien comportent les compensations d'un jour à l'autre; et nous devrons considérer un sujet comme restant encore dans les conditions de cette ration, tant que ses dépenses totalisées pendant un certain temps, ne donneront pas une moyenne supérieure à celle que je viens de fixer. Mais, par contre, la ration de travail s'imposera, quand cette moyenne sera dépassée.

ÉVALUATIONS MOYENNES DE LA RATION DE TRAVAIL.

L'évaluation du surcroît de dépenses occasionnées par le travail physique a présenté de nombreux écarts dont il est même parfois assez difficile de se rendre un compte exact. C'est qu'en effet, d'une part, les différents auteurs n'ont pas donné la même valeur à la ration d'entretien, qui est toujours comprise dans celle du travail ; et que, d'autre part, les travaux qui ont été évalués ont correspondu à des fatigues fort différentes, soit par le travail mécanique réel, soit par les conditions dans lesquelles il a été effectué.

Toutefois, voici un certain nombre d'évaluations qui pourront nous fixer sur les dépenses moyennes sous l'influence du travail.

Munk donne les suivantes (page 225) pour un *travail fatigant :*

PROFESSIONS	Albumine	GRAISSE	Hydrates de carbone	CALORIES (1)	AUTEURS
Soldat en campagne .	145	100	500	3.625	C. Voit.
Garçon de brasserie de Munich........	165	70	600	3.855	J. Liebig.
Ouvrier vigoureux...	137	173	352	4.102	Pettenkoter et Voit.
Mécanicien	151	54	480	3.161	Voit.
Commissionnaire....	133	95	422	3.198	Forster.
Menuisier	131	68	494	3.243	
Moyennes.....	144	93	490	3.517	

(1) Cette valeur en calories a été calculée avec les équivalents thermiques arrondis : 5 pour les azotés, 9 pour les corps gras et 4 pour les hydrates de carbone.

Comme on le voit, si l'on ramène ces différentes rations à leur valeur en calories, elles arrivent à 4.162 calories et descendent à 3.161, soit une différence de 1.000 calories; et, de plus, si de ces nombres, nous retranchons 2.400 calories correspondant à une ration moyenne d'entretien, nous voyons que le surcroît des dépenses représentant le travail va de 1.762 calories à 761 seulement.

Pour ces différentes rations, le travail utile, en acceptant la moyenne arrondie de 20 °/₀ de la dépense totale, serait respectivement de 255 calories, 291, 352, 152, 159, 169, et comme moyenne de 225 calories. En transformant ces *calories utiles* en kilogrammètres, nous obtiendrons respectivement : 108.375, 123.675, 149.600, 64.600, 67.575, 71.825 et comme moyenne 95.625.

Je réunis ces différentes indications dans le tableau suivant :

PROFESSIONS	VALEUR totale	RATION d'entretien	RATION de travail	TRAVAIL utile	TRAVAIL utile en kilogrammètres
Soldat en campagne.	3.625	2.400	1.275	255	108.375
Garçon de brasserie	3.855	2.400	1.455	291	123.675
Ouvrier vigoureux..	4.162	2.400	1.762	352	149.600
Mécanicien.........	3.161	2.400	761	152	64.600
Commissionnaire...	3.198	2.400	798	159	67.575
Menuisier.........	3.243	2.400	843	169	71.625
Moyennes. ..	3.517	2.400	1.417	225	95.625

Je fais remarquer, en outre, quelles grandes différences existent dans la proportion des principes immédiats de ces rations. Si pour quelques-unes les albuminoïdes sont peu augmentés avec 131, 133 et 137 grammes, d'autres arrivent à 151 et même à 165 grammes, soit plus de 2ᵍʳ 50 par kilogramme pour l'homme moyen de 65 kilogrammes. Or, nous verrons bientôt que cette élévation des protéiques n'est nullement justifiée. La proportion des graisses varie même du simple au triple, de 54 grammes à 173 grammes; et, sans que les mêmes écarts existent pour les hydrates de carbone, nous voyons encore ces substances passer de 352 grammes à 600 grammes.

D'après Voit, cité par Munck, la ration pour un travail fatigant serait de 145 grammes d'albumine, 100 grammes de graisse et 500 grammes d'hydrates de carbone, soit un total de 3.625 calories dépassant la ration d'entretien de 1.200 environ. Mais cette proportion d'albumine paraît trop élevée à Munk, qui la ramène entre 120 et 130, acceptant ainsi, pour ce travail, une ration donnant de 3.200 à 3.400 calories, soit 50 à 52 par kilogramme pour un homme de 65 kilogrammes.

Il résulte donc de l'ensemble des évaluations données par Munck, que les divers travaux physiques conduisant à la fatigue, élèveraient les dépenses de l'organisme à une moyenne de 3.500 calories, soit environ à 1.000 ou 1.200 au-dessus de de la ration d'entretien. Les écarts de cette moyenne seraient compris entre 3.000 et 4.000 calories.

A. Gautier a repris cette question ; et, notamment dans son traité de l'alimentation et des régimes, il lui a consacré une longue étude, résumant d'une part les travaux antérieurs et contenant, en outre, d'importantes recherches personnelles (1). Notre savant chimiste a calculé qu'un ouvrier qui élève en neuf ou dix heures, 140 à 150 hectolitres d'eau, à une hauteur de dix mètres, au moyen d'une pompe aspirante et foulante, travail qui correspond à celui souvent exécuté dans les chais du midi de la France, produit un *travail total* de 260.450 kilogrammètres, soit 613 calories.

Il estime aussi qu'un ascensionniste, en s'élevant à 2.200 ou 2.500 mètres de hauteur en huit à dix heures de marche, fait un *travail total* de 260.000 à 280.000 kilogrammètres.

Mais, de plus, A. Gautier a évalué l'alimentation de cet ouvrier produisant dans les chais ces 260.450 kilogrammètres ; et même, fait important, en séparant sa ration d'entretien du surcroît de dépenses occasionnées par ce travail. Je réunis ces quantités dans le tableau suivant, en y joignant leur valeur en calories, calculées d'après les équivalents arrondis.

Enfin, Gautier a calculé les dépenses de deux familles d'ouvriers agricoles du Midi, composées de treize personnes,

____

(1) *L'alimentation et les régimes* Masson, 1904, p. 100 et suivantes.

et en évaluant leur alimentation, avec l'exactitude aussi approchée que possible que lui permettent ses connaissances approfondies sur cette question, il arrive à ces quantités : 149 grammes d'albumine, 79 grammes de corps gras et 829^{gr}7 d'hydrates de carbone. Or, ces aliments évalués en calories avec les équivalents arrondis, donnent un total de 4.775 calories. En déduisant de ce total 2.320, la ration de repos de ces deux familles, nous trouvons un surcroît de 2455 calories, correspondant au travail.

PRINCIPES IMMÉDIATS	RATION de repas	RATION supplémentaire	TOTAL de la ration
Albuminoïdes................	78g	78g5	156g5
Graisses....................	50	35.5	85.5
Hydrates de carbone..........	370	339 »	709 »
Calories....................	2.320	2.068 »	4.388

En somme, d'après ces indications, la ration de travail pour Gautier, serait un peu plus élevée que la moyenne précédente, et comprise entre 4.000 et 5.000 calories. Le surcroît de dépenses occasionnées par le travail physique pourrait ainsi devenir égal à celles de l'entretien.

Ces quantités correspondent, du reste, très sensiblement à celles obtenues par Atwater et utilisées par A. Gautier. Pour le savant expérimentateur américain, tandis que les besoins au repos ne seraient que 2.260 calories, les besoins, pour un travail moyen de 191.000 kilogrammètres, s'élèveraient à 4.750 calories, soit un surcroît de 2.490 calories.

Remarquons, du reste, que cette dépense de 2.490 calories ne se traduirait que par un travail utile de 450 calories environ, soit seulement le cinquième du surcroît de la dépense.

Outre ces propres recherches sur cette question, A. Gautier, je l'ai dit, a réuni dans son traité de nombreuses évaluations antérieures qu'il a groupées dans deux tableaux, comprenant : l'un les rations correspondant à un travail *fatigant* et l'autre celles à un travail *très fatigant*. Je me permets de reproduire ces deux tableaux, d'abord à cause des indica-

Rations correspondantes à un travail fatigant mais non excessif (climat moyen).

GENRES DE TRAVAIL	AZOTÉS	GRAISSE	HYDRATES de carbone	CALORIES d'après le régime (1)	AUTEURS
Ouvriers français à la pompe (Chais du Midi de la France).	156.5	85	709	4.062	A. Gautier.
Ouvriers agricoles (Sud de la France)............................	149	79.1	829.7	4.450	id.
Ouvriers chemin de fer de Rouen...............	159.5	84.1	716	4.092	De Gasparin.
Laboureurs (département du Nord)......................	175.1	119.5	1.025	5.655	id.
Campagnards belges............................	121.3	119.6	528.4	3.570	A. Lonay.
Ouvriers agricoles (canton de Vaud)...............	160	91.7	713.7	4.141	De Gasparin.
Ouvriers bûcherons allemands.....................	135	108	876	4.830	J. Liebig.
Valets de ferme allemands du Laufzorn.............	143	108	788	4.518	Ranke.
Laboureurs anglais.............................	184	71	570	3.876	Smith et Playfair.
Familles de laboureurs aux États-Unis...........	97	130	467	3.293	Atwater.
Forgerons anglais	176	71	666	3.846	Playfair.
Soldats français en temps de guerre..............	136	46.8	570	3 108	(Règlements).
Marins français en campagne.....................	130.5	39.7	571	3.116	id.
Soldats prussiens (grande ration de guerre).......	142.3	28.7	624	3.183	id.
Armée américaine (temps de guerre)...............	162.7	34.7	553	3.044	id.
Soldats anglais (temps de guerre)................	123.4	28.9	457	2.477	id.
Travailleurs militaires (à Chatou)................	160	66	580	3.410	Smith et Playfair.
Équipes de rameurs américains...................	155	177	440	3.803	Atwater.
Familles de mécaniciens (Amérique du Nord)......	103	150	402	3.236	id.
Travailleurs dans les grandes villes de l'Union....	101	116	344	2.710	id.
MOYENNES..	**143.5**	**88**	**623**	**3.724**	
Rapport pour 100 d'albumine	100	44	425	»	

(1) Calcul avec les coefficients pratiques d'Atwater : albumine $\times$ 3.68 ; — Graisse $\times$ 8.65 ; — Hydrates de carbone $\times$ 3.88.

Rations nécessitées par un travail très fatigant et dans les climats froids.

GENRES DE TRAVAIL	POIDS de la nourriture	CONTENANT PAR JOUR			ÉNERGIE calculée en calories	AUTEURS
		Albuminoïdes	Graisse	Hydrates de carbone		
Ouvriers scieurs de bois d'Astrakan...............	1ᵏ587	210.6	92.6	867	5.105	Soudokow.
Charpentiers d'Astrakan...........	1.944	144 1	72.8	693	3.998	id.
Carriers, terrassiers..........	2.712	220	95	931	5.429	Svanov.
Tailleurs de pierre du port de Cronstadt...........						
Mineurs de Tomsk..........	2.163	265.5	60.3	985	5.591	Boutovsky.
Agriculteurs de Novogorod	2.233	151.5	56.5	798	4.296	Grioznov.
Charpentiers suédois (gros travaux)......	4.596	188.6	110.1	714.4	4.590	Siven.
Bûcherons allemands........................	»	135	208	876	5.794	J. Liebig.
Briquetiers italiens (Munich)	1.178	167	117	675	4.409	Ranke.
Agriculteurs autrichiens (gros travail).............	1.493	181.9	93.3	967.7	5.420	Ohbmüller.
Charretiers, carriers de Boston (travail très pénible).	»	254	363	826	7.535	Atwater.
Vélocipédistes (concours de course à New-York)	»	186.5	185.4	584.6	4.730	id.
Equipe de foot-ball américaine	»	226	354	634	6.590	id.
Moyennes.............................	»	**491.3**	**132.2**	**810.2**	**5.290**	

tions importantes que nous pouvons y trouver, et aussi à cause de la garantie que leurs auteurs donnent à ces évaluations.

A ces deux tableaux, je joins le suivant également pris dans Gautier et dans lequel on trouve rapprochées les rations de travailleurs de races différentes.

Rations de travail dans les différentes races

(Observations d'Atwater, citées par A. Gautier).

CONDITIONS DE CE TRAVAIL	ALBUMI-NOÏDES	CORPS gras	Hydrates de carbone	Calories correspondantes
5 familles françaises à Chicago	118	158	345	3 200
4 familles italiennes à Chicago	103	111	391	2.965
8 familles bohémiennes à Chicago . .	115	101	360	2.800
10 juifs russes à Chicago	137	103	418	3.135
Famille de laboureurs chinois en Californie	144	95	640	3.980
20 familles nègres dans l'Alabama.	62	132	436	3.165
19 familles nègres en Virginie.	109	159	444	3.025
Moyennes	112	122	433	3.267

Le premier de ces tableaux comprend 19 évaluations et le second 12. Ce sont donc là des documents importants par leur ensemble ; et cependant. même en les réunissant aux précédents, qu'il me soit permis de dire qu'en dehors de quelques indications générales, il est difficile d'en déduire celles qui nous intéressent spécialement, c'est-à-dire celles qui doivent servir de règles pour la fixation rationnelle d'une ration de travail.

Toutes ces évaluations, celles citées par Munck, ainsi que celles citées par Gautier, en y comprenant même les recherches personnelles de ce dernier, donnent bien cette indication générale que les travaux considérés comme seulement fatigants ont correspondu à une alimentation de 3.500 à 4.000 calories, et que pour ceux considérés comme très fatigants l'alimentation a dépassé 5.000 calories. Mais combien ces indications nous laissent encore loin de celles qui nous sont nécessaires pour évaluer, ne serait-ce que d'une manière seulement approximative, les *besoins* réels de notre organisme en vue d'un travail physique donné! Ces chiffres expriment des dépenses et non des besoins. Or, nous savons quelle grande différence il peut y avoir entre les quantités qui les représentent.

De plus, les écarts sont parfois si considérables qu'il est forcé d'admettre qu'au moins un certain nombre de ces chifres s'éloignent des besoins.

Si nous prenons les *albuminoïdes*, nous les voyons descendre au-dessous de 100 grammes et parfois dépasser 200 grammes, arrivant même à 265 grammes. Pour les *graisses*, les écarts sont encore plus prononcés; elles vont de 19 grammes à 363 grammes; et pour les *hydrates de carbone*, quoique moindres, ils vont cependant de 400 gr. à plus de 1.000 gr.

Or, tout ce qui précède, nous a montré qu'une ration devant faire face à des besoins de même nature, ne pouvait comporter de pareilles dissemblances dans sa composition. Le travail physique à accomplir peut correspondre à un nombre de kilogrammètres plus ou moins elevé, ce qui fera augmenter proportionnellement les besoins de l'organisme; mais la proportion des principes immédiats, leur relation nutritive, ne saurait être ainsi livrée au hasard. Nous savons notamment depuis les travaux de Chauveau, que les albuminoïdes et les corps gras sont de mauvais aliments musculaires. Or, il est évident que, dans beaucoup de ces rations, ces deux principes ont été largement utilisés comme tels; et que, par conséquent, il aurait mieux valu les remplacer par les hydrates de carbone.

Ces rations ne valent donc que par la constatation de ce fait que des ouvriers ont pu faire face à ces divers travaux avec des alimentations ainsi composées; mais on ne saurait en conclure que ce sont celles qu'il faut préférer. Rien ne prouve même qu'elles n'auraient pas pu être diminuées.

La composition de ces diverses rations ne saurait donc nous fixer ni sur la qualité ni sur la quantité des aliments devant le mieux couvrir les dépenses surajoutées à celles d'entretien par le travail physique. Or, l'état de cette question ne me paraît pas avoir beaucoup changé, malgré les travaux longs et consciencieux qui ont été communiqués au Congrès international d'hygiène alimentaire.

Parmi ces travaux, je dois citer plus spécialement ceux des

Instituts Solvay de Bruxelles, sur l'alimentation des ouvriers belges, par P. Heger, A. Slosse et E. Waxweiler, et aussi ceux d'Imbert, de Tribot et de Lonay.

En suivant l'ordre de publication de ces travaux par la *Revue d'Hygiène alimentaire*, le premier est celui résumant l'ENQUÊTE INDIRECTE (1) faite par Slosse et Waxweiler sur l'alimentation des ouvriers belges, et dont Waxweiler a donné une *analyse statistique*.

C'est là un travail considérable et bien conduit. Il résume une enquête faite sur 1.250 ménages comprenant environ 6.000 personnes ; mais qui, après examen, a été réduite à 1.065 ménages, les livrets de 185 autres n'ayant pas présenté des garanties suffisantes d'exactitude.

Les travailleurs ont été répartis, suivant l'importance présumée de leurs fatigues, dans les dix catégories suivantes que je donne d'après les auteurs dans un ordre décroissant : 1º terrassiers ; 2º carriers ou tailleurs de pierre ; 3º bouilleurs, abatteurs de charbon ; 4º tisserands au métier à bras ; 5º maçons ; 6º mécaniciens, ajusteurs, monteurs, polisseurs et autres travailleurs de la construction mécanique ; 7º cordonniers à la main ; 8º fileurs ou tisserands au métier mécanique ; 9º cordonniers à la machine ; 10º typographes.

C'est là une classification basée sur l'importance du travail physique. Mais, de plus, Slosse et Waxweiler ont tenu compte du salaire, et on verra toute l'importance de ce dernier élément à cet égard. Leurs 1.065 ménages ont été divisés en trois catégories : ceux recevant, par jour, de 3 à 5 francs ; ceux recevant de 5 à 8 francs, et ceux recevant plus de 8 francs. Enfin, outre ces deux indications, ces auteurs ont également tenu compte du milieu dans lequel vit l'ouvrier, et ils ont admis à cet égard le groupement suivant : régions *urbaines,* régions *industrielles* et régions *rurales.*

Il est difficile de suivre ces auteurs dans leurs nombreuses statistiques ; et je dois me contenter des moyennes suivantes qui me paraissent les plus importantes.

Dépenses en albumine. — En prenant les ouvriers dans leur ensemble, « près des neuf dixièmes n'atteignent pas 105 grammes d'albumine. »

____

(1) Enquête des Instituts Solvay (Bruxelles) sur l'alimentation des ouvriers belges — Congrès international d'hygiène alimentaire — et Revue de la Société d'hygiène alimentaire, 1906, page 1 et suivantes.

En rapportant cette dépense au kilogramme d'ouvrier, sur 751 dont le poids a été connu : 35 ne prennent que $0^{gr}75$ d'albumine ou même moins ; 569 en prennent de $0^{gr}76$ à $1^{gr}50$; et 147, plus de $1^{gr}50$. D'après le pourcentage, ces trois groupes comprennent respectivement le 4.6 %, le 75.8 % et 19.6 % des 751 ouvriers.

Dépenses totales en calories. — Elle va de moins de 2.000 calories seulement, à plus de 4.750.

Sur 1.065 ouvriers : 12.8 % ont une ration inférieure à 2.500 calories ; pour 50 %, elle va de 2.500 à 3.500 ; pour 18.9 %, de 3.500 à 4.000 ; pour 10.9 %, de 4.000 à 4.750 ; et pour 7.4 %, au-dessus de 4.750.

Ces quantités nous donnent une indication à retenir au point de vue des quantités d'aliments minima, moyenne et maxima, prises pendant le travail physique en général ; mais évidemment, dans cette statistique, les divers travaux sont confondus, et elle perd ainsi une partie de sa valeur. Dans les suivantes, au contraire, les auteurs ont tenu compte successivement de l'importance du travail et de la région ; et ils sont arrivés à ces résultats :

Pour les *travaux modérés*, les 35.2 % des ouvriers ont une ration qui n'arrive pas à 3.050 calories ; pour 45.1 %, elle va de 3.050 à 4.000 calories ; et enfin pour 19.7 %, elle dépasse 4.000 calories.

Pour les *travaux durs*, fait surprenant, l'alimentation, d'une manière générale, reste au-dessous de la précédente : Pour 43 % des ouvriers, elle reste au-dessous de 3.050 calories ; pour 44.9 %, elle est comprise entre 3.050 et 4.000 calories ; et enfin pour 12.4 %, elle dépasse ce dernier chiffre.

Enfin, l'influence du travail se fait mieux sentir pour les travaux *très durs*. Pour ceux-ci, pour 31.5 % des ouvriers, l'alimentation reste au-dessous de 3.050 ; 31.5 % arrivent entre 3.050 et 4.000 calories ; et enfin 28.9 %, dépassent cette quantité.

En somme, en ce qui concerne l'influence du genre de travail, pour trouver une différence bien marquée, il faut comparer les extrêmes : les travaux modérés avec les travaux très durs.

L'influence du *milieu,* est au moins autant, sinon plus marquée.

Dans *les villes*, 47.5 % des ouvriers, quel que soit le genre de travail, ne dépensent pas plus de 3.050 calories; mais 44.4 %, en dépensent de 3.050 à 4.000; et 8.1 %. plus de 4.000.

Dans les milieux *industriels* ; 37.7 % des ouvriers n'arrivent pas à 3.050 calories; 46.5 % vont de 3.050 à 4.000; et 15.8 % dépassent ce chiffe.

Enfin dans *la campagne*, seulement 31.2 % restent au-dessous de 3.050 calories; 40.3 %, vont de 3.050 à 4.000; et enfin 28.5 % dépassent ce dernier chiffre.

Comme on le voit, les différences dues au milieu l'emportent sur celles dues aux différences provenant du genre de travail. Il est donc difficile de considérer ces quantités d'aliments comme correspondant à des besoins réels.

Relation nutritive des graisses et des hydrates de carbone. Quoique moins importante que les précédentes, cette question présente encore quelque intérêt, en ce qui touche les mœurs de la classe ouvrière de la Belgique.

D'une manière très générale, les corps gras sont augmentés et souvent dans de grandes proportions. Sur les 1.065 ouvriers examinés, 12 % seulement n'arrivent pas à 60 grammes de corps gras, quantité qui, nous l'avons vu, a été adoptée pour la ration d'entretien de la population française ; 55,4 % en prennent de 60 à 99 grammes ; 32,6 % de 100 à 150 grammes ; et, enfin, 12 %, plus de 150 grammes. Ainsi, 44 % de ces ouvriers font entrer au moins 100 grammes de corps gras dans leur alimentation. Or, tout porte à croire que c'est là une quantité exagérée, surtout quand on avoisine 150 grammes. La graisse, en effet, je suis revenu plusieurs fois sur cette question, est un mauvais aliment musculaire ; et, cependant, d'après cette statistique, si riche en documents intéressants, il semble que ce sont les ouvriers livrés aux travaux très durs qui en usent le plus largement. Pour ces travaux, 18,1 % des ouvriers en dépensent plus de 150 grammes ; tandis que pour les travaux modérés et durs, la moyenne n'est que de 8,4 et 8,7 %. Toutefois, cette préférence n'est réellement bien marquée que pour les travaux très durs. Si, en effet, on totalise les moyennes de pourcentage, au delà de 100 grammes de corps gras, on trouve 49,3 % pour les travaux modérés ; 37 % pour les travaux durs ; et 56 % pour les travaux très durs.

Mais, de nouveau, c'est l'influence du *milieu* qui se fait le plus sentir. Pour la population urbaine, en effet, 28,8 %. seulement dépassent 100 grammes ; pour la population industrielle, au contraire, nous arrivons à 71,4 %, et seulement 38,7 % pour la population rurale. Comme on le voit, c'est la population industrielle qui demande le plus de ces calories aux corps gras ; et, évidemment, sans que cette préférence soit justifiée par une autre raison que celle de l'habitude. Celle-ci l'emporte donc sur les indications scientifiques.

Hydrates de carbone. — Les dépenses en hydrates de carbone vont de moins de 375 grammes, quantité qui, cependant, ne correspond qu'à la ration moyenne d'entretien, jusqu'au delà de 875 grammes. En répartissant ces dépenses en trois groupes, comme l'a fait Wasweiller, on trouve que 10,7 %, de ces ouvriers en prenaient moins de 375 grammes ; 61,7 %, de 375 à 600 grammes ; et, enfin, 27,6 %, plus de 600 grammes.

De plus, en utilisant les pourcentages donnés, on trouve que 33,3 %, de ces ouvriers prenaient de 375 à 500 grammes d'hydrates de carbone; et 57 %, plus de 500 grammes de ces aliments, qui, nous le savons, sont ceux de l'élément musculaire.

Cependant, l'intensité du travail ne modifie pas les quantités dépensées d'une manière très marquée. Pour les travaux modérés, déjà 78,3 % des ouvriers dépassent 375 gr.; pour les travaux durs, ce sont les 90,5 % ; et pour les très durs, 86,7 %.

Quant à l'influence du *milieu*, elle est aussi peu marquée. La population urbaine et celle de la campagne donnent 93 et 92,7 % dépassant 375 grammes ; et la population industrielle, qui a marqué sa préférence pour les corps gras, seulement 80,1 %.

Tels sont les faits qui me paraissent les plus importants parmi ceux que cette consciencieuse statistique a bien mis en relief. Or, si l'on cherche à les envisager dans leur ensemble, on arrive, comme Wasweiller, à cette conclusion « qu'en matière de régime alimentaire *l'influence prédominante est celle du milieu et particulièrement du milieu social* ».

Ainsi, dans son alimentation, l'ouvrier belge n'est nullement guidé par ses besoins réels ; et, sans qu'aucune enquête aussi complète ait été faite, nous pouvons affirmer qu'il en est de même de tous les ouvriers quelle que soit leur nationalité.

Mais, du reste, comment s'en étonner, n'est ce pas là un fait général ? N'avons-nous pas eu à le constater pour la ration d'entretien ? La quantité et la qualité des aliments entrant dans l'alimentation de toutes les classes et de toutes les nations sont réglées par la routine la plus aveugle ; et les modifications que le temps imprime à cette dernière sont inspirées surtout par la condition sociale. Celle-ci augmente l'alimentation en rapport avec la fortune, qui, en même temps, diminue les dépenses ; de telle sorte que, d'une manière générale, ce sont ceux qui dépensent le moins qui s'alimentent le plus.

C'est là le point capital qui ressort bien nettement de cette étude. L'alimentation de l'ouvrier n'est réglée, ni au point de vue du nombre total de calories dont il a besoin, ni au point de vue des divers principes immédiats qui doivent lui fournir ces calories. Or, c'est là forcément une lacune de l'hygiène qu'il est indispensable de combler.

Toutefois, ces deux autres faits se dégagent de ces recherches, c'est qu'en ce qui regarde les calories, d'abord, sauf 12, 8°/₀ de ces ouvriers, tous les autres en trouvaient plus de 2.500 dans leur alimentation; et que, sauf aussi 18,3 %, qui en trouvaient plus de 4 000, et 7,4 % plus de 4.750, tous les autres, soit 68,8 % restaient entre 2.500 et 4.000 calories. Seulement, 10,9 % en dépensaient de 4.000 à 4.750.

Quoiqu'il ne s'agisse là que de larges généralités, ce ne sont pas moins des indications importantes à retenir.

Une *enquête directe*, faite par MM. P. Heger et A. Slosse, est venue compléter et confirmer l'*enquête indirecte* que je viens de résumer.

Celle-ci a porté sur trente-trois ouvriers, de professions différentes, et a compris des données individuelles plus précises, notamment en ce qui concerne le rapport de l'azote alimentaire avec l'azote urinaire.

Les points saillants de cette enquête sont les suivants :

Albumine. — Dans la grande majorité des cas, les quantités d'albumine, par kilogr., sont comprises entre 1ᵍʳ 20 et 1ᵍʳ 40, restant ainsi au-dessous de 1^{gr} 50, quantité que j'ai considérée comme un maximum de la ration moyenne d'entretien. Mon évaluation, avec la réserve que j'ai mise, se trouve ainsi justifiée. Je dois faire remarquer, du reste, que les dépenses de ces ouvriers ne se livrant guère qu'à des travaux modérés, ainsi que l'indique leur profession, sont en général faibles. Sur trente-trois, les dépenses de huit seulement dépassent 3050 calories.

Calories. — En ce qui concerne ces dernières, en effet, cinq ouvriers disposent de moins de 2.400 calories; huit disposent de plus de 3.050 ; et les vingt autres prennent une quantité d'aliments pouvant en produire de 2.400 à 3.050.

Relations nutritives. — *Le rapport des albuminoïdes à l'ensemble des ternaires, ramenés à l'état d'hydrates de carbonne,* a varié de 4,7 jusqu'à 11,3. Le plus souvent ce rapport varie entre 6 et 8.

Ce sont là des rapports qui, nous le verrons, sont des plus avantageux pour la ration totale de travail, surtout quand il est léger.

Pour les travaux plus fatigants, ce rapport doit s'élever encore et atteindre 9 et même 10.

Quant à la *relation nutritive des hydrates de carbonne aux graisses,* elle a varié de 2 à 6,9. Le plus fréquemment elle était comprise entre 3 et 5, ce qui montre que les graisses occupent une place importante parmi les ternaires.

Rapport de l'azote alimentaire à l'azote urinaire. — La moyenne de l'azote alimentaire a été 13^{gr} 87, ce qui, en acceptant le coefficient 6 entre l'azote et les albuminoïdes, nous donne 83^{gr} 22 de ces derniers ; et, pour le kilogramme d'homme moyen de 65 kilogrammes, environ 1^{gr} 30.

Pour l'azote urinaire, la moyenne générale arriverait à 12^{gr} 74, soit à peu près à 25 grammes d'urée.

La différence entre l'azote alimentaire et l'uréique, me paraît bien minime, elle ne serait que 1^{gr} 13 d'azote, soit 6^{gr} 78 d'albuminoïdes. Je crains d'avoir mal interprété ces résultats ; car il faudrait admettre, que, dans ces conditions, le déchet intestinal et l'azote alimentaire absorbé et non minéralisé n'arriveraient pas à 7 grammes d'albuminoïdes sur 83 grammes. Un pareil résultat, si je ne me suis pas trompé, ne pourrait s'expliquer d'après mes recherches, que par une alimentation azotée insuffisante.

Mais quoi qu'il en soit, de ce dernier point, nous voyons dans cette enquête, comme dans la précédente, que d'une manière générale la ration de ces travailleurs n'est soumise à aucune règle ; et que le seul fait que l'on puisse relever, c'est qu'au point de vue des calories, la ration de l'homme qui travaille physiquement dépasse celle de la ration d'entretien.

M. Imbert a résumé pour le congrès, la longue observation d'un ouvrier de sa connaissance ayant occupé successivement les fonctions les plus diverses, garçon de ferme, garçon de café, militaire, fermier à mi-fruit, simple ouvrier agricole, puis, enfin, facteur ; et, mettant successivement en rapport les recettes et les dépenses de cet ouvrier qui s'était marié après son service, il nous fait assister à cette vie de lutte de l'ouvrier contre le besoin, en nous permettant de voir, ce que, sur son salaire, cet ouvrier avait pu consacrer à son alimentation.

Mais, de plus, M. Imbert fournit des renseignements assez approximatifs sur l'alimentation quotidienne de cet ouvrier, qui comme moyenne pendant une semaine a été de 105^{gr}5 d'albumine, 33^{gr}5 de graisse et 618^{gr}8 d'hydrates de carbonne ; ce qui nous donne en tout 3383 calories.

C'est là, certes, une observation intéressante à plusieurs points de vue ; mais qui malheureusement ne nous apporte que bien peu de lumière en ce qui touche directement la constitution de la ration de travail, telle que les données récentes de la science nous permettent de la comprendre.

M. le professeur. Alex Lonay (1) utilisant la connaissance parfaite, que ses fonctions d'ingénieur agronome lui ont permis d'acquérir sur la vie intime du cultivateur belge. a réuni un ensemble de renseignements du plus haut intérêt pour faire apprécier l'alimentation de cette partie de la population. Mais, le plus souvent, M. Lonay s'en est tenu à indiquer la nature des aliments composant les divers repas, sans donner les quantités.

(1) Alimentation des cultivateurs et travailleurs agricoles en Belgique *Revue d'hygiène alimentaire*, 1906, n° 2, p. 10).

Il est donc difficile de savoir quelle est, en réalité, la valeur de ces différentes rations.

Cependant, de l'ensemble de ces renseignements, M. Lonay conclut à l'insuffisance de l'alimentation azotée. Pour une région (celle de Condroz) il donne, comme composition de la ration du tâcheron : 83 grammes d'albumine, ce qui, en effet, me paraît au moins sur la limite du nécessaire, 123 grammes de graisse et 700 grammes d'hydrates de carbonne. Les ternaires, au contraire, sauf pour les travaux très fatigants, paraissent plutôt trop élevés. L'ensemble de cette ration, en effet, donne 4.322 calories.

Le travail de M. Tribot (1), *sur la valeur énergétique des repas servis dans les crèmeries, les bouillons populaires et les restaurants à prix fixe*, sera utilisé quand *je parlerai de la partie pratique de l'alimentation,* et notamment à propos de l'alimentation des collectivités. Il contient, en effet, des indications d'une grande valeur à ce point de vue.

Qu'il me suffise d'indiquer ici que la moyenne des crèmeries serait de : 87^{gr}80 d'albumine, 53^{gr}80 de matières grasses et, seulement. 116^{gr}40 d'hydrates de carbone ; ce qui n'équivaut qu'à 1.785 ; c'est là sûrement une ration insuffisante pour un ouvrier.

Dans les restaurants à prix fixe, la valeur des deux repas arrive à : 111^{gr}2 d'albumine, 86^{gr}6 de corps gras et à 407^{gr}2 d'hydrates de carbone ; ce qui donne, d'après les chiffres d'Atwater, 2.845, correspondant à un travail modéré.

Enfin, dans les bouillons populaires de Paris, les repas à 1 fr. 05 contiennent : 64^{gr}09 d'albumine, 38^{gr}88 de corps gras, 209^{gr}9 d'hydrates de carbone, avec un total de 1.316 calories soit 2.632 pour les deux repas.

Le repas à 1^{gr}25 arriverait à : 91^{gr}62 de protéine, 79^{gr}80 de corps gras, 209^{gr}36 d'hydrates de carbone ; et pour les calories, à 1.914, soit pour les deux repas 3.828, correspondant à une journée de travail réellement fatigant.

Enfin, j'arrive au travail de Landouzy, appuyé sur ses tra-

---

(1) De l'irrationnel et de l'insuffisant de l'alimentation des ouvriers et employés parisiens, de la nécessité d'une éducation alimentaire donnée dans toutes les écoles (*Revue d'hygiène alimentaire*, 1906, n° 2, p. 34).

vaux antérieurs faits en collaboration de deux collègues distingués, MM. Henri et Marcel Labbé.

La note de Landouzy est un appel à la saine raison en fait d'alimentation. Il s'attache, en quelques pages vigoureuses, à faire ressortir les inconvénients, les dangers même de l'état actuel ; et il demande, avec sa grande autorité, que ces erreurs soient corrigées ; et qu'enfin le public, mieux instruit de cette question, puisse se mettre en garde contre ses dangers et ses erreurs, en s'alimentant plus scientifiquement et plus économiquement.

Le but qu'il a poursuivi, en effet, avec ses collaborateurs est double : indiquer quelle doit être la composition de l'alimentation pour la classe ouvrière au point de vue de ses besoins particuliers ; et aussi la composition que doit avoir cette alimentation, pour que tout en restant *scientifique,* elle soit en même temps *économique.*

La partie la plus importante de cette communication est donc représentée par les tableaux qui accompagnent l'appel de Landouzy.

Ces tableaux correspondent à quatre cas, et tous pour l'hiver : *travail forcé, travail modéré, travail sédentaire, travail des ouvrières et employées.*

Le travail forcé comporte cinq repas, le travail modéré quatre, et les autres trois. De plus, ces tableaux ont été calculés pour les poids variant de 60 à 100 kilogrammes. Mais, fait important, les quantités ainsi obtenues, ne sont pas seulement le résultat de la multiplication simple du poids par la dépense d'un kilogramme ; mais, dans ces appréciations, les auteurs ont tenu compte probablement de la surface correspondant à ces poids. Il en résulte donc que quand on ramène leur poids total au kilogramme, le nombre de calories va toujours en diminuant. On ne saurait trop les approuver, surtout quand il s'agit du travailleur. Enfin, ces auteurs, à côté de chaque menu, en ont fait connaître le prix. C'est là un travail, outre le côté philantropique, réellement inspiré par des données scientifiques. Il ne s'agit pas seulement ici de la constatation d'un fait, comme dans la plupart des travaux précédents ; mais bien d'une tentative sérieuse de la fixation de la ration de travail en rapport avec sa dépense en calories. Aussi, dussent quelques-uns de leurs chiffres être modifiés, on ne devra pas moins reconnaître le grand service qu'ils auront rendu, en plaçant la question de l'alimentation du travailleur sur son véritable terrain.

Pour le *travail forcé*, en calculant les rations pour un kilogramme, on trouve 48 calories pour le sujet de 60 kilogrammes ; 45 pour ceux de 75 et 80 ; et 43 seulement pour ceux avoisinant 100 kilogrammes.

Pour les *travaux modérés*, les moyennes sont : 41 calories pour les sujets de 60 kilogrammes ; 41 pour ceux de 70 à 75 ; et 39 pour ceux de 90 kilogrammes.

Pour le *travail sédentaire*, les moyennes sont : 40 calories pour le sujet de 60 kilogrammes ; 39 pour ceux de 70 kilogrammes ; et 37 pour ceux de 85.

Enfin, pour les *femmes ouvrières et employées*, la moyenne est de 40 pour celles de 50 kilogrammes ; de 39 pour celles de 60 kilogrammes ; et de 38,5 pour celles de 70 kilogrammes.

Comme on le voit, ces quantités calculées d'après les données recueillies avec soin et sur notre population ouvrière, nous laissent bien loin de la plupart de celles fournies par les travaux précédents (1).

DIVISION ET LIMITES DU TRAVAIL.

Avec quelques auteurs, je diviserai les travaux : en travaux *légers, moyens, forts et très forts*.

Mais, de plus, pour mettre un peu plus de précision dans cette division, je donnerai à ces quatre groupes les limites suivantes :

Légers. — De 300 à 600 calories, soit de 5 à 10 par kilog.

Moyens. — De 600 à 1.200 calories, soit de 10 à 20 par kilog.

Forts. — De 1.200 à 1.800 calories, soit de 20 à 30 par kilog.

Très forts. — De 1.800 à 2.400 et au delà, soit de 38, 40 et 50 par kilogrammes.

Ces quantités sont celles, bien entendu, qui correspondent au surcroît de dépenses occasionnées par le travail, et qu'il faut ajouter à celles de la ration d'entretien pour avoir les dépenses totales. Ces dernières vont donc, avec une ration

(1) Congrès international d'hygiène alimentaire. Paris, 1905.

d'entretien de 2.400 calories, de 2.700 calories environ à 4.800 et même à 5.400. Sous l'influence de ces travaux, la ration totale, en partant de la ration d'entretien, devra donc s'élever, pour l'homme de 60 kilogrammes, de 2.700 à 3.000 calories pour les travaux légers ; de 3.000 à 3.600 pour les moyens ; de 3.600 à 4.200 pour les forts ; et, enfin, de 4.200 à 4.800, ou au delà pour les travaux très forts.

En somme, je m'arrête à une dépense de 5.400 calories, ou plus exactement à un surcroît de dépense de 40 calories par kilogramme, ce qui porte la ration totale à 78 calories.

En supposant que le rendement de ces 40 calories, soit le cinquième, nous arrivons à un travail mécanique de 480 calories, soit de 204.000 kilogrammètres. Or, je trouve que c'est déjà là un travail qu'il serait difficile de maintenir d'une manière constante pour un sujet de 60 kilogrammes. Qu'on le remarque, en effet, pour ce poids, ce travail équivaut à 3.400 kilogrammètres par kilogrammes. Or, si ce même travail était effectué pour un sujet de 80 kilogrammes de poids normal, il n'occasionnerait, en le ramenant au kilogramme, que 2.550 kilogrammètres.

Le même travail mécanique, de 8 calories par kilogramme, $(\frac{40}{5})$, pour l'homme de 80 kilogrammes donnerait 640 calories utiles, soit 272.000 kilogrammètres.

Pour l'homme moyen de 65 kilogrammes nous trouverions 520 calories, comme travail mécanique, et 221.000 kilogrammètres. Or, je ne crois pas, je le répète, que d'une manière constante et professionnelle, l'homme moyen puisse dépasser de beaucoup ce travail mécanique. Il pourra, certes, le dépasser pendant quelques jours, mais seulement à la condition de se reposer les jours suivants ou de n'avoir qu'un travail sensiblement inférieur.

A titre exceptionnel on pourrait admettre un travail mécanique s'élevant à 10 calories par kilogramme. Pour cet homme moyen, ce serait donc 650 calories et 276.250 kilogrammètres ; mais, sûrement, ce ne peut être là qu'un travail de quelques jours.

Je sais bien que dans le sport, on peut arriver à des dépenses beaucoup plus élevées. Dans une série d'épreuves, Lefèvre est arrivé à des dépenses de 700.000 et de 750.000 kilogrammètres, soit 1.647 et 1.765 calories utiles. Or, en acceptant le rendement de 20 %, ces dépenses mécaniques correspondraient respectivement à 8.235 et à 8.825 calories. Mais évidemment, quelque bien supportées qu'on les suppose, ce sont là des dépenses exceptionnelles.

On peut en juger par les chiffres suivants :

Pendant ces épreuves, Lefèvre prenait comme aliments 1.000 grammes de pain, 1$^{\text{lit.}}$1/2 de lait, 250 grammes de fromage, 250 grammes de sucre et 150 grammes de sucre de fruits, donnant en tout 6.600 calories; et, de plus, ajoute Lefèvre, « le reste de la ration était pris le soir ou le lendemain, *jour de repos,* pendant lequel l'appétit restait fort élevé ». Ce repos lui était donc nécessaire pour réparer ses pertes.

Je considère cette alimentation tout aussi exceptionnelle que les dépenses qu'elle devait couvrir, et cependant elle était encore insuffisante.

Nous avons bien vu, il est vrai, des rations qui dépassaient 5.000 calories, mais c'est surtout lorsque se trouvent réunis les forts travaux avec les froids extérieurs. Or, dans ces conditions de température, la ration d'entretien s'élève déjà beaucoup; et, de plus, le travail, s'il est fait en plein air, augmente encore la radiation cutanée; de sorte qu'il est probable que, dans ces cas, le rendement reste sensiblement au-dessous de 20 %.

Il en est de même, du reste, dans beaucoup de sports. Les dépenses sont exagérées plus encore par l'augmentation de la radiation cutanée que par le travail utile réellement produit. Mais si nous sortons de ces cas, nous voyons que souvent les rations pendant le travail ne dépassent pas 4.000 calories.

Enfin, et ce sont là deux observations qui s'adressent à toutes ces rations :

1° On ne saurait se baser sur les quantités d'aliments ingérés pour évaluer le travail produit. Il est fort probable qu'au moins une partie de ces aliments n'est pas digérée;

2° On doit supposer, par conséquent, que ces mêmes travaux auraient pu être exécutés avec moins d'aliments à la condition de mieux les utiliser.

Du reste, ces dépenses si élevées de travail mécanique, comme travail professionnel, vont toujours diminuant. L'emploi de la force humaine comme force motrice, tend de plus en plus à disparaître. L'intérêt de l'industrie, s'unissant heureusement en cela à celui de la dignité de l'homme, tend à remplacer sa force par celle, plus économique, du moteur hydraulique ou à vapeur. Dans un avenir prochain, nous devons l'espérer, le muscle aura fait son temps. Les déchargeurs de bâtiments qui pendant des heures et des journées avaient à porter des poids de 80 à 100 kilos, sont remplacés par des grues hydrauliques, faisant le même travail, plus rapidement et avec plus d'économie. Le pilon mécanique a allégé le travail du forgeron auquel il ne reste plus que les travaux relativement délicats. Les travaux agricoles les plus durs, tels que ceux du défoncement, sont déjà faits en grande partie par des moteurs mécaniques; et enfin partout dans l'industrie, l'homme n'est plus que le directeur de la force brutale de la pesanteur ou de la vapeur, qu'il a asservie et transformée selon ses besoins ou simplement au gré de ses plaisirs.

Ainsi, au point de vue du travail industriel, je considère qu'un travail mécanique arrivant à 200.000 kilogrammètres ne sera que rarement dépassé comme travail constant. Ce fait ne pourrait se rencontrer que dans une industrie arriérée.

Parmi ces grands travaux, un seul semble devoir survivre au moins pour un certain temps. C'est celui des troupes en campagne. J'aurai à dire, en effet, que notre soldat, avec tout son bagage, dépense environ 12.000 kilogrammètres par kilomètre en terrain plat ou peu accidenté; et que, par conséquent, quand il fait une étape de 20 kilomètres avec cette charge, il dépense 240.000 kilogrammètres. Mais aussi, malgré son entraînement, l'expérience a-t-elle démontré que cette dépense ne peut être continuée pendant longtemps. Les interruptions sont forcées. Elles sont prévues par les réglements.

Ces 240.000 kilogrammètres équivalent à 588 calories; et, avec le rendement de 20 %, nous arrivons à un surcroît de travail de 2.940 calories, qui, jointes au 2.400 de la ration d'entretien, conduisent à un total de 5.340 calories. C'est là un travail excessif; et je comprends que l'autorité militaire cherche à l'éviter en diminuant la charge du soldat.

J'arrive donc à cette conclusion, que, pour l'homme moyen,

un travail mécanique utile de 500 calories, ce qui porte la dépense due au travail à 2.500 calories, et la ration totale à 5.000 calories environ, doit être considéré comme un travail exceptionnel et maximum.

Je vais plus loin, en disant que les travaux au-dessus devraient être défendus, comme contraires à l'hygiène. Je ne crois pas, en effet, d'abord, qu'un organisme ne soit pas surmené par une semblable fatigue, et, par conséquent, rapidement usé ; et, ensuite, je ne crois pas non plus que l'on puisse condamner des organes digestifs à digérer de pareilles quantités d'aliments, sans les exposer à devenir insuffisants.

Utilité de ramener ces besoins au kilogramme du poids normal. — Comme nous le verrons, la ration de travail doit toujours comprendre celle d'entretien. Or, comme cette dernière a été calculée en partant du kilogramme, il me parait nécessaire de suivre les mêmes procédés d'évaluation, en ce qui concerne le surcroît de dépenses que le travail impose à l'organisme ; et c'est pourquoi, dans la division que j'ai adoptée, à côté du nombre total de calories, j'ai placé le nombre par kilogramme.

Un exemple va bien montrer la nécessité de partir du kilogramme.

Dans les conditions de la ration moyenne d'entretien, un homme de 55 kilogrammes dépense 2.090 calories ; et celui de 70 kilogrammes 2.660. Or, si tous les deux accomplissent le même travail de 2.000 calories, la ration du premier devra s'élever à 74 calories, et celle du second seulement 66. Toutes conditions égales d'ailleurs, *l'importance d'un travail est donc fonction du poids normal du sujet qui l'accomplit.* Pour apprécier le surcroît de dépenses qu'un travail va imposer à un sujet, il faut donc tenir compte du poids du sujet et on ne le connait pas toujours. L'appréciation est beaucoup plus facile, si nous nous basons sur le surcroît de calories imposé par ce travail pour un kilogramme des divers sujets. Un surcroît de travail de 15 calories par kilogramme, élèvera la ration pour tous les sujets de 38 à 53 calories ; et, quand nous aurons à calculer la ration de ce sujet pour ce travail, il nous sera facile d'y arriver avec les indications que j'ai données. Enfin, cette ration par kilogramme étant la même pour tous l s sujets, pour avoir la ration totale d'un de ces sujets, il suffira de multiplier les divers facteurs de cette ration par son poids normal.

Il est donc entendu que dans ce qui va suivre, je m'occuperai des dépenses d'un kilogramme du poids normal.

NOTIONS GÉNÉRALES DE MÉCANIQUE APPLICABLES
AU MOTEUR HUMAIN.

Définition. — L'unité du travail mécanique est le KILOGRAMMÈTRE, *équivalant à la force nécessaire pour élever un poids d'un kilogramme à un mètre de hauteur ;* et lorsque la chaleur se transforme en travail mécanique, *une calorie équivaut à 425 kilogrammètres.*

Un gramme d'albuminoïdes, de corps gras et d'hydrates de carbonne, en se minéralisant, donne respectivement 5, 9 et 4 calories (1). Si ces calories étaient utilisées en travail mécanique, elles fourniraient donc, dans l'ordre précédent, 2.125, 3825 et 1700 kilogrammètres.

Chez l'homme, tout travail mécanique, mouvement ou effort, est le résultat de la contraction musculaire ; et, d'autre part, il n'y a pas de contraction musculaire sans dépense d'*énergie,* qui elle-même est le résultat forcé du retour à l'état minéral d'une certaine quantité de substances organiques. Cette loi reste vraie pour tous les éléments anatomiques musculaires : fibres striées, fibres lisses, fibres cardiaques, et probablement aussi pour le leucocyte, les cils vibratiles, et, en général, pour toute substance contractile.

De plus, je viens de le dire, il y a un rapport constant et invariable, entre la quantité de substances organiques minéralisées et le travail mécanique produit par la substance contractile, quelle qu'elle soit. Un gramme de glucose donnera toujours, et cela quel que soit l'élément musculaire qui l'utilise, 1700 kilogrammètres.

Pour l'homme, il est incontestable que c'est la fibre striée

____

(1) Ce sont là des chiffres arrondis. Voir, pour ce qui les concerne, le 1er volume, page 206 et suivantes.

qui est de beaucoup la plus grande productrice de travail. Ce n'est ensuite qu'à une grande distance que viennent d'abord la fibre cardiaque, puis la fibre lisse, et, enfin, les leucocytes et les autres éléments contractiles.

Ces rapports étant ainsi bien établis, on peut facilement calculer : 1° En connaissant le nombre de kilogrammètres produits, quelle est la quantité de substances organiques ayant été minéralisée pour les produire ; et 2° en connaissant la quantité de ces substances utilisées par le muscle, quelle est la quantité de travail mécanique qu'il a donnée.

Cela étant, on conçoit aussi, que l'on puisse, la valeur d'un travail mécanique à produire étant connue, calculer la quantité de substances organiques nécessaires pour le produire. Or, c'est là, on le voit, tout le problème de la ration de travail.

Quantité de travail mécanique produit, quantité de chaleur transformée pour ce travail, enfin quantité de substances organiques minéralisées sont donc, toutes les trois, liées l'une à l'autre, par un rapport constant, inévitable et invariable.

Equivalents isothermiques et isoglucosiques ou mécaniques. — Mais ces rapports, en ce qui concerne les substances organiques, demandent une explication. Je me suis déjà, du reste, longuement étendu sur ce sujet (1). Toutefois, ces données prennent ici une telle importance qu'il me semble impossible de ne pas y revenir.

Je rappelle donc rapidement : 1° que d'après les travaux de Chauveau, le muscle ne dépense que de la glucose ; et que si l'organisme ne reçoit pas une quantité suffisante d'hydrates de carbone pour satisfaire aux besoins de son tissu musculaire, il est condamné, pour donner à ce dernier le seul aliment qu'il puisse utiliser, à transformer en glucose les deux autres principes immédiats, les albuminoïdes et les corps gras. Or, point capital, cette transformation ne se fait pas à valeur calorifique égale. Un gramme d'albuminoïde ne fournit que $0^{gr}80$ dé glucose, et un gramme de graisse seulement environ $1^{gr}61$; de sorte que sur les 5 calories que donne un gramme d'albumine, en arrivant à l'état d'urée, et sur les 9 calories que donne un

---

(1) 1° Voir le 1er volume, page 191 et suivantes ; et 2° volume, page 90 et suivantes.

gramme de graisse en se minéralisant d'une manière complète, le muscle ne peut en utiliser respectivement que $3^{cal}200$ et $6^{cal}440$.

De là, découle, d'abord, cette conséquence importante, en ce qui concerne la ration de travail, que l'aliment de choix pour la production du travail mécanique est la glucose ou les ternaires la donnant par simple hydratation.

Mais, de plus, cette autre conclusion s'impose, que lorsque nous voudrons calculer la quantité de substances organiques nécessaires pour un travail mécanique donné, si nous devons utiliser des albuminoïdes ou des graisses, nous devrons nous baser non sur la quantité totale de chaleur que ces deux catégories d'aliments peuvent donner, soit d'après leurs *équivalents isothermiques*, mais seulement sur celles qu'ils donnent après leur transformation en glucose, soit, je l'ai dit, $3^{cal.}200$ pour les albuminoïdes et $6^{cal.}440$ pour les corps gras, soit encore d'après leurs *équivalents isoglucosiques*. Si donc nous voulons produire un travail mécanique de 42.500 kilogrammètres nécessitant 100 calories, il nous faudrait 25 grammes de glucose, ou 31 grammes d'albuminoïdes, ou $15^{gr}50$ de corps gras ; et, au contraire, s'il ne s'agit que d'obtenir 100 calories devant être utilisées simplement comme calorique par l'organisme, il nous faudra bien toujours 25 gr. de glucose, mais il nous suffira de 20 gr. d'albuminoïdes et d'environ 11 gr. de corps gras.

Avec ces données, si nous calculons quelle est la quantité des trois principes organiques pouvant donner une calorie à utiliser soit comme calorique, soit comme aliment musculaire, nous trouvons les quantités suivantes :

Pour la chaleur, une calorie exige : $0^{gr}25$ de glucose, $0^{gr}20$ d'albuminoïdes et $0^{gr}11$ de corps gras.

Pour les muscles, une calorie exige : $0^{gr}25$ de glucose, $0^{gr}31$ d'albuminoïdes et $0^{gr}15$ de corps gras.

Les premiers chiffres représentent, pour ces aliments les *équivalents isothermiques,* c'est-à-dire les quantités de ces trois substances donnant toutes une calorie utilisée comme chaleur. Les autres, au contraire, sont des équivalents *isoglucosiques,* ainsi que Chauveau les a désignés, parce qu'ils correspondent aux quantités de ces aliments pouvant fournir au muscle la même énergie que $0^{gr}25$ de glucose.

Mais, de plus, pour tout ce qui touche le travail mécanique, je les désignerai volontiers, comme je l'ai déjà dit (1er volume, page 202), sous le nom d'*équivalents isodynamiques*, ou mieux encore sous celui, encore plus explicite, d'*équivalents mécaniques*, parce que, en effet, les différentes quantités de ces trois substances donnent toutes le même travail mécanique équivalant à 425 kilogrammètres.

DÉPENSES TOTALES DU TRAVAIL. — TRAVAIL MÉCANIQUE. — RENDEMENT.

Les *dépenses totales du travail* sont représentées par les calories, qui, dans la *ration totale du travail*, sont ajoutées à celles d'*entretien*.

En prenant, par exemple, la ration totale des deux familles étudiées par Gautier s'élevant à 4.775 calories et dont la ration d'entretien était de 2.320 calories, *les dépenses totales du travail* sont données par la *différence* entre ces deux quantités, soit 2.455 calories.

Les observations données par Gautier sur l'ouvrier des chais du Midi peuvent nous fournir un autre exemple. Sa *ration totale* a été évaluée à 4.388 calories ; et sa ration de repos, soit d'*entretien*, étant de 2.320 calories, la *différence*, 2.068 calories, représente la *dépense totale de travail*.

La dépense totale du travail peut donc être définie : *la différence entre la totalité des dépenses d'un organisme qui travaille et celles dues à son entretien.*

Mais toutes les calories représentant la dépense totale du travail ne sont pas transformées en travail mécanique ; ce n'est même que la plus petite partie qui est transformée en ce travail. Le *travail mécanique correspond seulement au nombre de kilogrammètres produits pendant les dépenses totales du travail.*

Dans le tableau que j'ai emprunté à Munck, nous voyons, dans les moyennes, que les dépenses totales de travail étaient de 1.117 calories, tandis que le *travail mécanique* produit ne s'élevait qu'à 225 calories, soit environ le 20 %. Or, c'est à cette proportion, entre les dépenses totales du travail et le travail mécanique réellement effectué, que je voudrais réserver le nom de *rendement*.

Ce rendement, dans l'exemple que je viens de donner, a été de 20 %.

Grandeau et Leclerc, ainsi que Müntz, ont trouvé pour les chevaux de trait un rendement de 21 %; Gautier est arrivé à 20 % et Atwater à 18.7 %.

Le rendement, du reste, peut varier dans d'assez grandes proportions. Il dépend de certaines circonstances que je chercherai à apprécier; mais, dans les conditions ordinaires de travail, on peut admettre, d'après les résultats ci-dessus, qu'il représente les 20 %, soit un cinquième de la dépense totale du travail.

Nous pouvons donc dire que d'une manière moyenne et approximative un *travail mécanique* de 200 calories (85.000 kilogrammètres) nécessitera une *dépense totale de travail* de 1.000 calories en donnant un *rendement* de 20 %.

Travail moteur. — Travail résistant. — Travail positif et négatif.

Toute cette partie de cette étude m'a été considérablement facilitée par les notes concises, mais remarquablement claires, que Lefèvre a réunies dans son rapport au Congrès international d'Hygiène alimentaire (Paris, 1905).

Si nous supposons une roue tournant autour d'un point fixe, dont la circonférence est munie d'échelons, et qu'à chacune des extrémités du diamètre horizontal de cette roue nous placions un sujet; pour se maintenir à la même hauteur, l'un d'eux, celui qui est placé du côté où la roue descend, devra monter un échelon au fur et à mesure que celui-ci passe au-dessous de l'horizontale; et l'autre, au contraire, devra descendre d'un échelon au fur et à mesure que celui sur lequel il est placé s'élève au-dessus de la même ligne. Le premier de ces deux sujets fera un travail *moteur* et le second un travail *résistant*.

L'hypothèse ci-dessus est la reproduction de l'expérience qui a servi à Chauveau à comparer le rendement de ces deux travaux; et c'est pourquoi je l'ai reproduite. Mais, pratiquement et plus simplement, on peut dire que d'une manière générale, le travail *moteur* est celui que nous effectuons en élevant notre propre poids à une certaine hauteur soit en montant un escalier soit en gravissant une montagne; et, au contraire, que le travail *résistant* est celui que nous effectuons en descendant de ce même escalier ou de cette même hauteur.

Mais je reviens à l'expérience de Chauveau. Dans cette expérience, le travail effectué, soit en montant soit en descendant, est obtenu en multipliant le poids du sujet par le chemin parcouru sur la circonférence de la roue. Mais, de plus, en même temps, Chauveau prenait les échanges respiratoires pour connaître le nombre de calories dépensées.

Or, la comparaison des dépenses avec le travail produit montra à ce savant expérimentateur que pour le travail résistant le rendement est de 38 à 39 °/₀. tandis que pour le travail moteur il n'est que de 19à 20 °/₀.

De là cette loi que j'emprunte à Lefèvre que : « *le rendement moyen dans le travail résistant est environ le double du rendement moyen dans le travail moteur correspondant* » ;

Ou bien encore d'après Lefèvre, que : « *dans le rendement résistant, la dépense énergétique est deux fois plus petite que dans le travail moteur correspondant* ».

En nous basant sur les évaluations approximatives que je viens de donner, on peut donc dire que si un travail moteur de 200 calories exige une dépense totale de travail de 1.000 calories, un travail *résistant,* de la même valeur de 200, n'exigera qu'une dépense totale de travail de 500 calories.

D'une manière seulement approximative, mais suffisante pour les applications que nous devons en faire à la pratique, on peut donc considérer *que le travail accompli en montant est le double de celui de la descente.*

Au point de vue purement mécanique, si nous supposons qu'un corps soit élevé par une machine par montées d'un mètre, mais que chacune de ces dernières soit suivie, par défaut du moteur, d'une descente de 0ᵐ50 ; après 100 montées, le corps n'aura été élevé que de 50 mètres. Cette élévation à 50 mètres multipliée par le poids de ce corps représente le *travail positif* de cette machine ; et son rendement sera donné par le rapport entre le calorique dépensé pendant ces 100 montées et cette élévation de 50 mètres multipliée par le poids de corps, soit le travail mécanique *définitivement* produit, ou encore le *travail utile.* Sans ces cent descentes de 0ᵐ50, le corps eut été élevé à 100 mètres au lieu de 50 mètres.

Dans ces conditions, nous le voyons, les dépenses ayant eu lieu pendant les cent descentes de ce corps sont perdues, au point de vue de l'utilité du travail à produire. Ces descentes constituent ainsi un *travail négatif ;* et au point de vue du résultat mécanique définitif, ainsi qu'au point de vue du rendement, elles doivent être déduites du travail mécanique total pour avoir le travail mécanique utile.

Mais si nous devons procéder ainsi, quand il s'agit d'évaluer un travail mécanique utile, il ne peut plus en être de même, quand il s'agit d'évaluer les dépenses. Le travail négatif, constitué par les descentes de ce corps, n'en a pas moins exigé une certaine dépense. Pendant que ce corps descendait, il n'y avait pas moins une certaine quantité de calories dépensées ; il est donc forcé, quand il s'agit d'évaluer les dépenses totales, d'ajouter celles du travail négatif, ou autrement dit, du travail résistant, à celles du travail positif, ou travail moteur.

Or, le travail résistant exigeant une dépense seulement de la moitié de celle du travail moteur, pour avoir la totalité des dépenses nécessitées par le travail mécanique total, il faudra ajouter, à celles du travail moteur, la moitié de celles du travail résistant, celui ci étant calculé comme travail moteur.

Je prends l'exemple simple suivant : si le corps élevé par la machine précédente pèse 10 kilogrammes, et s'il a été élevé, comme je l'ai dit, à 50 mètres, par montées de un mètre, suivies de descentes de $0^m 50$, nous aurons comme résultats :

1° Pour le travail mécanique *utile :* un travail de 50 mètres $\times$ 10^k = 500 kilogrammètres.

2° Comme travail moteur : $10^k \times 100^m$ = 1.000 kilogrammètres, puisqu'en réalité le total des 100 montées est de 100 mètres.

3° Comme travail négatif : la hauteur descendue sera de $50 \times 0^m 50$; soit de 25 mètres ; et les dépenses du travail négatif n'étant que la moitié de celles du travail moteur, ces 25 mètres de descente, au lieu d'avoir demandé une quantité de chaleur égale à 250 kilogrammètres, ne vaudront que celles équivalant à 125.

4° Le travail mécanique total sera donc de 1.000 kilogrammètres pour le travail moteur, et de 125 pour le travail résistant ; soit un total de 1125 kilogrammètres.

APPLICATIONS DE CES DONNÉES AU MOTEUR HUMAIN.

Ces indications générales données, essayons de les appliquer à l'homme considéré comme producteur de forces.

Élévation d'un poids dans le sens vertical.

Le procédé d'évaluation reste le même que l'homme n'élève que son corps, ou qu'en même temps il porte une charge.

La quantité de *travail mécanique* effectué dans ces conditions est donnée en kilogrammètres par le produit de la hauteur multipliée par le poids du sujet, augmenté de celui des objets qu'il porte.

En supposant qu'un homme de 65 kilogrammes, dont les vêtements pèsent 5 kilogrammes, ce qui donne un poids total de 70 kilogrammes, s'élève à 10 mètres de hauteur, en négligeant les dépenses dues au déplacement horizontal, nous arrivons à un travail moteur de 700 kilogrammètres ; et, si nous admettons aussi, que, dans ce travail, cet organisme donne le rendement moyen que nous avons accepté de 20 %, nous trouverons que d'une, manière approximative, ce sujet a dû faire une dépense de 3.500 kilogrammètres.

Si maintenant cet homme descend également verticalement de ces 10 mètres, en négligeant, comme pour la montée, le déplacement horizontal, nous trouverons 350 kilogrammètres, n'exigeant, par conséquent, que des dépenses pouvant donner 1.750 kilogrammètres. Dans cette montée et cette descente, cet homme aura donc produit un *travail mécanique total* de 1.050 kilogrammètres, qui auront exigé une dépense correspondant à 5.250 kilogrammètres.

En transformant ces kilogrammes en calories nous trouverons :

1° Comme travail moteur (ascension à 10 mètres) 1^{cal} 647.

2° Comme dépense correspondant à ce travail, 8^{cal} 235.

3° Comme travail résistant (descente), 0^{cal} 823.

4° Comme travail mécanique total, 2^{cal} 470.

5° Enfin, comme dépenses totales, 12^{cal} 402.

Les calculs seraient les mêmes, bien entendu, si cet homme montait un fardeau. Le poids de ce dernier serait à ajouter à son propre poids; et la marche du calcul resterait la même.

Si ce fardeau devait être laissé en haut de l'ascension, le travail résistant, c'est-à-dire de la descente, serait forcément calculé seulement d'après son propre poids.

Nous pouvons ainsi, on le voit, calculer facilement le surcroît de dépenses exigées par notre élévation et celles des poids que nous portons dans le sens vertical.

Ce procédé approximatif de calcul peut être appliqué à l'ascension que nous faisons en nous servant des escaliers. Dans ces conditions, en effet, le déplacement horizontal, dans la pratique, est négligeable; et pour savoir le total des dépenses ainsi faites chaque jour, il suffit de réunir en un seul chiffre, pour un seul calcul, la hauteur des divers étages que nous avons gravis.

Ce premier calcul nous donnera le travail mécanique total (moteur et résistant); et, en acceptant toujours comme rendements moyens, 20 et 40 °/₀, nous aurons facilement en kilogrammètres les dépenses exigées pour ce travail. Enfin, en transformant ces kilogrammètres en calories, nous saurons de combien il faut augmenter celles qui correspondent à notre ration d'entretien, vu les climats et les saisons et aussi les âges.

Comme la montée des étages est un travail mécanique quotidien, je crois être utile en donnant à cet égard les données suivantes *ramenées au kilogramme de notre poids, pour une hauteur de 10 mètres :*

Travail mécanique total = 15 kilogrammètres et 0^{cal}035.

Dépenses totales pour ce travail = 75 kilogr^{es} et 0^{cal}177.

Pour avoir le travail mécanique accompli dans le sens vertical, dans les conditions que je viens d'indiquer, et les dépenses qu'il doit probablement nécessiter, il suffira donc de multiplier ces quantités, d'abord par le poids réel du corps du sujet, et, ensuite, le produit ainsi obtenu par les multiples ou les fractions de 10 mètres de hauteurs.

Les dépenses d'un homme de 60 kilogrammes s'étant élevé en totalité à 30 mètres seront donc de $0,177 \times 60 \times 3 = 31^{cal}860$.

Sa ration, de ce chef, devra donc être augmentée d'une quantité de glucose donnant aux muscles $31^{cal}860$.

Nous le voyons, l'ascension des 300 mètres de la tour Eiffel, arriverait à une dépense totale de $318^{cal}600$, soit le septième de la ration d'entretien.

Evaluation du travail mécanique dans le sens horizontal.

L'évaluation du travail mécanique dans le *sens vertical* est rendue facile par le calcul précédent, que je considère comme suffisamment exact pour l'appliquer à nos dépenses. Celle du même travail, dans le sens *horizontal*, est plus compliquée ; mais elle me semble cependant avoir été grandement simplifiée par les indications si claires données par Lefèvre, que je vais essayer d'utiliser de mon mieux.

S'inspirant des travaux de Marey, Lefèvre décompose le travail fait à chaque pas en trois éléments : « a) *Travail selon* « *la verticale ;* b) *Travail selon l'horizontale ;* c) *Travail d'oscil-* « *lation des membres* » ; et il étudie ensuite successivement ces trois éléments ; ce que je vais faire moi-même, en le suivant dans son exposé.

A. *Travail suivant la verticale à chaque pas.* — A chaque pas, notre corps subit un mouvement d'élévation et un mouvement de descente qui le ramène au niveau du sol. En supposant que la marche s'accomplisse sur un terrain horizontal, les mouvements d'élévation et de descente seront égaux.

L'élévation varie un peu selon les habitudes individuelles, je puis même dire selon les races ; et, aussi, pour tous les sujets, d'après la régularité ou l'irrégularité du sol. Certains sujets s'élèvent peu en marchant ; ils glissent presque sur le sol. D'autres, au contraire, peut-être par des habitudes contractées pendant l'adolescence, s'élèvent davantage.

D'une manière générale, les races européennes s'élèvent davantage que les races dites mongoles. Les premières, dans le mouvement de descente, le plus souvent, arrêtent le poids du corps par le talon ; et les autres par la partie antérieure du pied, qui, par ses articulations multiples, amortit le choc. De là, une différence très marquée dans leur démarche, dont j'ai été frappé, de même que la nôtre a été remarquée par les peuples de l'Extrême-Orient. Le Cambodgien, l'Annamite

(1) L'organisme humain envisagé comme moteur (*Rapport au Congrès international de l'alimentation*, p. 15).

marchent sans bruit sur leurs planchers légers et élastiques en bambous. Leur corps un peu penché en avant, les membres inférieurs demi-fléchis, ils s'avancent en laissant la pointe du pied toujours plus basse que le talon ; et, dès qu'ils touchent ainsi le plancher dans le mouvement de descente, le choc est amorti par la mise en jeu de toutes les articulations du pied et du membre inférieur, qui, grâce à sa demi-flexion, jouit d'une grande élasticité. Leur élévation est donc ainsi généralement très faible.

L'Européen, au contraire, marche droit, le corps plutôt rejeté en arrière, les articulations du membre inférieur, qui dans le dernier temps du pas supporte le corps, étant dans l'extension. De plus, je l'ai dit, c'est par le talon qu'il reprend contact avec le sol ; et le choc est ainsi plus brusque et plus fortement frappé. Aussi, quand il marche sur les planchers en bambous, l'européen ne le fait-il qu'en les faisant trembler, ce qui lui a fait donner par les indigènes le nom de *lourdeau*.

Cette démarche avait même été exagérée autrefois par l'éducation militaire qui lui donnait encore plus de raideur. On en est revenu maintenant dans l'armée à une démarche plus souple, et peut-être plus en rapport avec les principes de la mécanique au point de vue du rendement de notre force motrice. Nous allons voir, en effet, que ces dépenses augmentent d'une manière sensible avec l'élévation de notre corps ; et que, par conséquent, il est utile de restreindre cette évaluation dans les limites du nécessaire.

Il y a donc là une indication importante pour l'éducation de l'enfant à cet égard.

Mais, de plus, l'élévation plus ou moins grande de notre corps peut être commandée, je l'ai dit, par la régularité plus ou moins grande du sol.

Sur un terrain plan, soit la plupart de nos routes, notre élévation moyenne, avec un pas de 0^m70, est d'environ 0^m03. Mais elle arrive facilement à 0^m04 et 0^m05, dès que le sol est moins régulier ; et, elle doit parfois atteindre 0^m10, comme moyenne, quand on marche soit dans un chemin rocailleux, soit dans les champs.

En appliquant la formule du travail vertical, à cette partie du travail horizontal, ce dernier, pour chaque pas, sera donc représenté : 1° par le poids du sujet multiplié par son élévation, ce qui donnera le *travail moteur*; et 2° par le travail de descente ou *résistant*, soit également le poids du sujet multiplié par le parcours de descente, mais cette fois nous le savons divisé par deux.

L'élévation a donc comme formule : $T = P \times H$, et la *descente* : $T = \dfrac{P \times H}{2}$, ce qui nous donne comme travail mécanique total : $T = P \times H \times \dfrac{3}{2}$ en kilogrammètres.

Un homme de 60 kilogrammes, s'élevant à $0^{gr}05$ à chaque pas, fournira donc un travail mécanique total de :

$$60 \times 0^{m}05 \times \frac{3}{2} = 4^{kgm}5.$$

Ce travail ne serait plus que de $2^{kgm}7$, si l'élévation n'était que de $0^{cm}03$.

B. *Travail suivant l'horizontale à chaque pas.* — Ce travail est représenté, d'après Lefèvre, par la vitesse de translation du corps, suivant l'horizontale, et comprenant deux phases : l'une d'accroissement de cette vitesse, et l'autre de refrènement de la force vive du corps. Or, cela étant, si nous représentons par v la variation moyenne de la vitesse, et par g l'accélération par la pesanteur, qui pour Paris est en chiffres ronds 9.81, le travail mécanique de chacune de ces deux phases sera exprimé par les deux formules suivantes, données par Lefèvre :

Pour la première phase, le travail, étant égal à la variation de la force vive, a pour formule : $\dfrac{1}{2}\dfrac{P}{g}v^{2}$.

Et pour la deuxième phase, dont l'équivalent moteur est la moitié de celui de la précédente : $\dfrac{1}{4}\dfrac{P}{g}v^{2}$.

En totalisant le travail horizontal d'un pas, Lefèvre arrive donc à la formule suivante : $\dfrac{3}{4}\dfrac{P}{g}v^{2}$.

Si nous supposons toujours un sujet de 60 kilogrammes, ayant une vitesse de translation de $0^{m}03$ à chaque pas, le travail mécanique horizontal sera de : $\dfrac{P}{g}$ ou $\dfrac{60}{9,81} = 6,12$, qui, multipliés par v^{2}, soit par 0,09, donne 0,5508; qui, enfin, multiplié par $\dfrac{3}{4} = 0^{kgm}4131$.

A chaque pas, le mouvement de translation horizontale, exigera donc de ce sujet un travail mécanique de $0^{kgm}413$, quantité qui devra être ajoutée au travail d'élévation, soit $4^{kgm}5$ pour une élévation de 0^m05, et de $2_{kgm}7$, si elle n'est que de 0^m03.

C'est donc déjà pour ces deux évaluations : $4^{kgm}9131$, et $3^{kgm}113$ à chaque pas.

C. *Travail d'oscillation des membres inférieurs à chaque pas.* — « Ce travail se mesure sur le moment d'inertie du « membre inférieur, par rapport à son axe d'oscillation et « sur la variation de la vitesse angulaire » et Lefèvre accepte, comme travail moyen correspondant à celui de cette oscillation, la quantité de $0^{kgm}3$ à chaque pas donnée par Marey. C'est donc une nouvelle quantité de travail mécanique, *celle-ci invariable pour chaque pas*, qu'il faudra ajouter aux deux précédentes, travail vertical et travail horizontal, pour avoir le travail mécanique total, correspondant à chaque pas.

Travail mécanique total à chaque pas. — Si nous réunissons les trois données précédentes en formules, nous aurons donc :

$$\text{T. M. T.} = \frac{3}{2}\,\text{P. H.} + \frac{3}{4}\,\frac{\text{P}}{g}\,v^2 + 0^{kgm}3$$

| Travail mécanique total. | Travail vertical. | Travail horizontal. | Travail d'oscillation. |

En supposant que le sujet pèse, comme précédemment, 60 kilogrammes ; que son élévation à chaque pas soit de 0^m03 ; et sa variation moyenne de vitesse $0^{kgm}03$, cette formule nous donnera pour chaque pas, un travail mécanique de $3^{kgm}413$. Les autres conditions restant les mêmes, mais l'élévation étant de 0^m05, le travail mécanique total à chaque pas, sera de $5^{kgm}2131$.

Travail mécanique sur terrain horizontal par kilomètre de marche.

La formule précédente, donne *le travail mécanique total pour un pas*. Or, pour connaître le travail exigé pour un kilomètre, il suffit de savoir le nombre de pas nécessaires pour parcourir cette distance. En supposant le pas moyen de 0^m70, nous aurons donc : $\dfrac{1000}{0,70} = 1428$. Le travail mécanique exigé par le kilomètre, sera donc pour le sujet précédent de $3^k413 \times 1.428 = 4.873$ kilogrammètres, si la marche correspond à une élévation de 0,03 ; et si cette dernière est de 0^m05, nous aurions : $5.2131 \times 1.428 = 7.444$ kilogrammètres.

Ces deux quantités de kilogrammètres correspondant au kilomètre et dans les mêmes conditions, *sauf pour l'élévation verticale à chaque pas*, nous montrent qu'elle importance cet élément peut prendre dans les dépenses de la marche ; et, par conséquent, l'intérêt que nous devons y attacher dans notre éducation.

Ces calculs ont été faits pour le pas de 0^m70 ; ils seraient tout aussi simples pour des pas plus longs ou plus courts. Mais, bien entendu, il faudrait également tenir compte de la vitesse avec laquelle ce kilomètre est parcouru.

En tenant compte de ces différents éléments, on peut, ainsi que le fait Lefèvre, transformer facilement la formule précédente donnant le travail mécanique total d'un pas, en une autre formule donnant le travail pour un kilomètre. Il suffit, en effet, de joindre à la précédente le nombre de pas nécessaires pour franchir cette distance. On arrive ainsi à la formule générale, *pour un kilomètre*, donnée par Lefèvre :

$$\text{T.} = \frac{3}{2}\, \text{n Ph} + \frac{3}{4}\, \text{n} \frac{\text{P}}{g}\, \text{v}^2 + 0,3\, \text{n}$$

Travail mécanique total	Travail total d'élévation	Travail total horizontal	Travail total d'oscillation

Formule dans laquelle n représente le nombre de pas faits au kilomètre.

Travail mécanique sur terrain plat horizontal avec charge. — D'après ce qui précède, l'évaluation du travail, dans ces conditions, devient des plus faciles. *Il suffit, en effet, d'ajouter le poids de la charge à celui du sujet.* Quant à la formule, elle reste la même.

Supposons, pour nous placer dans des conditions souvent réalisées, un sujet du poids moyen de 65 kilogrammes portant un poids de 25 kilogrammes, poids correspondant souvent à celui du matériel de campagne ou de manœuvre. Le poids à soulever à chaque pas sera donc de 90 kilogrammes ; et si, de plus, nous admettons que, vu la nature du terrain, l'élévation verticale doive être portée à $0^m,06$ à chaque pas, la vitesse moyenne de translation restant à 0,03 et la longueur du pas restant également en moyenne à $0^m,70$, la formule générale précédente nous conduira aux résultats suivants :

A. Elévation verticale :

$$T. = 90 \times 0,06 \times 1.428 \times \frac{3}{2} = 11.566 \text{ kilogrammètres.}$$

B. Translation horizontale :

$$T. = \frac{90}{9,81} \times 0,09 \times 1.428 \times \frac{3}{4} = 884 \text{ kilogrammètres.}$$

C. Oscillation des membres inférieurs :

$$T. = 0^{kgm}3 \times 1.428 = 428^{kgm}4$$

Le travail mécanique, dans ces conditions, serait donc de 11.566 + 884 + 428 = 12.878 kilogrammètres, soit sensiblement 30 calories par kilomètre.

Une étape de 20 kilomètres, faite dans ces conditions, correspondrait donc à 257.566 kilogrammètres, soit sensiblement, comme travail mécanique, à 600 calories.

Ce travail mécanique de 600 calories, en admettant un rendement de 20 %, exigerait donc une dépense de 3.000 calories à ajouter à celles de la ration d'entretien.

Marche avec charge sur un terrain constamment montant.

Le travail mécanique effectué dans ces conditions sera facilement obtenu, au moins d'une manière suffisamment approximative pour la pratique, en additionnant :

1° Le travail mécanique nécessité par l'élévation totale comprise entre le point de départ et celui d'arrivée ;

2° Le travail mécanique calculé d'après la longueur totale de la route parcourue, en la considérant comme horizontale.

Pour le sujet précédent, qui, sur un terrain plan, dépensait 12.878 kilogrammètres ; si nous supposons qu'il s'élève de 100 mètres par kilomètre, les autres conditions restant les mêmes, à 12.878 kilogrammètres, il faudra ajouter $90 \times 100 = 9.000$ kilogrammètres, soit un total de 21.878 kilogrammètres par kilomètre.

L'étape de 20 kilomètres arriverait donc, dans ces conditions à 437.860 kilogrammètres, soit sensiblement à 1.030 calories.

La formule donnant le travail mécanique total dans ces conditions, en réunissant le travail vertical et le travail horizontal, devient la suivante, en plaçant ses différents facteurs dans un ordre qui facilite les calculs :

$$\underset{\text{Travail vertical}}{} \quad \underset{\text{Travail horizontal d'un kilomètre}}{}$$

$$T = (P \times H) + \underset{\substack{\text{Travail total} \\ \text{d'élévation}}}{\left(P \times h \times n \times \frac{3}{2}\right)} + \underset{\substack{\text{Travail total} \\ \text{de translation}}}{\left(\frac{P}{g} \times v^2 \times n \times \frac{3}{4}\right)} + \underset{\substack{\text{Travail} \\ \text{d'oscillation}}}{\left(0^{kgm}3 \times n\right)}$$

Marche avec charge sur un terrain montant, mais entrecoupé de descentes.

Dans le cas précédent nous avons supposé que le terrain monte constamment ; or, la pratique offre souvent des conditions différentes. Le terrain ne monte qu'en étant entrecoupé de parties qui descendent. Le problème devient ici forcément plus compliqué ; cependant, on peut encore arriver à une évaluation suffisamment approximative :

1° En calculant, comme toujours, le travail mécanique accompli d'après l'espace parcouru, en le considérant comme un terrain horizontal.

2° En évaluant la hauteur totale, par l'addition des différences de niveau entre les points maximum des montées et descentes.

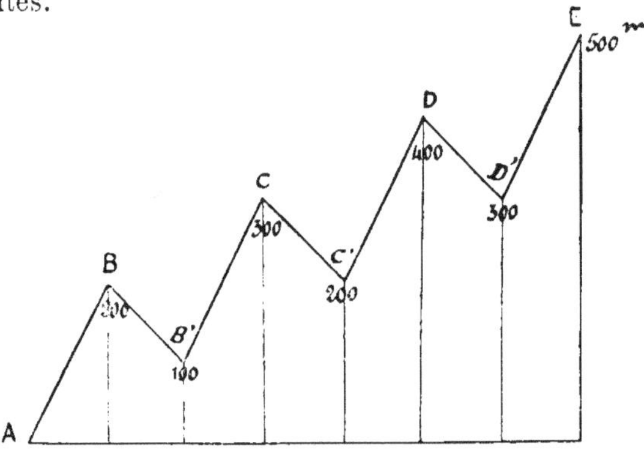

La figure ci-dessus, je l'espère, va rendre cette explication facile.

Supposons que le même sujet ait franchi la route figurée de A en E, ayant une différence de niveau de 500 mètres, mais entrecoupée de trois descentes BB', CC' et DD'. Pour effectuer cette ascension de 500 mètres, notre sujet aura dû s'élever de 200^m, de A en B ; de 200 mètres également de B' en C ; puis de 200^m, de C' en D ; et, enfin, encore de 200^m, de D' en E ; soit en tout de 800 mètres. Or, son poids avec sa charge étant de 90 kilogrammes, le travail mécanique, ainsi produit dans le sens vertical, sera donc déjà de 90 $\times$ 800 = 72.000 kilogrammètres.

Mais, de plus, il y a lieu de tenir compte du travail résistant pendant les descentes : de B en B', de C en C' et de D en D', descentes chacune de 100 mètres, soit en tout 300 mètres. Or, le travail résistant étant la moitié du travail moteur, nous aurons $\dfrac{300 \times 90}{2} = \dfrac{27.000}{2} = 13.500$; soit 13.500 kilogrammètres à ajouter aux 72.000 correspondant à la montée.

Le travail, dans le sens vertical de ce parcours, serait donc de 85.500 kilogrammètres.

Si, en outre, nous supposons que la longueur des montées soit de 2 kilomètres, et celle des descentes de 1 kilomètre, nous aurons, en considérant ce parcours comme horizontal, 4 montées de 2 kilomètres, soit 8 kilomètres, et 3 kilomètres pour les 3 descentes, soit en tout 11 kilomètres. Or, nous l'avons vu, cette charge correspondant à un travail mécanique de 12.878 par kilomètre, nous arrivons, de ce chef, à 141.658 kilogrammètres.

Le travail mécanique de cette ascension arriverait donc à 227.158 kilogrammètres.

Evaluations approximatives des travaux manuels.

Comme on le voit, l'évaluation des travaux mécaniques qui précèdent, grâce aux indications données par Lefèvre, peut encore, quoique seulement approximative, être faite d'une manière suffisante pour nous guider dans les quantités d'aliments nécessaires pour couvrir les dépenses qu'elles imposent à l'organisme. Ces données seront des plus utiles, quand il s'agira, par exemple, de calculer la ration de l'armée, des ascensionnistes, etc. ; mais évidemment ce n'est là qu'une partie, et la moins nombreuse, des travaux physiques que nous aurons à évaluer. Je puis citer tous les travaux manuels, ceux des artisans, maçons, tailleurs de pierre, menuisiers, etc., et aussi tous les travaux agricoles. J'avoue que ce sont là autant d'évaluations des plus difficiles ; et pour lesquelles il faudra pendant longtemps encore nous contenter d'une large approximation. Comment apprécier, par exemple, le travail mécanique du laboureur, du moissonneur, du faucheur, pour ne parler que de quelques travaux agricoles ? Comment apprécier surtout le travail de la population rurale, quand nous la voyons changer de genre de travail plusieurs fois par jour ? Et de même pour la plupart des professions manuelles, forgerons, serruriers, menuisiers, charpentiers, etc.

En attendant que des travaux viennent nous fixer sur ces diverses professions, en nous donnant au moins les kilogrammètres correspondant à une heure de travail, nous devrons nous contenter des évaluations que j'ai données surtout d'après A. Gautier. Ces rations, évidemment, ne peuvent nous donner que les dépenses et non les besoins réels ; et il nous restera toujours ce doute que peut-être ces ouvriers auraient pu faire le même travail en dépensant moins. Mais au moins pourrons-nous tirer cette conclusion de ces chiffres, que sûrement ces quantités sont suffisantes ; et c'est là déjà une indication importante.

Il est vrai, que, de plus, ces rations ne nous donnent pas le travail produit ; elles ne nous donnent que les dépenses correspondant à ce travail. Mais nous pourrons encore approcher d'assez près l'évaluation du travail utile en acceptant comme moyenne générale : *que le travail mécanique représente sensiblement le cinquième du surcroît de dépenses q i, dans une ration de travailleur, dépasse celles de sa ration d'entretien.*

RAPPORT DU TRAVAIL EFFECTUÉ AUX DÉPENSES DE L'ORGANISME. — CAUSES QUI MODIFIENT CE RAPPORT.

Les calculs auxquels je viens de me livrer, en utilisant les indications de Lefèvre, donnent le travail effectué ; mais, nous le savons, les dépenses de l'organisme dépassent d'une manière très marquée le travail correspondant.

J'ai déjà dit, en effet, que Grandeau et Leclerc d'une part et Müntz de l'autre, pour les chevaux de trait, avaient trouvé pour le travail moteur un rendement de 21 °/₀ ; que Gautier, en s'en tenant à la calorimétrie alimentaire, était arrivé pour l'homme approximativement à 20 °/₀ ; et que Chauveau, en se basant sur les échanges respiratoires, pour le même travail, avait trouvé un rendement de 19 à 20 °/₀.

Chauveau, de plus, avait comparé le rendement du travail moteur avec celui du travail résistant ; et il avait ainsi constaté que tandis que pour le travail moteur le rendement n'était que de 19 à 20 °/₀ ; pour le travail résistant, il s'élevait à 38 ou 39 °/₀, soit sensiblement le double. D'où il faut conclure que le combustible, en ce qui concerne l'homme, est deux fois mieux transformé en travail utile pendant le travail résistant que pendant le travail moteur.

Mais les indications les plus importantes et les plus précises à cet égard nous ont été données par les remarquables recherches d'Atwater. Cet habile expérimentateur a mesuré les dépenses en calories par le rayonnement, par les urines et les fèces, par l'évaporation et par le travail, dans trois conditions différentes : l'*inanition* et le *repos*, dans ces deux conditions sans travail, et pendant le *travail*. Ce dernier a correspondu à 451 calories, soit un peu plus de 190.000 kilogram. Or, voici les données qui nous permettront non seulement de nous rendre compte du rapport entre le travail produit et le surcroît de dépenses qu'il occasionne à l'organisme, mais aussi des causes de la grande exagération de ces dernières :

ÉNERGIE DÉGAGÉE	INANITION	REPOS	TRAVAIL	EXCÉDENT du travail sur repos	EXCÉDENT en dehors du travail
	calories	calories	calories	calories	calories
Par rayonnement ..	1.651	1.683	2.636	953	953
Par urine et fèces..	21	31	26	— 5	— 5
Par évaporation....	525	548	1.563	1.015	1.015
Par travail	»	»	451	451	»
TOTAUX....	2.187	2.262	4.676	2.414	1.963

Ainsi, dans ces recherches, aussi exactes que possible, un

travail mécanique de 451 calories, soit de 191.675 kilogrammètres, a nécessité une dépense de 2.414 calories. Le travail
produit n'a donc été que de 18.68 %.

En ce qui concerne le travail moteur, nous pouvons donc
accepter, comme rendement approximatif, le 20 % : c'est-à-
dire qu'un travail de cette nature étant à effectuer, nous
pouvons évaluer que les dépenses qu'il nécessitera de la
part de l'organisme, seront, en calories, cinq fois plus élevées :
un travail moteur de 200 à 500 calories exigera respectivement une dépense en aliments équivalant à 1.000 ou 2.500
calories.

Au moins pour les travaux moyens, s'étendant de 300 à
600 calories, soit de 125.000 à 250.000 kilogrammètres, l'équivalent de ces travaux en calories étant connu, le surcroît de
dépenses à prévoir sera donné en multipliant les calories de
ce travail par 5 ; et réciproquement on pourra évaluer approximativement, dans les mêmes conditions, le travail effectué,
si le surcroît de dépenses est connu, en divisant ce dernier
par 5. Le surcroît des dépenses est obtenu, bien entendu, en
déduisant des dépenses totales, la ration d'entretien nécessitée par les conditions dans lesquelles s'effectue ce travail.

C'est donc là le rendement moyen du *travail moteur* ; et, je
viens de le dire, celui du *travail résistant* est le double du
précédent. Il est donc approximativement les deux cinquièmes
des dépenses totales ; et c'est ce rapport qui nous permettra
de calculer soit le surcroît des dépenses, soit le travail résistant effectué, une de ces deux données nous étant connue.

Mais comment expliquer ce grand écart entre le travail
produit et les dépenses qui lui correspondent ? Les données
générales de la physiologie auraient déjà pu nous permettre
de le faire, au moins pour les principales causes et d'une
manière suffisamment approximative.

Le travail, en effet, augmente les déplacements ; il provoque souvent la sueur ; celui qui s'accomplit en plein air exagère la radiation cutanée et l'évaporation. Il est donc forcé
que les dépenses de l'organisme soient augmentées par ces
différentes causes ; et ce que j'aurai à dire sur l'influence des
vents aurait même pu nous permettre, on le verra, d'arriver
à des évaluations assez exactes. Mais les expériences d'Atwater

nous permettent maintenant de remplacer ces évaluations seulement largement approximatives par d'autres plus précises, au moins pour certaines conditions.

Nous voyons, en effet, dans le tableau précédent, que sous l'influence du travail, la perte par le rayonnement s'est élevée de 1.683 calories, dépensées pendant le repos, à 2.636 calories, avec un surcroît de 953 calories pendant le travail, soit une augmentation de 53 %.

L'augmentation de l'évaporation, comprenant, bien entendu, l'évaporation insensible et la sueur, a été encore plus marquée. Son surcroît, à lui seul, double la dépense du repos ; soit 1.563 calories au lieu de 548. Sa dépense est donc ainsi triplée.

Les expériences d'Atwater, non seulement nous expliquent ainsi le surcroît de dépenses ; mais, en même temps, elles nous donnent une indication générale sur l'importance relative des influences qui motivent ce surcroît.

Dans ces expériences, les pertes par l'évaporation, qui ne sont guère que le tiers de celle du rayonnement à l'état de repos, ont eu un surcroît qui dépasse celui du rayonnement : 1.015 calories au lieu de 953.

En tenant compte de ces indications, nous devons conclure :

1° Que l'écart entre les dépenses pendant le repos et celles pendant le travail est dû à l'exagération des dépenses par le *rayonnement* et l'*évaporation* ;

2° Que, de ces deux influences, dans les expériences d'Atwater, c'est la seconde qui l'a emporté sensiblement sur la première.

Mais, évidemment, ce rapport n'est pas invariable. Il a été établi avec beaucoup de précision par Atwater ; mais, bien entendu, seulement pour les conditions dans lesquelles se trouvaient ses sujets en expérience. Or, ces conditions sont des plus variables ; et, dès lors, il en est forcément de même des différentes catégories de dépenses. Il est probable que même les proportions entre celles dues au rayonnement et celles dues à l'évaporation pourraient être renversées, ces dernières devenant inférieures aux premières. Même après ces recherches, il reste donc encore un réel intérêt à examiner quelles sont les causes qui peuvent modifier ces dépenses dans un sens ou dans un autre ; et aussi d'examiner quelles peuvent être toutes les causes susceptibles de faire varier le rapport entre les dépenses totales et le travail produit.

Acceptons donc d'abord ces principes qui doivent être à la base de toutes les évaluations :

A. *Qu'il y a un rapport constant pour le moteur humain, toutes les autres conditions étant égales, entre le travail, moteur ou résistant, effectué et les dépenses faites par l'élément musculaire qui le produit.*

Ce rapport, on le conçoit, ne doit pas être confondu avec celui auquel nous avons demandé le rendement moyen.

Ses deux termes sont beaucoup plus rapprochés. Certes, ils ne sont pas égaux. Les dépenses, mêmes ramenées à celles faites exclusivement par le *muscle*, ne sont pas égales à celles représentées par le travail utile. Il y a toujours une perte d'énergie due surtout au frottement ; et, quelque perfectionné que soit le moteur humain sous ce rapport, il y en a toujours une. Il doit y avoir aussi une autre perte due au maintien du muscle à la température centrale ; car, de proche en proche, il doit rayonner comme toutes les autres parties de l'organisme. Mais cependant il est probable :

1ᶜ Que ces pertes sont assez minimes ; et que les dépenses faites par le muscle ne s'éloignent pas trop du travail produit ;

Et, 2° que les écarts que peut présenter ce rapport, d'un sujet à un autre, même dans des conditions assez différentes, doit peu varier.

B. *Que les conditions étant également supposées les mêmes, il y a un rapport sensiblement constant entre ce même travail effectué et les dépenses totales faites par l'organisme pour le produire ; mais que ce rapport change avec les conditions dans lesquelles s'effectue ce travail.*

Ces dernières dépenses totales comprennent, outre celles qui correspondent à celles faites directement par le muscle, celles, beaucoup plus élevées, qui, plus ou moins, sont inséparables de la contraction de ce dernier. Dans les expériences d'Atwater, pour un travail de 451 calories, les dépenses en surcroît s'élevaient, nous l'avons vu, à 2.414, c'est-à-dire que 1963 provenaient au moins en grande partie de ces autres dépenses. Or, on le conçoit, ces dernières peuvent présenter de ·grandes variations ; et, condition qui donne de l'importance à cette étude, nous allons le voir, nous ne sommes pas sans action sur quelques unes d'entre elles. Je vais étudier les suivantes.

Influence individuelle. — Il est bien établi que le même travail peut-être fait avec des dépenses différentes, suivant les ouvriers qui l'exécutent. Le travail utile restant le même par hypothèse, la *dépense musculaire* présentera peu de différences. Que le travail soit fait lentement ou rapidement, son équivalent kilogrammétrique, n'en sera guère modifié. Mais, au contraire, les *autres dépenses* pourront varier dans de grandes proportions. Certains ouvriers ne font que les mouvements et les efforts indispensables ; et d'autres multiplient les uns et les autres inutilement. Au travail utile, s'ajoute celui de la conversation accompagnée de gestes animés, de chants, de discussions. Parmi ces ouvriers, les uns travaillent assez couverts ; les autres se découvrent à l'excès. Les uns enfin ont un travail régulier et calme, ne provoquant que rarement la sueur. Les autres, au contraire, procèdent par à-coups ; et, forcés de rattraper le temps perdu pendant leur repos, ils suent forcément pendant qu'ils travaillent. De là une perte considérable due à l'évaporation. Or, nous le savons, chaque gramme de sueur qui s'évapore au contact des téguments, prend à l'organisme environ $1/2$ calorie de chaleur.

Travail à l'extérieur ou à l'intérieur. Influence du vent. — Nous verrons, en traitant de l'influence des vents, combien ils peuvent augmenter les dépenses de l'organisme. Or, il est évident que tout travail qui s'exécute dehors, augmente en même temps le rayonnement et l'évaporation, si celle-ci est provoquée, plus que s'il s'exécutait à l'abri.

Il en est de même de l'humidité de l'air en ce qui concerne le rayonnement. L'évaporation serait plutôt diminuée par un état hygrométrique élevé ; la radiation cutanée, au contraire, serait plutôt augmentée.

Enfin, mes expériences m'ont démontré l'importance que prend le rayonnement sous l'influence du vent, quand le sujet est mouillé (1) ; et, par conséquent, on peut prévoir

(1) Détermination et action des plus basses températures compatibles avec la vie du lapin (Société de Biologie, 16 février 1901). — 11 mai 1901.

ainsi les dépenses considérables, auxquelles peut arriver le travail, sous l'influence de la pluie et du vent. Je reviendrai, du reste, sur cette influence.

Température ambiante. — Dans le chapitre suivant, je vais étudier l'influence de la température ambiante sur les dépenses de l'organisme. Cette influence, nous allons le voir, est une de celles qui modifient de la manière la plus marquée la ration d'entretien. Dans les pays tempérés, la seule influence des saisons extrêmes fait varier ces dépenses d'environ un tiers. C'est donc une première différence dont il faut tenir compte, quand on veut comparer le travail produit avec l'ensemble des dépenses, puisque dans ces dernières entrent toujours celles d'entretien.

Mais, de plus, il est évident que la radiation cutanée et l'évaporation, et surtout la première, seront bien plus élevées dans un air froid que dans un air chaud. Il est donc fort naturel que le rapport entre les dépenses totales et le travail produit, soit moins avantageux en hiver qu'en été, et aussi moins dans les pays froids que dans les pays chauds. Enfin, nous le verrons, cette influence de la température ambiante, déjà importante par elle-même, sera encore fortement exagérée, s'il s'y joint celle du vent.

Quantité d'eau ingérée pendant le travail. — L'exagération de l'eau ingérée, si fréquente pendant le travail effectué pendant la saison chaude, diminue forcément le rendement du travail utile. Cette ingestion d'eau plus abondante, en effet, entraîne forcément une sueur également plus abondante, et forcément aussi une perte plus grande due à l'évaporation. Cette ingestion d'eau, procure un certain bien être à l'ouvrier. Par son évaporation, elle tend à rafraîchir sa surface cutanée, échauffée par l'exagération de la circulation périphérique due au travail; mais cette sensation agréable n'est obtenue qu'en augmentant, sans profit pour le travail utile, les dépenses de l'organisme. C'est donc là une dépense sur laquelle l'ouvrier peut avoir une certaine influence.

Exagération de la circulation périphérique. — L'augmentation de la circulation périphérique est constante dans le travail. Mais cependant elle présente des différences selon le genre de travail et surtout selon les constitutions.

Certains travaux exigeant de grands mouvements activent cette circulation plus que d'autres. D'autre part, les peaux fines s'animent plus facilement et se couvrent plus rapidement de sueur. Or, on le conçoit, ce sont là autant de causes qui peuvent faire varier le rayonnement et l'évaporation.

Combustible utilisé. — Enfin, il est une autre cause pouvant augmenter le rapport entre le travail produit et les dépenses que je pourrais appeler inutiles ; c'est celle qui dépend du combustible utilisé.

Je viens de rappeler au début de cette étude la différence qui existe entre les équivalents isothermiques et les isoglucosiques. Or, il est évident, que si l'homme qui travaille, demande son calorique soit aux albuminoïdes soit aux corps gras, il sera forcé de dépenser, par la radiation cutanée ou le rayonnement, tout le calorique, qui, après la transformation de ces aliments en glucose, reste disponible. Or, cette quantité peut être encore importante. Sur 5 calories que peut donner 1 gramme d'albuminoïdes en arrivant à l'état d'urée, $3^{cal}200$ seulement peuvent être utilisées par le muscle. C'est donc $1^{cal}800$ que l'organisme reçoit, qu'il en ait besoin ou non. Sur 9 calories que donne 1 gramme de corps gras, $6^{cal}440$ seulement sont utilisées par le muscle ; et, de nouveau, $2^{cal}560$ sont dégagées sans tenir compte des besoins de l'organisme.

Si l'alimentation fournit au muscle la quantité de glucose qui lui est nécessaire pour faire le travail de 100 calories, il en brûlera 25 grammes ; et tout ce calorique pourra être transformé en mouvements. Si, au contraire, l'organisme ne reçoit que des albuminoïdes pour faire du mouvement, pour obtenir ces 100 calories, il lui en faudra 31 grammes ; et, d'une manière forcée, il recevra aussi environ 56 calories qui pourront fort bien se trouver en excédent de ses besoins au point de vue de la calorification. De là, on le conçoit, la nécessité d'exagérer ses dépenses en calorique, de l'éliminer par la radiation cutanée ; et, si elle ne suffit pas, de le faire par la sueur.

Je suis donc porté à croire que faire du travail mécanique avec des albuminoïdes ou avec des corps gras, doit augmenter l'écart entre les calories transformées en travail et celles correspondant aux aliments dépensés ; et qu'au contraire, donner à l'organisme des amylacées pour faire du travail mécanique, doit tendre à diminuer cet écart, et en somme à produire le même travail avec le moins possible de dépenses.

Tout ce qui précède me conduit donc à cette conclusion, que si nous n'avons que peu d'action sur le rapport entre la dépense musculaire et le travail utile, nous pouvons sûrement en avoir une sur le rapport entre ce même travail et les dépenses totales. Je crois même qu'en réunissant ces différentes influences, et en en faisant bénéficier l'ouvrier, on peut augmenter d'une manière sensible son rendement, ou, ce qui conduit au même résultat, obtenir le même travail utile avec moins de dépenses.

On peut obtenir une partie de ce résultat par l'éducation de l'ouvrier à ce point de vue ; une autre partie peut être obtenue par le patron ; et cela à son bénéfice, à celui de l'ouvrier, et aussi à celui de l'industrie.

INDICATIONS GÉNÉRALES SUR LA CONSTITUTION DE LA RATION DE TRAVAIL

RATION ORGANIQUE. — Ces indications sont les suivantes :

1° La ration complète pour l'homme qui travaille, doit comprendre d'abord sa ration d'entretien, calculée d'après les conditions dans lesquelles il accomplit son travail. Or, pour l'évaluation de cette ration, je le rappelle, doivent intervenir surtout la température ambiante, les déplacements de l'atmosphère, et aussi, pour la femme, la grossesse et l'allaitement.

2° Plusieurs de ces conditions modifient les proportions des trois catégories de principes immédiats de la ration moyenne d'entretien, et il faudra, par conséquent, en tenir compte.

3° A cette ration d'entretien, ainsi calculée, doivent s'ajouter les aliments destinés à faire face aux dépenses occasionnées par le travail.

4° Si l'on sait qu'elle est la valeur mécanique de ce travail, et assez souvent on peut la calculer d'après les données qui précèdent, il faudra fixer les aliments destinés à l'effectuer, en multipliant sa valeur en calories par 5.

C'est là, nous l'avons vu, le rendement moyen du moteur humain.

Pour un travail de 300 calories, soit de 127.500 kilogrammètres, on ajoutera à la ration d'entretien une quantité d'aliments pouvant donner environ 1.500 calories.

5° Mais dans la composition de ces aliments, il faut s'inspirer de cette donnée capitale, que, de tous les aliments moteurs, le plus économique est la glucose.

L'application rigoureuse de cette donnée nous conduirait donc à composer cette ration de travail avec 375 grammes de sucre, ou tout au moins d'hydrates de carbone.

Mais, il me semble que tout en tenant grand compte de cette donnée, on peut se montrer moins rigoureux dans la composition de cette ration, et peut-être y a-t il de sérieuses raisons pour le faire.

Des travaux datant de quelques années, et surtout ceux d'Atwater, ont bien mis ce fait en lumière, que le travail mécanique n'augmente pas les dépenses en albuminoïdes, ou, du moins, qu'il ne les augmente que d'une manière bien peu marquée. Mais, cependant, il me semble qu'on ne saurait oublier que ce sont surtout les albuminoïdes qui font le muscle ; et que l'effort qu'il peut produire est proportionnel à sa masse.

Dans des expériences faites sur des lapins, j'ai pu constater les effets d'une alimentation riche en substances azotées sur le développement du système musculaire (1). Dans deux séries d'expériences, ayant duré l'une dix mois et l'autre huit mois, j'ai nourri comparativement des lapins de la même portée, les uns avec de l'herbe et les autres presque exclusivement avec du fromage. Or, dans ces deux séries de recherches : les animaux nourris au fromage augmentèrent plus rapidement de poids ; leur sang était plus riche en éléments figurés ; et surtout leurs masses musculaires, beaucoup plus développées. De plus, d'une manière frappante, leurs muscles

----

(1) De l'influence d'un régime fortement azoté sur le foie des herbivores des herbivores (Société de Biologie. Novembre 1884).

étaient plus foncés en couleur et plus consistants. Ces mêmes différences s'étant produites dans ces deux séries d'expériences, il me paraît indiscutable qu'il faut les attribuer à la différence d'alimentation et notamment à la quantité plus grande d'albuminoïdes, chez ceux qui avaient le tissu musculaire plus développé.

Si, donc, les albuminoïdes ne constituent que de mauvais aliments au point de vue du travail mécanique, il n'en résulte pas moins, de ce qui précède, qu'ils représentent les meilleurs aliments pour la constitution de l'élément musculaire qui fait ce travail. Ces substances seraient donc déjà d'une grande utilité aux travailleurs pour leur assurer d'avance des muscles vigoureux; et cela, d'autant plus, ainsi que je viens de le dire, que, toutes conditions égales d'ailleurs, l'effort produit est en rapport avec la masse musculaire.

Mais, en outre, j'avoue que je me fais difficilement à cette idée qu'un élément musculaire puisse fonctionner beaucoup sans voir son protoplasma s'user. Les protoplasmas, pris dans leur ensemble, s'usent forcément; puisque même quand l'organisme ne reçoit qu'une quantité insuffisante d'azotés, il élimine encore environ 0^{gr} 09 d'azote par kilogramme de son poids. Ces 0^{gr} 09 d'azote représentent donc bien l'usure des divers éléments anatomiques, dont les éléments musculaires constituent la plus grande partie. Or, si dans les conditions de la ration d'entretien, les échanges protoplasmiques se traduisent déjà par une usure de 0^{gr} 09 d'azote, comment admettre que ces échanges ne seront pas augmentés, quand ce même organisme au lieu de faire face à des besoins se chiffrant tout au plus par 2.500 calories, fera face pendant le travail à des besoins qui peuvent être doublés ?

Je sais que les faits expérimentaux, et notamment ceux d'Atwater, ne traduisent pas l'exagération des dépenses en azotés pendant le travail. D'après les tableaux qu'à reproduit Gauthier (1) l'avantage, comme dépenses d'azote, resterait même au repos. La moyenne des dépenses de treize expériences faites au repos serait de 17^{gr} 6 d'azote éliminé par les urines, tandis que dans six expériences de travail, on n'en a trouvé, dans les urines que 16^{gr} 4, soit une différence de 1^{gr} 2 en faveur

____

(1) GAUTIER. — *Alimentation et régime*, 1904, p. 81.

de dépenses pendant le repos! Et cependant, la *mesure en chaleur produite*, n'a été que 2.241 calories pendant le repos et de 3.637 pendant le travail.

Or, l'azote urinaire représente bien l'azote usé. Mais, n'y a-t-il pas là, au moins, les apparences d'une contradiction ? Les travaux de Chauveau nous ont bien préparé à cette conclusion, que les dépenses en albuminoïdes doivent être peu augmentées pendant le travail, si l'organisme peut brûler soit des corps gras, soit des hydrates de carbone; mais, je le crois, on ne pouvait guère s'attendre à une dépense moindre.

Aussi, malgré toute la confiance que j'accorde aux recherches du savant physiologiste américain, et sans que je veuille douter de leur exactitude comme résultats, quelques doutes me restent, en ce qui concerne les conditions de ces expériences; et je reste porté à croire, que, quoique légèrement augmentées, les dépenses en albuminoïdes doivent cependant l'être comme usure par le travail.

C'est donc là une deuxième raison de comprendre une certaine quantité d'azotés dans les aliments destinés à couvrir les dépenses du travail. Mais, de plus, étant donné la considération suivante, que j'ai déjà fait valoir plusieurs fois, que je ne vois pas de gros inconvénients à employer une faible quantité d'azotés à faire du calorique; et, qu'au contraire, j'en vois de graves à laisser les albuminoïdes en quantités insuffisantes à leurs besoins, j'estime qu'il y a lieu de comprendre une certaine quantité d'albuminoïdes dans les aliments destinés à couvrir les dépenses du travail mécanique; et que cette quantité peut être sans inconvénient fixée dans les environs d'un *vingtième de cette ration*.

5° Les corps gras constituent également, nous le savons, de mauvais aliments mécaniques. Mais cependant, devons-nous les exclure d'une manière complète des aliments destinés à faire du travail ? Je n'en vois pas la nécessité. Outre que pratiquement ce serait difficile, de même que pour les azotés, je ne vois pas de très gros inconvénients à faire une faible partie de calorique destiné au muscle avec des corps gras. Certes, j'ai déjà dit qu'il y en aurait si les aliments destinés au muscle étaient constitués par des corps gras dans de grandes proportions ; mais ces inconvénients s'atténuent fortement en diminuant ces dernières. De plus, je le répète, il serait difficile d'exclure ces corps d'une manière complète de l'alimentation. J'estime donc, de nouveau, que les corps gras peuvent entrer dans ces aliments dans des proportions variant d'*un dixième à un vingtième.*

6° D'après ce qui précède, les 8 à 9 dixièmes de ces aliments devraient donc être demandés aux hydrates de carbone. Mais quelle est celle de leurs formes qui doit recevoir la préférence ? Respectant un usage, qui, ramené à de justes proportions, me semble rester dans les limites de l'hygiène, j'admettrais volontiers une boisson fermentée parmi ces aliments ; et, de nouveau, approximativement dans une proportion qui ne dépasse pas *un dixième.*

7° Puis je demanderais *trois dixièmes* des aliments de ce travail, aux divers sucres pris en nature, comme la saccharose ou la lactose et contenus soit dans des liquides, soit dans les aliments.

8° Enfin, les autres *cinq dixièmes* à peu près seraient demandés aux autres hydrates de carbone, fécule et amidon.

9° En résumé, les aliments à ajouter à la ration d'entretien pour les dépenses dues au travail me paraissent devoir comprendre 1 vingtième d'azotés, de 1 dixième à 1 vingtième de corps gras, et les autres 8 à 9 dixièmes devoir être composés par les hydrates de carbone, en faisant une place à l'alcool.

10° En prenant comme base une quantité de 100 calories à obtenir, nous pourrons admettre comme proportion : 1 gramme d'azotés, soit 5 calories ; 1 gramme de corps gras, soit 9 calories ; 1 gramme d'alcool, soit 7 calories ; et enfin, 20 grammes de sucre ou d'amidon, soit 80 calories.

Un travail de 300 calories, exigeant sensiblement une quantité d'aliments pouvant en fournir 1.500, d'après ces proportions, demanderait : une ration de 15 grammes d'azotés, 8 à 15 grammes de corps gras, 20 grammes d'alcool et 300 grammes d'hydrates de carbone.

Pour un travail équivalent à 600 calories, soit 255.000 kilogrammètres, ce qui constitue un fort travail, les quantités de ces aliments seraient forcément doublées ; et elles deviendraient : 30 grammes pour les azotés, 15 à 30 grammes pour les corps gras, 40 grammes pour l'alcool, et à 600 grammes pour les hydrates de carbone.

Or, en supposant que le travailleur dont il s'agit, pèse 60 kilogrammes et qu'il soit dans les conditions de la ration moyenne d'entretien, sa ration totale serait :

Dans le premier cas, de 105 grammes d'azotés, soit $1^{gr}75$ par kilogramme ; les corps gras arriveraient au maximum à 75 grammes, soit $1^{gr}25$ par kilogramme ; l'alcool à 53 grammes, soit à moins de 1 gramme par kilogramme ; et les hydrates de carbone à un total de 570 grammes, soit à 9 gr. ou $9^{gr}50$ par kilogramme.

Or, déjà à ces proportions, les quantités d'hydrates de carbone sont assez élevées pour craindre que pris à l'état d'amidon ou de fécules, ils soient d'une digestion difficile ; et de là l'obligation d'en donner une partie, soit 2 à 3 grammes par kilogramme en nature.

Cette nécessité s'imposera, et alors d'une manière impérieuse, pour la ration d'un travail mécanique de 600 calories.

Pour celle-ci la ration totale serait de : 120 grammes d'azotés, soit 2 grammes par kilogrammes ; et si cette quantité peut être digérée par un organisme normal, d'après mes propres recherches, elle ne saurait guère être dépassée. Les corps gras arriveraient au moins à 90 grammes, soit à $1^{gr}50$ par kilogramme environ ; et cette quantité peut être facilement digérée. L'alcool serait élevé à 100 grammes environ, soit un litre de vin à 10 % environ, quantité qui, d'après Atwater, est sûrement brûlée et bien au-dessous de celle que prennent la plupart des travailleurs du Midi pendant les forts travaux agricoles.

Enfin, les autres hydrates de carbone arriveraient à 870 grammes, soit à $14^{gr}50$ par kilogrammes ; et je ne crois pas que d'une manière générale cette quantité d'amidon puisse être digérée. Cette conclusion s'impose donc de nouveau que pour ces forts travaux il y a tout avantage, et presque une nécessité, pour une ration de travail bien comprise de donner une certaine quantité de sucre en nature, au moins de 3 à 6 grammes par kilogrammes. Ce sucre pourrait, du reste, être facilement utilisé sous forme de boissons sucrées et tout particulièrement avec le vin additionné à peu près de son volume d'eau.

RATION MINÉRALE. — *Oxygène*. — Nous avons vu que dans

les conditions de la ration moyenne d'entretien, les quantités d'oxygène mises à la disposition de l'organisme dépassaient un peu ses besoins. Mais ces derniers n'arrivaient qu'à 2.500 calories. Or, avec le travail, nous pouvons atteindre 5.000 calories, soit 77 calories par kilogramme pour l'homme de 65 kilog.; et en calculant à raison de $4^{cal}775$ par litre d'oxygène, nous arrivons à un total de 16 litres par kilogramme de notre poids, quand il s'agit de ce travail de 5.000 calories. C'est une quantité qui est près du double de celle de la ration d'entretien. Comment l'organisme peut-il arriver à cette quantité ? Il y arrive d'abord par l'ampleur plus considérable des mouvements respiratoires, ensuite par la plus grande fréquence de ces mouvements ; et enfin, par une section thoracique qui dépasse la moyenne, exagérée qu'elle est par l'exercice.

Ces grands travaux ne peuvent être accomplis que par de larges poitrines. C'est là une condition indispensable ; et elle doit donc entrer en ligne de compte dans le choix des ouvriers qui y sont destinés.

Le travail, nous l'avons vu, élève considérablement l'évaporation ; et, par conséquent, les quantités *d'eau* fournies à l'organisme doivent être augmentées. Toutefois, je pense qu'il y a une certaine mesure à garder. De nombreux travailleurs, en effet, suent beaucoup, seulement parce qu'ils boivent trop ; et parce que l'évaporation cutanée doit venir en aide à la voie rénale pour éliminer l'excès de l'eau ingérée. Or, c'est là une faute contre l'économie qui doit présider aux dépenses de l'organisme. Une partie de la sueur, en effet, je l'ai déjà fait remarquer, passe forcément à l'état de vapeur d'eau ; et elle ne le fait qu'à la condition d'absorber environ $0^{cal}500$ par gramme de sueur évaporée. Or, ce calorique, que l'organisme doit produire en plus de celui qui lui est nécessaire, augmente encore ses dépenses, au moment où déjà ces dernières sont très élevées.

Le travailleur doit donc savoir que la sueur augmente forcément ses dépenses ; et que, par conséquent, il lui importe de l'éviter ou du moins de la restreindre autant que possible. Il faut donc, qu'autant qu'il le peut, il soit sobre de boissons. Il doit tenir compte qu'il trouve déjà un supplément de liquide important dans les aliments qu'il est forcé d'ajouter à sa ration. Aussi, ai-je indiqué que le vin qui est pris en dehors des repas, ne doit guère être additionné que de son volume d'eau.

Pour éviter la sueur, qui est une cause forcée de dépenses de calorique et en pure perte, il convient de diriger le travail d'une manière régulière, pour que l'organisme règle lui-même la production du glucose et l'apport d'oxygène également, d'une manière régulière et sans à-coup.

Ce sont là deux conditions importantes des travaux fatigants, et sur lesquelles je crois devoir insister : ne pas exagérer les liquides pour restreindre la sueur ; et rendre ce travail régulier pour habituer l'organisme à ne produire que le calorique utile.

La sueur entraîne forcément une dépense en *matières salines*, et surtout en chlorure de sodium. Mais cependant, je ne crois pas qu'il soit nécessaire d'en ajouter directement à la ration : toutes les matières salines nécessaires à notre organisme, nous le savons, sont contenues dans nos aliments en quantités suffisantes. Nous n'avons eu qu'à signaler l'insuffisance du chlorure de sodium ; mais celui-ci est tout naturellement ajouté, pendant leur préparation, aux aliments correspondant au travail.

J'arrive donc, en ce qui concerne les matières salines, pour la ration du travail, à cette même conclusion que pour la ration moyenne d'entretien : que les aliments qui fournissent à l'organisme les substances organiques en quantités suffisantes, lui assurent aussi les matières salines nécessaires à ses besoins.

INDICATIONS PRATIQUES.

Aliments de choix. — Au point de vue pratique, je crois devoir signaler comme aliments donnant des facilités pour arriver à composer la ration du travail d'après ces principes : d'abord, le *riz*, et aussi le *pain* réuni au *vin* et au *sucre*.

Le *riz*, en effet, contient environ 7 % de substances azotées, 0,90 % de corps gras, et 77 % d'hydrates de carbone. Or, on peut ajouter 200 à 300 grammes de riz à notre ration, soit environ 700 à 1000 calories, sans dépasser le pouvoir digestif de nos organes.

Nous ne pouvons ignorer que c'est à cet aliment que les deux plus grandes agglomérations d'hommes, celle de la Chine et celle de l'Hindoustan, demandent leur force ; et ces peuples ne se montrent nullement inférieurs comme développement musculaire à ceux ayant adopté un régime plus animalisé.

Vu cette longue et vaste expérience pratique, qui se trouve confirmée par les données scientifiques les plus modernes, je ne saurais trop recommander cet aliment aux travailleurs ; et cela d'autant plus, que son prix, qui pourrait encore être diminué, est déjà inférieur à celui du froment, et, à plus forte raison, de la viande. Il donne 35 calories pour les azotés ; 8 calories pour les corps gras ; et 308 calories pour les hydrates de carbone. C'est donc un total de 356 calories, sur lesquelles les azotés ne représentent que le dixième.

En ajoutant à ce riz une certaine quantité de sucre et aussi de corps gras pour sa préparation, et enfin également une certaine quantité d'une boisson fermentée, la proportion des azotés serait ainsi largement diminuée. Elle serait très sensiblement ramenée à celle que j'ai indiquée.

Nos rationnaires indigènes, reçoivent 700 grammes de riz, auxquels ils ajoutent, il est vrai, un peu de poisson ou quelques mets azotés ; mais en quantité si faible, qu'on ne peut considérer ces aliments que comme des condiments. Cette quantité de riz constitue donc la totalité de leur alimentation. Or, je sais, par expérience, qu'elle peut facilement leur suffire pendant les fatigues les plus pénibles.

Enfin, on peut aussi arriver à une alimentation complémentaire ayant sensiblement celle de la ration du travail, en réunissant le *pain*, le *vin*, et le *sucre*.

Cette réunion, du reste, est d'un usage fréquent. Or, 100 grammes de pain, 250 grammes de vin, et 25 grammes de sucre, donnent 525 calories, sur lesquelles 40 seulement sont représentés par les azotés.

Une collation semblable faite deux fois dans la journée, dans l'intervalle des repas, nous fournirait déjà 1000 calories ; et cela sans craindre de fatiguer les organes digestifs.

Ces deux exemples doivent suffire pour montrer, comment on peut arriver à composer les rations des différents travailleurs, non seulement au point du nombre total de calories, mais aussi en tenant compte des proportions des divers principes immédiats que nous avons considérées comme les plus avantageuses pour le travail.

Nombre et heures des repas. — Ce qui précède nous conduit tout naturellement au nombre et aux heures des repas.

Le travail mécanique, surtout dès qu'il arrive à une dépense totale de 2.000 calories, exige une telle quantité d'aliments qu'il devient indispensable d'augmenter le nombre des repas. C'est là, du reste, un usage déjà bien établi chez les travailleurs. Dès que les dépenses dues au travail arrivent à 1.500 calories, il est avantageux de faire un repas supplémentaire dans l'après-midi. C'est une collation qui peut facilement arriver, ainsi que je l'ai dit, à 500 calories. Les autres 1.000 calories peuvent être réparties entre les trois autres repas.

Si le travail dépasse 2.000 calories, il devient alors indispensable de faire un autre repas supplémentaire dans la matinée, soit en tout cinq repas.

Enfin, pendant les travaux excessifs, il peut être utile, pour alléger ces repas, de prendre des boissons sucrées et faiblement alcoolisées ou mieux simplement aromatisées, dans leur intervalle. C'est à cette pratique qu'arrivent la plupart des ouvriers condamnés à ces travaux très fatigants et de longue durée.

Parmi ces repas, deux restent toujours les plus importants, celui de midi et celui du soir. Or, si pendant les travaux ordinaires, ne dépassant guère 1.500 calories comme dépenses totales, on peut à volonté ou bien faire ces deux repas égaux, ou bien donner la préférence à un quelconque des deux, il n'en est plus ainsi dans les travaux plus fatigants, ceux atteignant 2.000 et 2.500 calories. Je vise ici surtout les fatigues des troupes en campagne ou pendant les manœuvres. Dans ces conditions, il me paraît dangereux de réserver le plus grand repas pour le soir.

Ces grandes fatigues entraînent souvent un mouvement fébrile. Or, si un repas, surtout plus copieux que d'ordinaire, est pris dans ces conditions, il est fort possible qu'il soit mal digéré et qu'il soit suivi d'une indigestion intestinale. Beaucoup de diarrhées et de dysenteries, qui frappent les troupes en campagne, ne reconnaissent pas d'autres causes. Il en est ainsi surtout quand les troupes doivent camper sans avoir un abri suffisant.

Nécessité des repos. — La journée de travail, surtout pour les travaux arrivant à 2.000 calories, doit toujours être entrecoupée par plusieurs repos. Il doit y en avoir au moins trois, un pour chaque repas. Celui de midi ne doit pas être de moins d'une heure, en dehors de la demi-heure consacrée au repas. C'est donc au moins une heure et demie de repos. La sieste que font beaucoup de travailleurs, à la condition d'être courte, faite à l'abri et dans de bonnes conditions, est utile, surtout pour les travaux qui demandent beaucoup d'attention, en ce sens qu'elle coupe avantageusement la journée en deux. Elle repose des fatigues de la matinée et prépare à celles de l'après-midi. Elle permet le repos non-seulement des masses musculaires, mais aussi des doigts et du cerveau. L'expérience a prouvé que la fatigue conduit à la malfaçon et augmente les accidents.

CAUSES QUI MODIFIENT LES RATIONS PRÉCÉDENTES

Les rations que je viens d'étudier ont toutes été fixées, je l'ai dit au début, pour des sujets que j'ai supposés vivre dans des températures comparables à celles des saisons intermédiaires des climats tempérés, températures que, d'une manière un peu large, j'ai étendues de 10° à 20°. Mais toutes ces rations, aussi bien celle d'entretien que celles du travail et d'allaitement, peuvent être modifiées par certaines conditions dont les principales sont : *la température ambiante, les vents, les vêtements, l'habitation, etc.*; et ce sont ces différentes influences sur les besoins de l'organisme qu'il me reste à étudier.

TEMPÉRATURE AMBIANTE

Causes qui font varier cette température.

La température de l'atmosphère peut varier sous trois influences cosmiques ou naturelles, la *latitude*, les *saisons* et l'*altitude*. Mais, de plus, à ces causes, il faut joindre les variations des températures produites dans des espaces restreints, appartements ou ateliers, obtenues artificiellement soit seulement pour corriger la température extérieure, soit pour satisfaire aux exigences de certaines professions.

Extrémes de la température ambiante dus à ces causes.

Les écarts de température qui peuvent résulter de ces causes naturelles ou artificielles sont considérables. Pour les premières, en s'ajoutant, les extrémes de ces écarts peuvent dépasser cent degrés.

Ross, Parry, Franklin et Back ont vu, en effet, dans leurs voyages d'exploration, la température descendre à — 48°, à — 49° et même à — 56° ; et, d'autre part, pendant les étés du Midi de la France, j'ai vu chaque année, pendant quelques jours, le thermomètre dépasser, au soleil, 50°. A l'ombre, dans le sud algérien, dans le haut Sénégal, en Egypte, dans l'Inde, etc., il n'est pas rare de voir le thermomètre atteindre 40 et aussi 45°.

Ce sont là, il est vrai, des écarts extrémes ; et, au moins, pour les températures basses, supportées seulement dans des conditions exceptionnelles. Mais, il n'en est plus ainsi des températures arrivant à — 20 et — 25°, pour le froid ; et celles, au soleil, de + 45. Les premières se reproduisent chaque hiver dans certaines altitudes et encore largement habitées ; et les autres se représentent au moins pendant une partie de chaque année dans la zone immense occupée par la plus grande partie des habitants de notre globe, soit la zone intertropicale et celles des pays tempérés.

Enfin, en ce qui concerne les variations de températures produites artificiellement, je puis citer les chambres de chauffe de la plupart de nos navires, dans lesquelles la température atteint parfois 50°, et les conditions dans lesquelles travaillent les verriers, les boulangers, et aussi certains ouvriers des usines à gaz.

L'homme peut donc vivre dans des milieux ayant des températures variant de plus de 70 degrés ; soit environ de 10 à 15 degrés au-dessus, et de 60 à 70 degrés au-dessous de la sienne. L'hiver russe de 1812 atteignit — 35 ; et si nos troupes, manquant de vétements et de pain, y succombèrent en grand nombre, la population du pays y résista fort bien.

Toutefois, si l'homme pris individuellement ou par petits groupes, peut passer d'un extréme de ces températures à l'autre, l'expérience a montré qu'il n'en est pas ainsi des diverses collectivités, que, d'une manière un peu conventionnelle, on a groupées sous le nom de races.

Ce n'est pas, en effet, impunément que l'on transporterait, pour s'y développer, les lapons sous les tropiques ; et les noirs du Congo, aux póles. Les groupes humains ne se prétent pas sans danger à ces migrations, même dans des limites plus restreintes. C'est ainsi que déjà l'habitant du littoral sud de la Méditerranée trouve des difficultés à vivre sur son littoral nord. Pour le faire, il a besoin de *s'acclimater*. L'homme n'est donc cosmopolite que théoriquement ; et, au contraire, pratiquement, il ne peut que le devenir ; et, je l'espère, les considérations dans lesquelles je vais entrer, d'abord nous permettront de mieux comprendre les conditions qui s'opposent ainsi aux faciles migrations des peuples ; et, en outre, elles nous indiqueront quelques-uns des moyens qui peuvent les aider.

C'est qu'en effet, ces différentes températures imposent à l'organisme humain, je viens de le dire, des dépenses bien différentes, si différentes même que malgré les corrections importantes résultant de l'habitation et des vêtements, elles peuvent encore être, dans certaines régions, le double de ce quelles sont dans d'autres.

Or, je le dirai bientôt, ce n'est pas sans inconvénient que l'on impose brusquement à des organes digestifs, pour ne parler que de ceux qui paraissent le plus directement en cause, un travail deux fois supérieur ou deux fois inférieur à celui qu'on leur demandait avant.

Mais, voyons d'abord qu'elle influence ces différentes températures exercent sur nos besoins ; et, d'une manière plus générale, sur ceux des diverses espèces animales.

PREUVES DE L'INFLUENCE DE LA TEMPÉRATURE AMBIANTE SUR LES DÉPENSES DE L'ORGANISME ANIMAL.

L'influence de la température ambiante sur les dépenses de l'organisme animal, ne saurait, je crois, être désormais mise en doute.

Les travaux qui l'établissent sont maintenant nombreux ; et la plupart présentent toutes les garanties désirables au point de vue de l'exactitude et de la bonne interprétation des expériences qu'ils ont utilisées.

Pour l'établir, on s'est adressé, tour à tour, au *dosage de l'oxygène absorbé*, à celui de l'*acide carbonique expiré*, à celui des *aliments dépensés* et enfin à celui *du calorique rayonné*.

Toutes ces recherches ont conduit à ces mêmes résultats, que non seulement les variations de la température ambiante, modifient les dépenses de l'organisme ; mais aussi, que ce dernier est si sensible à ces variations, qu'il suffit d'une diffé·rence de quelques degrés se prolongeant pendant quelques jours, pour voir ses dépenses traduire ces légères modifications. C'est ce·qui ressort, en effet, de tous les faits expérimentaux, parmi lesquels, sans chercher à être complet, je puis citer les suivants :

CALORIMÉTRIE INDIRECTE RESPIRATOIRE.

Dosage de l'oxygène. — A ce procédé, se rattachent :

1° Les expériences de LE TELLIER, montrant qu'à 0 degré, le cobaye dépense deux fois plus d'oxygène qu'à 30° et 40°: soit 3 grammes au lieu de 1^{gr}46;

2° Celles de CALOSSANTI et de DELTMAR FINKLER, qui, résumées par Richet, donnent, par heure et par kilogramme d'animal, une dépense moyenne de 18^{cc}57 d'oxygène, à 3°6; et seulement une dépense de 11^{cc}8 à 26°2 : soit une différence d'un tiers environ pour un écart de 23 degrés.

3° Celles de RICHET (1), faites sur le canard ; et établissant que le kilogramme de cet animal à 21°5, absorbe 0^{gr}91 d'oxygène; tandis qu'à 7°, il en absorbe 1^{gr}37.

4° Enfin, celles de FRÉDÉRICK qui, se prenant lui-même comme sujet d'expérience, constate qu'en quinze minutes, il dépense 6^{cc}26 d'oxygène, par une température moyenne de 12°; tandis qu'il n'en dépense que 5^{cc}67 à une température moyenne de 15°. Dans ces recherches faites sur l'homme, il a donc suffi d'une différence de 3° de la température ambiante pour faire varier les dépenses de l'organisme et cela dans 15 minutes.

Dosage de l'acide carbonique. — Ce procédé a été suivi :

1° Par le Duc CH.-TH. DE BAVIÈRE, qui, en opérant sur le chat, a trouvé que cet animal élimine en 6 heures 20^{gr}4 d'acide carbonique à une température de 3° à 5°; tandis que

---

(1) *Dict. de physiologie.* Art. chaleur, p. 170.

dans le même temps, il n'en élimine que $12^{gr}6$ à une température de 30° environ (1);

2° Par PETTENKOFER et VOIT, qui, en opérant sur l'homme, ont montré que leur sujet expirait 210 grammes d'acide carbonique en 6 heures à une température de 4°4, et qu'il n'en expirait, dans le même temps, que $170^{gr}60$, à 30 degrés.

CALORIMÉTRIE INDIRECTE ALIMENTAIRE.

Dosage des aliments ingérés. — A ce procédé se rattachent :

1° D'abord les expériences que j'ai continuées pendant plus de deux ans (1898, 1899 et 1900) sur des cobayes, des hérissons et des tortues, en suivant les variations de la température dues aux saisons (1).

Les cobayes, ainsi que les aliments qu'ils prenaient, ont été pesés tous les jours ; leur nourriture a toujours ét écomposée par du son, des carottes et des queues de carottes ; et, pour mieux établir les rapports des dépenses, ces aliments ont été transformés en calories. Enfin, ces dernières ont été ramenées au kilogramme d'animal.

J'ai publié, il y a déjà quelques années (2), ces expériences dont les résultats furent des plus démonstratifs, Je me contente de reproduire ici les deux tableaux suivants, concernant des cobayes, et montrant qu'il suffit d'une différence de

(1) *Zertsch. f. Biolog.*, Bd 14, p. 51.

(2) Influence des saisons sur les dépenses de l'organisme.
11 fév. 1899. *Société de méd. de Toulouse* ;
23 fév. 1899. *Académie des sciences de Toulouse* ;
23 fév. 1899, p. 149. *Société de Biologie* ;
25 mars 1899. p. 229. *Société de Biologie* ;
23 décemb. 1899. *Société de Biologie* ;
Janvier et février 1900. *Archives méd. de Toulouse* ;
25 avril 1900. *Société de Biologie* ;
5 mai 1900. *Société de Biologie* ;
Janvier et février 1900. *Languedoc médico-chirurgical* ;
6 oct. 1900. *Société de Biologie*. Influence de la température ambiante sur les dépenses de l'organisme chez les animaux à sang froid, pendant l'hibernation ;
Novembre 1900. Janvier et février 1901. *Archives de méd. navale*. A Doin, Paris, 1901 ;
8 déc. 1900. *Société de Biologie*.

deux degrés, comme moyenne de dix jours, pour faire varier les dépenses de l'animal (1).

Expérience faite sur deux cobayes (du 20 janvier au 30 novembre 1898).
Groupement des décades par 2 degrés (de + 6° à + 26°6).

TÉMPÉRATURES par 2 degrés	DÉCADES	TEMPÉRATURES		Dép nses en calories	
		décades	moyennes	décades	moyennes
I	II	III	IV	V	VI
De + 6 à + 8 .	3e janvier.....	7°4	7°4	282	282
De + 8 à + 10..	3e février	8.9	9. »	207	220
	1re février	9.1		233	
De + 10 à + 12 .	2e février	10.9	11.25	192	188
	2o mars........	11. »		189	
	1re mars.......	11.2		189	
	3e novembre ..	11.17		175	
	3e mars........	12. »		197	
De + 12 à + 14 ..	1re avril	12.2	13. »	175	153
	2e novembre...	13.9		131	
De + 14 à + 16..	2e mai.........	15.7	14.8	150	140
	3e octobre.....	14.4		130	
	1re novembre...	14.2		139	
De + 16 à + 18..	3e avril	17.7	17.25	146	139
	1re mai........	17 4		138	
	3e mai.........	17.45		139	
	2e octobre.....	16.35		135	
De + 18 à + 20..	1re octobre.....	19.1	19.1	130	130
De + 20 à + 22.	3e septembre..	20.3	20.8	111	109
	2e juin.........	20.5		112	
	1re juillet......	21.65		103	
De + 22 à + 24..	2e juillet......	23.5	23.8	105	103
	2e septembre..	22.8		101	
De + 24 à + 26..	3e juillet......	24.15	24.8	97	97
	1re août	25. »		90	
	3e août	25.6		101	
	1re septembre..	24.45		98	
De + 26 à + 28..	2e août	26.6	26.6	88	88

En suivant les observations que j'ai résumées dans les divers travaux que je viens de citer (2), on voit d'une manière

(1) Influence des climats et des saisons sur les dépenses de l'organisme chez l'homme. Doin, Paris, 1901, pp. 37 et suivantes.

(2) Influence des climats et des saisons sur les dépenses de l'organisme. Doin, Paris, 1901, pp. 33 et ss.

très nette que ces dépenses ont suivi les variations de la température de l'appartement dans lequel vivaient les animaux. Elles ont diminué au fur et à mesure que l'on marchait vers la saison chaude ; et, au contraire, elles ont augmenté, si l'on marchait vers la saison froide.

Expérience faite sur un seul cobaye (de décembre 1898 à août 1899).

Groupement des décades par 2 degrés (de + 7°4 à + 25°6).

TÉMPÉRATURES par 2 degrés	DÉCADES	TÉMPÉRATURES		Dépenses en calories	
		décades	moyennes	décades	moyennes
I	II	III	IV	V	VI
De + 6 à + 8..	3e décembre... 3e janvier.....	7°4 7.8	7°6	169 162	165
De + 8 à + 10..	2e décembre...	9.7	9.7	155	155
De + 10 à + 12.	1re décembre... 1re janvier..... 2e janvier..... 1re février......	10.7 11.» 11.7 10.1	10.9	158 158 164 189	167
De + 12 à + 14..	2e février...... 1re mars....... 3e mars.......	13.7 12.2 13.9	13.3	163 145 163	153
De + 14 à + 16..	2e avril....... 3e avril.......	14.2 16.»	15.1	154 145	150
De + 16 à + 18..	....	....	......	....	......
De + 18 à + 20..	1re mai........ 3e mai........	18.9 19.2	19.»	142 124	133
De + 20 à + 22..	2e juin........ 3e juin........	21.6 20.2	20.9	120 124	122
De + 22 à + 24..	1re juin........ 1re juillet...... 2e juillet......	22.9 22.9 22.4	22.7	116 125 117	119
De + 24 à + 26.	3e juillet...... 1re août........ 2e août.......	25.1 25.6 24.8	25.2	96 103 105	101

Il est vrai, qu'après avoir traversé une saison froide ou chaude, et en revenant à la même température, on ne retrouvait pas exactement les mêmes dépenses ; celles-ci étaient toujours diminuées. C'est qu'en effet, le volume de l'animal avait augmenté ; et que, dès lors, la surface qui correspond au kilogramme d'animal avait, au contraire, diminué. Or, nous le savons, les dépenses sont *en rapport surtout avec la surface*.

Mais, cependant, l'influence de la température ambiante, quoique ainsi un peu diminuée, n'en reste pas moins des plus nettes.

Les tableaux que je reproduis font ressortir cette influence d'une manière encore plus évidente. Sans tenir compte de l'ordre de leur succession, j'ai réuni les diverses périodes de dix jours (décades), d'après leurs températures ambiantes moyennes, en les groupant par 2 degrés.

L'une de ces expériences a porté sur deux cobayes et l'autre sur un seul de ces animaux.

Pour la première, les températures moyennes des décades ont varié de 7°4 à 26°6 ; et, pour la seconde, de 7°4 à 25°6 ; ce qui donne des écarts de près de 20 degrés. Or, on peut voir, par les moyennes des dépenses (col. VI), que cette différence de 2 degrés a toujours été suffisante pour faire varier les dépenses et de la manière la plus sensible.

Notons, en outre, que ces animaux ont été constamment dans un appartement ; que, quoique cet appartement fut bien fermé, les différences de températures ont été de 20 degrés environ ; et, qu'enfin, cette différence de température a suffi pour faire varier leurs dépenses au moins de plus d'un tiers.

J'avoue qu'avant d'avoir fait ces expériences, je n'aurais pas cru à une semblable sensibilité de l'organisme animal à cette influence ; et, aussi, que je n'aurais pas cru que les écarts des dépenses fussent aussi grands pour des différences de températures, relativement aussi peu marquées.

Mais, de plus, j'ai trouvé les preuves de cette sensibilité dans des conditions qui la rendent peut-être encore plus saisissante, on pourrait dire, plus surprenante. J'ai pu constater, en effet, que la température ambiante fait sentir son action sur les animaux à sang froid, même pendant la période d'hibernation, période pendant laquelle, on le sait, leurs dépenses sont si considérablement diminuées.

Les travaux de Regnault et Reiset, de Marchand et Moleschott, de Pflüger, de Schultz et de Vernon (de 1843 à 1897) ont démontré que, contrairement aux animaux à sang chaud, ceux à sang froid, pendant leur période de veille, dépensent d'autant plus que la température ambiante est plus élevée. Or, mes expériences m'ont montré qu'il en est de même pendant la période de sommeil hibernal (1).

Dans une première expérience, opérant sur onze tortues de poids différents, mais atteignant un poids total de plus de 5 kilogrammes, j'ai suivi les modifications de ce poids, de semaines en semaines, du 30 octobre 1898 au 21 mai 1899 ; et j'ai divisé cette période en deux parties selon les températures ambiantes. La première, s'arrêtant au 17 février 1899, m'a donné comme température moyenne, par décades, 11°55 ; et les dépenses, soit les pertes de poids, ont été de 0^{gr}38 par kilogramme de tortue, et par jour ; et, pendant la seconde partie, la température moyenne s'étant élevée à 14°60, les dépenses sont arrivées à 0^{gr}81 par kilogramme et par jour, soit une dépense double pour une différence de 3 degrés.

Reprise l'année suivante sur treize tortues, cette expérience m'a donné des résultats tout à fait confirmatifs des premiers.

Commencée le 1er décembre 1899, elle s'est prolongée jusqu'au 13 mai 1900.

Or, de nouveau, en divisant cette période en deux parties, ayant pour limite le 20 février 1900, j'ai trouvé que pendant la première, ayant pour température moyenne 10°91, ces treize animaux, ayant un poids total de 6 kilogrammes environ, avaient perdu 0^{gr}32 par kilogramme et par jour ; tandis que pendant la seconde, avec une température moyenne de 13°52, leurs dépenses s'étaient élevées à 0^{gr}62 également par kilogramme et par jour.

C'est donc de nouveau une dépense double, et également pour une différence seulement de 3 degrés.

Je le répète, il était difficile, avant ces constatations, de supposer que l'organisme animal fut aussi sensible à des différences de température aussi faibles, surtout quand il s'agit de cette période hibernale pendant laquelle les réactions organiques sont ramenées à leur minimum.

L'influence de la température ambiante, sur les dépenses de l'organisme, s'exerce même d'une manière si marquée, qu'elle

(1) Influence de la température ambiante sur les dépenses de l'organisme chez les animaux à températures variables pendant le sommeil hibernal (*Société de Biologie*, 6 oct. 1900, p. 822).

arrive à égaliser ces dépenses même pour des espèces animales différentes, et ayant, en outre, une alimentation toute opposée, pourvu que les animaux comparés aient le même volume et sensiblement la même toison.

Les expériences dont je viens de rendre compte, en effet, étaient faites en même temps sur le *cobaye* et sur le *hérisson*, le premier ayant une alimentation exclusivement végétale, et le second n'ayant, au contraire, qu'une alimentation carnée (viande de cheval). Ces deux animaux, je dois en outre le faire remarquer, sont l'un et l'autre également peu garantis contre le froid par leur toison. Les poils ras du cobaye ne le couvrent guère plus que le hérisson n'est couvert par ses piquants.

Or, en prenant des sujets de même poids, ce qui, vu la forme de ces deux espèces animales, permet de leur supposer sensiblement la même surface, j'ai pu constater que, malgré la grande différence de leur alimentation, lorsqu'ils sont soumis aux mêmes températures, le nombre de calories nécessaires à leur entretien est le même. C'est, en effet, ce qui ressort nettement du tableau suivant dans lequel j'ai résumé les observations faites à cet égard.

Pour couvrir des *besoins égaux,* les hérissons et les cobayes ont dû prendre, les premiers, une quantité de viande, et, les seconds une quantité de végétaux donnant *un nombre égal de calories*.

Ainsi disparaît donc, d'une manière désormais indiscutable, au moins au point de vue de la calorification, la prépondérance, que, pendant un certain temps, on a voulu donner à l'alimentation animale sur la végétale; et ainsi, par contre, se trouve relevée l'importance des aliments végétaux, et plus spécialement des ternaires à ce dernier point de vue. En somme, comme je l'ai écrit, en publiant ces travaux : *au point de vue de la chaleur animale, les divers aliments, quelle que soit leur origine, valent le nombre de calories qu'ils donnent au calorimètre.*

Comme on le voit d'après ce tableau, l'influence de la température a effacé celle due à l'espèce animale, et même au genre d'alimentation.

Outre que pour ces animaux, les dépenses sont allées en diminuant au fur et à mesure que les températures s'élevaient, ce que nous avaient déjà montré les faits précédents, ce tableau nous montre qu'aux mêmes températures ces animaux ont dépensé le même nombre de calories par kilogramme de leur

Comparaison des dépenses du cobaye et du hérisson du même poids et aux mêmes températures.

ESPÈCES ANIMALES	ANNÉES	MOIS	NUMÉROS des EXPÉRIENCES (1)	TEMPÉRATURES DU MOIS	POIDS MOYENS DU MOIS	NOMBRE DE CALORIES MOYENNES		
						De chaque expérience.	Cobaye.	Hérisson.
De 16 à 17 degrés.								
Cobaye....	1898	Octobre Mai.	I	16.7	715 } 714	137 } 139		
	1898	Avril. Mai.	II	17 »	713	141		
Hérisson...	1898	Mai.	I	16.8	747 } 715	151 } ...		144
	1899	Octobre.	II	16.6	683	138		
De 20 à 22 degrés.								
Cobaye	1898	Juin.	I	20°5	684 } 705	112 } 116		128
	1899	Juin.	II	21.6	727	120		
Hérisson...	1898	Juin.	I	20.5	737	128 ...		
De 25 à 26 degrés.								
Cobaye	1898	Août.	I	25°7	745 } 779	93 } 98.5		
	1898	Août.	IV	25.7	858	98		
	1899	Août.	II	25.2	813	104		
Hérisson...	1899	Août.	II	25.7	639 } 725	106 } ...		101
	1899	Août.	III	25.2	678	99		

(1) Ces numéros correspondent aux expériences publiées dans le travail sur l'influence des saisons et du climat sur les dépenses de l'organisme, page 32 et suivantes (Doin, Paris 1901).

poids; et cela, je le répète, quoique les uns n'eussent qu'une alimentation exclusivement végétale, et les autres exclusivement animale.

Je ne connais pas de faits qui, mieux que ceux-ci, puissent faire ressortir l'influence de la température ambiante sur les dépenses de l'animal.

Du reste, les résultats de ces expériences furent rapidement confirmés.

Dans une note communiquée, le 11 janvier 1902, à la Société de Biologie, J. Noë (1), qui depuis quelques années s'occupait de l'hibernation chez le hérisson, appuyait mes recherches des siennes sur cet animal.

« M. Maurel, disait ce consciencieux observateur, avait « aussi insisté sur ce fait (Grande augmentation du hérisson « après l'hibernation), dans ses longues et importantes recher- « ches, relatives à l'influence des saisons sur les dépenses de « l'organisme. Il a surtout bien mis en relief l'influence de la « température ambiante, et nos observations confirment pleine- « ment les siennes ».

Dans ses expériences, J. Noë donnait à ses animaux toujours la même alimentation. Or, tandis qu'avec cette même quantité de viande, ses animaux augmentaient de poids pendant la saison chaude, ils diminuaient, au contraire, dès que la température baissait. « Ainsi, bien que la dose et la nature de « l'aliment soient demeurées invariables, ajoute M. J. Noë, la « période d'augmentation progressive a été suivie, dès que la « température s'est abaissée, d'une période de diminution qui « a persisté jusqu'au moment de l'hibernation ».

Dès la séance suivante, Ch. Richet venait également confirmer mes recherches par les siennes faites sur les chiens. Ce savant physiologiste a calculé les dépenses de ses animaux, au nombre de sept, pendant une première expérience faite en juin et juillet, avec celles faites sur vingt-quatre, en novembre et décembre. Or, ses calculs, basés sur la surface de ces animaux, lui ont donné une dépense de 17 calories environ par décimètre carré d'animal pendant l'hiver, et de 11 seulement pendant l'été : « Dans une prochaine communication, disait « en terminant Richet, je montrerai que ces chiffres s'accor- « dent avec les chiffres obtenus sur l'homme et sur d'autres « animaux par des méthodes tout autres, spécialement par « Maurel, qui, sur le hérisson, a trouvé aussi le rapport de « 2 à 3 (2) ».

(1) Oscillations pondérales du hérisson, par Joseph Naï, *Société de Biologie*, 11 janv. 1902.

(2) Variations suivant les saisons de la ration alimentaire par unité de surface chez le chien. *Société de Biologie*, compte rendu, 25 janv. 1902, p. 76.

Enfin, le 8 février suivant, M. LARGUIER DES BANCELS venait à son tour appuyer mes recherches par les siennes.

J. Noë et Richet, comme moi, s'en étaient tenus aux variations de température dues aux saisons pour constater l'influence de la température ambiante; M. Larguier des Bancels a employé en même temps ces températures et d'autres obtenues artificiellement. Il a opéré sur des pigeons. Les résultats ont été les mêmes :

« Le pigeon, conclut-il, consomme d'autant moins que la « température est plus élevée.

« La consommation varie avec la température moyenne, elle « parait indépendante des écarts entre les températures extrê- « mes de la journée (1) ».

Toutes ces expériences faites sur des animaux différents, ne peuvent donc ne laisser aucun doute sur ces points : 1° que leurs dépenses varient avec la température ambiante ; 2° qu'elles sont d'autant plus grandes que la température est plus basse ; 3° et enfin que l'organisme est même très sensible à cette influence, puisque il suffit d'une différence de deux degrés pour modifier ses dépenses.

A cet égard, ces expériences ne font que confirmer celles faites en dosant l'oxygène ou l'acide carbonique.

Mais, de plus, dans quelques-unes de ces dernières expériences, on s'est contenté de suivre les variations de température dues aux saisons; et les résultats n'en ont pas moins été des plus concluants. Telles sont mes expériences, celles de J. Noë et celles de Richet; et l'on voit toute l'importance qu'ont ces expériences en ce qui concerne cette influence.

De ce même procédé, basé sur l'évaluation des aliments dépensés, relèvent également les observations et les expériences faites sur moi-même, d'abord en comparant mes dépenses dans divers pays chauds : la Guyane, la Guadeloupe, et l'extrême Orient, et cela chaque fois pour des périodes de deux ans environ, avec celles faites en France, à Cherbourg ou à Toulouse dans leur intervalle. Or, de cette comparaison, il résulte nettement que pour me maintenir à mon poids ini-

(1) De l'influence de la température extérieure sur la ration d'entretien chez l'oiseau, par M. J. Larguier des Bancels. *Société de Biologie*, 8 fév. 1902.

tial depuis 1875, il m'a toujours fallu une quantité d'aliments moindre dans les pays chauds que dans la zone tempérée, et surtout pendant les hivers. Tandis que pendant la période la plus active de ma vie d'adulte, il fallait arriver à 35 et 38 calories par kilogramme de mon poids, dans les saisons intermédiaires des pays tempérés, j'ai pu descendre à 30 calories et même au-dessous dans les pays chauds.

Après avoir constaté ces différences entre les pays chauds et les pays tempérés, avant même de les avoir retrouvées chez les animaux pour les saisons, j'avais pu les constater sous cette même influence dans les pays tempérés. Mes dépenses avaient toujours été, et elles ont continué à être moindre en été qu'en hiver.

En outre, les observations, relatives aux saisons, faites sur moi, je les ai utilisées pour le dosage de l'alimentation de mes malades en conservant les mêmes proportions; et cette épreuve portant sur de nombreux sujets, n'a fait que les confirmer.

Enfin, mes observations faites sur les divers peuples des pays chauds : Noirs de la Guyane et des Antilles, Peaux-Rouges de la Guyane, Hindous, Annamites, Chinois du Sud et Cambodgiens m'ont prouvé que la valeur nutritive de leur alimentation, reste bien au-dessous de celle qui paraît nous être nécessaire dans nos climats, sans que cependant rien ne m'ait fait constater son insuffisance.

A ce procédé, se rattachent aussi les intéressantes observations faites par Lapicque, pendant son voyage sur la *Sémiramis*, sur les Abyssins à Ghinda, et à Massouah, ainsi que sur les Javanais à Syngapour. Mais ces observations demandent à être interprétées. D'une part, en effet, celles prises à Ghinda, concernent une localité ayant de 900 à 1000 d'altitude ; et, d'autre part, les sujets observés à Massouah et à Syngapour travaillaient. De sorte que pour Ghinda, quand on veut évaluer les dépenses, il faut tenir compte en même temps et de la latitude et de l'altitude, qui ici agissent en sens inverse; et quant aux autres, l'influence de la température ambiante est forcément modifiée par celle du travail.

Enfin, à toutes ces observations, viennent s'ajouter celles données par mon collègue de la marine M. Reynaud, dans son consciencieux rapport sur les Sénégalais et les Malgaches ; et qui l'ont conduit à accepter le chiffre que j'avais donné, de 30 calories (1) par kilogramme pour les pays chauds, dont la température moyenne est comprise entre 25° et 30°.

CALORIMÉTRIE DIRECTE. — A toutes ces preuves, fournies par la *calorimétrie indirecte, respiratoire* et *alimentaire*, la calorimétrie directe est venue joindre les siennes. Elle les a demandées successivement aux animaux et à l'homme.

RICHET opérant sur le canard, constate que cet animal, qui perd par kilogramme et par heure, $5^{cal}200$ à $21°5$, en dépense $7^{cal}400$ à $7°$.

Le même expérimentateur, en opérant sur des cobayes de 125 à 150 grammes, trouve que leur kilogramme dépense par heure 10 calories à 9°, et seulement $7^{cal}800$ à 24°.

Pour l'homme, Richet en faisant porter ses expériences sur de jeunes enfants, constate que pour ceux de 6 à 9 kilogrammes, le calorique rayonné à 18° est de $4^{cal}532$ par kilogramme, et qu'il n'est que de $2^{cal}622$ à 25°.

BERGONIÉ et SÉGALAS ont opéré sur deux adultes.

Le *premier* à une température moyenne de 13°9, dépense $69^{cal}800$ par heure, et il n'en dépense que $56^{cal}700$ dans le même temps à 15°5, soit à peine pour une différence de température de 1°6. Le *second*, par ces mêmes températures, voit également son calorique rayonné descendre de $72^{cal}900$ à $65^{cal}200$. C'est donc, de nouveau, une différence assez sensible comme calories pour une différence de 1°6 de température.

Enfin, à ces recherches faites sur l'homme par la calorimétrie directe, sont venues s'ajouter, depuis ces dernières années, celles faites avec tant de persévérance et avec un si grand souci de l'exactitude par Lefèvre qui a cherché à se rapprocher autant que possible des conditions ordinaires de la vie.

Les remarquables travaux de Lefèvre sur cette question remontent au moins à 1894. Dès le mois de mai (1) de cette année, en effet, il cherchait à apprécier quelle est la part qui,

(1) Congrès international d'Hygiène de Bruxelles, 1903. Hygiène coloniale.

(1) *Société de Biologie*, 5 mai 1894, p. 372. Etude de la résistance au froid. Action de l'eau froide sur le thermogène.

dans la résistance au froid, revient à l'exagération de la production du calorique et celle qui revient à la diminution du rayonnement et de la conductibilité périphérique, dernières influences auxquelles Richet semblait avoir donner trop d'importance. Le 26 mai (1), il donna le résultat de recherches faites pour apprécier les pertes de caloriques dans un bain froid ; et il arrive à cette première conclusion : « Que l'orga-« nisme débite une grande quantité de chaleur, surtout aux « basses températures. »

Le 26 juin, il donna le résultat d'expériences ayant eu pour but d'étudier la marche de la *température interne*, lorsque notre corps est plongé dans un bain froid (2) ; et le 21 juillet (3), il complète ses recherches sur les variations de la température interne sous l'influence de l'air froid.

1° S'il y a hyperthermie interne au début de l'expérience, elle diminue ensuite jusqu'à la normale ; 2° l'hypothermie initiale interne, au contraire, est suivie d'une élévation jusqu'au même degré ; 3° Lefèvre insiste sur ce point, que dès que l'impression du froid cesse (bain ou air froid), la température centrale diminue rapidement. Il suffit de s'habiller pour que cette diminution se produise.

Enfin, le 28 juillet, il résume de nombreuses expériences dans une série de conclusions, qui ont, surtout par leur ensemble, une importance considérable. Elles constituent une théorie complète sur notre résistance au froid.

Ces conclusions, auxquelles Lefèvre donne le nom de lois, portent sur deux points principaux (4).

Le premier peut-être considéré comme une nouvelle preuve apportée à l'influence de l'abaissement de la température sur l'augmentation des dépenses de l'organisme ; et il est résumé dans les deux premières lois. Le second constitue un

(1) *Société de Biologie*, 26 mai 1894, p. 450. Quantités de chaleur perdues dans un bain froid.

(2) Note sur les variations éprouvées par la température interne lorsque le corps est soumis à l'action du froid, *Société de Biologie*, 16 juin 1894, p. 516.

(3) *Société de Biologie*, 21 juillet 1894, p. 606.

(4) *Société de Biologie*, 28 juillet 1894, p. 641. Lois générales qui gouvernent le mécanisme de la résistance automatique au froid dans l'organisme humain, pertes périphériques, puissance thermogénique.

résumé du mécanisme intérieur de la thermogénèse sous l'influence du froid.

Ce dernier point nous intéresse moins ici ; mais dès maintenant je crois utile de reproduire les deux premières lois de Lefèvre qui ont trait à la question dont je m'occupe en ce moment.

1re Loi. — L'organisme ne résiste pas au froid en diminuant ses pertes périphériques; il perd beaucoup plus de chaleur aux basses températures qu'aux températures modérées.

2e Loi. — L'organisme humain se soustrait à la loi de Newton pour en exagérer et non pour en atténuer les effets.

La même année, dans deux notes, qui se suivent et se complètent (1), il établit que ces deux lois se vérifient sur le singe ; mais avec cette différence que la résistance présentée par le singe au froid, est naturellement moins grande que celle de l'homme. Toutefois cette résistance semble pouvoir augmenter par l'accoutumance.

De nombreux travaux ont suivi les précédents, pendant quelques années; et de leur ensemble peut se dégager cette conclusion, que les variations de la température extérieure, que celle-ci soit due à l'eau ou à l'air, exercent une action des plus marquées sur les dépenses de l'organisme. Mais ces travaux de Lefèvre ont trait soit à la thermogénèse, soit à l'influence des courants d'air et du vêtement sur ces dépenses; et j'aurais à les utiliser plus tard.

En 1901, mes recherches se rencontrèrent sur un point avec celles de Lefèvre. J'avais repris depuis quelques années, en collaboration avec le Dr Lagriffe, mes expériences sur la détermination des plus hautes et des plus basses températures internes compatibles avec la vie chez les différents vertébrés. Dans ces études, commencées il y avait dix ans (1891) (2), j'avais successivement étudié cette question sur les poissoins, le lézard, la tortue, la grenouille; et nous venions de publier nos recherches sur le lapin avec le Dr Lagriffe, quand

(1) *Société de Biologie*, 3 novembre 1894, p. 697, sur la résistance à l'action du froid chez le singe. — 17 novembre, p. 724. De la puissance et de la résistance thermogénique du singe comparées à celles de l'homme.

(2) MAUREL. Rôle des leucocytes dans la mort par la chaleur et par le froid, Doin, Paris, 1891.

Lefèvre crut devoir réclamer la priorité pour cette détermination. Or, nous dûmes faire remarquer à Lefèvre toute la différence qui séparait ses recherches des nôtres. M. Lagriffe et moi, nous cherchions à établir la concordance, que je crois, du reste, avoir démontrée, entre les températures internes qui sont incompatibles avec la vie d'une espèce animale, et celles qui donnent la forme sphérique ou qui tuent ses leucocytes; et cela, aussi bien sous l'influence de l'hyperthermie que sous celle de l'hypothermie. Ce que nous cherchions à déterminer, dans le but d'établir cette concordance, ce n'était donc qu'une température interne appprochée et moyenne, pour expliquer la mort dans le coup de chaleur et le coup de froid.

Pour citer nos véritables devanciers, dans cette voie, il aurait fallu remonter à Magentie, Claude-Bernard, Brown-Séquard; et comme je les avais déjà cités dans d'autres travaux, mon collaborateur et moi, nous n'avions pas cru devoir y revenir dans les notes toujours courtes adressées à la Société de Biologie.

M. Lefèvre n'en persista pas moins à vouloir identifier ses recherches avec les nôtres. Mais nous laissâmes sa seconde note sans réponse. Nous crûmes sans intérêt de prolonger une discussion qui ne portait que sur une question de priorité·

Notre réponse cependant eut été facile. Si, en effet, nos recherches portaient réellement sur le même point que celles de M. Lefèvre, c'était moi qui devais me plaindre de ne pas avoir été cité, puisque mes premières recherches sur ce sujet avaient été publiées dès 1891, et que celles de M. Lefèvre, autant que j'ai pu le savoir, ne l'avaient été qu'en 1894 (1).

---

(1) Voir : 1890. Températures extrêmes supportées par les leucocytes de l'homme. Doin, Paris, 1890.

Rapport entre la température normale d'un animal et les plus hautes températures supportées par ses leucocytes. Doin. Paris, 1890.

Influence des diverses températures sur les leucocytes du lapin. Société de médecine de Toulouse, 1890.

Rôle des leucocytes dans la mort par la chaleur et par le froid. Doin, Paris, 1891.

Températures extrêmes supportées par les leucocytes de l'homme et des animaux. Société de médecine de Toulouse, 1891.

Action des différentes températures sur les éléments figurés du sang. Académie des sciences de Toulouse, 7 janvier 1892.

1893. Pathogénie du coup de chaleur. Académie des sciences de Toulouse, 30 mai, p. 697.

Mais cette pensée ne m'était pas venue à la lecture de ses travaux, parce que, si nous nous étions rencontrés momentanément sur un point avec M. Lefèvre, nos recherches avaient des buts différents et étaient loin d'exiger la même précision dans les procédés. Dans leur ensemble, celles de M. Lefèvre avaient pour but l'étude du mécanisme de la réfrigération chez les homéothermes, et celle de la résistance de ces animaux à cette influence ; tandis que les nôtres d'abord ne tendaient qu'à fixer d'une manière suffisamment approximative les plus basses températures compatibles avec la vie ; ensuite, elles portaient sur tous les vertébrés, ceux à sang froid comme sur ceux à sang chaud ; de plus, elles portaient aussi bien sur les plus hautes températures que sur les plus basses, compatibles avec la vie ; et, enfin, elles avaient pour but, en comparant leurs résultats avec ceux obtenus sur les leucocytes de ces mêmes animaux, sous l'influence des mêmes températures, d'arriver à l'explication du coup de chaleur et du coup du froid.

La question de priorité, en ce qui concerne la fixation de la plus basse température compatible avec la vie, pour une seule des espèces animales assez nombreuses, sur lesquelles M. Lefèvre et nous, avions opéré, est de bien peu d'importance en la mettant à côté de la loi générale que M. Lagriffe et

1893. Mécanisme de la mort par la chaleur et par le froid. *Tribune Médicale*, 20 juin.

1899. MAUREL et LAGRIFFE. Détermination et action des plus hautes températures compatibles avec la vie de certains poissons. *Société de Biologie*, 21 octobre.

1899. MAUREL et LAGRIFFE. Détermination et action des plus basses températures compatibles avec la vie de certains poissons. *Société de Biologie*, 4 novembre.

1899. MAUREL et LAGRIFFE. Action comparée de la chaleur et du froid sur certains poissons. *Société de Biologie*, 18 novembre.

1899. MAUREL et LAGRIFFE. Détermination et action des plus hautes et des plus basses températures compatibles avec la vie de certains poissons. Société d'Histoire naturelle de Toulouse, novembre et décembre.

1900. MAUREL et LAGRIFFE. Détermination et action des plus basses température compatibles avec la vie de la grenouille, comparaison de l'action de la chaleur et de celle du froid sur cet animal. *Société de Biologie*, 12 mai 1900 et Société d'Histoire naturelle, 20 juin.

1901. Détermination et action des plus basses températures compatibles avec la vie du lapin, *Société de Biologie*, 16 février et 11 mai.

moi cherchions a établir, et surtout avec la portée, qu'avaient déjà les recherches de M. Lefèvre.

Après une série de travaux parus les années suivantes, et dont j'ai déjà utilisé une partie, notamment en ce qui concerne la ration de travail, M. Lefèvre est revenu sur la question qui nous occupe ici, dans trois notes, en 1904, 1905, et en 1906.

Dans celle de 1904 (1), il revient sur la marche que suit le rayonnement sous l'influence du froid, chez le lapin et le porc, et dans celle de 1905 sur le chat. Or, les résultats sur ces trois animaux que je réunis dans le tableau suivant, conduisent toujours aux mêmes conclusions :

1° *Après celles sur le lapin et le porc :*

« *Le rayonnement calorique* s'ACCÉLÈRE *quand la température extérieure s'abaisse* ».

« La loi de l'accélération apparaît comme loi générale du débit calorique de l'homéotherme aux diverses températures, comprises entre 0° et 35° » ;

2° *Et après celles sur le chat :*

« Le rayonnement calorique du chat, non seulement grandit, mais s'accélère avec l'abaissement de la température extérieure (2) ».

Quantités de caloriques rayonnées par kilogramme d'animal et par heure.

TEMPÉRATURES EXTÉRIEURES	CALORIES RAYONNÉES	TEMPÉRATURES EXTÉRIEURES	CALORIES RAYONNÉES	TEMPÉRATURES EXTÉRIEURES	CALORIES RAYONNÉES
Lapin		**Porc**		**Chat**	
2°95	3°52	»	»	2°50	3°35
5.13	3.19	5°20	5.3	»	»
12.33	2.37	11.40	4.	13.25	2.15
17.86	1. 7	17.30	2.95	»	»
24.64	1.06	24.	1.95	26.	0.98
31.10	0.55	»	»	»	»

(1) *Société de Biologie.* 10 décembre 1904, p. 519. Sur le rayonnement calorique chez les homéothermes. Résultats chez le lapin et chez le porc.

(2, *Société de Biologie*, 13 janvier 1905.

Comme on le voit par ce tableau, les conclusions de M. Lefèvre, se déduisent forcément de ces expériences, ainsi, du reste, que des autres nombreuses faites sur le chien, le singe et aussi sur l'homme.

Mais, de plus, et je reviendrai sur ce point, on peut voir, qu'aux mêmes températures, le rayonnement va en diminuant du porc, au lapin et au chat; c'est-à-dire, selon toutes probabilités, qu'il est en raison inverse de l'épaisseur de la toison.

Enfin, dans un dernier travail, communiqué en avril 1906, M. Lefèvre a fait connaître les résultats de ses recherches pour mesurer les pertes de notre organisme en se rapprochant autant que possible des conditions ordinaires dans lesquelles nous vivons. Il a tenu compte surtout des courants d'air qui agitent presque constamment notre atmosphère, ou ce qui donne forcément le même résultat, des déplacements que nous accomplissons dans ce milieu. Enfin, il a tenu compte aussi de l'influence due à la vitesse de ce courant et aux vêtements.

Dans un courant de 0^m30 à la seconde, un homme de 65 kilogrammes « vêtu avec une double enveloppe de toile et de drap » perd, par kilogramme et par heure $3^{cal}1$ à 1°, $1^{cal}6$ à + 10, et seulement $0^{cal}85$ à + 20. Si l'on calcule les pertes totales de cet homme de 65 kilogrammes, et qu'à ces pertes par convection, on ajoute celles de l'évaporation cutanée et pulmonaire, qui d'après l'évaluation d'Atwater, acceptée par M. Lefèvre, serait de 570 calories, on arrive aux dépenses suivantes réunies dans le tableau que j'emprunte à Lefèvre.

Températures EXTÉRIEURES	CALORIES BAR KILOGRAMME ET HEURE	CHALEUR DES 24 HEURES PAR 65 KILOGRAMMES		
		PAR CONVECTION	ÉVAPORATION	TOTAL
— 1°	3.1	4830	+ 570	5400
+ 5.	2.2	3430	+ 770	4000
+ 10.	1.6	2490	+ 570	3060
+ 15.	1.1	1750	+ 570	2320
+ 30.	0.85	1330	+ 570	1900

Ces nouvelles expériences, faites sur l'homme et dans des conditions qui nous intéressent d'autant plus qu'elles l'ont été dans des conditions qui se rapprochent autant que possible de celles de la ration d'entretien, mettent donc hors de doute :

1° L'accélération du débit et du besoin de calorique avec la chute de la température extérieure.

2° L'accroissement rapide du délit et du besoin de calorique avec la vitesse du courant d'air, même chez l'homme vêtu ;

3° L'importance de la protection par le vêtement de demi saison (double enveloppe de toile et de drap), qui réduit les pertes à peu près à la moitié de la valeur qu'elles auraient eue chez l'homme nu, à la même température et pour la même vitesse de courant d'air.

Enfin, utilisant les résultats de ces diverses expériences sur les animaux ayant des toisons différentes, et aussi avec les courants d'air plus ou moins rapides, Lefèvre arrive à ces conclusions :

« Chez l'adulte moyen de nos climats qui garde le même
« habillement (demi saison) pendant toute l'année, la ration
« calorique d'hiver doit être presque deux fois plus forte que
« celle d'été, et s'élever depuis 1800 ou 2000 calories en été
« jusqu'à 3600 en hiver ».

« C'est la seule conclusion précise qni nous soit permise », ajoute Lefèvre. Toutefois, un calcul approché, fondé sur les expériences précédentes, conduit à admettre que :

« Chez l'homme moyen de nos climats qui varie son habille-
« ment avec les saisons, la ration calorique s'élève depuis 1880
« à 2000 calories en été, jusqu'à 2900 ou 3008 calories en
« hiver (1) ».

Or, j'ai déjà fait cette remarque ; mais j'y reviens : si nous prenons la moyenne entre les dépenses des saisons extrêmes fixées par Lefèvre, pour avoir celles des saisons intermédiaires, c'est-à-dire celles pour lesquelles j'ai fixé la ration moyenne d'entretien, nous trouvons 2400 calories pour l'homme de 65 kilogrammes, soit 37 calories pour un de ces kilogrammes, quantité qui est celle à laquelle je suis arrivé depuis longtemps par la calorimétrie indirecte alimentaire.

---

(1) *Société de Biologie*, 28 avril 1906, p. 750. Sur le besoin de chaleur et sur la valeur de la ration en calorique en fonction de la température ou du climat. Etude de calorimétrie directe.

BASE D'ÉVALUATION DE L'INFLUENCE QU'EXERCENT SUR LES BESOINS DE NOTRE ORGANISME LES DIVERSES CAUSES QUI MODIFIENT LA TEMPÉRATURE AMBIANTE.

De ce qui précède, il résulte donc :

D'une part, que la température extérieure peut être modifiée, selon les grandes lois qui régissent celle de notre atmosphère, par la latitude, par les saisons et par l'altitude ;

Et, d'autre part, nous venons de voir qu'il est surabondamment démontré que les variations de la température atmosphérique modifient les dépenses de l'organisme dans des sens bien déterminés. De là, se dégage donc, d'une manière désormais indiscutable, cette conclusion que l'alimentation doit elle-même subir des modifications de manière à rester en rapport avec les dépenses.

Les différentes rations, telles que je les ai fixées jusqu'à présent, en supposant que les sujets vivent dans les températures moyennes des saisons intermédiaires des zones tempérées, soit entre 10 et 20°, doivent donc être augmentées ou diminuées, selon les variations de la température atmosphérique sous l'influence de ces trois causes ; c'est là une loi qui s'impose. Mais, pouvons-nous établir un rapport, entre chacune de ces causes prises séparément et les modifications à faire subir à ces rations? Si nous prenons, par exemple, la ration moyenne d'entretien de l'homme adulte, pouvons-nous fixer quelles sont les augmentations et les diminutions qu'elle devra subir aux différentes latitudes, aux différentes saisons et aux différentes altitudes, en envisageant ces influences indépendamment l'une de l'autre ? Même en ne cherchant à n'évaluer ces modifications que d'une manière approximative, je ne le pense pas.

Il est bien vrai que la température de l'atmosphère, d'une manière générale, va en diminuant, selon la *latitude* de l'équateur aux pôles.

Mais c'est là une loi générale qui subit de si nombreuses exceptions, qu'elle perd une grande partie de son importance dans ses applications. Pour la même latitude, on ne trouve pas la même température dans l'atmosphère nord et dans celui du sud, celui-ci étant, en général, plus froid. Les altitudes modifient également, si profondément dans certains points, la température extérieure qu'elles effacent l'influence de la latitude. De nombreuses régions sont plus froides que d'autres, quoique moins éloignées qu'elles de l'équateur. Enfin, pour la plupart des pays, surtout pour ceux un peu éloignés de l'équateur, la température varie d'une manière constante, dans le cours de l'année, avec les saisons.

Des pays placés sous la même latitude peuvent donc avoir des températures des plus variables.

Ce que je viens de dire de la latitude, il est à peine besoin de le faire remarquer, est également vrai des *lignes isothermes* dont on s'est servi pour fixer les limites des climats. Ces lignes, en effet, pour une bonne partie de leurs parcours, sont purement fictives.

Elles ont été établies, non d'après la température *réelle* des points sur lesquels elles passent ; mais sur la température *supposée* qu'auraient ces points, s'ils étaient situés au niveau de la mer, c'est-à-dire en éliminant l'influence de l'altitude. Or, si ces lignes, ainsi comprises, peuvent fournir des indications utiles au point de vue de la répartition générale de la température, et aussi, d'une manière un peu plus précise pour les pays traversés par ces lignes et sans altitude, d'une part, l'indication générale qui en résulte perd beaucoup de son utilité, quand il s'agit de la fixation d'une ration, ce qui doit avoir lieu d'après les conditions particulières à chaque point ; et, d'autre part, les régions sans altitude ne constituent qu'une minime exception.

Enfin, qu'il s'agisse des indications générales ou même de ces quelques régions sans altitude leur température reste toujours soumise aux variations des saisons.

Nous devons donc conclure que les lignes isothermes, quoique pouvant nous donner sur la température atmosphérique, des indications un peu moins éloignées de la réalité que les cercles de latitude, sont cependant tout à fait insuffisantes pour servir de base aux modifications que la température extérieure doit faire subir aux diverses rations.

Un examen rapide va nous montrer qu'il en est de même des **saisons**.

Celles-ci, en effet, varient d'abord de l'équateur aux pôles. Nulles ou très peu sensibles sous le premier, elles deviennent si marquées aux pôles qu'elles y exercent, sur la température, une action prépondérante. Mais, de plus, si, par leur succession, elles impriment à la température d'une région des modifications assez constantes dans son évolution, ces modifications ont des points de départ si différents, que l'on ne peut rien conclure d'une région à une autre, qui, cependant, peut être soit à la latitude, soit à la même altitude.

Enfin, nous le savons, la succession des saisons se fait souvent, même pour un pays donné, avec des variations des plus marquées sur la marche moyenne de la température.

De nouveau, les variations nombreuses et marquées que peut présenter l'influence des saisons sous celles de la latitude et de l'altitude sont telles qu'elles ne sauraient, prises isolément, nous donner des indications suffisamment précises par les modifications présumées de nos dépenses et, par conséquent, sur celles de l'alimentation.

Les mêmes difficultés, et plus grandes encore, se présentent pour l'**altitude**.

D'une manière générale, la température s'abaisse au fur et à mesure que l'on s'élève. Mais, d'abord, la température de deux altitudes semblables variant d'après leur latitude, ou mieux d'après leur ligne isothermique, une altitude de 1000 mètres aura une température bien différente, par cela seul qu'elle sera sur l'isotherme de 20° ou sur celui de 10°. Mais, de plus, l'abaissement de la température, résultant de l'altitude, n'est pas seulement proportionnel à cette dernière, mais aussi à la latitude. Dans la zone intertropicale, la température des montagne ne descend guère que d'un degré par 100 mètres, tandis que dans les pays tempérés il faudrait, pour trouver un abaissement d'un degré s'élever de 180 mètres. Enfin, de nouveau, la température des différentes altitudes sont modifiées par les saisons, et avec des différences presque spéciales à chacune d'elles.

Ainsi donc, quoique la latitude, les saisons et l'altitude modifient la température extérieure, selon des lois générales, qui impriment à cette dernière une évolution régulièrement constante, il ne résulte pas moins de ce qui précède que nous ne pouvons nous baser sur aucune d'elles pour fixer même approximativement la température d'une région ; et, par conséquent, les modifications que les rations doivent en subir.

C'est, qu'en effet, ces trois influences peuvent, selon les régions et le moment de l'année, s'ajouter ou se neutraliser. Il faut donc renoncer, dans une étude générale, à fixer les rations d'après les climats ou les saisons, et encore moins d'après l'altitude. Prendre une de ses bases serait nous exposer à de grosses erreurs.

Du reste, les nombreuses expériences que j'ai citées ne nous ont-elles pas prouvé que l'influence de la température ambiante, sur les dépenses de l'organisme, reste la même quelle que soit la cause dont elle dépende ?

Tour à tour, nous avons vu les dépenses être modifiées par les températures obtenues artificiellement, par celles des saisons ou par celles des climats. Ce qui nous importe donc, pour apprécier les dépenses d'un organisme, c'est donc la température du milieu dans lequel il vit, quelle qu'en soit la cause. Nous sommes donc ainsi conduits à généraliser la question, ce qui, du reste, la simplifie beaucoup, et à déterminer simplement l'influence des différentes températures sur nos dépenses, en restant seulement dans les limites de celles qui peuvent être produites par ces trois influences, sans tenir compte de la cause de ces températures. Il nous suffira ensuite, ces déterminations étant faites, de les appliquer aux diverses régions les présentant au moment où les rations devront être utilisées.

De là s'impose, il est vrai, la nécessité pour chaque région de fixer la marche de sa température en suivant les saisons.

Mais, déjà, nous possédons ces indications pour de nombreuses régions, et celles que nous avons, peuvent, d'une manière approximative, nous servir pour celles qui les avoisinent ; et, de plus, il y a une telle utilité à posséder ces indications d'une manière plus précises pour chaque région et même pour chaque centre de population, qu'il me semble nécessaire de les faire recueillir pour tous ceux qui ne les ont pas encore.

Ces observations thermométriques seraient, du reste, facilement complétées et de la manière la plus utile par celles sur les vents et sur l'hygrométrie; et leur ensemble fournirait pour chaque groupe de population des indications des plus utiles pour la partie la plus importante de son hygiène, celle de l'alimentation que ces indications seules pourront rendre *rationnelle.*

Celà étant, en utilisant les données que nous possédons, et en attendant que ces données soient complétées, je vais d'abord essayer d'évaluer les modifications que les différences de températures doivent faire subir aux rations telles que je les ai fixées, sans tenir compte de ces causes des variations de la température.

DIVISION DES TEMPÉRATURES AMBIANTES ATMOSPHÉRIQUES

OU AUTRES

AU MILIEU DESQUELLES L'HOMME EST APPELÉ A VIVRE.

En réunissant les températures nychthémérales moyennes observées dans une région, pendant une période de quelques années, on arrive à ces résultats approximatifs qu'il est peu de régions régulièrement habitées, dont la température moyenne dépasse 35° ou descende au-dessous de — 5. Je sais bien que l'on a observé des températures beaucoup plus élevées et d'autres beaucoup plus basses; mais d'abord les régions qui présentent les températures extrêmes sont peu habitées, si elles le sont; ensuite, les températures, s'il s'agit des plus élevées. n'existent que pendant le jour, et s'il s'agit des basses seulement pendant la nuit; et enfin, pour les unes comme pour les autres, ou bien elles n'existent que pendant peu de temps, ou bien ceux qui ont à les subir, n'y sont soumis que pour un temps également assez court. Elles ne constituent donc que des températures exceptionnelles.

Quoique à un degré moindre, il en est même ainsi des températures mensuelles moyennes dépassant 30° et de celles descendant au-dessous de 0°. On peut donc s'en tenir pour les cas les plus ordinaires aux deux extrèmes de 0° à 30° comme températures mensuelles moyennes.

Ces limites étant admises, pour ne pas trop multiplier les divisions, je répartirai les températures quelles comprennent

11

en cinq groupes; et, de même que dans mes travaux antérieurs, de la manière suivante : de 30° à 25°; de 25° à 20°; de 20° à 10°; de 10° à 5° et de 5° à 0°.

Mais, de plus, pour être complet, je réunirai les températures exceptionnelles au-dessus de 30° et celles au-dessous de 0° : les premières au groupe de 30°, — 25° et les secondes à celui de 5° — à 0°.

Ainsi, dans ce qui va suivre, sans tenir compte des influences auxquelles sont dues les températures, toutes les considerations dans lesquelles je vais entrer, ne viseront que ces dernières. La latitude, les saisons et l'altitude s'effacent devant la température qui leur est due. Cette dernière seule nous occupera. De plus, je pense que cette étude gagnera en traitant séparément des besoins pour *les substances organiques* et de ceux pour *les substances minérales*.

FIXATION DE LA RATION MOYENNE D'ENTRETIEN A CES DIVERSES TEMPÉRATURES

Fixation de nos besoins en substances organiques.

TEMPÉRATURES MOYENNES DE 20° A 10°. — Comme on le voit, un de ces groupes est plus étendu que les autres; c'est celui qui va de 20° à 10°. Ce sont là les limites que j'ai fixées, dans ce travail, aux zones tempérées pendant leurs saisons intermédiaires; et d'après lesquelles j'ai fixé la ration *moyenne d'entretien*, qui a déjà servi et qui va de nouveau servir de base à toutes les autres.

C'est intentionnellement que j'ai adoptée des limites aussi étendues pour cette ration moyenne d'entretien. Non que je considère les dépenses faites entre 10° et 12°, comme égales à celles entre 18° et 20°. J'ai insisté, au contraire, sur ce point que l'organisme animal traduit par ses dépenses des variations de température de 2 degrés seulement et même de moins ; mais parce que, voulant faciliter autant que possible l'entrée du dosage rationnel de l'alimentation dans la pratique, j'ai sacrifié l'exactitude à la commodité de cette application. De plus, je dois le dire, dans les expériences que j'ai citées, pour celles faites sur les animaux, ceux-ci ont forcément conservé la même toison, surtout quand on a fait varier la température artificiellement; et pour celles faites pour l'homme, les sujets, pour conserver à l'expérience toute son exactitude, ont gardé le même vêtement. Or, nous le savons, il n'en est plus ainsi dans les conditions ordinaires de la vie, celles pour lesquels nous devons fixer l'alimentation. Dans ces dernières conditions, l'homme surtout et les animaux eux-mêmes tendent à effacer les différences de température; et sans y arriver d'une manière complète, ils y arrivent du moins partiellement; de sorte que ces écarts maximum de 10 degrés, sont en somme bien diminués et ramenés à 5 ou 6 degrés environ. Or, ces dernières différences de température, tout en modifiant sûrement les dépenses, ne le font que dans des limites qui, je le crois, ne dépassent guère les écarts auxquels peuvent remédier les moyens physiologiques mis par la nature à la disposition de l'organisme pour établir la balance entre ses apports et ses dépenses.

J'ai donc cru pouvoir adopter les larges limites de 20° à 10°, pour cette ration moyenne d'entretien qui est devenue la base de toutes celles que j'ai étudiées jusqu'à présent, et aussi qui va le rester pour celles qu'il me reste à étudier.

Cette ration que j'ai fixée en la considérant tout d'abord comme convenant seulement aux *saisons intermédiaires des climats tempérés*, conviendra donc également pour toutes les régions présentant ces températures pendant une partie de l'année. C'est-à-dire pour certaines altitudes de la zone chaude, et pendant la saison chaude de quelques pays froids. C'est en somme celle qui correspondra le plus souvent aux dépenses de l'homme.

Je n'ai pas à revenir sur la composition de cette ration, que j'ai étudié d'une manière complète. Je rappelle seulement ici, que, par kilogramme, elle comprend comme aliments organiques, 1^{gr},50 d'albuminoïdes, 1 gramme de corps gras, 0^{gr},50 d'alcool et 4^{gr},50 d'hydrates de carbone, ce qui donne un total de 38 calories.

TEMPÉRATURES MOYENNES DE 20 A 25 DEGRÉS. — Au-dessus de ce premier groupe de températures, se trouve celui qui va de 20° à 25°. Pour celui-ci, dont la moyenne s'écarte de 7 à 8 degrés de celle du groupe précédent, l'examen alternatif des travaux que j'ai cités, ainsi que mes observations personnelles, m'ont fait descendre le nombre de calories nécessaires à un maximum de 30 calories par kilogramme du poids normal.

D'une manière générale, ces températures moyennes de 25° à 20°, en dehors de toute altitude, sont celles de la saison chaude de la zone tempérée, celles de la saison fraîche des pays tropicaux, et, pour toutes les saisons, celles des altitudes de 500 à 1000 mètres des pays équatoriaux.

Or, étant donné que ces températures n'imposent à l'organisme que des dépenses moyennes de 30 calories par kilogrammes, au lieu de 35 à 38 comme dans ceux ayant de 10 à 20°. Examinons sur quels aliments doit porter cette réduction pour la ration d'entretien.

La température extérieure, exerce forcément son action sur la radiation cutanée. Celle-ci, dépend, en effet, du rapport entre la température du corps qui rayonne et celle de son milieu ; et la première restant constante, tandis que la seconde s'élève, il est forcé que le calorique rayonné diminue.

Cela étant, et de tout ce qui précède, il faut donc conclure que la réduction doit porter surtout sur les ternaires. Mais nos habitudes nous faisant employer sensiblement la même quantité de corps gras à ces températures de 20° à 25° qu'à celles de 20° à 10°, dans mes régimes-types j'ai laissé un gramme de corps gras pour un kilogramme de poids normal.

J'ai également conservé les 0^{gr},50 d'alcool, sous forme de boisson de table. C'est donc sur les hydrates de carbone que j'aurais fait porter la totalité de la réduction, si les albuminoïdes n'avaient pas été diminués. Mais en tenant compte, surtout en ce qui concerne l'européen vivant dans les diverses conditions que comportent ces températures, que, sous leur influence, son activité physique est diminuée, j'ai pensé qu'il devait en être de même des dépenses des divers protoplasmas, notamment de ceux de la fibre musculaire ; et j'ai descendu les albuminoïdes à 1^{gr},25.

Du reste, je me suis cru d'autant plus autorisé à le faire que, je l'ai dit, j'ai trouvé que même aux températures de 20 a 10°, nous pouvions à la rigueur nous contenter de 1^{gr},20.

Enfin, cette réduction des albuminoïdes a aujourd'hui pour elle la consécration de la pratique; puisque c'est celle qui me suffit depuis de longues années pendant nos étés, que c'est aussi celle qui m'a suffi pendant la saison fraîche dans les pays chauds, et en dernier lieu que c'est également celle de la plupart des indigènes qui vivent sous ces climats pendant cette même saison.

Je reproduis dans le tableau suivant les moyennes des observations que j'ai prises pendant que je suivais cette alimentation.

Examen des urines sous l'influence d'une ration de 30 calories environ et de 1 gr. 25 de substances albuminoïdes.

DATES		LIEUX de l'observation	DURÉE	EXAMEN DES URINES			Poids moyen	PAR KILOG.	
Années	Mois			Quantité	Densité	Urée		Azotes alimentaires	Urée
1884	Juillet...	Cherbourg	4	975	1 030	16.06	59	1.25	0.27
1885	Mars....	Saïgon ...	8	781	1.021	14.01	57	1.25	0.25
1886	Août....	Cherbourg	3	933	1.027	17.71	58	1.25	0.30
1890	Septemb.	Toulouse .	27	910	1.022	15.85	58	1.25	0.27
TOTAUX ET MOYENNES...			42	902	1.025	15.91	58	1.25	0.27

Ainsi, pendant les périodes pendant lesquelles je suivais ce régime, j'ai renouvelé quatre fois l'examen de mes urines, en comparant l'azote alimentaire avec l'azote urinaire.

Ces observations ont été faites une fois à Saïgon en 1885, deux fois à Cherbourg, en 1884 et 1886, et une fois à Toulouse en 1890. Leur durée totale a été de 42 jours. Or, outre que la longue durée pendant laquelle j'ai suivi cette ration, m'a convaincu qu'elle était suffisante avec cette température extérieure, aussi bien au point de vue de sa valeur totale en calories, qu'à celui des azotés qu'elle me donnait, j'ai pu également m'assurer avec quelle régularité fonctionnait mon organisme sous son influence, et aussi qu'elle action considé-

(1) Insuffisance des climats et des saisons sur les dépenses de l'organisme. Doin, Paris, 1901, p. 50.

rable exerce la température sur mes dépenses, puisque quoique faites dans des points très différents, comme Saïgon, pendant la saison fraîche, Cherbourg et Toulouse, pendant la saison chaude, à la condition de prendre la même ration, mes analyses m'ont toujours donné sensiblement la même quantité d'urée. Enfin, j'ajoute que le rapport de l'azote alimentaire avec l'azote uréique est resté sensiblement le même; le premier étant toujours de $0^{gr},21$ environ, le second a été dans les environs de $0^{gr},13$, soit une différence de $0^{gr},08$.

Du reste, mes évaluations auxquelles je suis arrivé par une série de tâtonnements et d'essais, se rapprochent sensiblement, au moins en ce qui concerne les *calories*, de celles de nombreux auteurs, et plus spécialement de ceux qui se sont occupés le plus récemment de cette question.

Pour Richet, par exemple, la ration moyenne pour toute l'année étant de 38 à 40 calories, ce qui, je l'ai dit, doit être un peu élevé, et ses expériences sur l'influence des saisons, leur ayant fait constater qu'il y a une différence d'un tiers entre l'été et l'hiver, nous arrivons à cette conclusion, que pour l'été, la ration moyenne doit être diminuée d'un sixième, c'est-à-dire, être déjà descendue à 32 ou 33 calories. Mais, de plus, si l'on veut bien se rappeler ce que j'ai dit relativement à cette ration moyenne annuelle, pour établir qu'elle est un peu trop élevée, on sera conduit à ramener celle de l'été très près de 30 calories. Il en est de même de Gautier, puisque sa ration moyenne annuelle est de 38 calories. Une diminution d'un sixième ramène cette ration pendant l'été à 31 ou 32 calories.

Enfin, c'est très exactement à 30 calories qu'arrive Lefèvre (*Biol.*, 28 avril 1906). Les dépenses en été pour un homme de 63 kilogrammes seraient de 1800 à 2000; or, la moyenne 1900 calories, nous donne exactement 30 calories par kilogramme.

Quant aux *albuminoïdes*, la question a moins préoccupé les divers observateurs ou expérimentateurs; mais je crois que les arguments que j'ai fait valoir pour la quantité que j'ai fixée, doivent suffire pour entraîner cette conviction, la plus importante parmi nous, qu'elle est suffisante; et que si elle dépasse les besoins, elle ne le fait pas dans des proportions qui soient nuisibles.

De ce qui procède, je crois donc pouvoir conclure :

1º Qu'avec des températures extérieures moyennes de 20 à 25º, celle d'une partie de nos étés, l'homme adulte vivant dans les autres conditions de la ration moyenne d'entretien, peut se suffire avec une ration lui assurant, par kilogramme de son poids normal, environ 30 calories et $1^{gr},25$ d'azotés ;

2º Que les 30 calories pourront être demandées, outre les $6^{cal},250$, fournies par ces azotés, 1 gramme de corps gras, $0^{gr}50$ d'alcool, et à 3 grammes d'hydrates de carbone.

Quant à la ration minérale, , je l'ai dit, elle sera examinée, quand j'aurai fixé celle des substances organiques pour les diverses divisions de températures.

TEMPÉRATURES MOYENNES DE 25 A 30 DEGRÉS ET AU-DESSUS. — Dans des régions encore assez nombreuses, et au moins pendant une partie de l'année, les températures moyennes sont même plus élevées, et atteignent de 25º à 30º.

Ces températures sont celles de presque toute la zone équatoriale, qui est sans altitude, et qui subit l'influence marine ; c'est aussi celle d'une partie de la zone tropicale, pendant les saisons chaudes, et également sans élévation.

Nous les trouvons sur le littoral des Guyanes, du Vénézuéla, de l'Amérique centrale, des Antilles, du golfe de Guinée, de de nos possessions d'Obok, d'une partie de l'Hindoustan et de notre Cochinchine. Enfin on peut l'observer pendant l'été du midi de la France, de l'Espagne, de l'Italie, etc.

Or, sous l'influence de ces températures, les dépenses sont naturellement encore moindres que précédemment. Elles restent dans les environs de 25 calories.

De nouveau, la réduction doit porter sur les agents de calorification. Mais, doit-elle porter exclusivement sur eux ou bien faut-il, comme précédemment, en faire supporter une partie aux azotés ? Dans un travail qui date déjà de quelques années, j'avais cru devoir diminuer ces aliments, et je les avais fait descendre à 1 gramme. J'ai pu, en effet, à la Guyane, me suffire avec cette quantité; et je crois qu'il pourrait en être de même de nombreux autres organismes. Mais cependant, je n'oserais affirmer qu'il doive en être ainsi pour tous. Aussi, tout en indiquant cette quantité de 1 gramme comme minima, je crois devoir, surtout s'il s'agit des collectivités, conserver 1^{gr},25 comme pour les températures de 20 à 25°.

Les corps gras se digérant, dans ces conditions, moins facilement que les hydrates de carbone, on pourra les faire descendre à 0^{gr},50 par kilogramme. La quantité d'alcool pourra rester lui-même, en donnant la préférence au vin rouge à cause de son tanin ; et enfin, les hydrates de carbone pourront être ramenés à 3 grammes.

L'ensemble de ces aliments, nous donneraient ainsi 26 calories par kilogramme de poids.

Cette ration est celle que j'ai suivie, pendant la presque totalité de mes séjours à la Guyane, à la Guadeloupe et en Extrême-Orient ; et, pour chacun de ces séjours, pendant deux ans environ, sans que j'ai vu ma santé en souffrir ou même mon activité être diminuée ; et cela à une période de la vie où l'on est le moins économe de ses dépenses. C'est également cette ration à laquelle je descends pendant la partie la plus chaude de nos étés aussi et sans voir mon poids, ou mon activité diminuer.

Or, de nouveau, l'analyse de mes urines, répétée deux fois à cinq ans d'intervalle, en 1890 et en 1895, m'a prouvé avec quelle régularité mon organisme fonctionne sous cette influence. Je résume ces analyses dans le tableau suivant.

| DATES | | LIEUX de l'observation | DURÉE | EXAMEN DES URINES | | | Poids moyen | PAR KILOG. | |
Années	Mois			Quantité	Densité	Urée		Azotés	Urée
1890	Août...	Toulouse .	18	850	1.022	15.16	58	1.25	0.26
1895	Juillet..	Toulouse .	20	776	1.020	14.37	58	1.25	0.25
TOTAUX ET MOYENNES...			38	813	1.021	14.76	58	1.25	0.255

Ainsi, pendant ces deux périodes assez longues, de 18 et de 20 jours, peudant lesquelles mon alimentation a été celle indiquée ci-dessus et pendant laquelle mes urines ont été analysées tous les jours ; outre que mon poids est resté constant, mon organisme a fonctionné avec une régularité parfaite. Je dois, du reste, faire remarquer que ces moyennes ne sont pas le résultat de données ayant présenté de grands écarts. Ces derniers, au contraire, ont été insignifiants.

Je puis ajouter que cette ration est sensiblement celle des indigènes vivant dans les régions présentant ces températures. C'est celle de la plus grande partie de la population créole des Antilles et de la Guyane, celle de la population annamite et enfin celle des chinois du Sud.

Je conclus donc :

1° que dans les régions présentant une température allant de 25° à 30°, l'adulte, vivant dans les conditions que j'ai précisées pour la ration moyenne d'entretien, peut se suffire avec une ration, lui assurant, par kilogramme de son poids normal, environ 25 calories et 1^{gr},25 de substances azotées ;

2° Que peut-être ces dernières pourraient être descendues à 1 gramme, au moins pour certains sujets, et dans les cas d'une faible activité comme celle à laquelle condamne parfois la vie de fonctionnaire.

TEMPÉRATURES MOYENNES AU-DESSUS DE 30°. — Enfin, il existe des régions, situées le plus souvent dans l'intérieur du continent, dans lesquelles la température moyenne s'élève encore au-dessus des précédentes.

La grande élévation de cette moyenne nychthémérale dépend surtout de la température du jour qui souvent dépasse même celle de notre organisme. Les températures de 40° et même de 45° à l'ombre, sont parfois observées dans ces régions.

On trouve ces températures dans notre sud algérien, et dans une partie de nos possessions de l'Afrique centrale, dans lesquelles doivent résider des militaires et des fonctionnaires européens.

Or, il est évident qu'il faut tenir grand compte de ces températures au point de vue de l'alimentation. Les indigènes y sont d'une très grande sobriété. L'arabe y vit de quelques dates. Le noir, moins sobre, compense l'influence de cette température en favorisant le rayonnement de son calorique par l'absence complète de vêtement, et par le travail qui, en outre, favorise la sueur.

L'Européen doit chercher à se rapprocher de ces conditions

dans les limites du possible. Il doit être bien convaincu que ce n'est pas en augmentant son alimentation, et surtout les albuminoïdes, qu'il résistera mieux à la tendance au repos, à la diminution de l'énergie qu'il subira souvent dans ces climats. C'est le contraire; il ne conservera cette dernière qu'en diminuant son alimentation et de la manière la plus marquée. Il n'a pas à craindre d'exagérer cette diminution; elle ne sera suffisante que lorsqu'elle paraîtra exagérée.

La valeur totale de ses aliments devra rester entre 20° et 25 calories; et ses azotés ne guère dépasser 1 gramme. Comme il est difficile de faire descendre les corps gras au-dessous de $0^{gr},50$, on pourra diminuer l'alcool à 0,30 au lieu de 0,50; et ramener aussi les hydrates de carbone à $2^{gr},50$, ou même 2 grammes, ce qui nous donnera de 23 à 21 calories.

Mais, de plus, au moins pour toutes les températures extérieures inférieures à la sienne, soit de 30 à 37°, il devra adopter des vêtements gênant le moins possible la radiation cutanée; et il pourra augmenter cette dernière par un exercice modéré provoquant une sueur *légère*. Il faut savoir, en effet, qu'il n'y a que la sueur qui s'évapore au contact de la peau qui nous demande du calorique. Quant à celle qui quitte notre surface cutanée à l'état liquide, elle ne nous est à cet égard d'aucune utilité. Il n'y a donc que les exercices, n'entraînant qu'une sueur légère, qui puisse dans ce but nous être utiles.

Tant que la température extérieure reste inférieure à la nôtre, ou, peut-être plus exactement, à celle de notre surface cutanée, soit 35° en moyenne, nous continuons à perdre un peu de calorique par la radiation cutanée. Toutefois, on conçoit combien cette dernière doit être faible, quand la différence entre la température ambiante et la nôtre n'est que de deux à trois degrés, soit dès 32°. Aussi, dans ces conditions, tout en conservant les azotés entre 1 gramme et $1^{gr},25$, pour assurer la réparation des protoplasmas usés, il faut faire descendre encore les ternaires, de telle manière que le total de la ration ne dépasse pas ou ne dépasse guère 20 calories.

Mais, enfin, que doit devenir la ration, quand la température ambiante dépasse la nôtre? Dans ces conditions, la radiation cutanée me paraît devoir être supprimée; il semble même que notre organisme loin de céder du calorique ne peut qu'en recevoir. Placés dans ces conditions de température, qui existent même à l'ombre dans certaines régions, et qui sont aussi, au moins pour une partie de la journée, celles des hommes travaillant au soleil pendant une partie de nos étés, notre organisme ne peut conserver son équilibre de température que par la sudation et la ventilation.

La sueur, en s'évaporant à notre surface, nous enlève environ 1/2 calorie pour chaque gramme transformé en vapeur d'eau à notre contact.

Les recherches que j'ai faites sur notre zéro physiologique, ainsi que celles sur les températures sous-vestiales et cubiliales, m'ont pouvé que notre surface cutanée entre en sueur dès 35º environ ; de sorte que, même au repos, à cette température, la sueur vient augmenter notre dépense en calorique.

Ces mêmes recherches, sur lesquelles j'aurai, du reste, à revenir, m'ont également montré, que dès les températures extérieures de 25 à 30° ; il suffit d'un vêtement léger, chemise, caleçon, pantalon et veston de coton ou de toile, pour que cette surface cutanée fut au moins en moiteur.

La sueur se produit encore plus facilement chez les sujets qui exagèrent leur alimention ; et il faut rendre cette dernière de beaucoup inférieure à ce qu'elle est entre 20° et 10° pour qu'elle ne reste pas exagérée. Dans ces conditions d'alimentation dépassant les besoins, la sueur est à peine suffisante pour balancer cet excès d'apport, et elle devient impuissante pour aider l'organisme dans sa lutte contre une température extérieure supérieure à la sienne.

Le refroidissement par la sueur peut-être grandement activé par la ventilation ; il peut l'être dans des proportions étonnantes. On fait mourir les mammifères et les oiseaux de froid en les mouillant et en les ventilant. J'en parlerai bientôt.

Mais sans atteindre ces proportions, la ventilation peut activer encore sensiblement les pertes en calorique de l'organisme ; et c'est ce qui explique son usage si constant dans les pays chauds. Les fenêtres n'y sont d'abord fermées que par des persiennes, de manière à favoriser des courants d'air ; et ensuite l'on connait le balancement si coutumier des créoles, et aussi l'usage constant de l'éventail et même du pancas.

Mais évidemment, dans ces conditions, c'est surtout à

l'alimenta'ion qu'il faut s'adresser. Les ternaires doivent être forcément même plus diminués que précédemment. Mais il me paraît difficile de dire dans quelles proportions, parce qu'elles sont très variables; il est difficile même de fixer un minimum. Cette question demande à être soumise à une étude attentive.

Ce sont là les rations d'entretien dans tous les milieux dont la température atmosphérique moyenne dépasse celle de 20° à 10°; et cela, je le répète, quelle que soit la cause de cette température. Mais, de plus, ces rations s'appliquent également aux *espaces restreints*, présentant ces mêmes températures et dans lesquels doivent travailler certaines professions. Tels seraient les chauffeurs de navires, les caliers, les mineurs, les boulangers, et aussi certains ouvriers du tissage, Il est vrai, que, pour la plupart de ces professions, les températures élevées ne sont supportées que pendant une partie de la journée. Mais il n'en résulte pas moins que si ces températures se prolongent, et si elles sont supportées régulièrement tous les jours, il faudra en tenir compte pour régler l'alimentation.

Résumé pour les températures moyennes au-dessus de 20 degrés.

Ainsi de ce qui précède, pour ces températures, supérieures à celles comprises entre 10° et 20°, températures pour lesquelles j'ai pu faire des observations personnelles longtemps poursuivies, je crois pouvoir conclure :

1° Que les besoins de l'organisme vont en diminuant au fur et à mesure que la température extérieure est plus élevée;

2° Que par conséquent il est indispensable de diminuer dans les mêmes proportions les quantités d'aliments destinés à couvrir ses besoins ;

3° Que les diminutions doivent porter surtout sur les ternaires; mais que cependant il semble également utile de diminuer les azotés, quoique dans de plus faibles proportions;

4° Que la valeur totale de la ration en calories que nous

avons fixée à un maximum de 38 pour les températures de 10°
à 20°, doit descendre à 30 calories, pour les températures
extérieures de 20° à 25°; à 25 calories, pour celles de 25°
à 30°; et dans les environs de 20 calories pour les températures moyennes de plus de 30°;

5° Que les azotés, fixés à $1^{gr},50$ pour les températures
moyennes de 10 à 20 grammes doivent être descendus à $1^{gr},25$
pour celles de 20 à 30, peut-être à 1 gramme de 25 à 30,
et surtout au-dessus ;

6° Que la réduction des ternaires doit porter d'abord sur
les corps gras, ensuite sur l'alcool; et que ce sont les hydrates de carbone qui doivent être diminués les derniers;

7° Enfin, cette conséquence pratique se dégage de la
manière la plus impérieuse de toutes ces constatations qu'on
ne saurait conserver les mêmes rations pour toutes ces températures, et que le principe qui doit dominer leur fixation
est celui de leur VARIABILITÉ.

TEMPÉRATURES MOYENNES DE + 10 A + 5 DEGRÉS. —
Telles sont les modifications que devra subir la ration moyenne
d'entretien dans les températures supérieures à celles pour
lesquelles je l'ai d'abord fixée; voyons maintenant quelles
sont celles qui sont nécessitées par les températures moyennes
qui leur sont inférieures.

Le premier groupe que j'ai admis va de + 10 à + 5.

Ces températures moyennes sont approximativement celles
des mois froids des pays tempérés, celle des saisons intermédiaires, de beaucoup de pays froids; celles des altitudes
500 à 1000 mètres pendant les saisons intermédiaires des
régions tempérées, celle des mêmes altitudes pendant la
saison chaude des pays froids.

Mais quelle que soit la cause dont dépendent ces températures, leur conséquence principale reste la même : elles augmentent forcément la quantité de calorique rayonné par l'organisme; et, par conséquent, cette première conclusion en
découle, que les ternaires doivent être augmentés.

Mais, ces agents caloriques sont-ils les seuls à devoir subir
cette augmentation? J'avais admis le contraire dans mes premiers travaux sur cette ration.

Cherchant à conserver la même relation nutritive de 1 à 4, pour toutes mes rations, j'avais élevé les azotés à 1^{gr},75, de même que précédemment, je les avais fait descendre à 1^{gr},25. De plus, j'avais en cela tenu compte des habitudes de la plupart des peuples qui vivent dans ces températures. S'il s'agit de ceux qui habitent les pays les moins éloignés des pôles, pour l'ancien comme pour le nouveau continent, leur alimentation, dans laquelle la viande joue un rôle important, arrive souvent à cette quantité de 1^{gr},75 d'albuminoïdes par kilogramme ; et, s'il s'agit des habitants des altitudes élevées, leur alimentation, surtout par le lait de vache ou de chèvre, pour être suffisante en calories, contient largement cette quantité d'azotés. Enfin, je l'ai dit, beaucoup d'auteurs appartenant à ces régions, ou du moins à des régions ayant une température moyenne inférieure à celle de la France, étaient arrivés, dans leurs évaluations, à 2 grammes et au-dessus. J'avais donc supposé que ces évaluations, supérieures aux miennes, tenaient, au moins en partie, aux conditions climatériques dans lesquelles on les avait faites ; et que, trop élevées pour nos climats, elles pouvaient être mieux en rapport avec d'autres climats plus froids. Toutefois, cette quantité de 2 grammes me paraissant trop élevée, je m'en étais tenu à une quantité moyenne de 1^{gr},75.

C'est donc sous l'influence de ces considérations que j'avais adopté cette quantité d'azotés, tout en pensant que probablement elle dépassait un peu les besoins de l'organisme. Mais il m'avait paru qu'il ne pouvait y avoir de sérieux inconvénients à utiliser une faible partie de ces azotés à faire du calorique. N'est-ce pas du reste à cette quantité que nous arrivons quand nous donnons 3 litres de lait de vache, contenant 36 grammes de caséine, à un homme de 65 et surtout de 60 kilogrammes. Ces hommes reçoivent ainsi 1^{gr},74, et même 1^{gr},80 de caséine par kilogramme ; et cependant la pratique ne nous a-t-elle pas montré depuis longtemps que cette quantité est sans inconvénient ? Enfin, ne se pourrait-il pas que la dépense d'une plus grande quantité de ternaires, nécessitée par l'abaissement de la température, entraînât une augmentation, quoique moins marquée, des protoplasmas albuminoïdes ?

En tenant compte de ces diverses considérations, j'avais

donc fixé, je le répète, la ration des azotés dans ces conditions; à $1^{gr},75$; et pendant de longues années, cette ration a été celle que j'ai suivie pour moi pendant les hivers et aussi celle qui me sert encore de guide dans ma pratique médicale. Or, soit pour moi, soit pour les personnes dont j'ai dirigé l'alimentation, n'ayant eu qu'à m'en louer, malgré une tendance à diminuer les albuminoïdes, c'est encore cette quantité que j'ai conservée dans des travaux assez récents.

Mais depuis ces dernières années, des recherches importantes sont venues mieux préciser le rôle des azotés dans l'organisme; et d'une manière générale, ces recherches ont diminué l'importance du rôle qu'on leur avait accordé. Ces travaux, notamment ceux sur la ration de travail, ont montré combien est réduit le surcroit de dépenses des albuminoïdes sous cette influence; et, dès lors, on est en droit de conclure qu'il doit en être de même, à plus forte raison, quand il s'agit de l'augmentation des dépenses dues seulement à l'exagérationde la radiation cutanée. Cette exagération devrait donc ne faire augmenter que les agents calorifiques.

Cette opinion qui, je l'ai dit, tendait déjà à prévaloir et qui s'est affirmée d'une manière encore plus nette au Congrès d'hygiène alimentaire, doit sûrement contenir une bonne partie de la vérité. On avait exagéré le rôle des albuminoïdes au détriment des ternaires; et il est bien possible que moi-même je n'ai pas su assez me défendre contre cette tendance. Mais, cependant, en ce moment, ne va-t-on pas trop loin, en niant toute participation des protoplasmas musculaires à l'exagération des dépenses pendant le travail physique? N'en est-il pas de même de la participation des divers protoplasmas glandulaires, quand il s'agit de la production d'une quantité plus grande de calorique, même lorsque ce calorique est exclusivement perdu par le rayonnement?

J'ai déjà eu a envisager cette question à propos du travail musculaire; et j'ai dit combien j'étais porté à accepter un surcroit de dépenses azotées pendant ce travail. Mais même en ce qui concerne l'exagération des dépenses dues au rayonnement, il me semble peu admissible que les albuminoïdes de l'organisme y restent entièrement étrangers.

Il me paraît difficile que la mise en œuvre d'un élément anatomique, musculaire ou glandulaire, ne comporte pas son usure, et que cette usure ne soit pas en rapport avec la durée et l'intensité de sa fonction.

En ce qui concerne le point qui nous occupe spécialement ici, il me semble logique d'admettre que les différents éléments anatomiques qui doivent transformer, par exemple, les corps gras en glucose usent une partie de leur protoplasma albuminoïde en accomplissant cette transformation ; et que, par conséquent, la quantité usée de ce protoplasma augmente en proportion des corps gras transformés.

Ce n'est là, évidemment, qu'une vue théorique; mais, cependant, je pense qu'on me l'accordera, cette vue a pour elle la logique et aussi cette grande loi biologique que la matière vivante ne peut fonctionner qu'en s'usant.

Du reste, sans pouvoir donner encore la preuve de la participation des albuminoïdes à l'exagération des dépenses de l'organisme sous l'influence de l'abaissement de la température, mes recherches personnelles peuvent déjà, il me semble, établir, en faveur de cette participation, une forte présomption.

Elles établissent, en effet, au moins ce point qu'en élevant les albuminoïdes alimentaires de 1^{gr},50 à 1^{gr},75, les déchets uréiques de ces albuminoïdes sont augmentés d'une manière régulière et constante. Je sais bien, et j'ai publié plusieurs travaux pour l'établir, que d'une manière générale l'*urée excrétée est fonction des albuminoïdes absorbés;* et que, par-conséquent, l'augmentation de l'urée dans mes urines, est au moins en partie la conséquence de celle des azotés de mon alimentation.

Mais, cependant, même en acceptant cette cause de l'augmentation des déchets albuminoïdes, et, tout en lui laissant son importance, ne peut-on pas admettre que si une partie provient réellement des albuminoïdes n'ayant servi qu'à faire du calorique, au moins une autre partie provient des protoplasmas qui ont été usés dans de plus grandes proportions?

C'est, du moins, je l'estime, une hypothèse qui a pour elle beaucoup de probabilité. Voyons, du reste, les faits sur lesquels elle s'appuie.

La ration ayant pour base 1^{gr},75 d'albuminoïdes, en conservant la relation nutritive de 1 à 4, est celle, je l'ai dit, de notre saison froide ; et, à ce titre, c'est celle que j'ai suivie tous les hivers pendant ma période d'adulte.

Or, pendant cette saison et pendant que je suivais cette ration, j'ai comparé les albuminoïdes ingérés avec l'urée à six époques différentes de 1884 à 1891 ; et l'ensemble de ces périodes d'expériences comprend 115 jours.

Je résume, dans le tableau suivant, les résultats moyens de chacune d'elles.

DATES		LIEUX de l'observation	DURÉE jours	EXAMEN DES URINES			Poids moyen	PAR KILOG.	
Années	Mois			Quantité	Densité	Urée		Azotés	Urée
1884	Novemb.	Cherbourg	5	1.053	1.028	18.91	59	1.75	0.32
1886	Novemb. Décemb.	Cherbourg	13	1.150	1.024	19 40	59	1.75	0.33
1888	Février.. Mars....	Toulouse .	7	1.028	1.023	19.83	59	1.75	0.34
1889	Janvier..	Toulouse .	6	1.150	1.022	19.70	59	1.75	0.34
	Février..		17	1.264	1.023	21.10	59		
	Mars....		27	1.113	1.020	19.57	59		
1890	Février..	Toulouse .	12	1.200	1.022	20.63	59	1.75	0.35
1890	Décemb .	Toulouse .	25	1.050	1.021	19.59	59	1.75	0.34
1891	Janvier..	Toulouse .	3	1.200	1.023	20.75	59		
Totaux et Moyennes....			115	1.134	1.023	19.95	59	1.75	0.34

Pendant toute la durée de ces expériences, les urines ont été gardées en totalité et analysées tous les jours.

Or, je dois faire remarquer une fois encore que ces moyennes ne résultent pas de composantes très éloignées les unes des autres ; ces dernières sont, au contraire, remarquables par leur uniformité. Je ne saurais trop le redire, la matière vivante fonctionne avec une étonnante régularité ; et je crois devoir le signaler d'autant plus, que pendant longtemps tout a semblé mystérieux dans le jeu de ses fonctions surtout en ce qui concerne la nutrition.

Mais, quoi qu'il en soit sur ce point, nous voyons que toujours les dépenses en urée, pendant cette saison, ont été plus élevées que pendant les températures de 10° à 20°.

L'urée oscille par kilogramme de 0,32 à 0,35, avec une moyenne générale pour ces 115 jours de 0^{gr},34 ; tandis qu'elle n'était que de 0,29 pour les températures de 10 à 20°; et seulement de 0,27, pour celles de 20 à 25 degrés.

Une de mes expériences, celle de 1890, a dû être divisée dans l'exposé que je viens de faire en plusieurs périodes, suivant la ration suivie; mais elle s'est prolongée, sans interruption, du mois d'août 1890 jusqu'aux premiers jours de 1891. Or, cette expérience va de nouveau, je pense, parler en faveur de la participation des albuminoïdes à l'augmentation des dépenses dues à l'abaissement de la température.

Observations recueillies à Toulouse du mois d'août 1890 au mois de janvier 1891

| DATES | | DURÉE | EXAMEN DES URINES | | | POIDS | PAR KILOG. | |
Années	Mois	jours	Quantité	Densité	Urée	moyen	Azotes alimentaires	Urée
1890	Août	18	852	1.022	15.16	58	1.25	0.27
—	Septembre ...	27	910	1 022	15.85	58	1.25	
—	Octobre.	26	871	1.022	16.35	59	1.50	0.29
—	Novembre ...	23	1.030	1.020	17.68	59	1.50	
—	Décembre....	25	1.050	1.021	19.59	59	1.75	0.34
1891	Janvier	3	1.200	1.023	20.75	59	1.75	

Nous voyons donc, dans cette expérience qui s'est prolongée sans interruption pendant 5 mois, en partant de la période la plus chaude de l'année, le mois d'août, jusqu'à la plus froide, en décembre et janvier, l'urée augmenter au fur et à mesure que la température s'abaissait. L'urée passe de 0,27 en août et septembre, à 0^{gr},29 en octobre et novembre et à 0,34 en décembre et janvier.

Je crois bien, certes, je le redis, que ces quantités d'urée ont été influencées par les quantités d'albuminoïdes entrant dans la ration; mais il ne me paraît pas moins probable que tout l'excédant de l'urée ne provient pas exclusivement des albuminoïdes immédiatement dépensés pour faire de la chaleur. Il faudrait supposer que les autres aliments ont été calculés bien étroitement; et que l'organisme n'a pu produire le total de son calorique qu'en s'adressant aux albuminoïdes alimentaires. Or, je ne crois pas que ma ration ait été calculée d'une manière aussi exacte et aussi parcimonieuse.

Je continue donc à considérer comme probable, sans que

je puisse dire dans quelle mesure, que l'abaissement de la
température en forçant un organisme à élaborer une plus
grande quantité de calorique, quoiqu'il ait à sa disposition
une quantité suffisante de ternaires, augmente aussi les dépenses des protoplasmas de cet organisme; et, par conséquent, comme un corollaire forcé, que la ration qui devra
faire face aux besoins créés par ces températures plus basses,
doit contenir une quantité d'albuminoïdes un peu plus élevée.

Mais cette probabilité ainsi établie, pouvons-nous savoir à
quelle quantité correspond ce besoin en albuminoïdes ? Je
n'ai aucune donnée pour la fixer; mais cependant, je crois
au moins pouvoir établir que la quantité de 1^{gr},75 dépasse ces
besoins. Il va suffire pour cela de reprendre mes expériences.

Si, en effet, nous nous reportons à l'expérience de 1890,
résumée dans le tableau précédent, nous verrons se dégager
les faits suivants :

1° Pendant les deux mois chauds, août et septembre, quand
je prenais 1^{gr},25 d'azotés, l'azote alimentaire était environ
de 0^{gr},21, et l'azote uréique 0,13. C'était donc 0^{gr},08 d'azote qui
étaient perdus autrement ou qui n'étaient pas absorbés;
c'est-à-dire que sur 1^{gr},25 d'azotés, environ 0^{gr},78 étaient éli-
minés à l'état d'urée, et que 0^{gr},48 n'étaient pas détruits. La
différence étant donc de 0^{gr},08 d'azote ou de 0^{gr},48 d'albuminoïdes.

2° Quand la ration contenait 1^{gr},50 d'azotés, soit 0,25 d'azote ;
l'azote uréique était de 0^{gr},14; et la différence arrivait à
0^{gr},11 d'azote.

3° Enfin, avec 1^{gr},75, soit 0^{gr},29 d'azote, l'azote urinaire
n'était que de 0^{gr},17; et la différence arrivait à 0^{gr},12.

La différence entre l'azote alimentaire et l'azote uréique est
donc allée en augmentant au fur et à mesure que l'azote alimentaire lui-même augmentait. Or, comme il est probable
que les dépenses en albuminoïdes représentées par la desquamation et les mucus, sont restées sensiblement les mêmes
pendant ces trois périodes, il faut en conclure que c'est le
déchet intestinal qui a augmenté; c'est-à-dire, que les albuminoïdes ont été augmentés sans bénéfice pour l'organisme.

Ces dernières considérations, jointes à celles qui les ont précédées, nous conduisent donc à ces conclusions :

1° Qu'il est probable que les températures moyennes de 10° à 5°, en entraînant des dépenses plus élevées en caloriques, exagèrent aussi, quoique beaucoup plus faiblement, celles des albuminoïdes;

2° Que les dépenses en ces substances sont sûrement couvertes par 1^{gr},75 d'azotés alimentaires par kigloramme;

3° Que cette quantité doit même être considérée comme dépassant les besoins, mais d'une quantité qui probablement est sans gros inconvénients pour l'organisme.

Quant aux quantités de divers ternaires qui doivent compléter la ration pour ces températures, je les ai fixées depuis longues années pour nos hivers; et, bien entendu, elles sont les mêmes pour ces mêmes températures de + 10° à + 5° quelle qu'en soit la cause.

Cette ration dont la valeur totale maximum varie entre 40 à 45 calories, pourra être composée ainsi qu'il suit :

1° Azotés, 1^{gr},75, soit................ 8^{cal},750
2° Corps gras, 1^{gr}.................... 9 »
Ternaires { Alcools, 0,50............... 3^{cal},500
{ Hydrates de carbone, 5^{gr},50.. 22^{cal} »

TOTAL .... 42^{cal} »

Ce n'est là, bien entendu, qu'une moyenne approximative. Mais, je dois dire cependant, que comme telle, elle a pour elle maintenant l'épreuve de nombreuses années de pratique. Sauf des exceptions, il est rare que l'adulte actif, puisse descendre au-dessous de 40 calories par kilogramme du poids normal; et tout aussi rare, qu'en restant dans les conditions de la ration d'entretien, 45 calories soient insuffisantes.

C'est au chiffre moyen de 43^{cal},250 que j'étais arrivé en procédant par tâtonnements pendant plusieurs années. C'est également à cette quantité que, d'une manière approximative, sont arrivés ceux qui ont fixé la ration moyenne de l'année à 35 et 38; et qui ensuite ont admis, comme Richet, une différence d'un tiers des dépenses entre l'été et l'hiver. Cette différence diminue, en effet, ces quantités d'un sixième pour l'été, en les ramenant dans les environs de 30 calories; et au contraire, les augmente de la même quantité pendant l'hiver, soit sensiblement entre 41 et 45.

Je pense pouvoir en dire autant de la ration de A. Gautier. Sa ration, calculée pour l'année étant, en effet, de 36 calories; en adoptant la même différence que précédemment pour les saisons extrêmes, nous arrivons également à 30 calories pour l'été et à 42 pour l'hiver.

Enfin, c'est également à ces quantités, que, d'une manière très rapprochée, arrive Lefèvre. En tenant compte des différences dans les dépenses provenant des vêtements plus ou moins chauds que l'homme adopte dans les diverses saisons, il conclut que la ration calorique s'élève en hiver à 2,800 et 3,000 calories pour l'homme moyen de 63 kilogrammes soit de 44 à 46 calories pour un de ses kilogrammes.

De ce qui précède, nous pouvons donc conclure que pour les régions dont la température moyenne est comprise entre + 10° et + 5° :

1° Que la ration moyenne doit comprendre environ 1^{gr},75 de substances albuminoïdes, et une quantité totale de substances organiques pouvant donner de 40 à 45 calories;

2° Qu'en outre des 8^{cal},75 fournies par les albuminoïdes, les autres doivent être demandées, à 1 gramme de corps gras 0,50 d'alcool et de 5 à 6 grammes d'hydrates de carbone.

TEMPÉRATURES DE + 5° A 0° ET AU-DESSOUS DE 0°. — Ces températures, au moins comme températures nychthémérales moyennes et pour une certaine durée, n'existent guère dans la zone interpropicale, subtropicale et même tempérée que dans des altitudes inhabitées ou peu habitées. On ne les trouve réellement, pour les pays constamment habités, que pendant les hivers des pays froids et aussi dans les altitudes de ces pays qui, toutefois, sont peu peuplés.

On peut donc dire, d'abord, que les régions habitées ne restent soumises à ces températures que pendant quelques mois de l'année; et, de plus, en tenant compte des habitudes des populations de ces régions, qu'elles ne s'y exposent que peu de temps chaque jour. Ces températures excluant toute végétation, les travaux de la terre sont suspendus; et les seules occupations qui soient permises à ceux qui y vivent, sont la chasse et parfois la pêche; et encore ne peuvent-ils s'y livrer que d'une manière exceptionnelle. Ces populations restent donc dans leurs habitations, parfois, il est vrai, peu confortables; mais qui cependant corrigent, au moins en partie, la rigueur de ces climats. Leur séjour prolongé dans leurs habitations s'impose à elles, du reste, d'autant plus, que pendant cette saison les heures de nuit dépassent de beaucoup celles du jour. Enfin, les vêtements composés le plus souvent par d'épaisses fourrures viennent s'ajouter au séjour prolongé dans les habitations pour diminuer les dépenses en calorique, que ces températures imposeraient à l'homme vivant à l'extérieur dans ces climats, ou même y menant l'existence des climats tempérés.

Pour l'homme de 65 kilogrammes, qui serait vêtu dans les conditions des saisons intermédiaires, soit d'une enveloppe de toile et d'une autre de drap, les dépenses totales seraient, sous l'influence d'un courant d'air, de $0^m,30$ à la seconde, de 3060 calories à 10°; de 2320 calories à 15°; et de 1900 calories à 20° (Expérience de Lefèvre). C'est donc pour les températures que j'ai admises pour les pays tempérés, une moyenne de 2427 calories, et de 37 calories par kilogramme ; ce qui, je me permets de le faire remarquer encore un fois, concorde complètement avec le chiffre auquel je suis arrivé par des tâtonnements en employant la calorimétrie indirecte alimentaire.

Mais, dès que nous descendons à $+$ 5, les dépenses, pour ce même sujet et le même vêtement, arrive à 4000 calories, soit à 61 par kilogramme ; et enfin, à $-$ 1, les dépenses atteindraient 5400 calories, soit à 83 par kilogramme!!!

Nous pouvons donc supposer que pour des régions, dont les températures moyennes oscillent entre $+$ 5° et 0°, les dépenses de cet homme seraient de 70 calories environ par kilogramme, soit sensiblement le double de celles des pays tempérés.

Enfin, si déjà à $-$1°, les dépenses de ce sujet arrivent à 83 calories par kilogramme, on voit ce qu'elles pourraient devenir à des températures descendant dans les environs de $-$ 10° seulement.

Je me hâte de rappeler que ces dépenses n'ont été obtenues que dans cette condition exceptionnelle, que Lefèvre, en se soumettant à ces expériences, avait courageusement conservé le même vêtement des saisons intermédiaires. Or, le vêtement, nous le verrons, exerce sur les dépenses une influence considérable ; et ce n'est que grâce à lui et aussi à l'habitation à laquelle s'ajoute le chauffage, que l'homme de ces climats peut résister à ces basses températures extérieures.

Mais en tenant compte de la diminution que ces dernières influences apportent aux dépenses de l'organisme, à combien peut-on évaluer ces dépenses ?

Nous n'avons à cet égard que peu de renseignements. Toufois, en utilisant certains faits personnels, j'étais arrivé aux évaluations suivantes.

Comme pour les autres groupes de températures, j'avais tenu à conserver la même la relation nutritive de 1 à 4. La substance albuminoïde devenait ainsi le point de départ de toutes les rations ; et le rapport entre elles et les ternaires restait le même.

De plus, comme j'avais trouvé que la différence des dépenses entre les températures de 20° à 10° et celles de 10° à 5° était d'environ un sixième, j'avais supposé le même écart entre ces dernières et celles de $+$ 5° à 0°. La ration, au point de vue des calories, s'était donc élevée dans les environs de 50 calories ; et, cela étant, pour maintenir le rapport de 1 à 4, j'avais composé cette ration avec 2 grammes d'albuminoïdes et 8 grammes de ternaires.

Enfin, pour rendre les diverses rations aussi uniformes que possible, j'avais conservé, pour ces ternaires, la même quantité de corps gras et d'alcool, et seuls les hydrates de carbone avaient été augmentés.

J'étais ainsi arrivé à cette ration :

Azotés......................	2^{gr}	10 calories.
Corps gras................	1^{gr}	9 —
Alcool....................	$0,^{gr}50.$	3,500
Hydrates de carbone.... ...	$6,^{gr}50.$	26,000
TOTAL...........		48,500

Soit donc un total de 48,500.

Ces quantités, du reste, n'étaient pas purement hypothétiques. Elles avaient pour elles des faits d'observation qui leur donnaient de la probabilité.

Naviguant sur la Côte occidentale de la Norwège, par des

températures qui souvent descendaient dans les environs de 0° et parfois au-dessous, j'avais vu de nombreux hommes de l'équipage venir me demander un supplément de pain ; et pour ces hommes, dont la ration, en leur supposant un poids moyen de 65 kilogrammes, était approximativement de 38 à 40 calories et qui comprenait environ 1^{gr},65 d'azotés, j'ajoutais à cette ration 300 grammes de pain et 12 centilitres de vin.

Or, si nous ramenons ce supplément en calories et en azotés, nous trouvons, pour le pain, 750 calories et 24 grammes d'azotés, et pour le vin, qui contenait 11 % d'alcool, 95 calories, soit un total pour ces dernières de 845 calories. Enfin, comme le plus souvent c'étaient les hommes les plus grands qui venaient demander ce supplément, en leur supposant un poids moyen de 70 kilogrammes, nous arrivons à ce résultat, il est vrai seulement approximatif, mais qui n'en constitue pas moins, je pense, une bonne indication, que j'ajoutais à la ration de ces hommes, par kilogramme de leur poids, environ 12 calories, ce qui portait leur ration à 50, et 0^{gr},34 d'albuminoïdes, ce qui mettait aussi leur ration à 2 grammes. Ainsi se trouve donc expliqué la ration que j'avais adoptée pour ces températures extérieures.

Que faut-il penser de ces évaluations ?

Je ne leur attribue d'abord, bien entendu, qu'une valeur approximative ; et je déclare même que cette valeur approximative devra, suivant les cas, subir de larges modifications. D'une part, en effet, les écarts de température que j'envisage ici peuvent être plus considérables que les précédents qui étaient limités à 5 degrés. Dans le groupe de températures qui nous occupe, au contraire, ces écarts peuvent être bien plus étendus. Pendant la retraite de Russie de 1812, nos soldats ont dû marcher avec des températures de — 25° et même jusqu'à — 35°. Les matelots qui me demandaient un supplément de ration restaient exposés au vent sur le pont à des températures sensiblement au-dessous de 0°.

Il faut donc tenir grand compte de ces premières différences.

Ensuite, dans les régions où règnent ces températures, l'exposition à l'air libre, pour le même temps, se fait sentir bien plus, par exemple, que pour les températures de 10° à 20°.

Pour ces dernières, en effet, si l'on passe deux ou trois

heures de plus à l'extérieur que d'ordinaire, on pourra bien constater une augmentation des dépenses ; mais sûrement dans des proportions beaucoup moindres que pour des températures — 10°. Les dépenses augmenteront donc, et, d'une manière très sensible, avec la durée du séjour à l'air libre.

Il en est de même des vents. Ceux-ci augmentent toujours les dépenses ; mais, nous le verrons, même avec une vitesse égale, ces dépenses s'accroissent considérablement au fur et à mesure que les températures s'abaissent. C'est donc encore là une condition, qui, presque négligeable dans une température moyenne, devient très importante dans les pays froids.

L'influence de l'état hygrométrique s'accroît également dans ces climats.

Enfin, la même observation s'adresse aux vêtements et à l'habitation. Les dépenses pourront être bien modifiées par des fourrures bien conditionnées, et par des habitations bien closes et bien chauffées ; et cela d'une manière bien plus marquée que dans les températures moyennes ou les chaudes.

On le voit donc, toutes les influences capables de modifier les dépenses augmentent d'importance au milieu de ces températures ; et de là ressort la difficulté qu'il y a à les apprécier avec une certaine exactitude, et aussi la témérité qu'il y aurait à vouloir fixer les rations destinées à les couvrir.

Mais cependant, et tout en tenant compte de ces grandes variations, nous pouvons supposer des conditions moyennes ; et, au moins pour ces conditions, d'abord tenter, comme je l'ai fait, quelques évaluations ; et de plus, et c'est là ce que je considère comme le plus important, nous pouvons établir quelques principes généraux sur l'établissement de ces rations.

Devons-nous tout d'abord pour ces températures augmenter les albuminoïdes au-dessus de ceux de la ration moyenne d'entretien ? J'ai déjà plaidé les circonstances atténuantes pour la ration de 1^{gr},75, dois-je le faire pour celle de 2 grammes que j'avais admise pour ces températures ? J'ai bien montré que mes matelots recevaient cette quantité de 2 grammes de substances albuminoïdes ; mais était-elle exagérée ? Aurais-je mieux fait de n'augmenter d'une manière exclusive que les ternaires ? Faudra-t-il s'en tenir à ces aliments à l'avenir ? Je suis très porté à le croire, au moins en ce qui regarde la ration d'entretien et en dehors de tout travail manuel, la seule dont nous nous occupons ici. Déjà, en effet, j'ai fait remarquer qu'avec 1^{gr},75 d'albuminoïdes, le déchet intestinal était sensiblement augmenté. Or, dans des expériences que j'ai faites dans un autre but, j'ai pu me convaincre que lorsque je portais les albuminoïdes à 2 grammes, ce déchet s'élevait encore davantage. Je puis à cet égard citer les expériences suivantes :

Du 30 août au 27 septembre 1886 (Cherbourg) (1).

Du 30 août au 3 septembre, mes azotés étant réglés à 1^{gr},50 et les ternaires dans le rapport de 1 à 4 ; sur 0,25 d'azote, je trouve 0^{gr},31 d'urée, soit environ 0^{gr},16 d'azote dans mes urines, c'est donc une différence de 0^{gr},09 d'azote.

Du 4 au 7 septembre, j'élève les azotés à 1^{gr},75, mais en diminuant les ternaires pour conserver la même valeur calorique à mon alimentation. Or, avec cette quantité d'azotés, j'excrète 0^{gr},37 d'urée. Sur 0,29 d'azote alimentaire, 0^{gr},18 passent dans l'urine : soit une différence de 0^{gr},11.

Du 8 au 10 septembre, je porte les azotés à 2 grammes par kilogramme en modifiant de nouveau les ternaires ; et mon urée arrive à 0^{gr},40. Sur 0^{gr},33 d'azote alimentaire, 0,20 passent dans l'urine ; soit une différence de 0^{gr},13.

Du 11 au 24 septembre, fatigué par cette quantité d'albumine, je reviens à 1^{gr},50 ; et l'urée descend à 0^{gr},33 : avec 0,25 d'azote alimentaire, je trouve 0,16 d'azote uréique ; soit de nouveau une différence de 0^{gr},09.

Enfin, *du 25 au 27,* je descends les azotés de 1^{gr},25, en augmentant les ternaires ; et l'urée arrive à 0,31. Sur 0^{gr},21 d'azote alimentaire, j'en trouve 0,15 dans l'urine : soit seulement une différence de 0^{gr},06.

Je réunis, dans le tableau, suivant les moyennes de ces cinq périodes que j'ai données d'une manière complète dans un autre travail.

Cette expérience avait été faite pendant l'été, période de l'année pendant laquelle, nous le savons, nos dépenses sont le plus diminuées. Mais je l'ai reprise quelques années après à Toulouse, pendant les mois les plus froids, janvier et février

---

(1) Influence de l'alimentation sur l'excrétion de l'urée. *Archives de médecine expérimentale et d'anatomie pathologique,* 1900, p. 58.

1889. Or, les résultats sont restés les mêmes. Avec 1^{gr},25 d'azotés, j'ai eu 0,29 d'urée. Sur 0,21 d'azote alimentaire, j'en ai trouvé 0,14 dans l'urine : soit une différence de 0^{gr},07. Avec 2 grammes d'azotés, l'urée s'est élevée à 0^{gr},37 ; c'est-à-dire que sur 0^{gr},33 d'azote alimentaire 0,18 ont passé dans l'urine : soit une différence de 0^{gr},15. Enfin, avec 1^{gr},50, l'urée

Influence de l'azote alimentaire sur l'azote uréique (du 30 août au 27 septembre 1886). — CHERBOURG.

DATES	DURÉE	EXAMEN DES URINES			POIDS	PAR KILOG. DE POIDS				Différence
		Quantité	Densité	Urée		Azotés	Urée	Azote alimentaire	Azote uréique	
Alimentation ordinaire : 1 gr. 50 d'azotés par kilog.										
30 août au 3 septembre.	4	1012	1034 »	18.87	58	1^{gr}50	0.32	0.25	0.16	0.09
Alimentation plus azotée : 1 gr. 75 par kilog. — Même valeur en calories.										
4 au 7 sept....	4	1225	1028 »	21.43	58	1.75	0.37	0.29	0.18	0.11
Alimentation encore plus azotée : 2 gr. par kilog. — Même valeur en calories.										
8 au 10 sept....	3	1283	1033.7	23.33	58	2 »	0.40	0.33	0.20	0.13
Alimentation ordinaire : 1 gr. 50 par kilog. — Même valeur en calories.										
11 au 24 sept..	8	1219	1028 »	19.98	59	1.50	0.33	0.25	0.16	0.09
Alimentation peu azotée : 1 gr. 25 par kilog. — Même valeur en calories.										
25 au 27 sept..	3	1300	1024 »	18.34	59	1.25	0.31	0.21	0.15	0.06

est descendue à 0^{gr},29 ; 0,25 d'azote alimentaire ont donné 0,14 d'azote uréique : soit une différence de 0^{gr},11.

Je résume de nouveau ces résultats dans le tableau suivant :

Comme on le voit, quoique ces deux expériences aient été faites à plus de deux ans d'intervalle et surtout par des températures extérieures des plus différentes, les résultats, dans leur ensemble, ne sauraient être plus concordants.

Avec 1^{gr},25 d'azotés, l'écart entre l'azote alimentaire et l'azote uréique a été une fois de 0,06 et l'autre fois de 0,07.

Avec $1^{gr},50$, j'ai trouvé deux fois un écart de 0,09 et une autre fois de 0,11 : soit une moyenne de 0,10.

Avec $1^{gr},75$, l'écart a été de 0,11 ;

Et, enfin, avec 2 grammes, les écarts ont été de 0,13 et de 0,16 : soit une moyenne de $0^{gr},14$.

Ce fait ce dégage donc de la manière la plus nette de ces expériences que les écarts sont allés en s'agrandissant au fur

Influence de l'azote alimentaire sur l'azote uréique (du 23 janvier au 17 février 1899). — TOULOUSE.

DATES	DURÉE	EXAMEN DES URINES			POIDS	PAR KILOG. DE POIDS				Différence
		Quantité	Densité	Urée		Azotés	Urée	Azote alimentaire	Azote uréique	
Alimentation peu azotée : 1 gr. 25 par kilog.										
23 au 27 janvier	3	1183	1021 »	17.3	59	1.25	0.29	0.21	0.14	0.07
Alimentation très azotée : 2 gr. par kilog.										
29 janvier au 13 février..	5	1091	1022 »	22.07	59	2 »	0.37	0.33	0.18	0.15
Alimentation moins azotée : 1 gr. 50 par kilog.										
14 au 17 février.	4	1225	1023.5	17.2	59	1.50	0.29	0.25	0.14	0.11

et à mesure que les quantités d'albuminoïdes alimentaires étaient augmentées. Ces écarts, de 0,065 avec $1^{gr},25$ d'azotés, sont arrivés à $0^{gr},14$ avec 2 grammes.

Or, comme pendant ces expérience, la desquamation intestinale et cutanée, ainsi que les pertes en mucus étaient probablement restées les mêmes, il faut donc en conclure que c'est le déchet intestinal qui a augmenté ; et qu'avec 2 grammes de substances albuminoïdes, il a été encore plus marqué qu'avec $1^{gr},75$. De là, enfin, découle cette conséquence, que c'est inutilement que j'ai porté les albuminoïdes à 2 grammes ; puisque sur cette quantité, $1^{gr},20$ seulement, ont été ramenés à l'état d'urée.

Si, de plus, je compare l'écart de l'azote alimentaire à l'azote uréique avec la ration moyenne de 1^{gr},50, soit 0,10, avec l'écart de ces deux quantités d'azote avec la ration de 2 grammes, soit 0^{gr},14, je trouve une différence de 0^{gr},04 d'azote soit de 0^{gr},25 de substances albuminoïdes ingérées inutilement.

Il semble donc résulter de tous ces faits et de leur interprétation, que sur 2 grammes d'azotés ingérés, il n'y en a que 1^{gr},75 qui soient utilisés ; et que par conséquent, ce serait sans utilité qu'on en comprendrait 2 grammes dans la ration.

Il est donc probable que, même dans les climats les plus froids, les différentes dépenses en albuminoïdes, *pour mon organisme,* ne dépassent pas 1^{gr},75 ; et que, par conséquent, en prenant cette quantité, j'en prendrais assez. Mais si mon organisme ne peut absorber que cette quantité d'azotés, en est-il de même des autres ? Et si d'autres organismes peuvent en absorber une plus grande quantité, y a-t-il des inconvients à ce qu'ils l'utilisent ? N'y aurait-il peut-être pas des avantages à ce qu'ils puissent l'utiliser ? Ce sont là autant de questions qu'il faut laisser à l'avenir le soin de résoudre. Pour le moment, les seules conclusions qui me semblent avoir été rendues, sinon sûres, au moins probables, sont celles-ci :

1° Que la quantité de 1^{gr},75 de substances albuminoïdes paraît devoir être suffisante ;

2° Que cependant, il semble que la quantité de 2 grammes a été ingérée, au moins en hiver et pendant un certain temps, sans inconvénients. Je l'ai, en effet, mieux supportée en janvier et février qu'en août et septembre.

Quant à la quantité de calories, on l'a vu, je l'ai fixée approximativement à 50 par kilogramme du poids normal ; et cette quantité ne paraîtra pas exagérée pour de nombreux cas, puisque déjà, pour ces températures entre + 10 et + 5, la plupart des auteurs sont arrivés entre 40 et 45. De plus, je l'ai dit, c'est au moins à cette quantité qu'arrivait la ration de mes matelots recevant leur supplément de ration. Mais évidemment, ce sont les pertes en calories, plus encore que celles en albuminoïdes qui reçoivent l'influence de forts abaissements de températures ; et, par conséquent, ce sont les ternaires qui doivent être surtout mis en rapport avec ces dépenses.

Résumé pour les températures au-dessous de 10°.

Je suis convaincu que si assez souvent la quantité de 50 calories sera suffisante, les cas ne seront pas rares, où il faudra atteindre 55 ou même 60. Au delà, peut-être, sauf pour les populations autochthones, serait-il difficile, à des organismes des pays tempérés, et surtout des pays chauds, de faire face à ces dépenses, en restant à leur poids initial, avec leurs seuls apports et sans faire appel à leurs réserves.

Enfin, si l'on réfléchit que la résistance de l'homme au froid, même comme sensation à des limites; que sous l'influence de cette sentation, qui s'impose à lui dès que la température sous-vestiale descend au-dessous de 30°, il cherchera à l'éviter soit en se couvrant mieux, soit même, s'il le faut, en restant dans son habitation et en la chauffant, je pense que les cas seront rares dans lesquels, pour une période un peu longue, la quantité d'aliments constituant la ration devra dépasser 60 calories par kilogramme. Nous arrivons donc ainsi à une ration comprise entre 50 et 60 calories.

Si nous tenons compte des habitudes des populations habitant les régions froides, que la température extérieure dépende de la latitude ou de l'altitude, nous voyons que toutes usent des corps gras dans une proportion plus élevée que celle que j'ai fixée pour les autres rations, soit de 1 gramme par kilogramme de poids.

Pour les latitudes se rapprochant des pôles, la graisse, principalement celle de certains poissons, est très largement utilisée. Tels sont les esquimaux qui usent de l'huile de phoque. Quant aux habitants des hautes altitudes, leur alimentation, surtout par le lait de vache, leur assure, à la dose de 3 litres, 120 grammes de beurre, soit 1^{gr},85 de beurre par kilogramme pour l'homme de 65 kilogrammes. Je pense donc que dans ces régions les corps gras doivent être élevés de 1 gramme à 1^{gr},50 et même à 2 grammes.

Les rations pour ces température, entre + 5° et 0°, et ensuite celles au-dessous de 0°, deviendraient donc, approximativement et en moyenne, les suivantes :

ALIMENTS	QUANTITÉS	CALORIES	QUANTITÉS	CALORIES
	Températures de + 5 à 0		De 0 et au dessous	
Azotés................	1ᵍ75	8.75	2ᵍ »	10 »
Corps gras..	1.50	13.50	2 »	18 »
Alcool..............	0.50	3.50	0.50	3.50
Hydrates de carbone...	6 »	24 »	7 »	28 »
Totaux........	»	49.75	»	59.50

Fixation de nos besoins en substances minérales.

TEMPÉRATURES MOYENNES DE + 20° A + 10°. — J'ai déjà fixé, après de longues discussions, les quantités des diverses substances minérales rendues nécessaires à l'organisme vivant sous l'influence de ces températures en étudiant la ration moyenne d'entretien. Je me contenterai donc de rappeler que les besoins moyens en substances minérales sont les suivants :

1° Environ 11ᵍʳ d'*oxygène pulmonaire*, qui paraissent assurés à la condition que la section thoracique sterno-xyphoïdienne présente 4 centim. carrés pour un décim. carré de surface cutanée.

2° Environ 35 à 40 grammes d'*eau*, sur lesquels 5 gr. à peu près proviennent de l'oxydation de l'hydrogène de nos aliments.

3° Enfin, environ 0,35 à 0ᵍʳ,40 de *matières salines*, ainsi réparties : 0ᵍʳ,05 de potasse, 0ᵍʳ,01 de chaux, 0,005 de magnésie, 0,002 de fer, 0,04 d'acide phosphorique, 0,05 d'acide sulfurique et 0,05 de chlorures, toutes substances contenues naturellement dans nos aliments, et auxquelles nous ajoutons de 0,25 à 0,20 de chlorure de sodium.

A ces indications, je dois ajouter cette remarque, que j'ai déjà faite pour les substances albuminoïdes, que les quantités que j'ai fixées pour les saisons intermédiaires des pays tempérés, dont les températures moyennes oscillent entre + 20° et + 10°, doivent rester les mêmes, pour toutes les régions et pour toutes les périodes de l'année présentant les mêmes températures, qu'elles soient dues à la latitude ou à l'altitude.

BESOINS D'OXYGÈNE AUX DIFFÉRENTES TEMPÉRATURES.

Températures moyennes de + 20° à + 25°. — La quantité d'oxygène nécessaire à l'organisme est forcément commandée par la quantité de substances organiques à oxyder. Il est possible que l'organisme ait besoin d'une quantité un peu supérieure à cette dernière. Mais celle-ci est au moins sûrement indispensable.

Or, les quantités de substances organiques à ingérer ayant été évaluées à $1^{gr},25$ d'azotés, 1 gramme de corps gras, 0,50 d'alcool et 3 grammes d'hydrates de carbone, voyons quelle serait la quantité d'oxygène nécessaire, en supposant que toutes ces substances ingérées fussent minéralisées.

En utilisant les indications que j'ai déjà données, on arrive aux quantités suivantes.:

Pour ramener $1^{gr},25$ d'albuminoïdes à l'état d'urée, il faudra $2^{gr},185$ d'oxygène. Mais comme $1^{gr},25$ d'azotés en contiennent déjà 0,2725 ce n'est donc que $1^{gr},9125$ qu'il faudrait demander à l'absorption pulmonaire. Chaque gramme d'albuminoïdes complètement ramené à l'état d'urée en donnerait $0^{gr},336$. Or, comme $1^{gr},25$ n'en donne que $0^{gr},29$, nous l'avons vu, ce n'est donc que $0^{gr},88$ qui sont oxydés; et, en réalité, ce n'est que $1^{gr},346$ d'oxygène qu'il faudra demander à l'extérieur.

Pour 1 gramme de corps gras il faudra $2^{gr},999$ d'oxygène ; mais comme le corps gras en contient déjà $0^{gr},119$, ce n'est plus que $2^{gr},880$ que devra fournir l'absorption pulmonaire.

Les 0,50 d'alcool exigent $1^{gr},214$ d'oxygène sur lesquels $0^{gr},174$ sont déjà contenus dans cet aliment; il faudra donc encore $1^{gr},040$ d'oxygène pulmonaire.

Enfin, pour les 3 grammes d'hydrates de carbone, il faudrait $4^{gr},809$ d'oxygène; mais, en déduisant les $1^{gr},599$ contenus dans ces aliments eux-mêmes, il nous reste $3^{gr},210$ comme devant être demandés à la respiration pulmonaire.

En somme, si nous totalisons la quantité d'oxygène nécessaire pour minéraliser, d'une manière complète, le total de ces aliments, nous trouverons : $11^{gr},207$; mais comme déjà $2^{gr},164$ sont contenus dans ces aliments, ce n'est que 9,043 d'oxygène qu'il faudrait demander à la surface pulmonaire.

Enfin, si nous faisons subir à ces aliments les réductions prévues, la quantité d'oxygène nécessaire pour les azotés oxydés serait ramenée à 1^{gr},346; et si nous déduisons des autres aliments le dixième correspondant à peu près au déchet intestinal, nous trouvons 2^{gr},592 pour les corps gras; 0^{gr},936 pour l'alcool et 2,889 pour les hydrates de carbone : soit un total de 7^{gr},763.

Enfin, si, continuant à approcher de plus près les dépenses de l'organisme dans ces conditions, nous calculons la valeur en calories de cette ration ainsi réduite, nous trouverons : 4^{cal},400 pour les 0^{gr},88 d'azotés ramenés à l'état d'urée; 8^{cal},100 pour les 0,90 de corps gras; 3^{cal},150 pour les 0^{gr},45 d'alcool; et 10^{cal},800 pour les 2^{gr},70 d'hydrates de carbone.

C'est donc un total de 26^{cal},450 qui représente le nombre réel de calories fournies pour les quantités d'aliments utilisées sur celles ingérées.

Or, pour minéraliser ces quantités et produire ce nombre de calories, il suffirait de 7^{gr},763 d'oxygène, tandis qu'en faisant subir les mêmes réductions à la ration moyenne d'entretien, nous avons vu qu'il en fallait 9 grammes. C'est donc une diminution assez sensible; et il est possible, que, pour ces températures, la proportion de la section thoracique relativement à la taille, au poids et à la surface cutanée, puisse rester un peu inférieur à celle qui est nécessaire pour les températures entre + 20° et + 10°. C'est là une question à étudier.

Températures de + 25° à + 30° et au-dessus de + 30°. — La quantité *d'oxygène,* nécessaires dans ces conditions de température, est forcément encore moins élevée que précédemment.

Les substances organiques que nous avons jugées nécessaires, entre + 25° et + 30°, sont les suivantes : 1^{gr},25 d'azotés, 0^{gr},50 de corps gras, 0^{gr},50 d'alcool et, 4^{gr},50 d'hydrates de carbone.

La réduction ne porte que sur les corps gras, mais n'en donne pas moins une diminution de 4^{cal},500.

La quantité d'oxygène nécessaire reste donc la même pour tous les autres aliments; soit, après les réductions faites : 1^{gr},346 pour les azotés, à 0^{gr},936 pour l'alcool et à 2^{gr},889 pour les hydrates de carbone; celle pour les corps gras étant ramenée à 1^{gr},296. Le total devient donc 6^{gr},467.   13

Quant à la quantité de calories réellement produites, elle reste à 4^{cal},400 pour les azotés ; à 3^{cal},150 pour l'alcool ; à 10^{cal},800 pour les hydrates de carbone ; et tombe à 4^{cal},050 pour les corps gras : soit un total de 22,400^{cal}, comme représentant les dépenses réelles de l'organisme dans ces conditions.

Enfin, je l'ai dit, dans les *températures dépassant 30°*, et surtout celles qui dépassent la nôtre, il se pourrait que l'on put se contenter de 1 gramme d'azotés, de 0^{gr},30 d'alcool et de 2 grammes d'hydrates de carbone, en laissant les corps gras à 0^{rg},50 ; et, dans ces conditions exceptionnelles, les besoins d'oxygène descendraient aux suivants : L'urée tombant dans ces conditions à 0,22, soit 0,11 centigrammes d'azote uréique, c'est seulement 0^{gr},65 d'albuminoïdes qui sont ramenées à l'état d'urée, soit 0^{gr},994 d'oxygène ; et pour les autres aliments, après leur réduction d'un dixième, nous trouvons : 1^{gr},296 pour les 0^{gr},45 de corps gras ; 0^{gr},662 pour les 0^{gr},27 d'alcool ; 1^{gr},936 pour les 1^{gr},80 d'hydrates de carbone : soit un total seulement de 4^{gr},888.

Quant aux calories fournies par les aliments réellement dépensés et pour cette quantité d'oxygène, nous trouvons 3^{cal},250 pour les azotés ; 4^{cal},050 pour les corps gras ; 1^{cal},890 pour l'alcool et 7^{cal},200 pour les hydrates de carbone : soit un total de 16^{cal},390.

En calculant les calories produites par les quantités ingérées de ces aliments, nous trouverions 19^{gr},600.

De nouveau, dans ces deux cas, il est possible que l'organisme puisse se contenter d'une section thoracique inférieure à celle qui est nécessaire pour les températures entre + 20° et + 10° ; et à plus forte raison pour les températures qui resteraient au-dessous.

Températures entre + 10° et + 5°. — Pour ces températures, je le rappelle, les aliments organiques ont été fixés, comme chiffres moyens, ainsi qu'il suit : albuminoïdes, 1^{gr},75 ; corps gras, 1 gramme ; alcool, 0^{gr},50 ; et hydrates de carbone, 5^{gr},50.

Si donc, nous évaluons la quantité d'oxygène nécessaire, d'après ces quantités, nous trouverons : 2^{gr},677 pour les azotés ; 2^{gr},88 pour les corps gras ; 1,040 pour l'alcool ; et 5^{gr},885 pour les hydrates de carbone : soit un total de 12^{gr},482 d'oxygène à demander à l'absorption pulmonaire.

Mais, après les mêmes réductions que précédemment, ces quantités deviennent les suivantes.

Avec 1^{gr},75 d'albuminoïdes, nous l'avons vu, l'urée arrive à 0^{gr},37, soit 0^{gr},18 d'azote. C'est donc seulement 1^{gr},08 de ces albumioïdes qui entrent en combinaison avec l'oxygène, et 1^{gr},452 de ce corps deviennent suffisants.

Quant aux ternaires, après la réduction du dixième, due au déchet intestinal, ils n'exigeront plus que 2^{gr},592 pour les corps gras; 0^{gr},936 pour l'alcool; et 5^{gr},296 pour les hydrates de carbone; soit un total de 10^{gr},276 d'oxygène, que doit nécessairement fournir l'absorption pulmonaire.

En ce qui concerne la quantité de calories produites par les aliments réellement dépensés, les quantités précédentes donnent 5^{cal},400 pour les azotés ; 8^{cal},100 pour les corps gras; 3^{cal},150 pour l'alcool; et 17^{cal},800 pour les hydrates de carbone; soit un total de 34^{cal},450.

Comme on le voit, ces quantités, aussi bien pour l'oxygène que pour les calories, s'éloignent déjà sensiblement de celles trouvées pour les températures de + 20° à + 10°, et surtout pour celles qui sont supérieures à ces dernières. La différence va forcément augmenter avec les températures plus basses.

Températures de + 5° à 0° et au-dessous de 0°. — Pour les températures de + 5° à 0°, nous sommes arrivés à la ration approximative suivante : 1^{gr},75 d'azotés, 1^{gr},50 de corps gras, 0^{gr},50 d'alcool et 6 grammes d'hydrates de carbone, donnant un total de 49^{cal},500.

Or, si, comme précédemment, nous calculons la quantité d'oxygène qui serait nécessaire pour la totalité de ces aliments, nous trouverons : 2^{gr},677, pour les azotés; 4^{gr},320, pour les corps gras; 1^{gr},040, pour l'alcool; et 6^{gr},420. pour les hydrates de carbone : soit un total de 14^{gr},457 à demander à l'absorption pulmonaire.

Mais, en faisant les mêmes réductions que précédemment, ces quantités deviennent : 1^{gr},452 pour 1^{gr},08 d'azotés; 3^{gr},885 pour 1^{gr},35 corps gras; 0^{gr},936 pour 0^{gr},45 d'alcool; et 5^{gr},778 pour 5^{gr},40 d'hydrates de carbone; soit un total de 12^{gr},051.

La quantité de calorique réellement produite est donc de : 5^{cal},400 par les azotés; 12^{cal},150 par les corps gras; 3^{cal},150 par l'alcool; et 21^{cal},600 par les hydrates de carbone : soit un total de 42^{cal},300.

Enfin pour *les températures moyennes au-dessous de 0°*, si nous adoptons la ration approximative de 2 grammes d'azotés, 2 grammes de corps gras, $0^{gr},50$ d'alcool et 7 grammes d'hydrates de carbone; et si nous faisons les mêmes réductions que précédemment, nous trouverons les quantités suivantes :

Les 2 grammes d'albuminoïdes donnent $0^{gr},40$ d'urée, soit $0^{gr},20$ d'azote environ ; c'est donc $1^{gr},20$ de ces substances qui entrent en combinaison avec l'oxygène; et $1^{gr},836$ qui leur est nécessaire. Pour les $1^{gr},80$ de corps gras, ce sera $5^{gr},064$; pour les $0^{gr},45$ d'alcool, nous restons à $0^{gr},936$; et enfin pour les hydrates de carbone, nous arriverons à $6^{gr},741$. C'est donc un total de $14^{gr},577$ d'oxygène que, dans ces conditions, devra fournir l'absorption pulmonaire, pour pouvoir ramener ces aliments à l'état d'urée, d'eau et d'acide carbonique.

Quant à la quantité de calories réellement produites par cette quantité d'oxygène, elle est de 6 calories pour les azotés, de $16^{cal},200$ pour les corps gras; de $3^{cal},150$ pour l'alcool et de $25^{cal},200$ pour les hydrates de carbone; soit un total de $50^{cal},550$. C'est donc une quantité double de celle que nécessite la ration moyenne d'entretien et triple de celle qu'exige certains pays chauds.

Comme on le voit, la quantité d'oxygène nécessaire à l'organisme varie d'une manière considérable selon les températures. Tandis que pour un kilogramme de son poids normal, notre organisme peut se suffire, aux températures égalant ou dépassant la sienne, avec $4^{gr},888$, et aux températures de 25° à 30° avec $6^{gr},467$; il devra recevoir environ 9 grammes aux températures de + 20° à + 10°; puis $10^{gr},276$ entre + 10° et + 5°; $12^{gr},051$ entre + 5° et 0°; et enfin $14^{gr},577$ pour celles au-dessous de 0°.

Or, si ces variations peuvent être sans inconvénient, quand il s'agit des températures élevées, ne faisant que diminuer les quantités nécessaires d'oxygène, il n'en est plus de même pour les températures basses dans lesquelles les besoins sont augmentés. Ici, surtout pour les grands écarts, l'oxygène absorbé peut devenir insuffisant.

Nous avons vu, en effet, et j'ai même beaucoup insisté sur

ce point, qu'il y a un rapport étroit entre la section thoracique et les besoins en oxygène. Pour les températures de + 20° à + 10°, cette section doit avoir 4 centimètres carrés pour un décimètre carré de surface cutanée; et dès que cette proportion est inférieure, la quantité d'oxygène absorbée devient insuffisante. J'ai montré aussi quelle grande tendance a l'organisme à mettre sa section thoracique en rapport avec ses besoins. Il en est ainsi, même à l'état pathologique. Je crois avoir donné à cet égard des observations cliniques des plus probantes en ce qui concerne les pleurésies avec rétraction costale et les déviations du rachis (1). Dans ces deux cas, l'hémithorax sain arrive le plus souvent à suppléer l'autre.

Or, ce rapport étroit, entre la section thoracique et les besoins en oxygène, étant bien fixé pour les températures de + 20° + 10°, je me demande si les sujets, dont la section thoracique est à peine suffisante pour les températures de 15° environ. ne se trouveront pas dans un état d'hypohématose dangereuse en passant rapide mentdans des températures de + 10° à + 5°, et surtout dans celles au-dessous.

Lorsque leur surface pulmonaire est suffisante à peine pour absorber 9 grammes d'oxygène par kilogramme de leur poids, comment pourrait-elle arriver rapidement à en absorber 12 et 14 grammes, qui cependant sont indispensables à leur organisme pour produire le calorique qui lui est absolument nécessaire, et cela à très courte échéance? Notre organisme, en effet, peut, au moins pour un certain temps, suppléer à l'insuffisance des aliments organiques en prenant sur ses réserves; mais, en ce qui concerne l'oxygène, qui lui est tout aussi indispensable pour faire son calorique, il n'a que de faibles réserves. Il doit vivre, non seulement au jour le jour, mais même de minute en minute. La moindre insuffisance de l'oxygène le condamne à une vie amoindrie, ralentie, qui devient presque aussitôt un état pathologique. Il semble que la nature, en ne se préoccupant pas d'assurer une réserve en oxygène à notre organisme, ait pensé que, plongé dans un milieu riche en ce gaz, cet organisme l'aurait

(1) Adaptation de la section thoracique à la surface cutanée après les pleurésies suivies de rétraction costale (*Société de Biologie*, 2 juillet 1904, p. 45).

De la section thoracique dans les déviations du rachis (*Société de Biologie*, 31 mars 1906, p. 733).

toujours à sa disposition en quantité plus que suffisante; et cela est vrai, mais à la condition que sa surface pulmonaire puisse en absorber la quantité voulue, et pour cela que cette surface soit adaptée à la température extérieure.

Il y a donc une étude des plus utiles à faire entre la section thoracique des habitants d'une région et les températures moyennes de cette dernière. Je considère déjà comme probable que les deux doivent rester dans un rapport constant.

Les faits suivants, sans le démontrer, me paraissent tout à fait en faveur de cette conclusion.

1° *La capacité thoracique* est moindre dans les races habitant les pays chauds, que chez celles des pays tempérés, ainsi qu'il résulte des chiffres suivants qui sont rapportés à la taille :

Sur 1.080 Anglais (Hutchinson)............	$3^{dec}602$
Sur 8.895 soldats blancs (Gould)............	3 054
Sur 504 Indiens (Gould).................	3 022
Sur 1.611 nègres (Gould)................	2 700
Sur 671 mulâtres (Gould)................	2 629

Comme on le voit, la capacité thoracique va en diminuant des peuples du Nord ou des pays tempérés, Anglais, blancs en général, et Indiens américains du Nord, à ceux des pays chauds, les noirs et les mulâtres.

2° Il en est de même de ce que Gould a appelé le *jeu de la poitrine*, soit de ce qui a reçu plus récemment le nom d'*amplitude respiratoire*. Ces deux noms désignent la différence de deux périmètres throraciques, mesurés à la même hauteur, mais l'un pendant une expiration forcée et l'autre à la fin de la plus grande inspiration possible. De nouveau, ce sont les pays tempérés ou froids qui l'emportent sur les pays chauds.

Gould a mesuré l'amplitude respiratoire sur des soldats américains, sur des iroquois, sur des noirs et des mulâtres ; et il a noté d'abord la différence en centimètres pour le périmètre, et ensuite il a calculé le nombre de centimètres cubes auxquels les diverses amplitudes correspondent. Or, ses résultats sont les suivants :

	Amplitude respiratoire		Capacité pulmonaire.	
Pour 9.271 soldats américains.......	$6^{cent}9$		$44^{centc}5$	
Pour 508 Indiens iroquois..........	4	6	30	
Pour 1.792 nègres.................	4	1	26	4
Pour 719 mulâtres.................	4		25	7

Les habitants des pays tempérés l'emportent donc d'une manière marquée au point de vue de l'amplitude respiratoire.

Enfin, on va le voir, il en est de même de la circonférence thoracique, ainsi qu'il ressort du tableau suivant que j'emprunte, comme les données précédentes, à l'anthropologie de Topinard (1).

GROUPES ETHNIQUES	NOMS de l'observateur	NOMBRE de sujets	CIRCON-FERENCE absolue centimètres	Rapport à la taille
Ecossais	Quetelet	5.738	100 »	56.7
Dudiens (iroquois)	Goult	508	96.5	55.5
Anglais	Hutchinson	1.080	93.9	54 »
Allemands	Gould	462	91.2	53.8
Russes	Seeland	4.939	88.7	53.4
Français	Bernard	400	87.9	53 »
Nègres	Gould	1.792	89 »	52.3
Mulâtres	Gould	719	88.7	52.1
Néo-Zélandais	A. S. Thompson	151	89.8	51.4
Todas des Nilghiris	Shortt	25	81.8	50.9
Tribus inférieures des Nilghiris	Shortt	50	76.6	48.8

A ces indications, je puis joindre les suivantes qui me sont personnelles, et qui portent sur les populations vivant dans notre Indo-Chine (2).

GROUPES ETHNIQUES	TAILLE	Circonférence sous les aisselles	RAPPORT de la circonférence à la taille
Annamites (hommes)	1.591	0.848	53.3
Khmers (hommes)	1.618	0.855	52.8
Chinois du Sud (hommes)	1.657	0.820	49.4
Moyennes	1.622	0.841	51.8

L'influence de la latitude sur le périmètre thoracique ressort donc ici de la manière la plus évidente.

(1) *L'Anthropologie*, p. 416 et suivantes.

(2) Maurel, *Mémoire de la Société d'anthropologie*, 2e série, t. III, 3e et 4e fascicule, p. 442 et 468. Tableau p. 467.

Les peuples du nord de l'Europe et de l'Amérique du Nord ne descendent pas au-dessous du rapport de 54, et les Ecossais, les plus élevés en latitude, ont 56,7. Dans un groupe moyen se placent les Russes et les Français, avec 53 comme moyenne. Enfin, au-dessous se trouvent les peuples des pays chauds, nègres, mulâtres, Indo-Chinois et habitants du sud de l'Hindoustan. Seuls les néo-Zélandais font exception à cette loi.

Or, qu'on le remarque, il s'agit ici du périmètre thoracique; et quoique, pour certains cas particuliers, on ne puisse pas conclure sûrement du périmètre à la section thoracique, je pense qu'on peut le faire avec beaucoup de probabilité, quand il s'agit d'un grand nombre de sujets. Presque sûrement, ce sont les groupes qui, proportionnellement à leur taille, ont le plus grand périmètre thoracique, qui ont aussi la grande section de cette cavité.

Ainsi, qu'il s'agisse de la capacité thoracique, de l'amplitude respiratoier ou du périmètre thoracique, ces observations, recueillies dans des buts fort différents, conduisent toutes à cette conclusion que ce sont les groupes ethniques habitant les pays à températures élevées, dont la fonction respiratoire est le moins largement assurée; et qui, par conséquent, doivent absorber le moins d'oxygène.

C'est qu'en effet, par la température extérieure dans laquelle ils sont appelés à vivre, leurs besoins à cet égard est moindre que les populations qui vivent dans des températures plus basses.

Il s'agit là évidemment d'une véritable adaptation de l'organisme humain à son milieu. C'est là, pour une race, une modification qui ne doit se faire que lentement, mais à laquelle elle est condamnée, du reste à son grand bénéfice, surtout si un groupe ethnique passe d'une température élevée dans une plus basse. Quand ce dernier passage a lieu rapidement, l'organisme, ne pouvant adapter sa cage thoracique au nouveau milieu que lentement, a recours à un autre procédé : c'est la répétition plus fréquente de l'acte respiratoire. La quantité d'oxygène absorbée est ainsi forcément augmentée.

C'est, en effet, ce que j'ai pu constater dans les ascensions que j'ai faites à la Guadeloupe, sur la montagne la Soufrière, dont la hauteur est de 1.460 mètres (1). En partant du niveau de la mer, le soir, on arrive, après avoir marché toute la nuit, au sommet de cette montagne le lendemain matin. Or, pendant les quatre ascensions que j'ai faites à ce sommet en 1882 et 1883, j'ai pu constater les faits suivants.

En quittant le soir la Basse-Terre, avec une température moyenne de 26°, on trouve au sommet seulement 11°. C'est donc une différence de 15 degrés, pour 1.460 mètres, soit, comme je l'ai déjà dit, une différence d'un degré environ pour 100 mètres. Or, sous l'influence de ce changement brusque de température, et aussi, il est vrai, de la pression atmosphérique, j'ai trouvé, en m'arrêtant à 500 mètres, 900 mètres, 1.200 mètres et 1.450 mètres, pour compter, après un repos suffisant, le nombre des pulsations et de mouvements respiratoires, sur moi, et sur les deux hommes qui m'accompagnaient, pourtant de races différentes, un hindou et un noir, que pour chacun de nous, le nombre de pulsations et celui des mouvements respiratoires allaient en augmentant.

Arrivés au sommet, avec cet écart de 15 degrés de température et une différence de pression barométrique de 120 millimètres, nos pulsations étaient augmentées d'un quart et nos mouvements respiratoires étaient presque doublés.

Notre organisme a donc deux moyens pour faire pénétrer dans les voies respiratoires une plus grande quantité d'air. et par conséquent d'oxygène. Il peut augmenter le nombre des mouvements respiratoires ou développer la section thoracique, deux procédés qui, tous les deux, ont le même résultat d'augmenter l'absoption pulmonaire.

Mais, évidemment, la pénétration d'une plus grande quantité d'oxygène dans l'arbre aérien, n'aurait que bien peu d'efficacité, si l'organisme ne prenait ses précautions pour augmenter son absorption. Or, cette dernière, ne peut devenir plus grande que par l'augmentation de la surface qui absorbe réellement l'oxygène, c'est-à-dire celle des hématics. Outre que ces deux conditions concourent au même résultat, elles sont, au moins pour une partie de leur action, indispensables l'une à l'autre. L'augmentation des hématies aug-

(1) Etudes physiologiques faites pendant quatre ascensions à la Soufrière de la Guadeloupe. *Académie des sciences de Toulouse*, 1902, 5 juin, p. 544.

mente la surface absorbante ; et l'exagération de la surface pulmonaire, permet à une plus grande quantité d'oxygène de se mettre en contact avec ces hématies.

Or, déjà les travaux de Viaud, suivi dans cette voie depuis par plusieurs expérimentateurs, avaient établi que le nombre de globules rouges augmente dans les altitudes élevées. Mais, cette augmentation avait été expliquée uniquement par la différence de la pression barométrique ; et, par conséquent, par la moindre quantité d'oxygène contenue dans un volume d'air donné. C'est là, je pense, en effet, une des causes de cette augmentation ; mais probablement elle n'agit pas seule. A côté d'elle, vient probablement aussi se placer l'influence du froid, cette dernière, d'une manière générale, étant liée à celle de l'altitude.

Mais, de plus, Malassez et moi avons apporté des faits qui dégagent bien l'influence de la température ambiante de celle de l'altitude.

Dès 1874 (1), en effet, Malassez avait indiqué l'influence que les saisons exercent sur le nombre des globules rouges.

A cette date, il écrivait :

« *Saisons*. — Observé sur moi-même dans des moments où « le genre de vie était aussi semblable que possible :

« Séjour à Paris : hivers 1872 et 1873, 4.500.000.

« Etés 1872, 1873, 1874, pas tout à fait 4.000.000.

« Cette augmentation de la richesse globulaire, ajoute Ma- « lassez, correspond probablement à une augmentation réelle ».

Sur ma demande, il a bien voulu, du reste, revenir sur cette question ; et il a tout à fait confirmé ses premiers résultats (2), en ajoutant même les observations suivantes qui ne peuvent que confirmer l'opinion que je défends : qu'il a vu aussi le nombre des hématies se mettre en rapport avec les variations des dépenses de l'organisme dues à l'exercice, et cela sans modification de la température extérieure.

De mon côté, tandis qu'avant de partir pour la Guadeloupe en 1881, j'avais sensiblement 5.000.000 de globules rouges ; pendant mon séjour dans cette colonie, j'ai vu ce nombre

(1) *Tribune médicale*, oct. 1874. Variations de la richesse globulaire sur l'homme sain, p. 335.

(2) *Société de Biologie*, 15 février 1902, p. 186.

descendre graduellement jusqu'à 4.500.000, puis s'y arrêter ; et c'est avec cette richesse globulaire que j'éprouvais le plus de bien être. A mon retour, en 1883, mes hématies ont remonté à 5.000 000. Mais, de nouveau, après mon arrivée en Cochinchine, en 1885, leur nombre est descendu à 3.900.000 et celui des leucocytes à 3.100, sans que ce nombre m'ait paru insuffisant pendant tout le temps de mon séjour.

Enfin, pendant cette campagne, j'ai fait l'hématimétrie des trois principaux groupes de populations qui habitent notre Cochinchine, les Annamites. les Chinois du Sud, et les Cambodgiens, et les résultats ont été les suivants.

Annamites......	Hématies.	4.238.731	Leucocytes.	4.113
Chinois du Sud..	—	4.334.861	—	4.011
Cambodgiens....	—	4.474.751	—	5.519

C'est-à-dire trois chiffres, tous inférieurs à celui des Européens (1).

De tous ces faits, je pense donc que l'on peut conclure :

1º Que la quantité d'oxygène nécessaire à l'organisme varie avec la température extérieure ; et qu'elle est d'autant plus grande, que la températere elle-même est plus inférieure ;

2º Que l'organisme s'adapte à ses besoins d'oxygène variant avec la température ;

3º Que l'amplitude respiratoire, et la capacité respiratoire, augmentent par les températures basses et diminuent avec les élevées ;

4º Que ces modifications se retrouvent facilement dans les groupes ethniques, suivant la température de leur pays ;

5º Que le nombre de globules rouges varie également sous la même influence et dans le même sens. Il augmente au fur et à mesure que la température extérieure s'abaisse, et diminue dans les conditions contraires.

Ce rapport, entre le pouvoir respiratoire pris dans son ensemble, et la température extérieure étant ainsi rendu très probable, nous sommes autorisés à penser que la capacité

____

(1) *Influence des climats et des saisons sur les dépenses de l'organisme*. Doin, Paris, 1901, p. 25.

thoracique, et par conséquent la section thoracique qui la traduit le mieux, doit recevoir une grande importance, quand il s'agit de choisir un personnel, soit pour les expéditions dans les régions froides, soit pour leur colonisation.

Mais, de plus, la constatation de ce rapport peut nous aider à comprendre certains faits relevés par l'expérience, et jusqu'à présent mal compris. N'est-ce pas, par exemple, en forçant la section thoracique à s'adapter aux besoins de l'organisme qu'agissent les stations froides sur les poitrines étroites? Celles de ces régions qui doivent leur température à leur altitude, doivent aussi, bien entendu, tendre au même résultat par la raréfaction de l'atmosphère; et, par conséquent, à la moindre quantité d'oxygène inspiré dans le même volume d'air que sous une plus forte pression barométrique. Mais néanmoins, même dans ce cas, l'action du froid, me semble-t-il, doit encore avoir une action importante. Ce qui le prouve, c'est que l'adaptation du pouvoir respiratoire à la température a lieu même dans les régions sans altitude.

Si ces faits se confirmaient, et tout ce qui précède les rend bien probables, il y aurait donc lieu de procéder graduellement, pour ces respirations insuffisantes, en passant des températures modérées aux plus froides, pour n'arriver que progressivement aux plus grandes altitudes. On donnerait ainsi à la section thoracique le temps de s'adapter successivement à chacune de ces températures intermédiaires. On ménagerait les transitions; et l'on arriverait aux mêmes résultats, peut-être tout aussi vite, et à coup sûr en évitant plus sûrement les inconvénients.

Les considérations qui précèdent me paraissent aussi pouvoir expliquer le bien-être qu'éprouvent de nombreux tuberculeux, dont beaucoup, je l'ai montré, ont des sections thoraciques insuffisantes (1), en passant dans une température plus élevée, bénéfice que leur donnent les stations du midi de la France, celles de l'Italie, de l'Algérie, de l'Egypte, des Canaries, etc.

Pour ces malades, l'oxygène qu'ils peuvent absorber, insuffisant pour une température donnée, arriverait, au con-

(1) Joffres et Maurel. *Etude du thorax chez les tuberculeux* (Congrès international de la tuberculose, Paris, octobre 1905).

traire, à leur suffire dans une température moins froide, parce que la quantité d'oxigène nécessaire dans cette dernière serait moindre. Et, par contre, je l'ai dit, un certain nombre de ces malades pour lesquels l'insuffisance de l'hématose est entrée dans l'étiologie de leur affection, pourrait bénéficier de ces températures graduellement plus froides, qui forceraient leur organisme à agrandir leur surface pulmonaire en l'obligeant à s'adapter à ce nouveau milieu.

N'est-ce pas ainsi, du reste, que depuis longtemps j'ai expliqué les heureux résultats de la gymnastique respiratoire dans les tuberculoses pulmonaires peu avancées et coïncidant avec une section thoracique insuffisante ? (1)

Certaines de ces vues, je l'avoue, ne sont encore que des probabilités ; mais même en ne leur donnant que la valeur de simples hypothèses, il m'a semblé qu'elle valait encore la peine d'être signalées.

EAU. — Nous avons vu que pour les températures de 20° à 10°, la quantité d'eau nécessaire à l'organisme est dans les environs de 35 à 40 grammes par kilogramme du poids normal, en y comprenant les 5 grammes qui résultent de l'oxydation de l'hydrogène des aliments organiques ; et, je rappelle, en outre, que ces 35 grammes ou 40 grammes dans les mêmes conditions, s'éliminent de la manière suivante : environ 15 à 20 gr. par la voie rénale, 10 grammes par la surface cutanée, 5 grammes par la voie pulmonaire, et 1 à 2 grammes par la voie intestinale. Or, ces quantités, aussi bien pour celles reçues que pour celles éliminées, étant ainsi fixées pour les températures de 20° à 10°, voyons qu'elles modifications doivent leur faire subir les autres températures.

Pour nous guider dans ces évaluations, je réunis, dans les tableaux suivants, les observations que j'ai faites dans ces diverses conditions sur la sécrétion urinaire, qui, on va le voir, joue un grand rôle dans la fixation des liquides à ingérer.

Ces observations suivies pendant un temps suffisant, porteront sur les trois groupes suivants : les températures de 20° à 10°; celles de 20° à 25°; et enfin celles de + 10° à + 5°.

(1) *De la gymnastique respiratoire comme moyen prophylactique de la tuberculose* (Congrès pour l'avancement des sciences de Marseille, août 1891).

DATES		LIEUX	DURÉE	POIDS	QUANTITÉ D'EAU		EXAMEN DES URINES					URÉE	MATIÈRES salines par kilog.	MATIÈRES salines p' kil. sauf le chlorure	CHLORURE par kilog.
Années	Mois	de l'observation	jours	moyens	ingérée	d'oxydation	Quantité totale	Quantité par kilog.	Densité	Matières solides totales	Matières salines totales	totale			
							Températures de + 20 à + 10.								
1890	Octobre...	Toulouse...	26	59	35	5	871	»	1.022	»	»	16.35	»	»	»
—	Novembre.	Toulouse...	23	59	35	5	1.030	»	1.020	»	»	17.68	»	»	»
	Totaux et Moyennes...		49	59	35	5	950	16g	1.021	39.90	22.90	17g »	0.39	0.16	0.23
							Températures de + 20 à + 25.								
1884	Juillet....	Cherbourg .	4	59	40	5	975	»	1.030	»	»	16.06	»	»	»
1885	Mars......	Saïgon.....	8	57	40	5	781	»	1.021	»	»	14.01	»	»	»
1886	Août.... .	Cherbourg .	3	58	40	5	933	»	1.027	»	»	17.71	»	»	»
1890	Août.....	Toulouse...	18	58	40	5	852	»	1.022	»	»	15.16	»	»	»
1890	Septembre	— ...	27	58	40	5	910	»	1.022	»	»	15.85	»	»	»
1895	Juillet....	— ...	20	58	40	5	776	»	1.020	»	»	14.37	»	»	»
	Moyennes et Totaux...		80	58	40	5	871	15g	1.024	41.81	26.30	15.50	0.45	0.14	0.31

| DATES | | LIEUX de l'observation | DURÉE jours | POIDS moyens | QUANTITÉ D'EAU | | EXAMEN DES URINES | | | | | URÉE totale | MATIÈRES salines totales par kilog. | MATIÈRES salines p' kil. sauf le chlorure | CHLORURE par kilog. |
Années	Mois				ingérée	d'oxyda-tion	Quantité totale	Quantité par kilog.	Densité	Matières solides totales	Matières salines totales				
							Températures moyennes de + 10 à + 5.								
1884	Novembre.	Cherbourg.	5	59	35	5	1.053	»	1.028	»	»	18 91	»	»	»
1886	Novembre. Décembre.	—	13	59	35	5	1.150	»	1.024	»	»	19.40	»	»	»
1888	Février ... Mars	Toulouse...	7	59	35	5	1.028	»	1.023	»	»	19.83	»	»	»
1889	Janvier ...	—	6	59	35	5	1.150	»	1.022	»	»	19.72	»	»	»
	Février ...	—	17	59	35	5	1.264	»	1.023	»	»	21.10	»	»	»
	Mars	—	27	59	35	5	1.113	»	1.020	»	»	19.57	»	»	»
1890	Février ...	—	12	59	35	5	1.200	»	1.022	»	»	20.63	»	»	»
	Décembre.	—	25	59	35	5	1.050	»	1 021	»	»	19.59	»	»	»
1891	Janvier ...	—	3	59	35	5	1.200	»	1.023	»	»	20.75	»	»	»
MOYENNES ET TOTAUX...			115	59	35	5	1.134	19ᵍ	1.023	52.16	32.21	19.95	0.55	0.18	0.37

Pour les températures entre + 25° et + 30° et au-dessus
de 30°, je n'ai pas de périodes assez longues ; je n'ai que des
observations séparées. Enfin, pour les températures au-dessous de + 5°, je n'ai également que quelques observations
faites sur moi pendant quelques courtes périodes des plus
grands froids de nos hivers. Mais les trois groupes d'observations que j'ai pu réunir, nous seront, je crois, cependant
encore d'une grande utilité.

Température de + 20° à + 25°. — Pour ce premier groupe
de températures, la quantité d'eau me paraît devoir être déjà
un peu augmentée. Ainsi qu'on peut le voir par les tableaux
que j'ai déjà donnés dans d'autres travaux et dont je vais
reproduire une partie, la quantité d'eau éliminée par la
voie urinaire n'est que de fort peu diminuée. Elle est de
15 grammes par kilogramme du poids normal au lieu de
16 grammes ; et j'estime que la quantité perdue par la voie
cutanée, doit être augmentée dans une proportion sensible
ment plus grande.

Il doit même en être également ainsi de la voie pulmonaire.
L'air expiré, en effet, a toujours sensiblement le même degré
d'humidité ; et, au moins, d'une manière générale, pendant
nos étés, l'air inspiré en contient moins que pendant nos hivers. Il est donc forcé que pendant nos étés, qui sont généralement secs, la quantité d'eau prise à la surface pulmonaire
soit plus grande que pendant la saison froide, qui est en général plus humide. C'est là ce qui a lieu pour les pays tempérés,
que je vise plus spécialement en ce moment, parce que ces
températures sont celles de leurs étés. Mais cette loi est
loin de s'appliquer à toutes les régions, notamment à la
zone intertropicale, et pour certaines altitudes, pour lesquelles
la plus grande humidité concorde souvent avec leur saison
chaude.

Mais, si l'évaporation pulmonaire comporte beaucoup d'exceptions à cette loi; ces exceptions, s'il en existe, sont sûrement bien moins nombreuses en ce qui concerne le rapport
entre la plus grande quantité d'eau perdue par la surface
cutanée et l'élévation de la température ambiante.

Or, vu la presque constance de ce rapport, et le peu de diminution que subit la sécrétion urinaire, j'estime qu'il y a lieu

d'élever la quantité d'eau dans l'alimentation. Mais quelle doit être cette augmentation ? on ne peut être bien précis à cet égard. Comme on le voit, elle a été en moyennne de 5 gr. pour moi ; mais cependant on peut donner des indications suffisantes pour que dans une condition quelconque, chacun puisse régler la quantité qu'il doit absorber.

1º La quantité ingérée doit être telle que celle qui est éliminée par la voie rénale, ne descende pas au-dessous d'une moyenne de 15 gr. par kilogramme du poids réel. Cette quantité, en effet, ne saurait descendre au-dessous de 15^{gr} sans trop élever le titre des urines. Etant donné, en effet, qu'avec le chlorure de sodium, nous devons éliminer par cette voie au moins de 0^{gr},35 à 0^{gr},40 de matières salines par kilogramme, si elle ne donne que 12 gr., les urines contiendront déjà 30 gr. environ de matières salines par litre, auxquelles il faut ajouter l'urée, soit environ 20 gr. par litre, ce qui porterait les matières solides à 50 %. Or, j'estime que les urines ne sauraient être plus concentrées sans devenir irritantes pour les voies urinaires et peut être d'une élaboration plus difficile pour les reins.

J'insiste d'autant plus sur ce point, que par un besoin naturel ou peut-être seulement par des habitudes, mais dont on se défend difficilement, les quantités de condiments, parmi lesquels je place le chlorure de sodium, sont presque toujours exagérées dans ces conditions. En ce qui me concerne, quoique surveillant mon alimentation d'une manière constante, j'arrivais à dépenser 5 à 6 grammes de chlorure de sodium de plus dans les saisons chaudes, que pendant les intermédiaires, soit 0^{gr}33 au lieu de 0^{gr}24 par kilogramme de mon poids (voir les tableaux suivants).

2º Mais, après avoir assuré à la voie rénale une quantité d'eau de 15 grammes en moyenne, et sans dépasser 20 grammes, il y a tout avantage à restreindre autant que possible l'eau ingérée. En dépassant ces qualités on ne ferait qu'exagérer les sueurs, et cela peut-être sans augmenter les pertes de calorique. Les sueurs trop abondantes, en effet, quittent la surface cutanée à l'état liquide ; et si elles passent à l'état de vapeur ensuite, elles ne prennent leur calorique qu'à l'atmosphère et non à l'organisme lui-même.

La règle générale qui doit nous guider pour la quantité de

liquide à prendre est donc basée sur la quantité d'urine éliminée, celle-ci, devant être autant que possible comprise entre 15 et 20 grammes par kilogramme du poids réel.

Pour la ration moyenne d'entretien, nos aliments contenant en moyenne 15 grammes d'eau par kilogramme de notre poids normal, nous devons, dans ces conditions, y ajouter environ 20 grammes comme boisson. Or, les quantités d'urine étant, pour les températures que j'étudie, de peu inférieures à celles de la ration moyenne d'entretien ; et les quantités éliminées par la voie cutanée étant sensiblement supérieures, on peut, comme point de départ, et sans donner trop d'importance à cette évaluation, augmenter la ration d'eau de 5 grammes par kilogramme, soit sensiblement de 300 grammes pour l'homme moyen de 60 à 65 par kilogramme.

Mais, ce n'est là qu'une indication moyenne : et, je le répète, celle qui devra nous fixer à cet égard et alors avec une réelle importance, est la règle que je viens de donner en se basant sur les urines.

Températures entre + 25° et 30° et au-dessus. — Tout ce que je viens de dire pour les températures entre + 20° et + 25°, s'applique, et à plus forte raison, à ce nouveau groupe. Il faudra veiller à ce que la voie rénale ne descende pas au-dessous de 15 grammes par kilogramme du poids réel, et à ce qu'elle ne dépasse pas 20 grammes. Il faut même se tenir plus près de 15 grammes que de 20 grammes. Cette dernière quantité, dans ces températures, n'est obtenue qu'à la condition d'accepter des sueurs profuses et sans grand bénéfice. On pourra donc, comme point de départ, arriver entre 40 et 45 gr. d'eau ingérée, celle des aliments comprise, à laquelle, nous le savons, s'ajoutent les 5 gr. provenant de l'oxydation de l'hydrogène organique.

Mais que faire pour les températures dépassant notre zéro physiologique, soit 34° et 35°, qui déjà provoquent la sueur, et surtout pour celles qui dépassent notre température centrale moyenne, soit 37° ?

Nous le savons, notre organisme ne lutte contre ces températures que par le refroidissement de sa surface cutanée et de sa surface pulmonaire, et même en favorisant le refroidissement de la première par la ventilation, soit naturelle, soit provoquée artificiellement. Or, il est évident, que, dans ces conditions, on ne peut faire face aux dépenses d'eau perdue par l'évaporation, qu'en augmentant la quantité ingérée. Les 10 grammes que perd la surface cutanée d'un kilogramme dans les températures de 15° en moyenne, sont forcément insuffisants ; et il doit également en être ainsi même en arrivant aux quantités de 40 à 45 grammes qui probablement suffisent pour les températures précédentes. Ces quantités doivent donc être de nouveau augmentées. Mais peut-on dire de combien ?

Je n'ai jamais eu à supporter des températures dépassant 37° à l'ombre que pendant quelques heures de la journée ; mais j'ai souvent subi ces températures au soleil. Or, les observations que j'ai faites dans ces dernières conditions me font admettre, que dès que nous dépassons notre zéro physiologique, soit 34° à 36°, et même seulement pendant une marche au pas ordinaire, nous perdons environ 100 gr. de sueur par heure. Entre 37° et 40°, l'évaporation est encore beaucoup plus active ; enfin, si l'on arrive entre 41° et 45°, même sans courant d'air, elle atteint des proportions considérables.

Les températures dépassant 40°, en effet, sont celles des bains maures. Or, les recherches que Javal a poursuivies d'une manière si scientifique sur cette question, nous ont montré que les sujets soumis à ces bains peuvent perdre de 1500 à 2000 grammes de leur poids en une heure. Je ne crois pas que l'homme seulement soumis à ces températures naturelles arrive à une perte semblable ; mais je ne serais pas étonné que l'eau évaporée à sa surface, au lieu d'être de 10 grammes par kilogramme, soit 5 gr. par décimètre carré, comme pendant les températures moyennes de 15°, ne pût arriver, pour les 24 heures, à 30 gr. par kilogramme, et peut-être même au-delà sous l'influence de la ventilation.

Ces pertes, dues à l'évaporation, ajoutées à celles de la voie urinaire et de la voie pulmonaire, qui sont de 20 grammes au moins, dans ces mêmes conditions, élèveraient, la quantité d'eau devant être ingérée à 50 et 55 grammes par kilogramme de notre poids. Ce serait donc un total de 3.575 gr. pour l'homme moyen de 65 kilog.; et en déduisant les 1.200 gr. provenant des aliments et de l'oxydation de l'hydrogène organique, il resterait encore 2.275 gr. à prendre comme boisson.

Pour ce même sujet, la quantité à éliminer par la surface cutanée serait donc de 1.950, soit 1.300 grammes de plus qu'à l'état normal. Or, si la totalité de cette sueur passait à l'état de vapeur au contact de notre peau, cette évaporation lui demanderait au moins 650 calories. Mais, nous le savons, avec les sueurs exagérées, une partie importante est perdue à l'état liquide. C'est, en effet, ce que j'ai constaté en m'exposant à ces températures et aussi dans les bains maures. Dans ces dernières conditions, la sueur s'accumule à l'état liquide devant la main du masseur qui la fait glisser sur les téguments. Toutefois, on peut estimer, qu'au moins quand la ventilation active l'évaporation, que la moitié de cette eau passe à l'état de vapeur. C'est donc environ 600 grammes qui s'évaporent ainsi, ce qui nous enlèverait 300 calories environ.

Mais, je dois le faire immédiatement remarquer, ces chiffres élevés supposent que ces températures, dépassant notre zéro physiologique, subsistent pendant les vingt-quatre heures. Or, il n'en est pas ainsi. Ces températures n'existent que pendant une partie de la journée; et même pendant ces heures, il est rare que l'homme n'arrive pas à les corriger par les dispositions qu'il donne à son habitation. Les conditions pratiques viennent donc apporter une sérieuse correction à ce que cette ingestion d'eau a de trop élevé.

Aussi, on le conçoit, les évaluations précédentes ne peuvent être données que comme des indications même assez vagues; et, aussi bien en ce qui concerne les dépenses en calories en rapport avec l'eau évaporée à notre surface, qu'en ce qui concerne la totalité de cette eau à ingérer, nous sommes condamnés, jusqu'à présent, à la plus grande réserve.

Toutefois, à la condition de ne donner à ces évaluations qu'une valeur approximative, et à ne les considérer que comme un point de départ à utiliser dans de semblables conditions, on doit admettre que dès que la température extérieure dépasse notre zéro physiologique et surtout notre température centrale, la quantité de liquide ingérée doit être très augmentée; à ce point que la quantité prise comme boisson peut être doublée. Cette quantité pourrait ainsi arriver à 2.000 gr. au lieu de 1.200. Or, si cette quantité de 2 litres de boisson dans les vingt-quatre heures paraissait exagérée, je fais appel aux souvenirs de ceux qui ont vécu seulement aux températures de + 25 à + 30° ; et ils pourront dire que déjà à ces températures cette quantité est souvent dépassée.

Placés dans ces conditions, nous aurons, pour nous guider sur la quantité à ingérer, les indications suivantes :

1° De même que précédemment, la quantité éliminée par la voie rénale ne devra pas descendre au-dessous d'une moyenne de 15 grammes par kilogramme.

2° Cette quantité étant atteinte, il faudra la maintenir autant que possible au-dessous de 20 grammes.

3° Enfin, tout en favorisant la sueur, il faut éviter qu'elle ruisselle sur les téguments ; et, pour cela, les liquides seront pris par petites quantités souvent répétées, et on devra s'arrêter si les sueurs deviennent trop profuses.

4° La quantité de liquides prise aux repas devra rester la même qu'à la température de 15° ; et c'est dans l'intervalle des repas qu'il faudra prendre celle qui est destinée à nous maintenir dans un état de sueur constante mais modérée.

Telles sont les indications qui me paraissent résulter de mes observations pendant mes séjours dans la zone intertropicale, en y ajoutant quelques faits expérimentaux qui peuvent servir à les compléter sur certains points. Comme on le voit, ces faits généraux s'en dégagent :

1° Que la quantité d'eau à ingérer doit augmenter au fur et à mesure que la température extérieure s'élève ;

2° Que la quantité à ingérer est fixée, d'une manière suffisante pour la pratique, par cette indication que l'urine ne doit pas descendre au-dessous de 15 grammes par kilogramme et ne pas dépasser 20 grammes ;

3° Que la plus grande quantité d'eau ingérée ayant pour but de favoriser la sueur pour refroidir la surface cutanée, on doit veiller à ce que la sueur ne soit produite que modérément, pour qu'elle ait le temps de s'évaporer au contact des téguments, et pour cela ne prendre les liquides que par petites quantités et à espaces rapprochés, de manière à bien régler l'évaporation cutanée ;

4° Enfin, fait important, qu'il ne faut pas oublier que le plus souvent les sueurs profuses dans ces températures élevées, ne sont dues qu'à l'exagération de l'eau ingérée.

Températures de + 10° à + 5°.— La quantité d'eau nécessaire à ces températures, d'après mes observations, me semble devoir rester la même qu'aux températures de + 20° à 10°, soit un total maximum de 40^{gr} par kilogramme, en y comprenant l'eau d'oxydation. Si, en effet, les matières minérales et organiques qui doivent être éliminées par la voie rénale sont augmentées à ces températures, qui correspondent surtout à l'hiver des pays tempérés, l'évaporation cutanée diminue beaucoup ; de sorte que l'eau qui s'élimine par la voie rénale est ainsi forcément augmentée. C'est, en effet, ce qui ressort des tableaux que j'ai donnés. Ils montrent qu'avec l'ingestion d'une même quantité d'eau, aux températures moyennes de + 15° ou à celles que j'étudie maintenant, la quantité d'urine est sensiblement augmentée dans ces dernières, soit 19 grammes par kilogrammes au lieu de 16. Toutefois déjà, vu l'augmentation plus marquée des substances à éliminer, le titre de l'urine se trouve plus élevé. Nous trouvons une densité de 1.023, au lieu de 1.021. Mais c'est là une densité qui ne menace nullement les organes urinaires.

J'estime donc qu'avec des températures de + 10° à + 5° et avec les rations qui leur correspondent, on peut se contenter de cette quantité de 40 grammes d'eau par kilogramme de poids du normal.

Températures de + 5° à 0° et au-dessous. — Mais en est-il de même de ces derniers groupes ? Je n'oserais l'affirmer. La diminution de l'évaporation cutanée destinée à compenser l'augmentation de l'urine a une limite que je crois presque atteinte avec les températures de + 10° à + 5°. Elle ne doit diminuer que de fort peu ensuite. Or, forcément les matières minérales ou organiques éliminées par la voie rénale augmentent et dans des proportions assez notables.

L'urée, nous l'avons vu, arrive déjà à 0,37 avec les températures précédentes au lieu de 0,32 ; et les matières salines totales qui étaient de 0^{gr},39 arrivent à 0^{gr},55. Or, ces deux catégories de substances, au moins pour ces dernières, sont forcément plus élevées avec l'augmentation des aliments organiques qui est nécessitée par ces températures. Les matières salines contenues dans ces aliments qui sont de 0^{gr},16 environ avec la ration moyenne d'entretien, doivent s'élever d'un tiers, quand celle-ci s'élève de cette quantité ; nous dépassons donc déjà de ce chef 0^{gr},20 de ces matières, et cette augmentation des matières organiques exagère également la quantité de chlorure qui sert à leur préparation, ou qui est prise pendant les repas. Cette quantité arrive donc à 0^{gr},37 au lieu de 0,25 ou 0,30, ce qu'elle est aux températures moyennes de + 15°. Il est donc à supposer qu'à ces températures plus froides correspondent des quantités plus élevées de ce sel ; et que celui-ci atteint 0^{gr},40 ou 0^{gr},45. Ce serait donc un total de 0^{gr},60 à 0^{gr},65 de matières salines, auxquelles il faudrait joindre de 0^{gr},35 à 0^{gr},40 d'urée. Nous arrivons ainsi à 1 gramme environ de matières solides par kilogramme de notre poids ; et il est à craindre que la quantité d'eau, qui, sur les 40 grammes dont dispose l'organisme, peut passer par la voie urinaire, s'élimine à un titre irritant pour elle.

Ainsi sans que je puisse affirmer que la quantité d'eau devra être augmentée à ces basses températures, je pense cependant que c'est un côté de l'alimentation à surveiller.

Il y a donc lieu tout au moins de veiller à ce que le chlorure de sodium ne soit pas ajouté aux aliments en trop grande quantité ; et d'augmenter les liquides, si la densité de l'urine dépassait 1.025. Dans les trois expériences faites à Cherbourg ; et pendant lesquelles la densité est arrivée à 1.027, 1.028 et 1.030, le passage de l'urine sur les organes urinaires se faisait sentir.

Les propositions suivantes se dégagent de ce qui précède :

1° Que dans les conditions de températures de la ration moyenne d'entretien, soit de + 20° à + 10°, l'organisme se suffit avec 40 gr. d'eau par kilogramme du poids réel, en y comprenant celle résultant de l'oxydation de l'hydrogène organique ;

2° Que cette quantité paraît encore suffisante ou de peu inférieure aux besoins pour les températures de + 20° à + 25° ;

3° Mais qu'il faut arriver entre 45 et 50 grammes pour les températures de + 25° à + 30° ; et peut-être même dépasser ces quantités pour les températures atteignant notre zéro physiologique, et surtout pour celles qui dépassent notre température centrale ;

4° Que pour les températures entre + 10° et + 5°, 40 grammes paraissent devoir être suffisants ;

5° Enfin, qu'il se pourrait que cette quantité dût être augmentée aux températures de + 5° à 0°, et surtout pour celles au-dessous de 0°.

MATIÈRES SALINES. — J'ai déjà dû présenter un certain nombre de considérations relativement à ces matières, en m'occupant de l'eau. C'est qu'en effet, ces deux ordres de substances sont liées l'une à l'autre comme l'oxygène l'est aux substances organiques. Pour l'eau et les matières salines, outre que leurs quantités sont fixées par les besoins de l'organisme, les besoins de chacune d'elles étant envisagés séparément, ces quantités doivent, de plus, conserver entre elles un rapport constant. Ce rapport doit même être maintenu à plusieurs points de vue, et tous d'une réelle importance.

Les considérations dans lesquelles je suis entré à propos du chlorure de sodium, ont rendu probable que l'organisme a des avantages à recevoir les solutions salines résultant de la digestion à un titre se rapprochant de celui de son milieu liquide, soit de 7 à 8 %. On peut supposer que ce titre *neutre* réduit à leur minimum les phénomènes d'exosmo-endosmose d'ordre purement physique, pour laisser ceux d'ordre fonctionnel s'exercer en toute liberté. Si le titre du liquide intestinal était plus élevé que celui du milieu intérieur, il y aurait passage de ce dernier vers l'intestin, comme nous le produisons avec les purgatifs salins ; et si le contraire avait lieu, peut-être que le passage rapide du liquide intestinal dans le milieu intérieur, gênerait l'absorption des substances organiques albuminoïdes, corps gras et glucose. Ces explications ne sont que des hypothèses ; mais le fait, en lui-même, n'en est pas moins établi, que pour que la digestion s'effectue dans de bonnes conditions, il faut que l'eau et les matières salines soient dans de certaines proportions, et que ces proportions se rapprochent de celle du milieu intérieur.

En second lieu, tous les travaux que j'ai déjà cités sur la nécessité qu'a l'organisme de maintenir son milieu intérieur au même titre, nous prouvent l'importance qu'il y a à ce que l'eau et les matières salines soient fournies à l'organisme dans de bonnes proportions. Il ne peut pas être indifférent à ce dernier, outre que l'absorption peut en être gênée, de recevoir des solutions salines trop ou pas assez concentrées.

Enfin, je viens de le signaler, il ne saurait aussi être indifférent aux voies urinaires, y compris les reins, d'avoir à éliminer des urines ayant une densité trop élevée.

Toutes ces raisons plaident donc en faveur de cette conclusion, qu'il doit y avoir un rapport constant entre les matières salines et l'eau. Mais, en outre, les matières salines remplissent un rôle qui leur est propre comme aliment ; et à ce point de vue chacune d'elles doit entrer dans notre alimentation dans des proportions qui sont déterminées par l'usure de celle qui est contenue dans l'organisme. Or, les quantités usées de chacune d'elles sont-elles influencées par les différences de températures ? Pour traiter cette question d'une manière complète, il faudrait pouvoir y répondre pour chacune de ces substances salines. Or, je ne crois pas que jusqu'à présent cette question puisse être étudiée avec une semblable précision. Tout au plus, me semble-t-il, peut-on aborder la question pour l'ensemble de ces matières. Or, même en les envisageant ainsi dans leur totalité, peut-on donner quelques indications sur les variations que les différences de température exercent sur leurs dépenses ? Je ne crois pas que l'on puisse donner plus que des présomptions. Il me paraît nécessaire d'abord de séparer pour cette étude le chlorure de sodium des autres matières salines. Le chlorure de sodium, en effet, me semble, de plus en plus, avoir une action double ; et, par une de ces actions, il s'éloigne des autres.

En ce qui concerne les autres, potasse, chaux, magnésie, etc., je suis porté à croire que les besoins de l'organisme diminuent dans le même sens que son activité. Il me semble probable qu'à une plus grande activité correspond une plus grande usure des protoplasmas ; et que ceux ci ne peuvent s'user qu'en entraînant l'usure des matières salines qui entrent dans leur constitution. Or, en acceptant cette hypothèse, il faudrait supposer que d'une manière générale les dépenses en ces matières doivent être moindres avec les températures élevées ; et qu'elles augmenteraient jusqu'aux températures de + 10° à + 5°, qui comportent, en somme, le maximum d'activité musculaire, pour diminuer ensuite aux températures de + 5° à + 0° et au-dessous, qui forcent l'homme au repos en ne lui permettant que de courtes heures de travail.

Cela étant, les besoins de l'organisme en ces matières

correspondraient à ses besoins pour les substances organiques, sauf pour les températures au-dessous de + 5°. Pour
ces dernières, en effet, l'exagération des dépenses ne porte
que sur celles du calorique rayonné ; et c'est pour ces dépenses que les protoplasmas interviennent le moins.

En tenant compte des substances organiques correspondant
aux trois principaux groupes de température, nous arrivons
pour ces matières salines à ces moyennes approximatives :
0^{gr},14 pour celui de + 20° à + 25° ; 0^{gr},16 pour celui de
+ 20° à + 10° ; et 0^{gr},18 pour celui de + 10° à + 5°.

Quant au chlorure de sodium ou aux autres sels qui le
remplacent chez quelques populations, malgré les grandes
variations individuelles, il semble suivre la loi *de constance
du titre du milieu intestinal*. Il paraît donc destiné à compléter les autres matières salines pour obtenir ce titre, et être
pris en raison inverse de ces dernières. Nous ajoutons du sel
à nos aliments, si la proportion d'eau est trop élevée ; et nous
buvons davantage, quand nos aliments sont trop salés.

Cela étant, nous serons portés à prendre plus de sel en
nature aux températures de + 25 à + 30° et au-dessus ; et
peut-être faudrait-il expliquer ainsi, la tendance qu'ont les
peuples qui habitent ces pays à relever fortement leurs mets.
Le sel, en effet, est toujours ajouté en notable quantité avec
les différentes épices. C'est ce qui expliquerait peut-être
qu'aux températures de + 20° à + 25°, j'ai pris 0^{gr},31 de chlorure de sodium, tandis que je n'en ai pris que 0^{gr},23 aux températures de + 20° à + 10°.

Enfin, vu la quantité plus considérable des substances organiques qui correspond aux températures de + 10° et au-
dessous, la quantité de sel qui sert à les préparer est forcément plus grande ; et, sans que nous en ajoutions davantage en
nature pendant les repas, la quantité totale n'en est pas moins
augmentée. Elle finit même par dépasser celle prise aux
températures de + 20° à + 25°. C'est du moins ce que nous
voyons dans mes observations : aux températures de + 10° à
+ 5°, la quantité de chlorure de sodium a été 0^{gr},37.

En résumé, pour ce qui concerne les matières salines, on
peut donc conclure :

1° Qu'aux températures moyennes de + 20° à + 10°, les

quantités nécessaires à l'organisme sont environ de 0^{gr},40, sur lesquels 0^{gr},25 de chlorure de sodium ;

2° Que ces 0^{gr},25 de chlorure de sodium sont ajoutés à nos aliments pendant leur préparation et pris avec eux au moment du repas ;

3° Que les autres matières salines, potasse, chaux, magnésie, fer, acide phosphorique et acide sulfurique, sont contenues dans les aliments auxquels nous demandons les substances organiques qui nous sont nécessaires ; et que, pour ces températures, d'une manière très générale, ces aliments contiennent les 0^{gr},16 de matières salines qui dans ces mêmes conditions correspondent à nos besoins ;

4° Qu'aux températures supérieures à + 20° et surtout + 30°, nos besoins en chlorure de sodium seraient plutôt augmentés, tandis que ceux pour les autres matières salines seraient plutôt diminués ;

5° Qu'aux températures entre + 10° et + 5°, il semble que les matières salines, prises dans leur ensemble, doivent être un peu supérieures à celles de la température prises pendant moyenne de + 15°, le chlorure de sodium n'étant pas modifié ;

6° Qu'enfin, pour les températures au-dessous de + 5°, les aliments nécessaires pour fournir les substances organiques nécessaires, contiennent les matières salines, autres que le chlorure de sodium, au delà de nos besoins ; et quant à ce dernier, que les quantités ajoutées à la préparation des aliments arrivent également à dépasser celles qui nous seraient nécessaires.

ACTION DE LA TEMPÉRATURE AMBIANTE
SUR LES AUTRES RATIONS

Dans la longue étude que je viens de faire de l'action de la température ambiante, je n'ai eu en vue que la ration moyenne d'entretien de l'adulte des deux sexes, Or, il est évident que son influence se fait sentir, avec plus ou moins d'intensité, sur toutes les autres. C'est donc là une cause des modifications des besoins de l'organisme qu'il faut avoir présente à l'esprit, toutes les fois qu'il s'agit d'évaluer ces besoins et de fixer la ration qui doit les couvrir. Je ne saurais, sans me condamner à de nombreuses redites, reprendre chacune de ces rations et discuter les modifications qu'elles doivent subir sous l'influence des divers groupes de températures que j'ai admis. Il sera facile, du reste, de leur appliquer les différentes considérations dans lesquelles je suis entré, et aussi les conclusions qui les ont terminées. Je vais me contenter, après certaines indications générales, d'en donner quelques-unes spéciales pour chacune de ces rations, en examinant ces dernières dans l'ordre dans lequel elles viennent d'être étudiées.

Indications générales. — Je rappelle d'abord :

A. *En ce qui concerne les calories* : 1° Que, d'après ce qui précède, tandis que leur nombre est de 35 à 38 pour le kilogramme d'adulte, dans les conditions de la ration moyenne d'entretien et aux températures de + 10° à + 20°, ce nombre s'élève entre 40° et 45° pour les températures de + 10° a + 5° ; entre 45° et 50°, entre + 5° et 0° ; et entre 50 et 60, au-dessous de 0° ;

2° Que, par contre, leur nombre descend à 30 pour les températures de + 20° à + 25° ; à 25, pour celles de + 25° à + 30° ; et qu'enfin, il peut rester au-dessous de 20, pour les températures dépassant 30°.

3° On peut donc conclure, d'une manière générale et approximative, qu'en passant d'un de ces groupes de températures à un autre, le nombre de calories doit être augmenté ou diminué d'un sixième environ.

B. *En ce qui concerne les albuminoïdes :* 1° De 1^{gr},50, quantité maximum que j'ai admise pour la ration d'entretien d'un kilogramme d'adulte aux températures de + 10° à + 20°, ces aliments devront s'élever à 1^{gr},75 pour les températures de + 10° à + 5° ; et ils pourraient l'être jusqu'à 2 grammes pour les températures au-dessous de 0° ;

2° Au contraire, ces aliments pourraient être descendus à 1^{gr},25 dès les températures de + 20° à + 30° ; et même, peut-être à 1 gramme au dessus de cette dernière.

C. *Enfin en ce qui concerne les substances minérales :* 1° Les températures basses exigent un apport plus considérable d'*oxygène*, et, par conséquent, de vastes poitrines, tandis que les températures élevées peuvent tolérer des sections thoraciques moins favorisées ;

2° *L'eau* paraît devoir être prise en plus grande quantité, aussi bien dans les températures moyennes au-dessus de + 10° à + 20° que dans celles au-dessous.

Pour les premières, cette augmentation favorise la sudation ; et pour les secondes, l'élimination des déchets urinaires forcément plus élevés ;

3° Enfin, en ce qui concerne les *matières salines,* nous avons vu qu'elles se trouvent plutôt en excès avec les rations qui dépassent la ration moyenne d'entretien ; et qu'il suffit d'augmenter de très peu le chlorure de sodium ; pour celles qui restent sensiblement au-dessous.

Telles sont les indications générales qui ressortent de l'étude précédente, portant sur la ration moyenne de l'adulte, voyons maintenant les applications que nous pouvions en faire aux différentes autres rations.

RATION DE CROISSANCE. — *Nourrisson.* — Pour cette période de la vie, les *dépenses en calories* subiraient une influence considérable de la part de la température extérieure, si son action n'était pas fortement contrebalancée par l'habitation et le vêtement.

Tandis, en effet, que l'adulte ne perd approximativement que 26 calories par kilogramme par son rayonnement, le nouveau-né de 3 kilogrammes, en perd 52. L'influence de la température ambiante sur ces dépenses à cet âge, serait donc le double de celle qui s'exerce sur l'adulte. Mais, par contre, le nourrisson n'est pas exposé aux basses températures extérieures. Il est conservé dans l'habitation et dans la pièce la plus chaude, qui ne descend que bien exceptionnellement au-dessous de 10°. De plus, il est chaudement couché et vêtu.

Ces sages précautions atténuent donc beaucoup l'influence des basses températures; et l'on peut estimer qu'elles n'exigeront que rarement une augmentation de la ration qui convient aux nourrissons aux températures moyennes de + 10° à + 20°.

Mais, au contraire, le nourrisson subit facilement l'influence de températures au-dessus. Quoique sorti plus souvent que par les basses températures, il reste encore le plus longtemps dans la maison, à l'abri du vent; et si son vêtement est diminué, il ne l'est habituellement que d'une manière insuffisante. Ses besoins sont ainsi bien diminués par les températures au-dessus de + 20 et surtout celles au-dessus de + 25°, assez fréquentes pendant nos étés.

Il est donc indispensable de diminuer son alimentation. Mais de combien? Il est difficile de le dire, puisque cette diminution peut être modifiée par de nombreuses conditions dont les effets peuvent s'ajouter où se neutraliser. Mais au moins faut-il se rappeler ce point essentiel, que l'alimentation doit être diminuée; et pour fixer cette diminution, on se basera sur sa croissance qui ne devra pas dépasser la normale et aussi sur le nombre, la consistance et l'odeur des selles. Grâce à cette surveillance, on pourra régler l'alimentation en rapport avec les besoins et éviter les troubles digestifs qui si souvent apparaissent pendant la période chaude de l'année (1).

---

(1) 1900. Diarrhée expérimentale de suralimentation et rôle de l'alimentation dans la production des diarrhées des saisons chaudes et des pays chauds. Congrès pour l'avancement des sciences de Paris, 2 août 1900 et *Archives de Méd. navale*, août et septembre 1901.

Voir aussi : *Hygiène alimentaire du nourrisson*, Doin, Paris, 1903, p. 30 et suivantes.

Je reste, en effet, convaincu que c'est le plus souvent à la *suralimentation* que j'ai appelée *relative,* que sont dus ces troubles digestifs. Ces troubles, en effet, sont évités, quand on sait diminuer à temps l'alimentation; et, pour les faire disparaître, il suffit d'en venir momentanément à une alimentation insuffisante. La diète hydrique et les bouillons de légumes agissent toujours ainsi.

Quant aux *substances albuminoïdes* et aux *substances minérales*, je pense qu'elles se trouveront suffisamment en rapport avec les besoins de l'organisme, si ces derniers sont couverts au point de vue des calories.

Ration de croissance à partir de la troisième année. — Les conditions précédentes changent au fur et à mesure que l'enfant devient plus libre de ses mouvements. qu'il éveille moins la sollicitude de ses parents, et qu'enfin il échappe plus facilement à leur surveillance.

Aussi faut-il savoir que les besoins de l'enfant entre 5 à 15 ans sont considérablement modifiés par la température extérieure.

S'il s'agit des températures au-dessous de + 10°, on peut, pour la *valeur en calories*, s'en tenir au moins aux augmentations que j'ai fixées pour l'adulte. Il suffit, du reste, de suivre l'alimentation des enfants pour constater que ces proportions sont souvent dépassées.

Il en est de même, du reste, pour les températures élevées. Il est important de tenir compte de la diminution des besoins qui leur est due, si l'on veut éviter les troubles digestifs qui, quoique moins graves que pour le nourrisson, ne présenteraient pas moins encore de sérieux inconvénients.

Quant aux *albuminoïdes* et aux *matières minérales,* elles devront, comme pour le nourrisson, suivre la valeur en calories.

RATION APRÈS L'AGE ADULTE. — Les basses températures sont vivement senties par les vieillards. Ils recherchent le soleil et aiment le coin du feu; et il est sage de les laisser aller à leur préférence. C'est qu'en effet, leurs organes digestifs, assez souvent ne pourraient plus élaborer les quantités d'aliments qui leur seraient nécessaires pour faire face aux dépenses exigées par la température extérieure.

Le même affaiblissement de ces organes les met également assez souvent à l'abri de la suralimentation relative de la partie chaude de l'année ; et cela d'autant mieux que surtout à cette époque, leurs besoins s'égalisent sensiblement avec ceux de la saison froide qui les condamne à vivre chez eux.

En résumé, dans les conditions habituelles de l'existence des vieillards leurs besoins sont peu modifiés par la température extérieure. L'influence de ces températures est, en effet, fortement atténuée par l'habitation et le vêtement.

Mais, évidemment, cette atténuation ne peut se faire que si la vieillesse peut bénéficier de ces heureuses conditions qui supposent au moins l'aisance. Si elle en est privée, elle subit au contraire si fortement cette dangereuse influence, qu'elle n'y résiste pas longtemps.

RATION DE LA GROSSESSE. — La grossesse, nous l'avons vu, n'augmente que faiblement les dépenses de l'organisme chez la femme ; j'en ai donné la raison. Mais la femme enceinte subit l'influence de la température ambiante comme en dehors de l'état de grossesse. On peut donc lui appliquer toutes les considerations que j'ai exposées à propos de l'homme adulte. La ration de femme enceinte subira donc toutes les modifications que j'ai indiquées au sujet des divers groupes de températures.

RATION D'ALLAITEMENT. — Il en est de même de la femme qui nourrit. Il n'y a aucune condition dans le nourrissage qui puisse permettre à la femme d'échapper aux lois du rayonnement ; et selon ces lois, la nourrice, comme l'homme, rayonnera davantage dans un milieu ambiant froid, que dans un milieu ambiant chaud. Les besoins en calories seront donc augmentés dans le premier de ces milieux et diminués dans le second. Mais, et c'est là un premier point qui sépare la femme qui nourrit de celle qui est enceinte, c'est que la grossesse n'augmente que faiblement les besoins de l'organisme, tandis que l'allaitement porte ces besoins à leur maximum.

Qu'on veuille se rappeler que la femme qui doit fournir 800 grammes de lait, doit en ingérer au moins 1.000 grammes, équivalant à environ 700 calories, ce qui augmente ses dépenses à peu près d'un tiers. Or, il est évident qu'il ne sera pas indifférent à cette nourrice, de vivre dans une basse température qui par elle seule peut élever les besoins d'un tiers, quand déjà le nourrissage l'oblige à une autre augmentation de même importance. On saisit également, tout au contraire, les facilités que lui donnera la température ambiante pour élaborer son lait, si cette température, par son élévation, diminue les besoins dans les mêmes proportions.

Mais, de plus, si pour les raisons pratiques que je viens de faire valoir, le nourrisson ne subit que faiblement l'action des températures basses; il n'est pas moins vrai qu'il peut encore les subir ; et que sous leur influence, quoique faiblement, ses besoins peuvent être augmentés. Or, s'il en est ainsi, c'est forcément la mère, qui, par une augmentation de sa sécrétion lactée, devra faire face à cette autre dépense.

Les basses températures tendent donc doublement à élever les dépenses de la nourrice : d'abord parce que sous cette influence son rayonnement s'exagère, et ensuite parce que son nourrisson lui demandera une plus grande quantité de lait.

Ces deux mêmes influences se retrouvent en sens inverse sous l'influence des températures élevées : le rayonnement de la nourrice est moindre, et moindre également sera la quantité de lait nécessaire au nourrisson.

Ces deux augmentations et ces deux diminutions des besoins, du reste, on le conçoit, devront porter sur des principes élémentaires différents, selon qu'il s'agit de la nourrice ou du nourrisson. Les dépenses dues au surcroît de rayonnement pour la nourrice et pour le nourrisson, ne devront faire augmenter que les ternaires. Mais pour l'augmentation de la sécrétion lactée, la nourrice n'ayant pas la facilité d'augmenter d'une manière exclusive les ternaires de son lait et non la caséine, l'augmentation de sa ration devra porter sur les trois principes alimentaires.

Je conclus donc de ce qui précède, qu'il y a lieu de surveiller la nourrice et le nourrisson, toutes les fois que les circonstances les feront changer brusquement de température ambiante ; et, quoique pour des raisons différentes, qu'ils passent dans une température plus basse ou plus élevée que celle dans laquelle ils étaient primitivement.

RATION DE TRAVAIL. — J'ai déjà fait remarquer plusieurs fois, en traitant de cette ration, l'influence que peut exercer sur ses dépenses en calories la température extérieure. Cette influence est réellement considérable ; si bien que je trouve impossible de ne pas en tenir compte dans l'évaluation de cette ration.

Le même nombre de kilogrammètres demandera une quantité d'aliments plus grande par une basse température que par une autre plus élevée ; et, par conséquent, le rendement que nous avons vu être une moyenne de 20 %, pourra tomber à 15 et à 10 %. Au contraire, tout porte à croire que ce rendement pourrait être augmenté par les températures plus élevées que les moyennes. Il y a donc là, je le répète, une indication dont il faudra tenir compte, quand on voudra soit fixer une ration en vue d'un nombre de kilogrammètres à produire, soit évaluer un travail produit en se basant sur la quantité d'aliments dépensés.

Mais cette modification des dépenses pendant le travail sous l'influence de la température ambiante étant établie, sur quels aliments doit porter la modification correspondante ? La température ambiante, je l'ai dit, exerce son action surtout sur le rayonnement ; et, par conséquent, ce sont surtout les agents de calorification proprement dits, les ternaires, qui doivent être modifiés. La ration de travail, telle que je l'ai évaluée pour les températures moyennes de + 10° à + 20°, sera augmentée d'une certaine quantité de corps gras et d'hydrates de carbone, si le travail doit être accompli dans des températures sensiblement au-dessous ; et, au contraire, on devra diminuer les mêmes aliments s'il doit l'être dans d'autres plus élevées.

Quant aux *substances albuminoïdes* et aux *matières salines*, leurs quantités pourront rester les mêmes.

Mais, je reviens à cette pensée, que les travaux pénibles, dépassant 300 calories, et exigeant, par conséquent, un supplément d'aliments de plus de 1.500 calories, ne pourront être accomplis par des basses températures, que par des sujets ayant des poitrines assez développées pour absorber une quantité d'oxygène qui dépasse sensiblement la normale. C'est là une condition qui me paraît indispensable.

INFLUENCE DES VENTS SUR LES DÉPENSES DE L'ORGANISME

L'influence des vents sur les dépenses de l'organisme est si considérable, que si elle était continue, elle dépasserait de beaucoup celle de la température ambiante, qui déjà, nous l'avons vu, peut arriver à les doubler.

Mais, dans la grande majorité des cas, l'homme ne reste soumis aux vents rapides que pendant peu de temps. Il s'abrite contre eux dans ses habitations ; et quant aux vents légers, ou bien quant à l'influence équivalente qui résulte de ses propres déplacements, ils sont compris dans les dépenses auxquelles correspond la ration moyenne d'entretien, telle que nous l'avons comprise dans ce traité.

Toutefois, si le plus souvent nous pouvons nous abriter contre les grands vents, il est cependant certaines professions, qui, s'exerçant en plein air, condamnent à les subir ; et d'autre part, dans quelques régions, les vents sont si fréquents que les habitants sont bien forcés de les affronter, s'ils veulent remplir les obligations ordinaires de la vie. L'exagération de leurs dépenses due à ces vents, fait donc partie des conditions habituelles de leur existence ; et, par conséquent, il est forcé que l'on en tienne compte dans l'appréciation de leurs besoins.

Essayons donc d'évaluer, au moins approximativement, le surcroît de dépenses qui peut provenir de cette influence.

La ration moyenne d'entretien a été calculée, je l'ai dit, en tenant compte des conditions ordinaires de la vie ; et, si ces conditions comprennent un certain nombre d'heures passées au dehors et pendant lesquelles nous sommes soumis aux vents, ces mêmes conditions ont laissé supposer que les heures les plus nombreuses se passent dans l'intérieur de l'habitation. Il suffit pour s'en convaincre, de supputer les heures passées au lit, celles réservées aux repas, et enfin, celles consacrées au travail intérieur.

Or, outre que le séjour dans l'habitation, à lui seul, suffit pour élever la température dans laquelle nous vivons, quand nous sommes au repos, comme pendant les heures passées à un bureau de travail, et surtout pendant celles passées au lit, nous ne vivons pas en réalité dans les températures de notre appartement, mais dans une température qui est intermédiaire entre cette dernière et celle qui nous est propre.

Dans des recherches sur lesquelles j'aurai à revenir à propos de l'influence des vêtements sur nos dépenses, j'ai montré que nous vivons, d'une manière constante, dans un espace restreint, limité par nos vêtements ou par les diverses pièces de notre literie, et dont la température est réglée par notre zéro physiologique, qui oscille entre 32° et 34° Cette loi, reste vraie, que nous soyons au lit ou levé et habillé ; et, dans ce dernier cas, que nous soyons dans l'intérieur de nos habitations ou au dehors. La quantité de calorique que nous rayonnons, est en somme fixée par la nécessité de conserver à ces espaces restreints, que j'ai désignés sous le nom *d'espace sous-vestial* et *d'espace cubilial*, cette température de 32 à 34°. Cette quantité de calorique, rayonné pour les mêmes conditions extérieures et pour le même sujet, varie donc avec le vêtement. Grâce à notre zéro physiologique, comme nous avons froid au-dessous de 32°, nous nous couvrons davantage ; et comme à 34°, nous avons trop chaud, nous nous découvrons.

C'est donc là une première cause de diminution de nos dépenses, puisqu'en somme, grâce aux vêtements, nous bénéficions, et grandement, du calorique que nous venons de rayonner.

Mais, en outre, et c'est surtout de cette autre influence dont je veux parler ici, même en dehors de nos vêtements, quand nous sommes immobiles, dans un espace à l'abri des déplacements atmosphériques, nous créons autour de nous une zone dont la température n'est pas la même que celle du reste de l'appartement.

L'air, en effet, nous le savons, est mauvais conducteur de

la chaleur. De sorte que, quand nous restons immobiles, nous élevons la température de l'atmosphère qui nous entoure immédiatement ; si bien, qu'en réalité, grâce à l'immobilité, je le répète, nous ne vivons pas dans la température de l'appartement, mais dans une température sensiblement au dessus. De nouveau, nous profitons du calorique que nous avons perdu. Il crée autour de nous, dans un espace restreint, mais suffisant, un milieu dont la température est intermédiaire entre la sous-vestiale et celle de l'appartement. Or, les déplacements atmosphériques ou ceux qui nous sont propres, nous font déjà perdre ce bénéfice.

Mais, de plus, opérant de proche en proche, par la tendance qu'ont les divers milieux contigus à se mettre en équilibre de température, l'atmosphère, en se déplaçant, refroidit l'espace inter-vestial, puis le sous-vestial ; et l'organisme averti par notre zéro physiologique de l'abaissement de ce dernier, augmente son rayonnement pour ramener la température sous-vestiale à celle qui lui correspond. Ainsi s'explique donc que nos dépenses soient augmentées par les vents ; et déjà nous pouvons prévoir qu'elles le seront en proportions de ces deux influences : leur *rapidité* et l'*abaissement de leur propre température.*

Voyons d'abord l'influence de leur rapidité.

DIVISION DES VENTS D'APRÈS LEUR VITESSE.

La vitesse des vents est des plus variables, elle s'étend, sans atteindre les extrêmes, depuis 30 mètres à la minute, jusqu'à 400 mètres, vitesse qui correspond au vent *fort* ou *frais.*

Ce dernier, s'observe assez souvent dans certaines régions, et permet encore de circuler sans gros inconvénient. Au delà, à 900 mètres et à 1.200, nous trouvons le *grand frais* et le *très grand frais,* qui ne soufflent qu'exceptionnellement, et pendant lesquels on ne sort que par nécessité ; et enfin, les vents de *tempête* ou d'*ouragan,* qui ne s'observent que dans certaines régions, et dont les vitesses atteignent successivement 1.300, 1.600 ; 2.000 et même 2.700 mètres à la minute. La force de ce dernier est telle, qu'il déracine les grands arbres et renverse des maisons même solides.

A 60 mètres à la minute, le vent n'exerce qu'une pression de 125 grammes par mètre carré. Mais sa pression augmente rapidement avec la vitesse ; et à 2.400 mètres par minutes, soit à 40 mètres par seconde, sa pression, par mètre carré ; égale déjà 200 kilogrammes. Une façade de 10 mètres de large sur 10 mètres de hauteur, est donc, sous l'influence de ce vent, soumise à une pression de 20.000 kilogrammes, soit de 200 quintaux métriques.

En supposant à l'homme un plan antérieur de $0^m,40$ sur $1^m,60$ de hauteur, soit une surface de $0^{mc},64$, ce vent exercerait sur lui une pression de 120 kilogrammes. Il y a peu d'hommes qui pourraient y résister.

Je donne, dans le tableau suivant, les noms de ces vents, tels que l'usage les a consacrés, avec leur vitese par heure, minute et seconde.

GROUPES	NOMS DES VENTS et GRANDES DIVISIONS	VITESSES		
		par heure	par minute	par seconde
		mètres	mètres	mètres
1er groupe	Vent à peine sensible.............	1.800	30	0,50
	Vent sensible..................	3.600	60	1
2e groupe	Vent modéré (jolie brise).........	7.200	120	2
	Vent assez fort (brise fraiche) (brise tendant bien les voiles)........	19.200	320	5
	Vent fort frais..................	26.000	430	7
3e groupe	Vent grand frais................	54.000	900	15
	Vent très fort, très grand frais.....	72.000	1.200	20
	Vent de tempête................	81.000	1.350	22
	Vent de grande tempête..........	97.000	1.600	27
	Vent d'ouragan.................	129.000	2.150	36
	Vent de grand ouragan..........	162.000	2.700	45

Dans ce tableau, j'ai divisé les vents en trois groupes. Le *premier*, allant jusqu'à 1 mètre par seconde, comprend les déplacements atmosphériques, qui, à la condition de ne pas être trop fréquents, sont prévus dans la ration moyenne d'entretien ; et il en est de même, si c'est nous-mêmes qui nous déplaçons. Il suffit d'une marche modérée, pour faire $3^{kil},500$ à l'heure.

Le *troisième,* nous l'avons vu, restreint beaucoup les relations et le quatrième les supprime presque. Celui qui nous intéresse surtout est donc le *deuxième,* pour lequel les vitesses vont de 2 à 7 mètres par seconde.

De plus, ces vitesses commencent à celle d'une marche soutenue de 7 kilomètres. à l'heure, et comprennent celles de la bicyclette, 15 et 20 kilomètres à l'heure. Enfin, l'automobile est venu nous donner jusqu'aux déplacements atmosphériques de grande tempête, qui correspondent sensiblement à 100 kilomètres à l'heure.

Or, cette division établie, essayons d'apprécier les pertes en calorique dépendant de ces divers déplacements.

EXPÉRIENCES SUR LES ANIMAUX

En employant son procédé de calorimétrie (1) par *convection,* Lefèvre (1897) est arrivé aux résultats suivants, sur le singe et la chienne, aux températures de — 2 à + 21, avec une vitesse de 115 mètres à la minute *(vent modéré)* :

Températures	DÉPENSES EN CALORIES	
	Singe : $5^k 250$	Chien : 8 kilog.
+ 21	»	0,035
19	0,05	»
9	0,10	0,06
4	0,15	»
1	»	0,10
— 2	0,30	»

Nous voyons, par ces expériences, qu'avec cette vitesse constante de 115 mètres à la minute, soit de 6.900 à l'heure,

(1) De la calorimétrie dans l'air froid par convection, chez les animaux. *Société de Biologie,* 20 nov. 1897, p. 995.

et pour une différence de température de 21 degrés, les dépenses sont devenues 6 fois plus grandes chez le singe et seulement 3 fois plus fortes chez la chienne. C'est là, bien entendu, une question de toison et peut-être aussi d'accoutumance.

Mais, de plus, dans le même travail, Lefèvre nous donne une autre indication qui nous intéresse plus directement. En doublant les vitesses du vent, les dépenses ont varié dans les rapports de 1 à 1,26 chez le singe, et de 1, à 1,27 chez la chienne.

De mon côté, voulant me rendre compte de l'influence des vents sur les dépenses de l'organisme, j'ai institué pendant les années 1903 et 1904, une série d'expériences dont je vais rendre compte.

Ces expériences ont toutes été faites sur le cobaye, le plus souvent sur des adultes, mais aussi parfois sur des animaux plus jeunes, soit de 500 à 600 grammes.

Pendant ces expériences, l'alimentation a toujours été observée avec soin. J'ai pesé les aliments que je donnais, ainsi que ceux qui restaient. Ces aliments, auxquels les animaux étaient déjà habitués, ont consisté en son, en carottes et queues de carottes.

Pour quelques-unes de ces expériences, j'ai donné ces aliments en quantités dépassant les besoins de ces animaux, pour qu'ils pussent satisfaire leur appétit, aiguisé par l'exagération de leurs dépenses ; et, dans ces cas, l'influence de la ventilation pouvait se traduire par l'ingestion d'une plus grande quantité d'aliments. Dans d'autres expériences, j'ai cherché à ne donner que la ration d'entretien en dehors de la ventilation ; et celle-ci, dans ma pensée, devait produire une diminution de poids, les animaux devant prendre sur leur réserve l'excédent de leur dépense. C'était donc là un second procédé, servant de contre-épreuve au premier, pour évaluer l'influence de la ventilation.

Comme l'alimentation était composée par trois aliments ayant une valeur bien différente, et que les animaux n'en prenaient pas toujours la même quantité, dans l'exposé que je vais en donner, comme dans mes autres expériences, j'ai évalué ces différents aliments en calories, et j'ai ramené ces calories au kilogramme d'animal.

Le courant d'air a été produit par un ventilateur à quatre ailes de $0^m,30$ diamètre et mu par l'électricité.

Cet appareil permettait de donner trois vitesses différentes ; et ces vitesses, mesurées avec un anémomètre de Richard, à la distance de $0^m,35$, à laquelle étaient placés les animaux, était respectivement de 12 kilomètres, 16 kilomètres et 21 kilomètres à l'heure, soit 200 mètres, 266 mètres et 350 mètres à la minute.

J'ai utilisé chacune de ces vitesses ; et c'est d'après ces vitesses que j'ai groupé mes expériences.

Comme on le voit, toutes ces vitesses, d'une part, sont comprises dans le deuxième groupe de vents, et correspondent à la jolie brise et à la brise fraîche ; et, d'autre part, ce sont celles que l'on peut se donner avec la bicyclette. Enfin même celle de 21 kilomètres à l'heure reste bien audessous de celles de l'automobile.

J'ai opéré tantôt sur un seul animal et tantôt sur deux, chacun de ces derniers servant à son tour de témoin à l'autre. La durée de la ventilation a été le plus souvent de 12 heures sur 24, et quelque fois même plus longue. Enfin les animaux ventilés étaient placés dans une cage de $0^m,30$ de long sur $0^m,22$ de large, assez grande par conséquent pour permettre à l'animal de se mouvoir ; mais sans lui permettre d'éviter le courant et de changer sensiblement sa distance du ventilateur. Enfin les mailles de la cage ayant $0^m,025$ de largeur, ne pouvaient pas diminuer la vitesse du courant.

Expériences faites avec une vitesse de 12 kilomètres à l'heure.

EXPÉRIENCE N° 1.
(27 juillet au 9 août 1903)

Cette expérience a été faite sur deux cobayes de 500 à 600 grammes. Elle s'est prolongée du 27 juillet au 9 août 1903. La ventilation a été faite sur chacun de ces animaux en alternant chaque jour, l'autre servant de témoin. La durée de laventilation a varié de 19 à 22 heures.

Je résume cette expérience dans le tableau suivant :

Ventilation à 12 kilomètres à l'heure

DATES 1903	Température maxima minima	ANIMAUX	Ventilation ou Repos	DURÉE de la ventilation	POIDS Début des 24 heures	Fin des 24 heures	Différence	CALORIES par kilogr. et par 24 heures	Différence
Ventilation du cobaye noir									
Juillet 27-28	»	**Noir**	**Ventil.**	heures 9	515	520	+ 5	250	+ 20
—	»	Blanc	Repos	»	562	552	− 10	230	
28-29	»	**Noir**	Ventil.	17	520	522	+ 2	236	+ 11
—	»	Blanc	Repos	»	552	562	+ 10	225	
29-30	»	**Noir**	Ventil.	22	522	522	0	265	+ 15
—	»	Blanc	Repos	»	562	578	+ 16	250	
30-31	»	**Noir**	Ventil.	16	522	547	+ 25	302	+ 52
—	»	Blanc	Repos	»	578	571	− 7	250	
31-1er	»	**Noir**	Ventil.	18	547	540	− 7	257	+ 42
—	»	Blanc	Repos	»	571	545	− 26	215	
Août 1er-2	»	**Noir**	Ventil.	15	540	538	− 2	184	+ 52
—	»	Blanc	Repos	»	545	560	+ 15	132	
Ventilation du cobaye blanc									
2-3	»	Noir	Repos	»	538	552	+ 14	223	+ 11
—	»	**Blanc**	Ventil.	10	560	569	+ 9	234	
3-4	»	Noir	Repos	»	552	546	− 6	159	+ 13
—	»	**Blanc**	Ventil.	14	569	572	+ 3	172	
4-5	»	Noir	Repos	»	546	564	+ 18	212	+ 4
—	»	**Blanc**	Ventil.	16	572	582	+ 10	216	
5-6	»	Noir	Repos	»	564	557	− 7	162	+ 39
—	»	**Blanc**	Ventil.	18	582	576	− 6	201	
6-7	»	Noir	Repos	»	557	554	− 3	165	+ 53
—	»	**Blanc**	Ventil.	17	576	581	+ 5	218	
7-8	»	Noir	Repos	»	554	565	+ 11	199	+ 76
—	»	**Blanc**	Ventil.	»	581	595	+ 14	275	
8-9	»	Noir	Repos	»	565	585	+ 20	191	+ 58
—	»	**Blanc**	Ventil.	»	595	612	+ 17	249	

Cette expérience a donc duré 13 jours ; et, comme on peut le voir par ce tableau, la ventilation a été alternée pour chacun d'eux d'un jour à l'autre. Or les résultats suivants apparaissent des plus nets :

1° En comparant l'animal ventilé avec le témoin, on voit que les dépenses ont toujours été plus grandes les jours de ventilation. Cette influence s'est manifesté pour le *cobaye blanc* par une augmentation des dépenses en calories : de $+ 11 + 13 + 4°$, $+ 39 + 53 + 76 + 58°$, soit un total de 254 calories et une moyenne de 36 calories par kilogramme de plus que le témoin. Pour le *cobaye noir*, les résultats ont été aussi constants : soit $+ 20 + 11 + 15 + 52 + 42 + 52$, soit un total de 192 et une moyenne de 32^{cal} par jour.

En confondant les résultats de ces deux animaux, nous trouvons que le jour de la ventilation, ils ont dépensé par kilogramme de leur poids 35 calories de plus que le jour où ils n'étaient pas ventilés ; et comme, en moyenne, ils dépensent 218 calories, ces 35 calories donnent une proportion de 16 %. Ainsi, en résumé, en se servant de témoin l'un à l'autre, le jour où chacun d'eux a été soumis à la ventilation ses dépenses en calories ont été augmentées de 16 %.

Mais outre la comparaison que l'on peut établir entre ces deux animaux, qui, du reste, sont deux mâles, tous les deux de la même portée et sensiblement du même poids, on peut, pour chacun d'eux, comparer les jours où ils ont été soumis à la ventilation et les jours où ils ne l'ont pas été, et cela au double point de vue : celui de leurs dépenses en calories et celui de leur poids.

Or, voici quels ont été les résultats à ces deux points de vue :

Pour les *dépenses en calories*, le cobaye noir pendant les 6 jours de ventilation a ingéré une quantité d'aliments pouvant donner en moyenne 232 calories ; et pendant les 7 jours pendant lesquels il n'a pas été ventilé, la valeur moyenne de ces aliments n'a été que de 184 calories. C'est donc une différence de 48 calories par jour, soit de 21 % environ.

Pour le blanc, la dépense pendant qu'il a été ventilé a été de 224 calories, et pendant qu'il ne l'était pas seulement de 200, soit une différence de 24 ou 11,20 %. Pour les deux, la moyenne serait donc de 16 % pour les jours ventilés.

Au point de vue *de la variation des poids*, pendant la ventilation, le *noir* aurait augmenté de 4 grammes environ par kilogramme et par jour ; et pendant les jours de repos de 8 grammes.

Quant au *blanc,* pendant la ventilation, il aurait augmenté de 7^{gr},50 par jour et pendant qu'il n'était pas soumis à cette influence son poids aurait plutôt diminué.

En résumant les résultats obtenus sur ces deux animaux, à ce point de vue. nous trouvons pour la ventilation une augmentation de 5^{gr},75 ; et pendant le repos une élévation de moins de 4 grammes.

Ainsi, faits sur lesquels j'appelle l'attention :

1° Sous l'influence de cette ventilation de 12 kilomètres à l'heure, qui correspond à un vent modéré, les dépenses ont bien augmenté, mais la croissance n'a pas été arrêtée. Celle-ci a continué.

2° Mais, de plus, pendant la ventilation, la croissance a été plutôt activée.

Ne pourrait-on pas trouver dans ces faits l'explication de tous les avantages si souvent constatés, de la vie au grand air, surtout pendant la période de croissance ? Le résultat de ces expériences est réellement si net, qu'il me semble mériter d'être signalé, et de nature à provoquer d'autres recherches sur ce point spécial.

Expériences faites avec une vitesse de 16 kilomètres
à l'heure.

Les expériences avec cette vitesse ont été reprises quatre fois.

EXPÉRIENCE N° 2
(du 10 au 18 août 1903)

Cette expérience fait suite à la précédente. Elle a été faite sur les mêmes animaux; et, par conséquent, pendant la période de croissance, mais avec une ventilation plus forte, soit de 16 kilomètres à l'heure.

Toutes les autres conditions sont restées les mêmes, et sa durée a été de 7 jours. Je la résume dans le tableau suivant :

Ventilation à 16 kil. à l'heure en alternant un jour sur deux

(Du 10 au 18 août 1903.)

DATES 1903	Température maxima minima	ANIMAUX	Ventilation ou Repos	DURÉE de la ventilation	POIDS		Différence	CALORIES par kilog. et par 24 heures	Différence
					Début des 24 heures	Fin des 24 heures			
Août 10-11 —	23 26° —	Noir Blanc	Ventil. Repos.	heures 13 »	580 605	377 612	— 3 + 7	198 158	+ 40 »
11-12	»	Cette journée manque.							
12-13 —	23-26° —	Noir **Blanc**	Repos **Ventil.**	» 15	565 612	592 619	+ 27 + 7	205 212	» + 7
13-14 —	25 27° —	Noir **Blanc**	Repos **Ventil.**	» 16	592 619	595 617	+ 3 — 2	174 224	» + 50
14-15 —	23-27° —	**Noir** Blanc	**Ventil.** Repos	15 »	595 617	577 605	— 18 — 12	159 170	— 11 »
15 16 —	21-25° —	Noir **Blanc**	Repos **Ventil.**	» 16	577 605	575 590	— 2 — 15	164 182	» + 18
16 17 —	21-24° —	**Noir** Blanc	**Ventil.** Repos	16 »	575 590	570 600	— 5 + 10	191 203	— 12 »
17-18 —	21-24° —	Noir **Blanc**	Repos **Ventil.**	› »	570 600	575 589	+ 5 — 11	193 200	» + 7

Or, ainsi qu'il ressort de ce tableau, si l'on compare les dépenses en calories comparativement des deux animaux, on constate que le *noir* pendant la ventilation a ingéré une quantité d'aliments pouvant donner 6 calories de plus par jour et par kilogramme que le cobaye blanc pendant le même temps en lui servant de témoin. De son côté, le blanc, pendant la ventilation, a ingéré une quantité d'aliments, dépassant celle du noir lui servant de témoin, de 82 calories en 4 jours, soit environ de 20 calories par jour et par kilogramme.

Ainsi chacun de ces deux cobayes, pendant sa ventilation, a dépensé plus que son témoin. La différence totale étant de 99 calories pour 7 jours, c'est donc une augmentation réelle des dépenses de 14 par jour et par kilogramme. Enfin, la dépense moyenne des deux cobayes étant de 188 calories, c'est donc une augmentation des dépenses de 7,50 °/₀.

De plus, si pour chaque animal nous comparons les dépenses et les variations de son poids, pendant les jours de ventilation et pendant les jours où il n'était pas ventilé, nous trouvons les résultats moyens suivants :

Pour le *blanc*, les aliments ingérés pendant la ventilation arrivaient à 204 *calories*, et pendant les autres jours seulement à 177, soit une différence de 14 %. En ce qui concerne les *poids*, pendant la ventilation, il a perdu 21 grammes en 4 jours et pendant les trois autres jours il a augmenté de 5 grammes. C'est donc une différence de 26 grammes pour ces 7 jours.

Pour le *noir*, les quantités d'aliments ingérés ont été sensiblement les mêmes. Leur évaluation en calories a donné 183 pendant la ventilation et 184 pendant les autres jours. Mais si l'influence de la ventilation ne s'est pas fait sentir par la quantité d'aliments ingérés, elle s'est traduite de la manière la plus nette pour les variations de *poids*. Pendant les trois jours de ventilation, en effet, cet animal a perdu 26 grammes ; et pendant les quatre autres jours, il a augmenté de 23 grammes, soit une différence de 49 grammes en 7 jours.

Cet animal, contrairement au précédent, a pris pendant les jours où il n'était pas ventilé, une quantité d'aliments égale à celle prise pendant les jours ou il l'était, mais, tandis que l'autre n'a augmenté que de 5 grammes, celui-ci s'est accru de 23 grammes.

L'influence de la ventilation sur l'augmentation des dépenses s'est traduite, dans ce cas, d'une manière différente; mais elle n'est pas moins nette.

Enfin, je dois faire remarquer que, probablement sous l'influence de l'augmentation de la vitesse du courant d'air, contrairement à ce qui avait lieu avec la vitesse de 12 kilomètres à l'heure, dans cette expérience, les deux animaux, quoique en période de croissance, ont perdu de leur poids pendant la ventilation, tandis qu'avec la vitesse de 12 kilomètres, la croissance, non seulement avait continué, mais même elle avait paru être favorisée.

Les dépenses étaient plus augmentées pendant la ventilation ; mais une partie des aliments ingérés en excédant étaient immobilisés par la croissance. C'est ce qui doit nous expliquer, que les quantités d'aliments ingérés avec la vitesse de 12 kilomètres, aient été sensiblement plus élevées qu'avec celles de 16. Ces quantités ont été, en effet, en moyenne de 436 calories par kilogramme pour les deux animaux, avec la vitesse de 12 kilomètres à l'heure, et seulement de 371 calories avec 16 kilomètres. Mais, tandis qu'avec cette dernière vitesse les deux animaux ont perdu 15 grammes, ils en ont gagné 135 avec celle de 12 kilomètres.

Une indication importante pourrait être déduite de ces expériences, si leurs résultats étaient confirmés. C'est que les vents, dans les environs de 12 kilomètres à l'heure, vitesse qui correspond aux vents modérés, augmentent bien les dépenses de l'organisme, mais qu'ils augmentent encore davantage l'appétit ; si bien que les quantités d'aliments prises en excédant, dépassant l'exagération des dépenses, la croissance en est favorisée. Avec une vitesse de 16 kilomètres à l'heure, au contraire, l'organisme, moins favorablement impressionné, n'éprouverait pas cette augmentation de l'appétit. Les quantités d'aliments ingérés seraient moindres ; et l'organisme devrait prendre sur ses réserves pour faire face à l'exagération des dépenses.

On voit toute l'importance que pourraient acquérir ces faits au point de vue de l'hygiène et de la thérapeutique, s'ils étaient confirmés.

EXPÉRIENCE N° 3.

(du 4 au 12 août 1904).

Cette expérience a été faite également avec une vitesse de 16 kilomètres à l'heure, mais sur un seul cobaye adulte. Elle n'a duré que 8 jours, sur lesquels trois jours de ventilation, précédés de deux jours de repos et suivis de trois autres également de repos, comme termes de comparaison.

Je la résume dans le tableau suivant.

Or, comme on peut le voir, l'exagération des dépenses sur l'influence de la ventilation, en ressort de la manière la plus nette.

Pendant les deux premiers jours d'épreuves, les aliments ingérés ne pouvaient donner que 139 calories par kilogramme d'animal, mais celui-ci perdait 12 grammes de son poids, soit 6 grammes par jour.

Pendant les trois jours de ventilation, les aliments ingérés se sont élevés à 169 calories, et l'animal n'en a pas moins continué à perdre 6 grammes par jour. Tandis que pendant les trois jours suivants, avec une alimentation sensiblement la même que pendant la ventilation, 173, il a gagné environ 3 grammes par jour.

Ventilation n° 2.

DATES 1904	Température maxima minima	Ventilation ou Repos	DURÉE de la ventilation	POIDS Début des 24 heures	POIDS Fin des 24 heures	GAINS ou PERTES		CALORIES par kilogramme	
Pas de ventilation									
Avril 4-5	14-18°	Repos	»	747	727	− 20	− 12	130	139
5-6	14-17°	Repos	»	727	735	+ 8		148	
Ventilation à 1 kilogr. à l'heure									
6-7	14 17°	Ventil.	12	735	732	− 3	− 20	171	169
7-8	14-18°	Ventil.	12	732	717	− 15		180	
8 9	14-17°	Ventil.	12	717	715	− 2		156	
Pas de ventilation									
9-10	15 19°	Repos	»	715	727	+ 12	+ 8	184	173
10-11	?	Repos	»	727	723	− 4		161	
11-12	17-21°	Repos	»	723	723	0		166	

Les dépenses, pendant ces trois derniers jours d'épreuve, ont dépassé celles de la période de ventilation, parce que probablement l'animal a réparé les pertes qu'il venait de faire.

EXPÉRIENCE N° 4.
(15 au 28 avril 1904).

Cette expérience comme la précédente, a été faite sur un seul animal, et pendant la période adulte. Mais, de plus, pour bien apprécier l'influence de la ventilation, j'ai cherché à ne donner à l'animal, pendant toute la durée de l'expérience, que la quantité d'aliments nécessaires à son entretien. L'influence de la ventilation devait donc ainsi rester indépendante de l'appétit, et ne se traduire que par les variations du poids.

Elle a compris 13 jours, trois d'épreuve au début, cinq d'expérience, et enfin de nouveau cinq d'épreuve.

Je résume cette expérience dans le tableau suivant.

Cobaye noir. — Ventilation à 16 kilomètres.

DATES 1904	Température maxima minima	ANIMAUX Ventilation Repos	DURÉE de la ventila-tion	POIDS Début des 24 heures	POIDS Fin des 24 heures	GAINS ou PERTES	CALORIES par kilogramme
		Pas de ventilation					
Avril 15 16	15-17°	Repos	heures »	800	800	0	164
16 17	15-18	Repos	»	800	800	0	174 }169
17-18	15-18°	Repos	»	800	810	+ 10	170
						10	
		Ventilation					
18-19	15-18°	Ventilation	12	810	790	— 20	176
19-20	?	Ventilation	12	790	772	— 18	166
20-21	15-18°	Ventilation	12	772	787	+ 15	171 }171
21-22	15-17°	Ventilation	12	787	792	+ 5	168
22-23	14-17°	Ventilation	12	792	782	- 10	173
						28	
		Suppression de la ventilation					
23-24	13 17°	Repos	»	782	798	+ 16	180
24-25	13 15°	Repos	»	798	794	— 4	177
25 26	13 16	Repos	»	794	800	+ 6	164 }168
26-27	14-18°	Repos	»	800	810	+ 10	152
27-28	13-15°	Repos	»	810	810	0	167
						28	

Or, comme on peut le voir par ce tableau, les dépenses de l'organisme ont été maintenues aussi constantes que possible : 169, 171 et 168 calories. Or, tandis qu'avec 169 et 168 calories, l'animal a gagné 3 grammes avant et plus de 5 grammes à la fin en dehors de la ventilation, pendant qu'il était sous son influence, il a perdu 5^{gr},60 par jour. C'est donc en somme une différence de 10 grammes par jour.

EXPÉRIENCE N° 5.
(13 au 21 septembre 1903.)

Enfin dans l'expérience suivante, faite avec une vitesse de

de 16 kilomètres à l'heure, j'ai cherché à me rendre compte de la différence d'alimentation sur le poids.

Cette expérience dont la durée a été de huit jours, et qui a porté sur deux animaux se servant réciproquement de témoin, a été divisée en deux périodes de quatre jours. Pendant les quatre premiers, les animaux n'ont reçu que leur ration d'entretien fixée antérieurement; et pendant les quatre jours suivants, non seulement j'ai donné plus d'aliments, mais j'ai cherché à exciter leur appétit en les choisissant mieux.

J'ai pu ainsi augmenter d'une manière sensible la quantité d'aliments ingérés. Tandis, en effet, que pendant la première période les aliments pris par les deux animaux ne pouvaient donner que 368 calories par jour, pendant la deuxième, la moyenne a été de 402 calories. Or, sous l'influence de cette différence d'alimentation les résultats ont été les suivants en ce qui concerne les variations du poids :

Pendant la première période, sous l'influence de la ventilation, ces deux animaux ont perdu 33 grammes, soit 8 grammes par jour; et pendant les jours de repos leur poids est resté le même. Cette ration correspondait donc bien à leur entretien.

Pendant la deuxième période, grâce à l'augmentation des aliments ingérés, la perte de poids pendant la ventilation n'a plus été que de 14 grammes, soit $3^{gr},50$ par jour, et, de plus, pendant les jours de repos, ils ont augmenté de 25 grammes, soit environ de 6 grammes par jour.

Cette expérience me paraît intéressante à plus d'un titre.

Elle met d'abord bien en vue l'influence de la ventilation sur les dépenses de l'organisme. Pendant les deux périodes, les dépenses ont été sensiblement plus élevées, quand les animaux étaient ventilés ; et ici, nous le voyons, les deux animaux l'étaient alternativement.

Mais, de plus, elle nous montre, que, même en activant l'appétit de ces animaux et en les portant à augmenter sensiblement leur alimentation, la vitesse de 16 kilomètres à l'heure leur enlève trop de calorique pour leur permettre de rester même à leur poids initial. Leur poids a encore baissé de 14 grammes en quatre jours. Or, je dois rappeler que ces

Ventilation. — 16 kilomètres à l'heure
(13 au 21 septembre 1903.)

DATES 1903	Température maxima minima	ANIMAUX Ventilation Repos	DURÉE de la ventilation	POIDS		GAIN ou PERTE	CALORIES par jour et kilog.	Différence avec le témoin
				Début des 24 heures	Fin des 24 heures			
Ration d'entretien : 368 calories pour les deux.								
Septembre 13-14	17-20°	**Noir**	heures 12	680	668	— 12	184	+ 2
—	—	Blanc	»	685	685	0	182	»
14-15	15-18°	Noir	»	668	682	+ 14	187	»
—	—	**Blanc**	12	685	687	+ 2	182	— 5
15-16	15-18°	**Noir**	12	682	670	— 12	184	+ 2
—	—	Blanc	»	687	673	— 14	182	»
16-17	14-17°	Noir	»	670	670	0	186	»
—	—	**Blanc** . ..	12	673	666	— 7	186	0

Dépenses moyennes pour les deux cobayes......... **368** calories.

RÉSULTATS MOYENS POUR LES DEUX ANIMAUX

Pendant le repos : *égalité du poids;* ventilés : *perte de* **33** grammes.

DATES	Temp.	ANIMAUX	DURÉE	Début	Fin	GAIN ou PERTE	CALORIES	Différence
Surnutrition : 402 calories pour les deux.								
17-18	14-18°	**Noir**	12	670	663	+ 7	201	— 2
—	—	Blanc	»	666	678	+ 12	203	»
18-19	15-19°	Noir	»	663	670	+ 7	203	»
—	—	**Blanc**	12	678	676	— 2	199	— 4
19-20	16-20°	**Noir**	12	670	665	— 5	201	+ 2
—	—	Blanc.....	»	676	677	+ 1	199	»
20-21	18-21°	Noir	»	665	670	+ 5	203	»
—	—	**Blanc**	12	677	677	0	200	— 3

Dépenses moyennes pour les deux cobayes......... **402** calories.

Pour le poids. { Repos : augmentation de 25 gr. pour les deux.
{ Ventilation : diminution de 14 gr. pour les deux.

mêmes animaux, sous l'influence d'une ventilation à 12 kilomètres, avaient pu continuer à augmenter de poids et avec une alimentation moindre. Leur croissance avait même paru être activée par cette ventilation. Il semble donc qu'il y aurait une limite à l'action bienfaisante de cette influence ; et, pour les cobayes, cette limite serait dans les environs de 10 à 12 kilomètres à l'heure.

Expériences faites avec une vitesse de 21 kilomètres à l'heure.

J'ai fait avec cette vitesse trois expériences. L'une d'elles a porté sur deux animaux et les deux autres sur un seul. Dans les trois, j'ai cherché à maintenir les sujets en expériences avec la même alimentation, toutefois après avoir calculé celle qui correspond à leur ration d'entretien.

Je vais les résumer rapidement.

EXPÉRIENCE N° 6.
(Du 21 au 25 septembre 1903.)

Cette expérience a porté sur les deux cobayes qui m'ont servi aux précédentes pendant leur croissance. Mais au moment de cette dernière, on peut les considérer comme presque adultes. Cette expérience est résumée dans le tableau suivant :

Ventilation. — 21 kilomètres à l'heure.
(21 au 29 avril 1904).

DATES 1903	Température maxima minima	ANIMAUX	DURÉE de la ventilation	POIDS Début des 24 heures	Fin des 24 heures	GAINS ou PERTES	CALORIES par heure et par jour	Différence avec le témoin
Septembre			heures					
21-22	19-21°	**Noir**.....	10	670	667	— 3	201	+ 2
—	—	Blanc.....	»	677	686	+ 9	199	
22 23	19-23°	Noir.....	»	667	680	+ 13	202	
—	—	**Blanc**....	12	686	685	— 1	198	— 4
23-24	18-23°	**Noir**.....	12	680	658	— 22	198	+ 1
—	—	Blanc.....	»	685	674	— 11	197	
24-25	18-22°	Noir.....	»	658	672	+ 14	205	
—	—	**Blanc**....	12	574	677	+ 3	20)	— 5

Comme on le voit, les dépenses en calories, ramenées au kilogramme d'animal, ont été sensiblement les mêmes d'abord, entre les deux animaux, 204 pour le noir et 198,5 pour le blanc ; et ensuite entre les jours de ventilation et ceux de témoin ; soit pour le noir 205 et 203 et pour le blanc 199 et 198.

Or, avec cette alimentation uniforme, les variations de poids, sous l'influence de la ventilation, ont été les suivantes :

Pendant les deux jours de ventilation le *noir* a perdu 25 grammes, soit 12 grammes par jour ; et pendant les deux jours de repos, il a gagné 27 grammes, soit 13 par jour ; c'est donc une différence de 25^{gr} par jour.

Mais pour le *blanc* l'action de la ventilation a été beaucoup moins marquée. Il a augmenté de 1 gramme pendant la ventilation et diminué de 1 gramme pendant qu'il servait de témoin.

En réunissant les résultats des deux animaux, on trouve bien encore que la ventilation a fait baisser le poids; mais, en somme, d'une quantité moindre que la vitesse du vent aurait pu le faire supposer.

EXPÉRIENCE N° 7.
(du 21 au 29 avril 1904).

Cette expérience n'a porté que sur un seul animal; et, comme la précédente, elle a été faite en cherchant à conserver la même alimentation à l'animal pendant toute sa durée.

Elle a compris trois périodes, celle de ventilation étant précédée et suivie d'une période d'épreuve. Elle est résumée dans le tableau suivant.

Ventilation à 21 kilomètres à l'heure.
(21 au 29 avril 1904).

DATES 1904	Température maxima minima	Ventilation ou Repos	DURÉE de la ventilation	POIDS Début des 24 heures	POIDS Fin des 24 heures	GAIN ou PERTE	MOYENNE	CALORIES par kilog.	MOYENNE
				Pas de ventilation.					
Avril 21-22	15-17°	»	heures »	675	698	+ 23		192	
22-23	14-17°	»	»	698	700	+ 2	+ 8	176	181
23-24	13-17°	»	»	700	700	»		176	
				Ventilation n° 3 : 21 kilomètres à l'heure.					
24-25	13-15°	Ventil.	12	700	680	— 20		176	
25-26	13-16°	Ventil.	12	680	688	+ 8	— 6	180	178
				Pas de ventilation.					
26-27	14-15°	»	»	688	692	+ 4		174	
27-28	13-15°	»	»	692	690	— 2	— 1	173	173
28-29	?	»	»	690	685	— 5		171	

En maintenant autant que possible la même alimentation.

Or, comme on peut le voir par ce tableau, l'alimentation est restée sensiblement la même. Les aliments ingérés ont pu donner 181, 178 et 173 calories par kilogramme d'animal ; et, de nouveau, si l'ensemble de l'expérience établit une influence de la ventilation sur les dépenses de l'organisme, elle reste au-dessous de ce que pouvait faire supposer la vitesse employée : pendant les six jours d'épreuve, l'animal a augmenté de 7 gr., soit de 1 gr. par jour ; et, pendant les deux jours de ventilation, il a diminué de 12 gr., soit de 6 gr. par jour. Ce n'est là, évidemment, qu'un résultat bien faible ; et qui doit nous surprendre d'autant plus qu'avec des vitesses moindres nous en avons obtenus de bien plus marqués.

EXPÉRIENCE N° 8.
(2 au 13 mai 1904.)

Cette expérience a été faite sur un autre animal, mais dars les mêmes conditions que la précédente, c'est-à-dire sur un seul animal, en égalisant l'alimentation, et en la divisant en trois périodes.

Ventilation à 21 kilomètres à l'heure.
(2 mai au 13 mai 1904.)

DATES 1904	Température maxima minima	Ventilation ou Repos	DURÉE de la ventilation	POIDS Début des 24 heures	POIDS Fin des 24 heures	GAIN ou PERTE	MOYENNE	CALORIES par kilog.	MOYENNE
Pas de ventilation.									
Mai 2-3	15-20°	Repos.	houres »	675	700	+ 25		178	
3-4	17-18°	»	»	700	707	+ 7	+ 25	175	175
4-5	?	»	»	707	700	— 7		172	
Ventilation à 21 kilomètres à l'heure.									
5-6	17-20°	Ventil.	12	700	690	— 10		167	
6-7	15-19°	Ventil.	12	690	682	— 8	— 18	171	173
7-8	?	Ventil.	12	682	682	0		180	
Pas de ventilation.									
8- 9	?	Repos.	»	682	685	+ 3		173	
9-10	15-18°	»	»	685	702	+ 17		198	
10-11	15-19°	»	»	702	690	— 12	+ 40	176	179
11-12	17-21°	»	»	690	707	+ 17		179	
12-13	?	»	»	707	722	+ 15		169	

Les résultats sont sûrement plus marqués, mais peut-être encore moins qu'on ne pouvait le prévoir.

Les aliments ingérés pendant les trois jours d'expérience pouvaient donner 173 calories ; et pendant les trois et cinq jours d'épreuves, qui ont précédé et suivis cette période, 175 et 179 calories, soit 177 en moyenne. Or, tandis que pendant les périodes d'épreuve, l'animal a augmenté de 8 grammes par jour ; il a, au contraire, diminué de 6 grammes par jour pendant la ventilation. C'est là, certes, un résultat assez net, mais qui cependant, je l'avoue, est resté inférieur à mes prévisions.

RÉSUMÉ, RÉFLEXIONS, CONCLUSIONS.

1° Ces expériences ont été faites à trois vitesses différentes, 12, 16 et 21 kilomètres à l'heure. Ces vitesses correspondent : la première à des vents qui dépassent sensiblement la *jolie* brise (7.200 mètres à l'heure), et les deux autres à la *brise fraîche* (19 kilomètres à l'heure), qui, tout en permettant de sortir, gênent déjà sensiblement les relations.

Ces vitesses peuvent aussi être données, les deux premières facilement et la troisième, au moins pour un temps, par la bicyclette. Dans tous les cas, elles restent bien au-dessous de celles que donnent les automobiles.

2° Toutes ces vitesses augmentent les dépenses de l'organisme ; et cela soit que l'on compare celle d'un animal ventilé avec un témoin, soit que l'on compare pour chaque animal ses dépenses pendant qu'il est ventilé avec celles pendant qu'il ne l'est pas.

Mais contrairement à ce que l'on aurait pu supposer, au moins pour cet animal, l'augmentation des dépenses n'est pas proportionnelle aux vitesses.

3° Celles de 12 kilomètres à l'heure augmentent les quantités d'aliments ingérés environ de 15 à 20 %. Mais cette augmentation des aliments ingérés dépasse sûrement l'excédent réel des dépenses, puisque, pendant qu'ils étaient soumis à cette ventilation, ces animaux ont augmenté de poids sous l'influence de la croissance ; et, circonstance sur laquelle je reviens, la croissance semblerait même avoir été favorisée par la ventilation.

Je vois là une indication importante pour la pratique. Cette ventilation, et probablement celles au-dessous, pourrait donc aiguiser l'appétit et activer la nutrition. Peut-être, je l'ai dit, est-ce en partie ainsi qu'il faut expliquer les heureux résultats de la vie en plein air, qui comporte toujours une certaine ventilation, soit qu'elle provienne de l'atmosphère qui se déplace ou de nous qui nous déplaçons.

4° Les vitesses de 16 kilomètres, au contraire, cependant peu éloignées des précédentes, tout en augmentant les quantités d'aliments ingérés, n'agissent pas d'une manière proportionnelle sur les fonctions digestives ; et le surcroît d'aliments qu'elles font prendre n'arrive pas à dépasser l'excédent des dépenses. Ce sont ces dernières qui l'emportent, de sorte que l'animal perd de son poids.

De plus, tandis que la vitesse de 12 kilomètres augmente les aliments ingérés de 15 à 20 %, celle de 16 kilomètres à l'heure n'augmente l'ingestion que de 5 à 10 %. C'est encore là un point important à retenir. Il semble que l'action excitante de la ventilation sur les fonctions digestives et notamment sur l'appétit, diminue quand la ventilation dépasse une certaine vitesse ; et les expériences faites à 21 kilomètres à l'heure, ne font que confirmer cette hypothèse. Aussi, si cette ventilation donne des résultats marqués, c'est surtout par la diminution qu'elle fait subir au poids de l'animal.

5° Il se peut donc que les vitesses au-dessous de 12 kilomètres agissent plus activement qu'elles sur les fonctions digestives. Dans tous les cas, celles de 12 kilomètres semblent être sur la limite de celles dont l'action sur les fonctions digestives l'emporte sur l'augmentation des dépenses de l'organisme, puisque dès la vitesse de 16 kilomètres, l'excitation des fonctions digestives est dépassée par l'augmentation des dépenses.

6° Il en est si bien ainsi, que même en augmentant d'une manière marquée la quantité d'aliments ingérés, par l'attention qui préside à leur choix, l'excédent des aliments ainsi ingérés n'arrive pas à couvrir les dépenses d'une manière complète ; et que l'animal doit même prendre sur ses réserves et diminuer de poids.

7° Enfin, les vitesses de 21 kilomètres qui correspondent aux vents rendant la circulation difficile, d'une part, paraissent n'avoir qu'une action modérée sur les fonctions digestives, et, d'autre part, ne pas exagérer fortement les dépenses de l'organisme.

Il y a là deux faits assez difficiles à expliquer. A la rigueur, on pourrait comprendre que cette ventilation intense au lieu d'exagérer l'activité de l'animal, et, par conséquent, d'exciter ses fonctions digestives, tendît plutôt à diminuer ces dernières. C'est bien à peu près ce que nous constatons sous l'influence du froid dont se rapproche beaucoup la ventilation.

Un froid léger excite l'appétit, et un grand froid diminue toutes nos fonctions jusqu'à les paralyser ; de sorte que, je le répète, cette action sous l'influence des vents à grande vitesse pourrait être ainsi expliquée ; mais, ce qui est plus difficile à comprendre, c'est que ces grands vents n'augmentent pas les dépenses de l'organisme en proportion de leurs vitesses.

Or, sur trois expériences faites avec ces vitesses de 21 kilomètres, une seule, on l'a vu, a donné des différences assez marquées dans les dépenses. Je suis donc porté à croire que sous l'influence de ces ventilations, comme sous l'influence des grands froids, les cobayes mettent en œuvre certains moyens que la nature leur a donnés pour lutter contre les causes entrainant de grandes déperditions de leur calorique.

Deux de ces moyens me paraissent importants. Le *premier* est la forme qu'adopte l'animal. Sous l'influence des grands vents, comme sous celle des grands froids, le cobaye tend à prendre une forme qui se rapproche de la sphère. Il diminue sa longueur, augmente le périmètre du tronc, et il rentre les pattes sous lui. Il tend, par ce procédé, à diminuer sa surface de radiation ; et la diminution qu'il peut imprimer ainsi à sa surface cutanée est encore des plus sensibles. Entre la forme qu'il prend pendant les chaleurs de l'été pour augmenter cette surface, et celle à laquelle il arrive en hiver pour la diminuer, il y a une différence de la surface qui peut atteindre un quart (1). Or, c'est bien cette forme que j'ai vu prendre à mes animaux, dès que le ventilateur était mis à ces vitesses.

Le *second moyen* dépend de la direction des poils. Pour résister aux grands froids, le cobaye relève ses poils et

(1) Attitude des animaux comme moyen de régulation de leur température, *Société d'Histoire naturelle de Toulouse,* Avril 1906.

augmente ainsi l'épaisseur de sa toison. Or, c'est aussi ce que j'ai vu faire à mes animaux soumis à ces courants d'air de forte vitesse.

Ce sont là deux moyens de résistance au froid et à la ventilation dont l'action est indiscutable ; ce qui est sujet à discussion, c'est leur importance. Mais, l'un et l'autre, me paraissent avoir une valeur qui mérite l'attention.

De plus, il est probable que la circulation périphérique peut devenir moins active, c'est-à-dire que sous l'influence de la vaso-constriction des vaisseaux de la surface cutanée produite par le froid, la quantité de sang qui est appelée à se refroidir, devient relativement moindre ; et que, par conséquent, les pertes dues à la radiation cutanée sont ainsi diminuées.

Mais quoi qu'il en soit de ces explications, il n'en résulte pas moins de ces expériences :

1° Que toutes les ventilations que j'ai employées ont augmenté les dépenses de l'organisme ;

2° Que les vitesses faibles augmentent bien les dépenses de l'organisme, mais aussi qu'elles excitent fortement les fonctions digestives; si bien que l'excédent des aliments pris sous l'influence de cette excitation arrive à dépasser le surcroît des dépenses ;

3° Qu'avec des ventilations plus rapides, l'excédent des dépenses n'est pas compensé par celui des aliments ingérés ; et que l'animal obligé, pour faire face à ses dépenses, d'employer ses réserves, perd ainsi de son poids ;

4° Enfin, qu'avec des ventilations même plus rapides, les dépenses continuent à être plus élevées, mais toutefois dans des proportions moindres qu'avec les vitesses précédentes. Ce qui ne peut s'expliquer qu'en accordant à l'animal la possibilité de diminuer la radiation cutanée; et, par conséquent, celle de lutter contre l'exgération des pertes de calorique autrement que par la faculté d'en produire davantage, en dépensant une plus grande quantité d'aliments.

INFLUENCE DE LA VENTILATION SUR NOTRE ORGANISME.

Les expériences précédentes, faites sur les animaux celles de Lefèvre et les miennes, présentent, on ne saurait le nier, un réel intérêt, surtout si l'on se place au point de vue de l'action générale de la ventilation sur l'organisme animal. Elles nous ont permis, en effet, de constater certains points du mode d'action de cette influence, et notamment en ce qui concerne l'existence d'une limite pour les ventilations qui excitent les organes digestifs.

De plus, la plupart des conclusions auxquelles ces expériences nous ont conduit, à la condition de les interpréter, sont sûrement applicables à l'homme, comme lois générales; mais cependant, il faut l'avouer, les évaluations que nous pourrions en déduire, quelque judicieuses que nous les supposions, nous laisseraient encore bien loin de celles qui peuvent être utililisées par la pratique. Il me paraît bien difficile, en effet, d'évaluer les pertes de notre organisme, même en le supposant soumis aux mêmes ventilations, en partant des pertes constatées chez les animaux ; et, de même, je ne crois pas que l'on puisse, sans confirmation, accepter pour nous les limites de vitesse, au delà desquelles l'excitation des organes digestifs est dépassée par le surcroît des dépenses.

Mais heureusement un expérimentateur des plus consciencieux est venu nous donner, en ce qui nous concerne, de nombreux renseignements, qui, sans être complets, peuvent déjà nous être d'une grande utilité.

Poursuivant ses recherches par le procédé de la calorimétrie directe, Lefèvre, après avoir opéré sur les animaux et avoir constaté les résultats que j'ai déjà fait connaître, en est tout naturellement arrivé à s'occuper de l'homme. Il l'a fait avec sa précision ordinaire, et en variant assez les conditions de ses expériences pour quelles répondissent assez bien à celles que nous offre la pratique.

Je rappelle d'abord qu'un homme de 65 kilogrammes, dont la dépense totale est de 2.500 calories environ, en perd à peu près 1.600 à 1.700 par la radiation cutanée et 250 par la surface pulmonaire; soit d'une manière approximative un total de 1.900 calories. C'est donc environ 80 calories qu'il perdrait par heure par ces deux voies, si la dépense était uniforme pendant les vingt-quatre heures. Mais, étant donné que cette dépense ne dépasse pas 50 calories par heure pendant les huit heures qu'il passe au lit; on se rapprochera assez de la vérité en admettant que pendant les heures d'activité et de mouvements, cet homme dépense de 90 à 100 calories à l'heure par ces deux voies.

Ce n'est là évidemment qu'une évaluation tout à fait approximative, mais qui cependant est nécessaire pour permettre d'apprécier les résultats auxquels est arrivé Lefèvre (1) ; et qui, on le verra, en fera ressortir tout l'intérêt, même au point de vue pratique.

1° *Comparaison de nos dépenses dans un air calme et dans un courant d'air.* — L'homme habillé, soumis à un courant d'air de deux mètres à la seconde, soit 7.200 mètres à l'heure, ce qui correspond, je l'ai dit, a un *vent modéré*, perd un tiers en plus que dans un air calme. Cette perte a été de 2^{cal},200, par kilogramme et par heure, à une température de 5°, dans les expériences de Lefèvre ; et en acceptant avec lui qu'en dehors de tout déplacement de l'atmosphère, cette perte soit de 1^{cal},500, on arrive à un rapport de 1,46 ; c'est-à-dire à une augmentation du tiers environ. Ce rapport serait, dans les mêmes conditions, de 1,48 pour le chien, et seulement de 1,18 pour le lapin, dont la fourrure est plus épaisse.

Dans mes expériences sur le cobaye, je n'ai guère constaté qu'une augmentation de dépenses de 20 °/₀ soit seulement une augmentation comparable à celle du lapin. Mais, il est vrai, que je n'ai pas opéré avec des températures aussi basses ; et nous verrons que la température a une influence des plus marquées.

Remarquons, en outre, que la dépense trouvée par Lefèvre, de 2^{cal},200 nous donne un total de 143 calories par heure pour l'homme de 65 kilogrammes, soit une dépense sensiblement au-dessus de celle que je viens de fixer, dans les conditions de la ration d'entretien, qui a été calculée pour une température moyenne de 15°.

2° *Comparaison des dépenses de l'organisme chez l'homme nu ou habillé.* — Sous l'influence d'un courant d'air de 1^m,20 à la seconde, soit 4.320 mètres à l'heure, et par une température de *9 degrés, l'homme nu,* perd dans une heure 134 calories, et habillé seulement 98, soit une diminution de 27 °/₀.

Avec un courant d'air de 3^m,60 à la seconde, soit 12.960 mètres à l'heure, et par une température de *4 degrés, l'homme*

____

(1) *Société de Biologie*, 8 janv. 1898, pp. 1 et 5.

nu perd 313 calories à l'heure ; et *habillé*, il n'en perd que 170 : soit une diminution de 46 %.

Ainsi, dans la première expérience, le vêtement n'a diminué les dépenses que de 27 % ; et son influence s'est élevée à 46 % dans la seconde. Mais malheureusement, cette différence s'est produite sous deux influences : celle de l'augmentation du courant de 1^m,20 à 3^m,60, et celle de l'exagération du froid de 9 à 4 degrés.

Toutefois, en nous en rapportant à d'autres résultats des recherches faites également par Lefèvre, on est conduit à admettre que la plus grande partie de cette différence dépend des variations de la température ; car, avec la même vitesse de 3^m,5 et 3^m,6, la température en passant de 4 degrés à 9,5 a fait tomber les dépenses de l'homme nu de 313 calories à 210 : soit de 33 %. Ce ne serait donc qu'une différence de 13 %, de 46 à 33 %, qui reviendrait à l'influence de la vitesse du courant d'air.

Je dois ajouter que d'après les différences trouvées par Lefèvre entre les dépenses de l'homme nu et de l'homme habillé, par ces températures variant de 4° à 9°,5 et avec les vitesses de 4 à 12 kilomètres à l'heure, variant de 26 à 46 %, on pourrait admettre, pour les moyennes de ces conditions, une différence de 36 %, soit approximativement d'un tiers entre les dépenses de l'homme, selon qu'il est nu ou qu'il est abrité par ses vêtements.

Comparaison de nos dépenses en faisant varier les vitesses. — Par une température de 9° et sous l'influence d'un courant d'air de 1^m,20 à la seconde, soit 4.320 mètres à l'heure, un homme de 64 kilogrammes dépouillé de tout vêtement, perd 134 calories à l'heure ; et, dans des conditions de température sensiblement les mêmes, 9°,5, mais avec un courant de 3^m,60 à la minute, soit 12.960 à l'heure, il perd 210 calories. Sous l'influence d'un courant d'air trois fois plus fort, l'augmentation des pertes pour l'homme nu a augmenté de 56 %.

Comparaison des dépenses en faisant varier les températures. — En se prenant lui-même comme sujet d'expérience, Lefèvre a observé à cet égard les différences suivantes :

Par une vitesse sensiblement constante de 3^m,60 à 3^m,33, soit de 12 à 13 kilomètres, ses dépenses, étant dépouillé de tout vêtement, sont les suivantes pour une heure :

DEGRÉS	VITESSE du courant à la seconde	CALORIES PERDUES dans une heure	
		Par le corps entier (64 kilog.)	Par kilogramme
	mètres		calories
4°5	3.50	313	4.900
9.	3.60	210	3.290
14.5	3.40	155	2.400
16	3.48	142	2.100
20	3.48	112	1.650
26.5	3.33	71.8 (1)	1.10

(1) Légère incertitude ; la correction de la température ayant été mal déterminée.

Ces expériences ont été faites sur l'homme nu. Mais, en acceptant les proportions moyennes que les dépenses de l'homme habillé sont d'un tiers inférieures à celles du même homme nu, ainsi que nous venons de le voir, nous pouvons ramener ces dépenses de l'homme habillé aux suivantes : à 4°, 240 calories ; à 9°,5, 140 ; à 14°,5, 102 ; à 16° ; 94, et à 20° et 26°, 74 et 48 calories.

Notre dépense pendant les heures d'activité, dans les conditions de la ration moyenne d'entretien, étant de 90 à 100 calories, comme je viens de le dire, on voit qu'à 20° et surtout à 26°, les dépenses ainsi calculées tombent sensiblement au-dessous de cette moyenne. C'est qu'en effet, cette dernière a été calculée pour les saisons intermédiaires des pays tempérés, dont la température moyenne oscille autour de 15° ; et l'expérience précédente prouve une fois de plus, quelle influence marquée la température ambiante exerce sur nos dépenses.

La concordance, du reste, est aussi complète que possible quand il s'agit des températures avoisinant 15°. Pour celles de 14°,5 et 16°, nos évaluations basées sur les expériences de Lefèvre, en faisant les corrections que comporte le vêtement, nous conduisent à 102 et 94 calories.

Enfin, confirmant toujours l'influence de la température ambiante sur nos dépenses, la ventilation à 9°,5 et 4° portent ces dépenses de 140 à 240, les élevant ainsi considérablement au-dessus de la moyenne, comme les températures de 20° et 26° les avait fait descendre fortement au-dessous.

Ainsi de ces expériences si intéressantes de Lefèvre, on peut donc conclure :

1° Que pour l'homme habillé, il est vrai sans être trop couvert, il suffit d'un courant d'air de 7200 mètres à l'heure pour que ses dépenses soient augmentées d'un tiers environ ;

2° Que l'augmentation des dépenses dues au déplacement de l'air est d'autant plus marquée que ce déplacement est plus rapide ;

Avec des températures sensiblement les mêmes et des vitesses triples, 4.300 et 12^{kil},900, les dépenses passent de de 134 calories à 210 ;

3° Que les dépenses sont également d'autant plus élevées que l'air déplacé est plus froid ;

Dans des températures variant de 4° à 26°, et avec une vitesse constante de 12 kilomètres à l'heure environ, les dépenses peuvent être quadruplées : de 72 calories à 313 ;

4° Enfin que la différence des dépenses entre l'homme nu et l'homme habillé, qui s'élèvent déjà à 26 %, par une température de 9° et un faible déplacement de 7 kilomètres à l'heure, peut atteindre 46 % à une température de 4° et une vitesse de 12 kilomètres.

On voit donc, par ce qui précède, toute l'importance que peuvent acquérir sur nos dépenses, soit les déplacements de l'atmosphère, soit nos propres déplacements dans cette dernière. Nous verrons bientôt quelles modifications ces influences doivent faire apporter à notre ration ; mais avant, je crois utile d'ajouter quelques indications sur les dépenses qui sont imposées à l'organisme animal, quand la ventilation se trouve combinée avec le *mouillage* et l'*immobilité*.

ACTION DE LA VENTILATION
COMBINÉE AVEC L'IMMOBILITÉ ET LE MOUILLAGE.

Dans des recherches que j'ai faites pour fixer les températures minima compatibles avec la vie du lapin, soit seul, soit avec M. Lagriffe d'abord et ensuite avec M. Joffre, j'ai combiné le mouillage de l'animal avec la ventilation pour abaisser plus rapidement la température de l'animal. Mais, en outre, ces animaux ayant été forcément immobilisés pendant les expériences, il faut aussi tenir compte de cette immobilisation, qui, on le sait, peut à elle seule, avoir une action assez marquée.

Comme on va le voir, ces trois actions combinées, ont sur la température de l'animal une influence telle, qu'elle est faite pour surprendre. Or, sans que dans les conditions ordinaires, on puisse trouver avec leur intensité les conditions expérimentales sous l'influence desquelles j'ai placé ces animaux, il peut s'en trouver qui s'en rapprochent encore assez pour donner à ces faits expérimentaux une réelle importance, même au point de vue pratique.

La vitesse des courants que j'ai employés est restée bien au-dessous de celle que présentent souvent les mouvements atmosphériques ; et le mouillage expérimental peut très bien être remplacé, dans une certaine mesure, par une pluie pénétrant les vêtements.

Reste la question de l'immobilité. Mais, on sait, quelle tendance au repos donne le refroidissement, de sorte qu'il n'est pas impossible de voir se réaliser, et dans des proportions encore assez marquées, les trois influences que j'ai combinées pour mes recherches, la *ventilation*, le *mouillage* et l'*immobilité*.

Or, on va voir avec quelle rapidité les dépenses qu'elles imposent à l'organisme, arrivent à dépasser son pouvoir calorifique, ou tout au moins le pouvoir de conserver sa température normale.

Conditions générales de ses expériences. — Ces expériences ont été faites sur des lapins, qui ont toujours été immobilisés avec l'appareil de Malassez. Quelques-uns ont été tondus ; mais la plupart ne l'ont pas été. Tous ont été mouillés ; et pour faciliter le mouillage, le poil a d'abord été lavé avec du savon.

Enfin, la ventilation a été produite par trois procédés : la simple ventilation faite à la main en se servant d'une feuille de carton, comme d'un éventail ; avec un ventilateur construit exprès, dans le genre de ceux utilisé par l'agriculture, mais ne donnant qu'un courant d'air au maximum de 5 à 7 kilomètres ; et enfin avec un ventilateur mû par l'électricité et pouvant donner des vitesses de 12 à 21 kilomètres.

Je vais résumer ces différentes expériences dans trois tableaux séparés (1).

Ventilation avec l'éventail.

DATES	Températures rectales		Différence	DURÉE en minutes	RÉSULTATS
	Début	Fin			
1893. — 22 septembre...	38°6	30°	8,6	40	Survie.
1899. — 26 juillet.......	39 »	29	10	45	Survie.
1899. — 19 mai........	37.5	28	9	52	Mort.

Ainsi, même avec un moyen de ventilation aussi peu énergique qu'une feuille de carton servant d'éventail, j'ai pu faire descendre, dans moins d'une heure, la température rectale de ces animaux de 8 à 10 degrés ; et, de plus, deux fois leur existence a été compromise, et dans la troisième expérience l'animal a succombé.

Les expériences suivantes ont été faites avec le ventilateur mû à la main ; et, je l'ai dit, donnant une vitesse seulement de 4 à 7 kilomètres à l'heure.

Ventilation produite par un ventilateur mu à la main.

NUMÉROS d'ordre	DATES	TONDUS ou non	Températures rectales		Différence	DURÉE en minutes	Résultats
			Début	Fin			
I	1899 (20 octobre).	tondu.	38°	27°	11	49	Mort.
II	1899 (10 nov.) ...	—	39	25	14	34	Mort.
III	1900 (14 mars)...	—	40	19	21	51	Mort.
IV	1899 (20 octobre).	non tondu.	37	28	9	70	Survie.
V	1899 (10 nov.) ...	—	36	26	10	30	Survie.
VI	1899 (14 déc.)....	—	38	26	12	28	Survie.
VII	1900 (octobre) ...	—	35	19	16	70	Mort.
VIII	1903 (mai)	—	39	26	13	115	Survie.
IX	1903 (mai)	—	38	24	14	70	Survie.
X	1903 (22 mai) ...	—	37	20	17	106	Mort.
XI	1903 (25 mai)....	—	40	21	19	102	Survie.
XII	1903 (27 mai) ...	—	38	20	18	97	Mort.

(1) Maurel et Lagriffe. — Détermination et action des plus basses températures compatibles avec la vie du lapin. *Société de Biologie*, 16 février et 11 mai 1901.

Ainsi, avec ces vitesses de 4 à 7 kilomètres, souvent dans moins d'une heure, j'ai pu faire baisser la température de ces animaux depuis 9 jusqu'à 19 degrés.

J'ai pu souvent ramener leur température rectale au-dessous de 25°. Un certain nombre sont morts ; et probablement j'aurais pu tous les tuer avec des températures avoisinant 20°, si la ventilation avait été continuée pendant deux heures.

Ventilateur mû par l'électricité, avec une vitesse de 16 à 21 kilomètres. — Cette série comprend sept expériences que je réunis dans le tableau suivant : aucun de ces animaux n'a été tondu.

Numéros d'ordre	DATES	Températures rectales		Différence	DURÉE en minutes	RÉSULTATS
		Début	Fin			
I	1903 (8 juin).....	36°	25°	11°	43	Mort (2)
II	1903 (10 juin)....	36	22	14	28	Mort (1).
III	1903 (12 juin)....	37	25	12	41	Mort (2 .
IV	1903 (26 juin). ..	36	23	13	57	Mort (1).
V	1903 (28 juin)....	37	24	13	20	Mort (1..
VI	1903 (15 juillet) ..	38	22	16	120	Survie.
VII	1903 (17 juillet) ..	38	22	16	85	Mort.

(1) Mort après la ventilation.
(2) Morts brusquement pendant la ventilation.

Avec ces vitesses, sauf pour deux cas, il a suffi de moins d'une heure pour faire baisser la température de 11 à 16 degrés, et la conduire ainsi au-dessous de 25°. De plus, pour les observations I et III, j'ai constaté une mort subite pendant la ventilation, et à une température à laquelle cette mort brusque ne pouvait être attribuée au simple refroidissement.

Or, comme on le voit de nouveau, sauf dans deux cas, il a toujours suffi de moins d'une heure pour faire tomber la température de l'animal au-dessous de 25°, et souvent pour produire sa mort.

En résumé, les faits saillants qui se dégagent de ces expériences sont les suivants :

1° Elles nous montrent les pertes considérables de calorique que peut produire la réunion de ces trois influences, puisqu'elles mettent l'organisme dans l'impossibilité de réparer ses pertes ; et que sa température baisse jusqu'à celles qui sont mortelles. La mort peut même arriver dans moins d'une heure.

2° L'examen des courbes montre aussi que sous leur influence la résistance de l'organisme est de courte durée. La température baisse dès les premières quinze minutes.

3° Fait qu'il me paraît intéressant de signaler, au moins chez le lapin, arrivée dans les environs de 25°, la température continue à baisser même quand les moyens mis en action sont suspendus.

4° Je signale aussi les morts subites qui peuvent se produire soit pendant la ventilation à des températures qui par elles-mêmes ne sont pas mortelles, soit encore après la ventilation et pendant que l'animal se réchauffe.

Evidemment, dans ces expériences, je me suis placé dans des conditions exceptionnelles : la ventilation a été constante ; elle n'a laissé aucun moment de répit à l'animal. Le mouillage aussi a été fait largement ; et enfin l'immobilité a été complète. Mais néanmoins les résultats ont été si rapides et si graves qu'on ne peut s'empêcher d'admettre que les mêmes causes, même fortement atténuées, pourraient encore produire sur notre organisme des effets dangereux. Je crois même que l'influence des vents jointe à celle du mouillage, cette dernière représentée par une pluie détrempant les vêtements, doivent pouvoir à elles seules produire des pertes de calorique considérables.

Or, je le répète, ces conditions étant de celles que les circonstances de la vie peuvent souvent nous offrir, voyons maintenant quelles sont les indications pratiques que nous pouvons en tirer.

APPLICATION DE CES DONNÉES A LA PRATIQUE.

De ce qui précède découlent deux séries d'indications pratiques :

Les unes ayant trait à la *ventilation seule*, et les autres qui concernent la ventilation réunie au *mouillage* et à *l'immobilité*. Je vais les résumer séparément.

A. *Ventilation seule.*

1° Les vents faibles, sans mouillage, augmentent la radiation cutanée dans des proportions assez élevées; mais cependant le plus souvent dans des proportions qui ne dépassent pas le pouvoir de nos organes digestifs. Cette augmentation, dans mes expériences et aussi dans celles de Lefèvre, en prenant comme terme de comparaison les températures moyennes de 15°, s'est élevée à un tiers environ. Mais il faut tenir compte que mes animaux ont été ventilés pendant 12 heures en moyenne sans répit. Or, il est bien rare qu'il en soit ainsi pour nous. Nous ne restons guère soumis aux vents que pendant quelques heures par jour.

La même observation s'applique aux expériences de Lefèvre. Ces résultats sont exacts pour la durée de l'expérience ; mais ces dépenses, bien entendu, n'existent que pendant l'exposition au vent.

Dans l'évaluation du surcroît de dépenses que les vents imposent à l'organisme, il est donc indispensable de tenir compte de leur durée.

2° Pour les vents plus rapides, mais dont le degré n'est pas fixé pour l'homme, il faut savoir que les dépenses, si l'exposition au vent était prolongée, pourraient dépasser son pouvoir digestif, et qu'il n'arriverait à maintenir sa température normale qu'en utilisant ses réserves. Ce sont donc les modifications que présente son poids, qui, seules, pourront nous guider pour apprécier l'augmentation que doit recevoir son alimentation, et aussi nous indiquer si ses organes digestifs peuvent élaborer une quantité suffisante d'aliments.

Du reste, plus encore que pour les vents modérés, le temps pendant lequel nous restons exposés à ces vents rapides est limité. Nous nous abritons tout naturellement contre eux; et, en outre, si nous devons y rester exposés, nous en corrigeons les effets, déjà d'une manière marquée, en augmentant nos vêtements.

De sorte que, de nouveau, en partant toujours des températures de 15°, on peut estimer que, sauf dans des cas exceptionnels, l'augmentation de nos dépenses due à ces vents ne devra pas dépasser un quart ou un tiers de l'état normal.

3° Bien entendu, l'exagération de nos dépenses sous l'influence des vents porte surtout sur la radiation cutanée. C'est donc sur les agents de la calorification que doit porter l'augmentation.

Mais, de leurs deux catégories, je pense que, d'une manière générale, c'est au corps gras qu'il faudra donner la préférence, quand il s'agira d'une dépense prolongée, telle que celle qui est liée à la profession. Il en sera ainsi pour le marin, le chauffeur du chemin de fer, les couvreurs, etc. Quant au choix à faire parmi les corps gras, on s'en tiendra aux habitudes du pays ou des personnes. La valeur calorifique de ces corps, on le sait, est, en effet, sensiblement la même.

4° Mais, dans quelques cas, ceux pendant lesquels, sous l'influence des vents modérés, l'organisme gagne en poids, comme pendant la croissance ou les convalescences, à cette augmentation des ternaires doit se joindre également, quoique dans de plus faibles proportions, celle des albuminoïdes. C'est là une indication, qui, je le crois, n'est pas négligeable. Si, en effet, les vents modérés activent la croissance, comme mes expériences le font supposer, il est évident, que, pour assurer cet accroissement, l'organisme devra recevoir, en plus des albuminoïdes nécessaires à son entretien, la quantité qu'il doit en immobiliser. On conçoit qu'il doive en être de même pendant les convalescences qui suivent les maladies ayant porté atteinte aux albuminoïdes de constitution.

5° C'est là ce qui a trait aux matières organiques ; quant à celles de nature *minérale*, vu l'augmentation de l'évaporation cutanée, il sera probablement utile d'augmenter légèrement la quantité *d'eau*.

Il en sera de même de l'*oxygène*. L'organisme, en effet, ne peut produire de calorique sans lui. L'oxygène devra donc être augmenté ; et dans les mêmes proportions que les ternaires, puisque leur utilisation est fonction l'une de l'autre. Nous savons, du reste, que l'organisme s'adapte très facilement à cet égard ; j'ai assez insisté sur ce point.

Enfin, en ce qui concerne les *matières salines* je ne crois pas qu'il faille s'en préoccuper, puisque les quantités ordinaires d'aliments capables de couvrir les dépenses en substances organiques, contiennent assez de substances minérales pour couvrir les dépenses faites par l'organisme en ces substances dans les mêmes conditions.

6° Enfin de tous ces faits et de leur appréciation, se dégage cette conclusion capitale que les vents ou nos déplacements rapides dans l'atmosphère, même en dehors du mouillage, exagèrent les dépenses de l'organisme dans des conditions telles qu'il est impossible, dès que leur action est un peu prolongée, de ne pas en tenir compte.

Cet élément d'appréciation de la ration doit donc entrer dans les calculs, quand il s'agit de fixer celle des personnes qui par leur habitat ou par leur profession y sont forcément exposées.

Pour l'habitat, ces considérations s'appliquent aux habitants des montagnes et notamment à ceux de certaines vallées élevées, ouvertes à des vents forts et constants. Elles s'appliquent aussi, quoique avec une importance moindre, aux habitants de certaines parties du littoral, et, à ceux des petites îles constamment traversées par des vents réguliers, tels que les alisés.

Enfin parmi les professions pour lesquelles il faut tenir compte des vents, figurent toutes celles qui s'exercent en plein air, ou mieux encore celles qui exposent à des déplacements rapides, telles sont celles de marin, de mécanicien de chemin de fer, les bicyclistes et enfin les automobilistes.

L'exagération des dépenses que peuvent imposer la bicyclette et l'automobile est telle, qu'à la condition de conserver la ration d'entretien, leurs déplacements constituent un des moyens les plus sûrs pour combattre l'obésité. Or, j'insiste sur ce point, l'exagération des dépenses dans l'usage de la bicyclette, n'est due qu'en faible partie à la dépense musculaire. La plus importante est due à l'exagération de la radiation cutanée, surtout quand le mouvement produit la sueur, et ce qui le prouve c'est que l'exagération des dépenses est encore beaucoup plus élevée avec l'automobile, qui ne comporte aucune dépense musculaire, qu'avec la bicyclette.

J'ai déjà signalé cette action de l'automobile sur les dépenses de l'organisme comme pouvant être appliquée au traitement de l'obésité, en faisant remarquer, de plus, que la bicyclette n'est permise qu'aux obèses jouissant encore d'une certaine activité, tandis que l'automobile est applicable même aux degrés les plus avancés de l'obésité.

B. *Réunion du vent avec le mouillage et l'immobilité.*

Les vents, à eux seuls, peuvent donc déjà augmenter les dépenses de l'organisme de la manière la plus marquée ; mais, de plus, ces dépenses sont encore considérablement exagérées, on le sait, si à l'influence du vent se joint celle du mouillage.

Nous avons vu les animaux succomber dans moins de deux heures sous ces deux influences. Il est vrai qu'au vent et au mouillage, dans mes expériences, se joignait l'immobilité ; mais j'estime que, même en leur laissant la faculté de se mouvoir, les animaux n'auraient pas moins succombé. Leur résistance eut été seulement plus longue.

On sait, du reste, quelle tendance, parfois irrésistible, au repos et au sommeil, provoque le froid. C'est là un fait bien connu, et retrouvé dans tous les accidents qui lui sont dus. On peut donc en conclure que, sous ces deux influences réunies, notre organisme, comme celui de mes animaux, perdrait sa résistance, si leur action se prolongeait.

C'est là une conclusion qui me parait indiscutable. Mais ce fait établi, il faut reconnaître que l'évaluation, d'une part des pertes du calorique sous ces deux influences, et d'autre part, de notre degré de résistance à ces pertes de calorique, me paraît des plus difficiles. Toutefois, en s'inspirant de ces faits expérimentaux et en s'aidant de ceux relevés par la clinique, on peut arriver à quelques indications, qui, malgré leur manque de précision, n'en conservent pas moins une réelle importance.

Les principales me semblent être les suivantes :

1° La plus importante est le danger qu'offre la réunion de ces deux influences.

Nous résistons assez bien au refroidissement produit par le vent, si nous sommes couverts par des vêtements secs. Nous résistons également, quoique moins bien, au froid produit par des vêtements mouillés, si nous sommes à l'abri du vent. Mais la résistance ne peut être que de courte durée, si ces deux influences se trouvent réunies. Elles peuvent, dans ces cas, devenir dangereuses par le refroidissement qui en résulte, et aussi produire les accidents généraux du froid même à des températures qui rendent ces accidents invraisemblables.

Je vais en rappeler un exemple. De là découle ces indications pratiques, que si nous sommes condamnés à subir des grands vents ou des déplacements rapides dans l'atmosphère, il faut au moins éviter d'être mouillés ; et, ensuite, que si nous sommes mouillés, il faut au moins nous mettre à l'abri du vent ou éviter les rapides déplacements.

2° Pour peu que ces influences réunies se prolongent, les pertes de la radiation cutanée deviennent si élevées, et par leur prolongation si considérables, qu'elles dépassent sûrement celles que l'alimentation peut mettre à la disposition de l'organisme. Dans ces conditions, celui-ci ou bien tend instinctivement à les restreindre, ou bien il cherche à y faire face en s'adressant à ses réserves. Malheureusement, en effet, ces deux moyens ne peuvent être utilisés qu'à l'exclusion l'un de l'autre.

Instinctivement l'organisme, sous l'influence du froid, cherche à diminuer la surface de radiation. Il se pelotonne, cherchant ainsi à diminuer la surface rayonnante, et à faire bénéficier certaines parties du calorique rayonné par d'autres. Sous l'influence des réflexes, la circulation périphérique diminue pour restreindre la quantité de sang exposé au refroidissement. C'est là un second moyen pour éviter la perte de calorique. Mais ces deux moyens ont l'inconvénient de condamner l'organisme au repos ; et si, dans certains cas, par cette économie des dépenses, ils peuvent suffire pour le faire triompher de ces influences, trop souvent il y succombe. Le repos conduit au sommeil ; et le sommeil, on le sait, c'est la mort.

L'autre procédé de résistance consiste d'une manière générale à lutter contre l'exagération des dépenses en calorique par l'exagération de sa production, en faisant appel aux réserves de l'organisme. Mais, nous le savons, le meilleur moyen de faire appel à ces réserves est le mouvement. Celui-ci, il est vrai, ne peut se produire qu'en exagérant la radiation cutanée ; mais il peut arriver à une production de calorique telle, que, malgré l'exagération de cette radiation, la production égale la totalité des dépenses.

Pour continuer des mouvements malgré l'influence du refroidissement produit par le vent et le mouillage, il faut, c'est certain, une grande volonté. Ceux qui ont subi ces influences, le savent ; mais le salut est à ce prix.

De ces deux procédés de résistance au froid, l'un relève de l'instinct et l'autre de la raison ; et c'est cette dernière qui est la meilleure conseillère.

3° Je crois devoir rappeler les morts subites que j'ai constatées, soit au cours du refroidissement, soit pendant le retour de la température à son état normal. On ne peut guère éviter les premières ; mais je pense que la menace des autres doit nous rendre prudent dans l'emploi des moyens destinés à réchauffer le sujet. Elle nous indique qu'il faut ménager, autant que possible, les transitions. C'est là, du reste, une précaution bien connue dans les soins à donner dans les cas d'accidents produits par le froid, qu'il s'agisse d'accidents locaux ou généraux.

4° Je signale aussi l'abaissement de la température qui continue, même lorsque ses causes ont été supprimées. Il faut savoir, que c'est là un fait au moins fréquent, sinon constant ; et qui, par conséquent, au moins au début, ne doit pas trop nous alarmer.

5° Pour les divers animaux, la température centrale incompatible avec la vie, c'est-à-dire celle à laquelle ils ne peuvent survivre, est en rapport avec leur température normale. Les poissons résistent à des températures plus basses que les batraciens ; ceux-ci résistent plus que les mammifères ; et enfin, ces derniers, plus que les oiseaux. J'ajoute que pour les hautes températures, la résistance marche en sens inverse : ce sont les oiseaux qui résistent aux plus hautes et les poissons qui succombent aux moins élevées.

6° Mais, de plus, pour l'espèce humaine, la résistance aux basses températures, quelle qu'en soit la cause, me paraît être en rapport avec l'habitat habituel.

Les habitants des pays froids résistent mieux au refroidissement que ceux des pays chauds. J'ai pu le constater dans une circonstance qui a la netteté d'un fait expérimental.

En 1882, dans une de mes ascensions à la Soufrière (Guadeloupe) (1), j'étais accompagné par un groupe comprenant des européens, des créoles blancs ayant été élevés en France, des créoles blancs étant restés à la Guadeloupe, des noirs nés dans cette île, et enfin de deux Hindous dont un de Pondichéry. L'ascension commencée vers onze heures du soir, nous conduisit au sommet vers six heures du matin. Pendant une longue partie de l'ascension, nous reçûmes une pluie fine qui détrempa d'autant plus facilement nos vêtements, que ceux-ci, vu le climat, étaient très légers. Dès que nous fûmes arrivés à 1.200 mètres environ, nous fûmes soumis à un vent extrêmement violent qui s'unit à la pluie; et c'est sous cette double influence que nous dûmes nous élever encore des 250 mètres qui nous séparaient du sommet.

Cette partie du trajet, fut pénible, mais cependant se fit assez bien. Arrivés au sommet, nous nous abritâmes entre deux rochers, dont l'un nous surplombant, nous garantissait de la pluie ; et nous fîmes un léger déjeuner, qui, avec ses divers préparatifs, ne dura pas plus de trente minutes. Or, dès la fin de ce repos forcé, un Hindou, un noir et les créoles n'ayant pas quitté l'île, éprouvèrent des fourmillements dans les jambes et une fatigue telle que tous demandèrent à se reposer. Les créoles élevés en France et les européens, quoique ayant froid, n'éprouvèrent rien de semblable. La pluie et le vent continuaient; mais le thermomètre ne marquait que $+11°$; et je suis d'autant plus sûr de cette température, que je l'avais prise une série de fois en montant. J'étudiais, en effet, en ce moment, l'influence de l'altitude sur la température extérieure.

Inquiet sur la situation d'une partie des personnes qui m'avaient accompagné, je renonçai à toutes les recherches projetées, je fis plier les bagages et je donnai l'ordre de redescendre.

Mais ce ne fut qu'à grand peine que j'obtins des créoles élevés dans l'île, de se mettre en marche. Ces personnes me déclaraient quelles ne sentaient plus leurs jambes, que celles-ci

---

(1) De la différence de résistance au froid dans les divers groupes humains (*Société d'anthropologie*, 1884, p. 748) et observations de physiologie recueillies dans quatre ascensions à la Soufrière (Guadeloupe) (*Académie des sciences de Toulouse*, 5 juin 1902).

se dérobaient sous elles, qu'elles avaient envie de dormir ; et, mettant toutes ces sensations sur le compte de la fatigue due à l'ascension, elles me suppliaient de les laisser se reposer. Heureusement que bien inspiré, malgré cette température de 11° que me donnait le thermomètre, je ne cédai pas à leurs instances. Je les conduisis jusqu'au sentier qui descend du cône ; et qui, vu sa pente rapide, ne peut-être descendu qu'à vive allure. Or, fourmillement, fatigue, envie de dormir, tout disparut au fur et à mesure que les mouvements ramenèrent la chaleur.

Il en fut de même, des noirs et de l'Hindou né à la Guadeloupe. Mais, l'autre hindou, celui né à Pondichéry et âgé de quarante ans environ, fut dans l'impossibilité de marcher. Les jambes fléchissant sous lui, il était comme paralysé, nous le soutinmes d'abord, puis nous le portâmes ; mais bientôt nous dûmes y renoncer. Il nous aidait de moins en moins. Ses membres étaient dans une résolution complète. Son pouls devint filiforme, sa face se congestionna, et il tomba dans le coma le plus complet. Ce fut en vain que nous nous dépouillâmes de nos vêtements pour le couvrir. Dans moins de deux heures, il avait succombé à l'action combinée du vent et de la pluie, influences auxquelles étaient venus se joindre pendant quelque temps l'immobilité.

La différence de l'habitat habituel, qui, évidemment, tient sous sa dépendance, celle de la race, a été dans ce fait des plus nettes. Quant aux doutes qui pouvaient exister sur la cause réelle de cette mort, quand j'ai publié ce fait, ils doivent disparaître après les expériences que j'ai faites sur les animaux, et que je viens de résumer.

Mais ces faits soulèvent une question importante. Comment expliquer cette différence de résistance au froid chez ces différentes personnes ? Elles ont eu à supporter exactement les mêmes fatigues : parties du même point, elles sont arrivées également au même point et dans le même temps. J'admets bien qu'il y a là une question de sensation et que les unes ont été plus fortement impressionnées que d'autres. Mais ne paraît-il pas logique également d'admettre que sous l'influence d'une sensation plus marquée, l'organisme aurait dû réagir d'une manière proportionnelle ; et user de ses réserves en rapport avec cette impression ? Sûrement, et cela a dû se passer ainsi. Mais je pense que ce qui a manqué à ces divers organismes peu habitués à résister au froid, ce n'est ni l'impression les informant du danger, ni les réserves dont ils avaient au delà des besoins, mais bien la possibilité d'utiliser ces réserves dans des proportions qui dépassaient de beaucoup le pouvoir des organes auxquelles est dévolu cette fonction. Cet Hindou n'avait jamais eu à faire appel à ses réserves pour lutter contre le froid. Quoique âgé de quarante ans, il avait toujours vécu par des températures au moins de 25°, souvent au-dessus de 35° ; et c'était la première fois qu'il était aux prises avec une température de 11°. Or, à cette température très basse pour lui, étaient venus se joindre d'abord le vent et la pluie pendant assez longtemps, et enfin l'immobilité.

De là peut donc se dégager cette conclusion, que dans une viriculture bien conduite, il y a lieu d'habituer l'organisme à se servir de ses réserves. Il ne lui suffit pas, en effet, d'en avoir ; il faut qu'il sache leur faire appel et q'il sache les utiliser.

NOTIONS GÉNÉRALES SUR LE ZÉRO PHYSIOLOGIQUE CUTANÉ

DÉFINITION. — Si dépouillé de tout vêtement et restant immobile, nous faisons varier la température du milieu ambiant, nous pourrons éprouver sous son influence tantôt une sensation de chaleur, tantôt une sensation de froid ; et. si nous passons graduellement des unes aux autres de ces températures, nous en trouverons forcément quelques-unes intermédiaires aux précédentes, qui ne produisent aucune de ces deux sensations, et que nous pourrons appeler *températures indifférentes*.

Or, c'est à ces températures indifférentes que correspond ce que j'ai étudié sous le nom de *zéro physiologique cutané* (1).

Ce dernier peut donc être défini : *La température du milieu ambiant qui directement en contact avec notre surface cutanée, et en dehors de tout mouvement, ne nous donne ni la sensation de chaleur ni celle de froid.*

Comme nous le verrons, les températures intermédiaires à celles qui donnent une de ces deux sensations, sont peu étendues. Elles ne comprennent que quelques degrés ; et elles constituent bien le zéro physiologique de l'échelle thermométrique de notre surface cutanée, puisqu'il suffit d'élever ou d'abaisser la température ambiante d'un à deux degrés, pour passer de la sensation indifférente à celle de la chaleur ou à celle du froid.

C'est donc bien là le type d'un zéro thermique, tel qu'on doit le comprendre en biologie animale ; et on conçoit déjà l'importance qu'il pourrait y avoir à le déterminer, ne serait-ce qu'au point de vue scientifique, surtout si on le trouvait constant.

Le zéro des physiciens est purement *conventionnel*. Ils l'ont fixé à la température à laquelle fond la glace ; mais ils auraient pu prendre tout autre phénomène dû à la température ambiante, pourvu qu'il se fut accompli d'une manière sûre et régulière à cette même température.

(1) Voir *Société de Biologie* : 1905, 4 mars, page 412 ; — 1ᵉʳ avril, p. 591 ; — 6 mai, p. 765 ; — 17 juin p. 994.

Le zéro physiologique cutané, au contraire, est *naturel ;* il est *biologique.* Il dépend du fonctionnement général de l'organisme ; et il ne nous appartient pas de le modifier. Comme nous le verrons, en effet, il est subordonné d'une manière complète à notre température normale ; et, par conséquent il participe, au même degré, de sa constance.

Il est même si étroitement lié à cette température qu'il subit ses variations topographiques. Les recherches que j'ai faites et celles que j'ai fait faire à son sujet, m'ont prouvé, en effet, que de même que notre température normale, il est plus élevé au niveau du tronc qu'au niveau de la partie moyenne des membres inférieurs ; et aussi plus élevé pour cette partie que pour les pieds.

Mais, et c'est là ce qui grandit encore son importance, de même que notre température normale, *il reste constant et uniforme pour tous les sujets.*

Mes recherches n'ont porté que sur le *zéro physiologique cutané* ; et déjà, je viens de le dire, il présente quelques écarts selon les différentes parties de notre surface. Or, cela étant, il est à prévoir qu'il en serait également ainsi pour les parties profondes. La température normale variant pour chacun de nos organes, il est probable qu'il en est de même pour leur zéro physiologique ; puisque mes recherches m'ont déjà conduit à cette conclusion que ce zéro dépend de la température normale.

Il est donc indispensable dans les études faites sur le zéro physiologique, de spécifier la partie de l'organisme sur laquelle auront porté les déterminations.

Ainsi qu'il ressortira, je l'espère, de cette étude, l'importance du zéro physiologique cutané, même au point de vue pratique, est considérable. C'est lui, en effet, qui, d'une manière presque absolue, règle nos *vêtements* et notre *literie.* C'est lui aussi qui, en grande partie, nous a fait recourir à l'habitation, et qui en inspire les continuelles améliorations. Enfin, c'est aussi assez souvent en suivant ses indications que se font les migrations des animaux, ainsi que nos déplacements de l'été vers les pays plus froids, et ceux de l'hiver vers les plus chauds.

Mais, malgré cette grande importance, le zéro physiologique cutané a été peu étudié ; et, de plus, parmi les auteurs qui s'en sont occupés, il semble qu'ils n'ont pas assez différencié le zéro physiologique général ou interne d'avec le cutané, qui forcément est moins variable.

Pour Nothnagel et Eulenburg la *zone neutrale* de la température extérieure oscillerait entre 27° à 33° ; et cette évaluation, visant bien le zéro physiologique cutané, se rapproche sensiblement de la mienne. Mais Senator ferait descendre la température extérieure indifférente de la surface cutanée à 27° ou 28°, et Fechner à 17°6. Or, d'après mes observations, il me parait indiscutable que ces deux dernières évaluations et surtout celle de Fechner ne concernent pas le zéro physiologique cutané, tel que je l'ai compris.

Athanasiu et Carvallo (1) auxquels j'emprunte ces chiffres, ont également dans leur article, si richement documenté, sur la *chaleur*, manqué de précision. Dans le passage qu'ils consacrent au zéro physiologique, ils ont eu en vue tantôt celui de la surface cutanée seulement ; et tantôt, d'une manière générale, celui de l'organisme tout entier. C'est même là, je pense, une des raisons qui leur ont fait trouver ce zéro si variable. Si, en effet, comme j'espère le montrer, le zéro physiologique est assez étroitement fonction de la température normale, on conçoit qu'il varie sur chaque point de l'organisme ayant une température normale différente.

A cette cause, il est vrai, pour Athanasiu et Carvallo, vient s'en ajouter une autre, qui, pour eux, paraît la plus importante : c'est l'accommodation possible de la surface cutanée au milieu ambiant.

Or, j'estime que cette accommodation est moins grande qu'ils le croient ; ou, du moins, je pense qu'il faut l'interpréter autrement. En limitant cette question au zéro physiologique de la surface cutanée dont je me suis occupé, il est certain que toutes conditions égales d'ailleurs une surface cutanée habituée à vivre dans un milieu froid, rayonne davantage que celle habituée à un milieu chaud ; et que cependant les deux arriveront à se maintenir à la même température.

Tout un long chapitre de ce traité vient d'être consacré à

(1) J Athanasiu et J. Carvallo. Article chaleur, du *Dictionnaire de physiologie*, de Richet. Tome III, fascicule I, p 217.

cette influence. Il est certain aussi que pour faire face à ces deux rayonnements de valeur différente, l'organisme s'accommode aux dépenses qui leur correspondent. Mais mes observations ne me laissent aucun doute à cet égard, les températures qui, mises directement en contact avec cette surface cutanée pourront lui donner les sensations de chaleur ou de froid, restent les mêmes. Le zéro physiologique de cette surface n'est pas modifié, au moins d'une manière sensible, par ces variations de la température ambiante.

C'est l'organisme qui s'adapte au milieu ambiant pour produire plus ou moins de calorique suivant qu'il en dépense plus ou moins par sa surface cutanée. Mais la sensibilité de cette surface au froid ou à la chaleur n'est pas changée ; c'est même cette sensibilité qui guide l'organisme dans la quantité de calorique à produire.

On voit donc toute l'importance qu'acquiert, grâce à cette circonstance, le zéro physiologique cutané, d'abord au point de vue biologique, puisque c'est lui qui, en grande partie, fixe les dépenses de l'organisme ; et ensuite au point de vue pratique, puisque c'est lui qui joue le rôle le plus important dans le choix des vêtements, de la literie, ainsi que dans la construction, la disposition et l'emménagement de nos habitations. Or, je l'espère. la constance de ce zéro physiologique, ainsi que l'importance de ses applications, va ressortir des faits expérimentaux que je vais exposer.

FAITS EXPÉRIMENTAUX

J'ai déterminé le zéro physiologique dans quatre conditions :
A. *Dans l'eau.*
B. *Dans l'air étant dépouillé de tout vêtement et immobile.*
C. *Dans l'air et étant vêtu selon les conditions de la température ambiante.*
D. *Dans le lit avec des literies différentes.*
Je vais résumer rapidement ces différentes observations.

A. Observations faites dans l'eau.

Le zéro physiologique cutané dans le bain a été déterminé dans quatre expériences.

Pour chacune de ces expériences, je me suis mis dans un bain donnant la sensation de chaleur, et j'ai fait baisser la température graduellement en notant la sensation éprouvée. Je résume ces quatre observations dans le tableau suivant :

TEMPÉRATURES DES BAINS				SENSATIONS
2 Septembre 1889	7 Septembre 1889	20 Juin 1890	26 Juin 1890	
38°	»	»	»	
36	»	»	»	
35	35°	35°	35°	Sensation générale de chaleur.
34	34	»	»	
33	33	33	»	
32	**32**	**32**	**32**	*Sensation indifférente.*
31	»	**31**	»	
»	30	30	30	Sensation de fraîcheur.
29	29	29	»	
»	28	28	28	Sensation de froid.
27	27	»	»	
»	26	»	»	Frissons.
»	25	25	25	

A ma demande, M. Zlataroff, qui a pris le zéro physiologique comme sujet de thèse (1), s'est soumis trois fois à la même expérience; et je reproduis ici ses résultats :

TEMPÉRATURES DES BAINS			SENSATIONS
26 Juin 1905	29 Juin 1905	1er Juillet 1905	
36°	36°	35°	
35	35	35	
34	34	34	Sensation de chaleur.
33	33	33	
»	»	32,5	
32	**32**	**32**	*Sensation indifférente.*
31	**31**	**31**	
30	30	30	
29	29	29	Sensation de fraîcheur.
28	28	28	
»	»	26	Frisson.

(1) Zlataroff, Du zéro physiologique et de ses rapports avec les températures sous-vestiales et cubiliales. Thèse, Toulouse, 1905.

18

Ainsi dans ces deux séries d'expériences, les résultats ont été remarquablement constants :

1° Jusqu'à la température de 33°, le bain a donné une sensation de *chaleur*.

2° A celles de 32° et 31°, M. Zlataroff et moi, nous n'avons éprouvé ni chaleur ni froid.

3° A partir du 30°, au contraire, le bain a provoqué une sensation de fraîcheur qui est allée en s'accentuant.

4° Enfin à partir de 26°, nous avons éprouvé des frissons qui sont devenus violents à 25°.

Conclusions. — D'après ce qui précède, il faut donc conclure :

1° *Qu'au contact de l'eau, le zéro physiologique cutané correspond à 31° et à 32°;*

2° Au-dessus, l'eau donne la sensation de chaleur; et au-dessous, celle du froid.

B. Observations faites dans l'air étant dépouillé de tout vêtement et immobile.

J'ai recueilli dans ces conditions 55 observations, à des températures variant depuis 16° jusqu'à 35°, et les sensations que j'ai éprouvées ont été les suivantes :

Températures	NOMBRE d'observations	SENSATIONS	Températures	NOMBRE d'observations	SENSATIONS
16 à 20°	3	Froid pénible.	**31°**	4	*3 indifférent.* 1 chaleur.
21 à 23°	15	Frais désagréable.	32	2	Chaleur.
24 à 25°	6	Fraîcheur marquée.	33	2	1 chaleur. 1 sueur
26 à 28°	12	Fraîcheur peu marquée.	35	2	Sueur.
29 à 30°	7	*Indifférence.*	»	»	»

Ainsi, pour les conditions indiquées :

1° Dans les 36 observations recueillies à des températures variant de 16° à 28°, la sensation de froid ou au moins de fraîcheur a été constante.

2° Sur 7 observations recueillies aux températures de 29°
30°, la sensation a toujours été indifférente.

3° Sur 4 observations recueillies à 31°, 3 fois la sensation
a également été indifférente ;

4° Mais, dès 32°, la sensation de chaleur a été constante ;
et au moins à partir de 35°, ces températures ont provoqué
la sueur.

J'insiste sur ce point, que ces observations ont été recueillies dans l'immobilité la plus complète, debout et à l'abri de
tout courant d'air. Le mouvement ou les courants d'air élèvent sensiblement les températures indifférentes ; et il devient.
du reste, dès lors, difficile de les déterminer, d'abord parce
qu'elles s'élèvent avec la rapidité des mouvements et de ces
courants, et qu'enfin, dès que les mouvements sont un peu
actifs, ils provoquent de la sueur dont l'évaporation vient
encore compliquer l'expérience. Mais en restant dans les
conditions indiquées, on peut considérer comme tempéra
tures indifférentes, celles de 29°, 30° et 31°. Malgré une
légère différence avec les observations recueillies dans le
bain, on voit que le zéro physiologique cutané reste sensiblement aux mêmes températures.

C. Observations recueillies étant habillé.
(Températures sous-vestiales.)

Ces observations ont été les plus nombreuses ; et elles
me paraissent les plus importantes, parce qu'elles ont été
recueillies dans les conditions ordinaires de la vie. Les expériences précédentes, d'ordre tout à fait expérimental, peuvent même n'être considérées que comme une vérification,
une confirmation de celles-ci.

L'influence des saisons, surtout dans la zone tempérée,
nous fait vivre dans des températures extérieures variant,
chaque année, même en s'en tenant aux températures prises
à l'ombre, de plus de 40 degrés ; et cet écart peut être porté
à 60 degrés, si l'on fait entrer en ligne de compte les températures au soleil. Chaque année, en effet, dans notre Midi,
je l'ai dit, j'ai constaté pendant l'été des températures au

soleil dépassant 50 degrés, et pendant les nuits de nos hivers, les températures de — 10° sont souvent dépassées. Or, d'une part, nos cultivateurs supportent pendant de longues heures les ardeurs du soleil pendant l'été; et nous sommes conduits, pour satifaire nos devoirs professionnels ou nos plaisirs, à affronter souvent le froid rigoureux de nos hivers. Cela étant, depuis longtemps je me suis demandé quelle influence ces grandes variations de la température extérieure pouvaient exercer sur la température dans laquelle nous vivons réellement, c'est-à-dire celle de l'espace compris entre notre surface cutanée et le vêtement qui la couvre de plus près.

Pour connaître cette température, j'ai placé un thermomètre à température humaine dans un étui en bois, largement percé, permettant à ce thermomètre de se mettre facilement en équilibre de température avec cette espace que j'ai appelé depuis l'espace *sous-vestial*, sans cependant être en contact avec la surface cutanée. Ces températures sont ainsi devenues les *températures sous-vestiales*. J'ai pris ainsi avec ce thermomètre les températures les plus nombreuses au niveau du tronc; mais aussi assez souvent au niveau des membres inférieurs et parfois aussi au niveau des pieds.

Ces observations, que je vais résumer dans les tableaux suivants, m'ont ainsi montré ce fait important, que quelle que fût la température extérieure, en nous guidant sur la sensation de chaleur ou de froid, nous cherchons à vivre dans un milieu sous-vestial dont la température est sensiblement constante, et qui se rapproche de celles ne donnant ni l'une ni l'autre de ces deux sensations, soit celles du *zéro physiologique cutané*. La sensation de chaleur nous invite à diminuer nos vêtements; celle de froid à les augmenter; et c'est ainsi que le zéro physiologique règle nos vêtements en toutes saisons. Mais, j'insiste sur ce point, les températures qui avaient donné la sensation intermédiaire à celle de la chaleur et du froid, et que j'ai admises comme *zéro physiologique cutané*, restent les mêmes sous nos vêtements que dans le bain et à l'état nu dans l'air. Or, on voit toute l'importance de ces constatations, puisque d'une part, au point de vue scientifique, le zéro physiologique cutané devient ainsi général; et que, d'autre part, au point de vue pratique, il permet déjà d'établir la loi qui régit ce que je voudrais appeler du nom de *vestiture* (1).

Je vais donner successivement les observations faites : au niveau du *tronc,* au niveau des *membres inférieurs* et au niveau des *pieds.*

Observations prises au niveau du tronc.

Observations personnelles. — Les observations prises au niveau du tronc et avec des vêtements les plus variables, puisqu'elles ont été recueillies dans toutes les saisons, sont au nombre de 247 ; et elles m'ont fait constater des températures sous-vestiales variant de 29° à un peu moins de 37°. Or, en procédant par degré, les sensations éprouvées sous l'influence de ces différentes températures se sont réparties de la manière suivante :

Températures sous-vestir les	NOMBRE d'observations	FRAIS ou FROID	SENSATION indifférente	Chaleur	Moiteur Sueur	IMPRESSIONS GÉNÉRALES
29 à 29°9	29	22	7	»	»	Frais ou froid.
30 à 30.9	27	8	17	2	»	**Indifférence.**
31 à 31.9	29	2	18	9	»	Zéro physiolog. cutané.
32 à 32.9	45	»	11	33	1	Chaleur.
33 à 33.9	42	»	»	26	16	
34 à 34.9	51	»	»	14	37	Moiteur ou sueur.
35 à 35.9	12	»	»	»	12	
36 à 36.9	12	»	»	»	12	
	247	32	53	84	78	

Il résulte donc de l'ensemble de ces nombreuses observations :

1° Que la température de 29° m'a constamment donné la

---

(1) Je demande la permission de me servir de ce mot français, mais usité seulement dans le langage botanique et zoologique, pour désigner l'ensemble des vêtements servant à nous habiller. Je comprendrai donc sous ce nom, le linge de corps, la coiffure et la chaussure, en même temps que les vêtements proprement dits.

sensation au moins de fraîcheur et même de froid. Il est, du reste, à remarquer, que sur ces 247 observations, je n'ai jamais trouvé une température sous-vestiale au-dessous de 29°, parce que cette température sous-vestiale est réellement difficile à supporter;

2° Que les températures de 30° à 31°9, m'ont donné le plus souvent la sensation *indifférente*. C'est donc à ces températures, que, dans ces nonvelles conditions, correspond le zéro physiologique;

3° Que dès que la température sous-vestiale arrive ou dépasse 32°, c'est la sensation de chaleur qui l'emporte, avec quelques cas de sensation indifférente, ce qui porte les limites du zéro physiologique jusqu'aux environ de 33°;

4° Qu'avec la température de 33° la sensation au moins de chaleur, est constante;

5° Qu'à partir de 34° et au-dessous de 35°, les cas de moiteur sont les plus fréquents;

6° Qu'enfin à partir de 35°, la moiteur ou la sueur sont constantes.

Voyons maintenant les observations prises sur d'autres personnes. Je vais donner successivement les observatiens recueillies par M. Zlataroff et celles recueillies par un de ses amis.

Observations prises par M. Zlaratoff.

TEMPÉRATURES sous-vestiales	NOMBRE d'observations	FROID ou FRAIS	Température indifférente	CHALEUR	MOITEUR ou SUEUR	IMPRESSIONS moyennes
29 à 29°9.........	2	2	»	»	»	Frais ou froid.
30 à 30 9.........	4	1	3	»	»	**Température indifférente.**
31 à 31.9.........	8	»	7	1	»	
32 à 32.9.........	19	»	13	6	»	
33 à 33.9...	23	»	9	10	4	Chaleur.
34 à 34.9.........	9	»	»	1	8	Moiteur sueur
35 à 35.9.........	9	»	»	»	9	
36 à 37 9.........	3	»	»	»	3	

Ainsi, M. Zlataroff : 1° Jusqu'à la température sous-vestiale de 29°9, n'a éprouvé qu'une sensation de fraicheur.

2° C'est de 30° à 32°9, qu'il a le plus souvent éprouvé une sensation indifférente. C'est donc à ces températures que correspond son zéro physiologique cutané ; et, comme on le voit, il y a une concordance aussi complète que possible entre ses résultats et les miens. Si, en effet, dans ce zéro se trouve compris, pour M. Zlataroff, les températures de 32° à 32°9, qui, pour moi, entrent dans celles donnant la sensation de *chaleur*, il faut observer que, pour lui, cette dernière sensation à ces températures a existé six fois sur dix-neuf.

3° De 33° à 33°9, il a éprouvé de la chaleur.

4° Enfin, à partir de 34°, comme pour moi, la chaleur, la moiteur ou la sueur ont été constantes.

On ne saurait donc trouver une concordance plus complète en ce qui concerne l'impression produite par les différentes températures sous-vestiales, et notamment pour celles qui correspondent au zéro physiologique cutané.

Observations prises par l'ami de M. Zlaratoff.— En même temps que M. Zlataroff, un de ses amis, à sa demande, faisait les mêmes observations ; et les quarante qu'il a prises, sont reparties ainsi qu'il suit :

TÉMPÉRATURES sous-vestrales	NOMBRE d'observations	FROID ou FRAIS	Indifférente	CHALEUR	MOITEUR ou SUEUR	IMPRESSIONS MOYENNES
29 à 29°9....	1	1	»	»	»	Frais ou froid.
30 à 30.9....	2	2	»	»	»	
31 à 31.9....	1	»	1	»	»	Indifférent.
32 à 32.9....	7	»	7	»	»	
33 à 33.9....	11	»	7	2	2	
34 à 34.9....	8	»	»	2	6	Chaleur.
35 à 35.9....	7	»	»	»	7	Moiteur.
36 à 36.9....	3	»	»	»	3	Chaleur.

Pour cet observateur, le zéro physiologique cutané se trouverait donc plus élevé d'un degré.

Entre 30° et 30°9, il a eu une sensation de fraîcheur ; tandis que M. Zlataroff et moi avons éprouvé le plus souvent une sensation indifférente. Mais, il faut tenir compte ici du petit nombre d'observations faites à ces températures.

De plus, tandis que pour M. Zlataroff et pour moi, les températures de 33° à 33°9, nous ont donné le plus souvent la sensation de chaleur; pour lui, 7 fois sur 1, elles n'ont donné que celle de l'indifférence. Mais, dès 34°, la concordance redevient complète : ces températures ont toujours donné au moins une sensation de chaleur.

Comme en le voit, ces écarts ne portent guère, d'une observateur à l'autre, que sur une différence d'un degré. On ne saurait demander une concordance plus complète, quand il s'agit d'apprécier des sensations sur lesquelles, surtout pour celles qui sont sur les limites, il est parfois bien difficile de se prononcer.

A ces trois séries d'observations faites sur le tronc d'une manière suivie, je pourrais en ajouter d'autres prises seulement quelquefois, soit sur des adultes, soit sur des enfants, ou sur des femmes; et qui toutes ont été confirmatives des précédentes. Les températures limites donnant les sensations de fraîcheur ou de chaleur, ont toujours été sensiblement les mêmes.

Ainsi, en résumé, des 363 observations prises d'une manière suivie, sur deux sujets de 25 ans environ. et sur un troisième pendant une dizaine d'années de 50 à 60 ans, ainsi que des observations prises isolément sur des adultes des deux sexes et sur des enfants, on peut donc conclure :

A. *En ce qui concerne le zéro physiologique cutané au niveau du tronc :*

1° Que ce zéro peut être considéré comme correspondant seulement à quelques degrés de l'échelle centigrade, soit de 30°5 à 33°5 environ ;

2° Qu'il est un peu au-dessus, mais faiblement, du même zéro établi précédemment pour la totalité de la surface cutanée à l'état nu, soit au contact de l'air, soit au contact de l'eau.

B. *En ce qui concerne la température sous-vestiale au niveau du tronc :*

1° Que contrairement à ce que l'on aurait pu croire, cette température est en somme peu variable. Dans les conditions ordinaires de *vestiture,* cette température ne descend pas au-dessous de 29° et elle ne dépasse que rarement 35°.

2° Au moins à partir de 29° et au-dessous, la température sous-vestiale nous donne les sensations de fraîcheur ou de froid ; et cette sensation nous invite à nous couvrir davantage.

3° Au moins au-dessus de 34°, nous avons la sensation de chaleur ; et dès 35°, il y a de la moiteur ou de la sueur. Ces sensations, surtout cette dernière, nous invitent donc à diminuer nos vêtements.

4° Sans nous en rendre compte, nous cherchons donc à mettre la surface cutanée de notre tronc dans des températures comprises entre 30 et 34°, c'est-à-dire à celles qui ne nous donnent qu'une sensation indifférente ou de légère chaleur.

5° On peut donc conclure qu'au moins pour cette surface, nos vêtements sont réglés par le zéro physiologique.

Voyons maintenant ce qu'il en est pour les membres inférieurs.

Observations prises au niveau des membres inférieurs.

—Je vais donner successivement les observations prises par moi-même et celles prises par M. Zlataroff.

TÉMPÉRATURES sous-vestrales	NOMBRE d'observations	FROID ou FRAIS	Indifférente	CHALEUR	MOITEUR ou SUEUR	IMPRESSIONS moyennes
M. Maurel.						
29 à 29°9......	5	5	»	»	»	Froid ou frais.
30 à 3.90......	20	12	8	»	»	Indifférente.
31 à 31.9......	22	5	5	12	»	Chaleur.
32 à 32.9......	25	»	»	19	6	
33 à 33 9......	14	»	»	3	11	Moiteur ou sueur.
34 à 34.9......	8	»	»	»	8	
M. Zlataroff.						
29 à 29 9......	2	»	2	»	»	Indifférente.
30 à 30.9......	6	»	6	»	»	
31 à 31.9......	5	»	1	3	1	Chaleur.
32 à 32.9......	4	»	»	»	4	Moiteur ou sueur.
33 à 33.9......	1	»	»	»	1	

On voit, de nouveau, la grande concordance entre mes observations et celles de M. Zlataroff. Elles conduisent à ces faits généraux :

1° Que, pour nous deux, le zéro physiologique cutané des membres inférieurs reste au-dessous de celui du tronc de 1 degré environ ;

2° Mais qu'à la condition de tenir compte de cette différence, qui se retrouve pour toutes les sensations, les lois qui règlent le zéro physiologique cutané restent les mêmes.

Observations prises au niveau des pieds.

Ces températures sont les moins nombreuses. Elles ont été prises sous les chaussettes au-dessous des malléoles, ou bien au-dessous de la face plantaire. Les résultats sont les suivants :

1° Les températures indifférentes ont été le plus souvent comprises entre 28° et 30°.

2° Au-dessous, soit dès 27°, on a la sensation de fraîcheur ; et à partir de 25° celle du froid.

3° A partir de 31°, la sensation de chaleur est la plus fréquente ; et déjà vers 33° il y a de la moiteur.

4° Enfin, les résultats ont été sensiblement les mêmes pour les différentes personnes sur lesquelles les observations ont été prises.

Conclusions. — De là se dégagent donc ces conclusions générales pour l'homme habillé :

1° Que le zéro physiologique de ces trois principaux points de la surface cutanée est sensiblement le même pour les divers sujets;

2° Que celui du tronc l'emporte d'un degré environ sur celui des membres inférieurs;

3° Que pour les pieds le zéro physiologique est au-dessous de deux degrés de celui des membres inférieurs;

4° Enfin, que pour ces différentes parties de la surface cutanée, le tronc, les membres inférieurs et les pieds, c'est le zéro physiologique qui règle notre vestiture.

D. Observations recueillies dans le lit
(Températures cubiliales)

En même temps que je prenais la température sous les vêtements, je la prenais dans le lit. Mais après quelques essais, au lieu de placer le thermomètre au-dessous de la chemise de nuit, je l'ai placé seulement en dehors, mais en le mettant aussi près du corps que possible.

De plus, sur ma demande M. Zlataroff a fait les mêmes observations et dans les mêmes conditions. Je réunis ces deux séries d'observations dans les deux tableaux suivants :

TEMPÉRATURES cubiliales	NOMBRE d'observations	FRAIS ou FROID	Indifférente	CHALEUR	MOITEUR ou SUEUR	IMPRESSIONS générales
M. Maurel.						
34 à 34°9......	11	2	2	3	4	Moiteur.
35 à 35.9......	73	»	1	7	65	
36 à 36.9......	65	»	»	»	65	Sueur.
37 à 40........	16	»	»	»	16	
M. Zlataroff.						
32 à 32°9......	2	»	2	»	»	Indifférente.
33 à 33.9......	6	»	6	»	»	
34 à 34.9......	22	»	»	20	2	Chaleur.
35 à 35 9......	7	»	»	1	6	
36 à 36.9......	2	»	»	»	2	Sueur.

Mais, outre ces observations faites dans les conditions habituelles, j'ai procédé à d'autres, en cherchant à mieux préciser les sensations ; et, pour cela, j'ai commencé par une literie ne donnant que 28° dans le lit et en dehors de la chemise, et je suis arrivé jusqu'aux températures dépassant 34°. Or, les résultats que j'ai obtenus, en procédant ainsi, sont les suivants :

TEMPÉRATURES cubiliales	NOMBRE d'observations	SENSATIONS	TEMPÉRATURES cubiliales	NOMBRE d'observations	SENSATIONS
28 à 28°9 ...	1	Froid.	33 à 33°9 ...	7	3 froid. 4 indifférents.
29 à 29.9 ...	1	—	34 à 34.9 ...	10	2 froid.
30 à 30.9 ...	3	—	»	»	2 indifférents.
31 à 31.9 ...	3	—	»	»	2 chaleur.
32 à 32.9 ...	4	—	»	»	4 moiteur.

Il résulte donc de ces observations prises par M. Zlataroff et par moi-même :

1° Que dès que la température de notre lit, prise en dehors de la chemise de nuit, dépasse 34°, nous avons la sensation de la chaleur, ce qui laisse supposer une température de 35° environ entre la chemise et la surface cutanée ;

2° Qu'au-dessous de 33°, dans les mêmes conditions, nous n'avons qu'une sensation de fraîcheur ;

3° Qu'on peut donc considérer les températures cubiliales de 33 à 34° comme correspondant de nouveau sensiblement au zéro physiologique cutané ;

4° Enfin, qu'en tenant compte de mes observations prises dans les conditions ordinaires, ainsi que de celles de M. Zlataroff, nous devons arriver à ces conclusions : *que le zéro physiologique cutané règle notre literie, comme il règle nos vêtements.*

Nous augmentons ou diminuons cette literie, de manière à nous trouver au moins avec une légère sensation de chaleur.

Conclusions générales. — De toutes ces observations, se dégagent donc les faits principaux suivants :

1° Contrairement à ce qui était accepté généralement, il existe un zéro physiologique cutané sensiblement constant et uniforme pour les divers sujets.

2° Ce zéro varie un peu avec les régions. Il peut être évalué entre 30° et 33° pour le tronc ; environ d'un degré au-dessous pour les membres inférieurs ; et de nouveau d'un degré au-dessous de ce dernier pour les pieds.

3° C'est ce zéro physiologique qui règle notre vestiture et notre literie.

Rapport entre notre zéro physiologique cutané
et notre température périphérique.

Je réunis dans le tableau suivant les températures périphériques données par les principaux auteurs qui se sont occupés de cette question ; et, après avoir fait la moyenne, je vais comparer cette dernière avec les zéros physiologiques des mêmes régions.

NOMS DES OBSERVATEURS	TRONC	CUISSE et JAMBE	PIEDS
J. Davy....................	34.16	33.80	32.22
Alvaranga.................	36.00	35.86	33.52
Gassot......	35.27	34.35	33.00
Redard.	35.40	34.60	33.10
Slarvart.................	32.90	31 90	30.41
Moyennes.................	34.74	34.12	32.45
Zéro physiologiques.........	31 à 32	30 à 31	28 à 30
Différences moyennes........	3.24	3.62	3.45

Il résulte donc de ces indications thermométriques et de leur comparaison avec les zéros physiologiques :

1° Que les températures périphériques vont en diminuant du tronc aux membres inférieurs; et qu'elles atteignent leur minimum au niveau des pieds;

2° Qu'il en est de même, et sensiblement dans la même proportion, pour le zéro physiologique cutané correspondant,

3° Que la marche parallèle de la température périphérique et du zéro physiologique tend à établir que ce dernier est sous la dépendance de la première;

4° Que la comparaison entre les moyennes des températures périphériques et le zéro physiologique cutané correspondant, établit une différence de 3 à 4 degrés en faveur des premières;

5° Que l'on peut supposer qu'il existe un zéro physiologique pour toutes les régions et pour tous les organes ; et que ce zéro doit être fixé par leur température moyenne, celle-ci étant toujours supérieure de quelques degrés au zéro physiologique;

6° Enfin que c'est le zéro physiologique cutané de chaque région, qui fixe notre vestiture et notre literie.

INFLUENCE DU VÊTEMENT ET DE LA LITERIE
SUR LES DÉPENSES DE L'ORGANISME

Je me propose de consacrer une étude spéciale à cette question pour laquelle j'ai réuni un grand nombre d'observations (1). Je me contenterai donc de donner dans ce traité quelques indications permettant de montrer l'importance que présente cette étude.

Je viens de montrer que grâce aux indications que fournit notre zéro physiologique cutané, nous tendons à vivre dans un milieu *sous-vestial*, ayant au moins la température du zéro physiologique ou à peine de quelques degrés au-dessus, soit celles donnant la sensation de moiteur.

Toutes mes recherches me font considérer le zéro physiologique cutané comme étant sensiblement le même pour tous les sujets quelque soit leur âge et leur sexe. Cette constance, du reste, apparaît comme forcée dès que l'on admet, ce qui me semble démontré, que le zéro physiologique cutané dépend de la température périphérique, qui, elle, a une moyenne constante. Cette dernière subit, certes, des variations comme les températures des autres parties de l'organisme, mais ces variations restent dans certaines limites ; et malgré elles, nous n'en considérons pas moins la température moyenne propre à chaque espèce animale et à chacun de ses organes, comme constante. Or, il en est de même et dans les mêmes limites de variations, pour le zéro physiologique cutané.

Sous le bénéfice de ces observations, celui-ci peut donc être considéré comme constant. Mais, quoique constant et quoique réglant pour tous les sujets les températures sous-vestiales et cubiliales, il faut cependant s'attendre à trouver dans ces températures selon les sujets, quelques variations qui leur sont habituelles.

C'est qu'en effet, les uns préfèrent vivre dans une température fraîche ; et d'autres, au contraire, dans une tempéra-

(1) Voir les comptes rendus de la *Société de Biologie* : 1905 : 20 mai, p. 821 ; — 3 juin, p. 947 ; — 8 juillet, p. 73 ; — 22 juillet, p. 183.

ture un peu plus chaude. Les premiers, par leur vêtement et leur literie, se maintiennent dans une température un peu au-dessous du zéro physiologique ; et d'autres, dans une température un peu au-dessus. Mais le zéro physiologique des uns et des autres n'en est pas moins le même pour tous.

Le vêtement et la literie nous servent donc à corriger la la température extérieure ; et, quelle que soit cette température, à nous faire vivre, en suivant les indications du zéro physiologique cutané, dans une température de notre goût ; qui, du reste, malgré les variations individuelles que je viens de signaler, ne s'écarte jamais beaucoup de celles qui sont indifférentes.

Or, il est évident que les vêtements et la literie que nous employons pour maintenir le milieu sous-vestial ou cubilial à la température de notre choix, température relativement élevée puisqu'elle ne descend guère au-dessous de 30°, diminuent la radiation cutanée ; et, par conséquent, la source la plus considérable de nos dépenses (1).

Il me paraît évident aussi que de deux sujets vivant dans des conditions égales d'ailleurs, mais dont l'un aime un milieu sous-vestial frais de 30° degrés par exemple, et l'autre un milieu sous-vestial chaud de 34°, que de ces deux sujets, dis-je, ce sera le premier qui dépensera le plus.

Il faut donc en conclure : d'abord que le vêtement et la literie diminuent pour tout le monde les dépenses de l'organisme ; et ensuite que nos habitudes et nos goûts peuvent exercer une réelle influence sur l'économie que chacun de nous fait de ces dépenses.

Mais ces faits généraux acquis, pouvons-nous apprécier, au moins d'une manière approximative, l'économie que nous permettent nos vêtements et notre literie? Nous avons à cet égard quelques faits expérimentaux et un certain nombre d'observations, qui peuvent déjà nous donner d'utiles indications.

Lefèvre, dans ces expériences si précises, nous a fourni les suivantes :

(1) Le lit diminue aussi nos dépenses par le repos auquel il nous condamne ; mais cette question sera étudiée dans le quatrième volume. Le séjour prolongé au lit, en effet, n'existe guère qu'à l'état de maladie.

1° Un homme *nu*, soumis à un courant d'air de 2 mètres à $2^m,30$ à la seconde, perd $8^{cal},600$ par kilogramme et par heure ; et *couvert*, avec des vêtements de demi-saison, il ne perd plus que $4^{cal},300$: soit sensiblement la moitié.

2° Si, dans ce même milieu, nous plaçons des animaux ayant des toisons de plus en plus épaisses, nous verrons que le porc perd 8 calories, comme l'homme nu ; le chien, $4^{cal},300$, comme l'homme habillé ; et le lapin, $3^{cal},800$.

3° Avec la même température, si l'on double la vitesse du vent, les dépenses augmentent dans les proportions suivantes : pour l'homme *nu*, de 1 à 2 et pour l'homme *habillé* seulement de 1 à 1,18. Pour les animaux précédents, les rapports sont : pour le porc, de 1, à 1,70 ; pour le chien, de 1 à 1,20, et pour le lapin, de 1 à 1,10.

Nous le voyons donc, le vêtement ou la toison diminue d'une manière marquée les dépenses, aussi bien dans un air calme, que sous l'influence des vents ; et les écarts, d'une manière générale, sont d'autant plus grands, que le vêtement ou la toison est moins efficace.

En ce qui me concerne, je me suis livré, pour apprécier l'action des divers vêtements et de la literie, à une série d'expériences dont je vais donner quelques-unes :

1° J'ai indiqué précédemment, que dans l'air, en étant nu et immobile, j'éprouvais une sensation de *fraîcheur désagréable* de 21° à 23° et une sensation de fraîcheur *marquée* de 24° à 25°. Or, il me suffit d'une simple *chemise de coton*, pour que ma température *sous-vestiale* au niveau du tronc s'élève de 30° à 32°, et me donne la sensation *indifférente*.

M. Zlataroff s'est livré aux mêmes recherches ; et pour les températures extérieures de 22° à 25°, il lui a suffi aussi d'une simple *chemise de coton* pour arriver à son zéro physiologique.

Ses observations, les miennes et aussi celles faites par l'ami de M. Zlataroff, conduisent donc à cette conclusion :

En restant immobile et avec une température ambiante de 22 à 25°, il suffit d'une simple *chemise de coton* pour élever le milieu sous-vestial de 5 à 8 degrés.

2° Il en est sensiblement de même dans le lit avec un *seul drap*. Avec les températures ambiantes au moins de 22 à 25°, un seul drap donne la sensation indifférente et assez souvent de chaleur.

3° Au-dessus de 25° et surtout de 26°, une *chemise seule* ou un *drap seul* suffit, pour que les températures sous-vestiales ou cubiliales arrivent à 33° et 34°, et donnent au moins une sensation de chaleur.

4° Avec le vêtement suivant, représentant sensiblement celui de demi-saison : *chemise de coton, caleçon de coton, gilet de drap léger, pantalon de drap léger, veston de drap léger ouvert, ou jacquette du même drap ouverte*, les résultats ont été les suivants :

A. En étant *immobile*, mon milieu sous-vestial est arrivé aux températures indifférentes (tronc et membres inférieurs) avec des températures ambiantes de 15° à 18°.

Au-dessus de ces températures, surtout à partir de 20°, ces vêtements donnent au moins de la moiteur.

Au-dessous de 15°, ces vêtements ne me préservent pas contre une sensation de fraîcheur.

M. Zlataroff et son ami, avec les mêmes vêtements, mais en une étoffe un peu plus légère que le drap, ont trouvé leur température sous-vestiale égale à leur zéro physiologique, le premier avec des températures ambiantes de 16° à 19° et le second de 16° à 21°.

Pour ce qui me concerne, la moyenne des températures ambiantes, qui, avec ces vêtements, a coïncidé avec une température sous-vestiale indifférente, a été de 17°,6. Pour M. Zlataroff, cette moyenne a été de 17°2 ; et pour son ami de 19°8.

B. En marchant, les mêmes vêtements ont donné la sensation indifférente aux moyennes de températures ambiantes suivantes : pour mes propres observations, 18°,9 ; et pour celles de l'ami de M. Zlataroff, à 21°,8.

Avec ce même vêtement et pendant la marche, la température sous-vestiale n'arrive au zéro physiologique qu'avec une température ambiante supérieure de deux degrés environ à celle qui permet de l'atteindre en étant immobile. La différence entre la marche ordinaire et l'immobilité est donc de 2 degrés environ en faveur de cette dernière.

Comme on le voit, ce vêtement permet à l'espace sous-vestial de conserver une température au dessus de celle de l'air ambiant environ de 10 degrés en marchant; et de 12 à 15 degrés en étant au repos.

Il est utile de remarquer que ce vêtement est celui des saisons intermédiaires, saisons pour lesquelles j'ai fixé la ration moyenne d'entretien, et qui donnent des températures extérieures que nous considérons comme les plus agréables, soit de 15 à 20°. Or, par ces températures, ce vêtement est celui qui nous assure le plus facilement et le plus communément une température sous-vestiale correspondant au zéro physiologique.

5° Dans le lit, à ces mêmes températures de 15 à 18°, il faut un *drap et une couverture de laine* ou *deux couvertures* de *coton* pour obtenir une température cubiliale de 30 à 33°.

6° Avec des températures extérieures de 15 à 10°, soit une moyenne de 13° environ, il m'a fallu, pour maintenir mon espace sous-vestial entre 30 et 32°, un vêtement composé de : *deux chemises dont une de laine ; d'un caleçon en finette ; de chaussettes de laine fine ; d'un pantalon de drap demi-fort ; d'un gilet de drap ; et d'un veston du même drap.*

7° A ces températures de 15 à 10° dans le lit, il m'a fallu : outre *le drap, deux couvertures de laine* et *un oreiller* sur les pieds pour arriver aux températures indifférentes. *Avec trois couvertures*, la température cubiliale arrivait à 34 et 35° et me donnait au moins de la moiteur.

8° Entre 10 et 5°, pour avoir des températures sous-vestiales indifférentes, il m'a fallu ajouter un *pardessus* aux vêtements précédents.

9° Dans le lit, il m'a fallu *trois couvertures et un édredon* pour arriver à la moiteur.

10° Enfin, au-dessous de 5° et surtout à partir de 0°, il m'a fallu *remplacer la chemise de laine par une en molleton ;* le *caleçon de finette,* pour un autre également *en molleton ;* prendre *un pardessus plus chaud et le tenir fermé.*

Or, surtout à partir de 0° et au-dessous, malgré ce vêtement, il m'est souvent arrivé d'avoir une sensation de froid ; et de ne trouver que 29° et même 28°, dans mon espace sous-vestial.

11° Je n'ai jamais constaté ces températures dans mon appartement pendant la nuit.

Tels sont les résultats des observations faites sur moi-même, de celles faites par M. Zlataroff, par son ami, et aussi de celles recueillies, mais d'une manière moins suivie, sur des enfants et des femmes.

Toutefois, si dans toutes ces observations, j'ai pu vérifier l'uniformité des sensations en rapport avec le zéro physiologique, tel que je l'ai fixé, je dois dire qu'il existe quelques différences sur le vêtement nécessaire pour obtenir la même température sous-vestiale suivant les sujets. C'est qu'en effet, la radiation cutanée est assez variable. Certains sujets rayonnent beaucoup, et d'autres moins. Les premiers ayant une circulation périphérique très active et rayonnant davantage, maintiennent plus facilement leur espace sous-vestial aux températures indifférentes ; et ils peuvent le faire avec des vêtements relativement moins chauds. D'autres, au contraire, ont une circulation cutanée moins active ; ils rayonnent moins ; et ils doivent suppléer à ce défaut de radiation en augmentant les vêtements pour diminuer la perte du calorique rayonné.

Mais quel que soit le pouvoir émissif de la surface cutanée et les modifications qu'il permet à la vestiture et à la literie, il n'en reste pas moins ces faits importants, que nous avons tous une tendance naturelle à vivre dans un milieu nous donnant une sensation, sinon correspondant exactement à notre zéro physiologique, du moins une sensation qui en est peu éloignée ; que c'est grâce à nos vêtements et à notre literie que nous donnons satisfaction à ce besoin naturel ; et qu'enfin, c'est sur ces indications que nous les modifions.

Nos vêtements et la literie ont donc pour résultats de diminuer nos dépenses ; et ils tendent surtout à les égaliser, quelle que soit la température extérieure. Une simple chemise ou un drap nous suffit dans les environs de 25° ; ils sont de trop avec 28°, ou du moins faut-il qu'ils soient bien légers. Au-dessous de zéro, il nous faut avoir recours à une vestiture ou à une literie offrant plusieurs couches et en tissus moins bons conducteurs de la chaleur. Nous arrivons ainsi, au moins le plus souvent, à vivre dans la même température sous-vestiale ou cubiliale. C'est là un fait dont la démonstration me paraît importante, parce qu'il contient toutes les règles qui doivent présider au choix de nos divers vêtements ou de notre literie.

Mais, néanmoins, si sûrement les vêtements et la literie diminuent nos dépenses ; et si, tout aussi sûrement, ils tendent à les égaliser, en corrigeant ainsi l'influence des variations de la température extérieure, il n'est pas moins vrai qu'ils n'atteignent ce dernier but que partiellement ; et ce qui le prouve, c'est que nos dépenses, même en nous limitant aux pays tempérés, sont encore en hiver d'un tiers supérieures à celles de l'été. C'est là une différence dont on doit forcément tenir compte ; mais qui, d'après les observations de Lefèvre, serait encore plus marquée sans les vêtements et la literie, puisque, nous l'avons vu, les dépenses de l'homme nu sont le double de celles de l'homme habillé.

On peut donc conclure, en ce qui concerne la *vestiture* et la *literie* :

1º L'une et l'autre sont réglées par le zéro physiologique.

2º Toutes les deux diminuent sûrement nos dépenses, et elles tendent à les égaliser, en corrigeant en partie l'influence des températures ambiantes.

3º Grâce à elles, au moins en partie, nos dépenses ne varient que d'un tiers entre nos hivers et nos étés, tandis que les premières, pourraient être le double des secondes.

4º Quoique la condition physiologique qui règle la vestiture et la literie soit la même pour tous les sujets, la diminution des dépenses qui en résulte peut varier, pour chacun d'eux, pour les deux raisons suivantes. La première, parce que, parmi les sujets, les uns aiment vivre avec des températures sous-vestiale de 30º à 31º, et que d'autres préfèrent celles de 33º à 34º ; et la seconde, parce qu'il est naturel que les sujets ayant une radiation plus facile, économisent moins le calorique rayonné.

Ces causes de variations de nos dépenses, restent loin de de quelques-unes de celles que j'ai examinées jusqu'à présent, telles que celles des climats, des saisons et des vents. Mais cependant, je les crois encore assez importantes pour qu'on en tienne compte, quand on veut apprécier avec une certaine précision les dépenses de l'organisme. Leur étude, nous a montré, en effet, que quoique placé dans la même température extérieure, l'homme bien vêtu dépensera forcément beaucoup moins que l'homme qui ne l'est que d'une manière insuffisante.

Cette étude, nous a montré aussi que dans les pays dont la température dépasse un peu 25°, et beaucoup de nos colonies sont dans ce cas, le moindre vêtement, la moindre literie, suffit pour que la température sous-vestiale ou cubiliale, dépasse notre zéro physiologique, et qu'elle nous condamne à la moiteur ou même à la sueur ; et que, par contre, dans les pays froids, les sujets à faible radiation, malgré leurs vêtements ou leur literie, n'arrivent que difficilement à conserver à leur milieu sous-vestial ou cubilial, au moins une température indifférente.

Mais pouvons-nous faire un pas de plus dans la voie de ces appréciations et les faire avec un peu plus de précision ? Nous pouvons, au moins, donner quelques indications.

J'ai déjà reproduit les deux tableaux que j'ai dressés en utilisant les expériences faites sur des cobayes, et mettant bien en relief ce point important, qu'il suffit d'une différence de deux degrés dans la température extérieure pour faire varier les dépenses de l'organisme. Dans ces deux tableaux, les températures ont varié de + 6 à + 26, soit de 20°. Dans la première, les dépenses évaluées en calories et ramenées au kilogramme, ont varié de 282 calories à 88, soit une différence de 194 calories pour 20 degrés, et une différence de 10 calories par degré.

La moyenne des dépenses ayant été de 185 calories, et la différence par degré étant de 10 calories, on peut donc estimer que, dans cette observation, chaque degré a présenté une différence de $\dfrac{185}{10}$ soit environ d'un vingtième de la dépense moyenne.

D'après ces moyennes et ces calculs approximatifs, nous pourrions admettre qu'une différence de 3 et 5 degrés, se traduirait par une différence de 3 et 5 vingtièmes dans les dépenses.

Dans la seconde expérience, la différence des dépenses n'a été que de 64 calories, soit seulement de 3 calories par degré.

Mais, d'autre part, la moyenne des dépenses n'ayant été que de 133 calories, nous trouvons, pour la différence par degré $\frac{133}{3} = 44$. L'écart des dépenses par degré a donc été de un quarantième de la dépense moyenne.

Pour le cobaye, les dépenses pourraient donc varier environ d'un vingtième à un quarantième.

Nous ne pouvons évidemment faire à l'homme qu'une application très éloignée des faits observés chez le cobaye. Mais cependant, comme d'autres faits nous ont déjà montré que leurs organismes sont soumis aux mêmes lois que nous en ce qui concerne les dépenses sous l'influence de la température ambiante, il me semble qu'on peut trouver dans ces chiffres une certaine indication. Si notre organisme réagissait avec la même sensibilité aux températures extérieures, on voit que le vêtement aurait sur les dépenses une influence des plus marquée ; puisque nous les avons vu nous permettre de vivre dans des températures sous-vestiales et cubiliales de 30° à 33°, même lorsque la température ambiante reste au-dessous de 0°. Je sais bien que ces températures sous-vestiales ou cubiliales, n'arrivent à 30° ou 33° que sous l'influence de notre propre calorique rayonné. Mais il n'est pas moins vrai, que grâce à nos vêtements et à notre literie, une partie importante de ce calorique rayonné reste au-dessous des vêtements ; et que nous pouvons en profiter, tandis que sans eux, il serait complètement perdu. Si donc, nous ne pouvons pas assimiler notre existence dans les températures sous-vestiales de 33° à notre existence dans un air ambiant libre à cette même température, nous ne devons pas moins considérer les premières comme diminuant notablement les dépenses de notre organisme, si on compare ces dépenses à ce qu'elles seraient dans la température atmosphérique extérieure correspondante.

INFLUENCE DE L'HABITATION SUR LA TEMPÉRATURE EXTÉRIEURE
ET SUR LES DÉPENSES DE L'ORGANISME

Les vêtements et la literie ne sont pas les seuls moyens que nous employons pour diminuer nos dépenses, et les égaliser malgré les températures extérieures. A côté, se place l'*habitation*. Celle-ci, en effet, d'une manière générale, a une température inférieure à celle de l'extérieur pendant l'été et supérieure pendant l'hiver. Elle diminue donc les extrêmes, et nous permet de vivre au milieu des températures intermédiaires. Cette modification avantageuse de la température extérieure est déjà obtenue même dans les appartements non chauffés ; mais elle est encore augmentée par le chauffage, et surtout lorsque nous pouvons utiliser les procédés perfectionnés que nous a donnés ce dernier.

Ces faits sont de constatation facile. Il suffit de quelques observations comparatives faites en hiver et en été pour s'en convaincre. Mais quelle est réellement la différence moyenne que l'habitation fait subir à la température extérieure, et quelle est l'influence de cette différence sur les dépenses de l'organisme ? Ce sont là deux questions, qui, jusqu'à présent, ont été, je crois, peu étudiées.

Cette influence de l'habitation, ainsi que celle des vêtements, est évidemment comprise dans les conditions qui correspondent à la ration moyenne d'entretien, telle que je l'ai étudiée ; mais cependant il m'a paru encore intéressant de savoir ce qui lui revient. Aussi, cette étude n'ayant pas encore été faite, je me suis décidé, en 1899, à recueillir les observations qui devaient me permettre de la faire.

J'ai pris chaque jour, à partir de ce moment et pendant cinq ans, la température *minima* et *maxima* : 1° de l'air extérieur au soleil ; 2° à l'ombre ; 3° dans un appartement constamment chauffé en hiver ; 4° d'un appartement qui n'était jamais chauffé ; et 5° enfin j'ai pu me procurer les températures d'une maison chauffée par un calorifère à eau chaude.

Je me propose d'utiliser ces observations pour un travail spécial, et d'en tirer toutes les conclusions qu'elles comportent au point de vue de notre hygiène ; mais je vais en utiliser quelques-unes, pour bien établir le rôle de l'habitation sur nos dépenses et apprécier approximativement son influence à cet égard.

Je réunis dans un premier tableau, pour les trois années 1901, 1902 et 1903 et pour chacune de ces trois années : *les plus grands écarts de température ; les moyennes mensuelles minima et maxima ; et les moyennes mensuelles nychthémérales* des mois de janvier et d'août.

MOYENNES MENSUELLES	SOLEIL		OMBRE		Non chauffé		CHAUFFÉ	
	min.	max.	min.	max.	min.	max.	min.	max.
ANNÉE 1901. — Janvier.								
Plus grands écarts	— 8	20 »	— 5	13 »	3 »	13 »	7 »	20 »
Moyennes du mois	1.7	11.9	3.37	8.03	8.6	11.2	11.5	15.5
Moyennes nychthémérales	6.80		5.70		9.9		13.5	
Mois d'août.								
Plus grands écarts	10 »	52 »	12 »	35 »	19 »	29 »	20 »	28 »
Moyennes du mois	15.2	40.7	17.37	25.9	21.5	24.8	22.4	25 »
Moyennes nychthémérales	27.95		20.28		23.15		23.7	
ANNÉE 1901. — Décembre; — 1902, janvier.								
Plus grands écarts	9 »	20 »	— 2	12 »	7 »	15 »	10 »	19 »
Moyennes du mois	1.35	13.6	— 2	8.5	9.9	12.8	12.9	16.5
Moyennes nychthémérales	7.58		3.25		11.3		14.7	
Mois d'août.								
Plus grands écarts	9 »	50 »	13 »	36 »	18 »	27 »	19 »	27 »
Moyennes du mois	10.7	39.2	17 »	33.7	21.9	24.9	22.8	25.8
Moyennes nychthémérales	29.95		25.3		23.4		24.3	
ANNÉE 1903. — Janvier.								
Plus grands écarts	— 9	25 »	— 5	15 »	7.8	15 »	10 »	18 »
Moyennes du mois	0.50	11 »	3.10	7.86	8.7	11.5	12.1	16 »
Moyennes nychthémérales	5.75		5.48		10.1		14 »	
Mois d'août.								
Plus grands écarts	9 »	52 »	13 »	36 »	18 »	28 »	20 »	27 »
Moyennes du mois	14.7	40.1	17 »	25 »	21.8	25.4	22 »	25.2
Moyennes nychthémérales	27.4		21 »		23.6		23.6	

De plus, dans le tableau suivant, je réunis, pour les mêmes indications, les moyennes des trois mois d'hiver et des trois mois d'été ; et, pour simplifier cette partie de ce travail, c'est surtout ce dernier tableau que je vais utiliser pour les considérations que j'ai à présenter au sujet de ces observations.

MOYENNES MENSUELLES	SOLEIL		OMBRE		Non chauffé		CHAUFFÉ	
	min.	max.	min.	max.	min.	max.	min.	max.
Mois de janvier 1901, 1902, 1903								
Moyenn. des min et max	-- 9	25	— 5	15	7.8	15	10	18
Moyennes des mois......	1.18	12.43	1.49	8.13	9.1	11.8	12.20	15.7
Moyennes nychthémérales.	6.80		6.31		10.4		13.9	
Mois d'août 1901, 1902, 1903								
Moyenn. des min. et max.	9.3	51.3	12.6	35.6	18 3	24.4	19.6	27 3
Moyennes des mois......	14.3	40	15.79	29.2	21.7	26.2	21.7	25.9
Moyennes nychthémérales.	25.7		22.49		23.8		23.9	

Ces tableaux font ressortir les points suivants :

A. *Comparaison des températures au soleil et à l'ombre.*

1° *L'ombre diminue les écarts de températures.*

Au soleil, en janvier, la *moyenne des écarts minima* et *maxima* a été de 34 degrés ; et à l'ombre seulement de 20 degrés : soit une différence de 14 degrés.

En août, l'écart a été de 42 degrés au soleil ; et seulement de 23 degrés à l'ombre : soit une différence de 19 degrés.

2° En comparant les *moyennes de ces mois*, l'écart pendant le mois de janvier a été de 11°,25 au soleil ; et seulement de 6°,64 à l'ombre : soit une différence de 4°61.

En août, l'écart au soleil a été de 25°7 ; et à l'ombre de 13°,41 : soit une différence de 12°,29.

3° En ce qui concerne les *moyennes nychthémérales,* elles sont sensiblement les mêmes au soleil et à l'ombre : soit 6°,80 et 6°,31 pour les mois de janvier ; et 25°,7 et 22°.9 pour les mois d'août, parce que leurs extrêmes se compensent.

4° Mais si nous comparons les *moyennes mensuelles des*

maxima, soit les températures du jour, et auxquelles, par conséquent, nous sommes le plus exposés, on voit que pendant les mois de janvier la différence est de 4°,30, et pendant l'été de 10°,8 ; et ce sont là des différences qui forcément ont une influence sur les dépenses de l'organisme.

B. *Comparaison des températures à l'ombre avec celles des appartements non chauffés.*

1° Pendant les mois de janvier, *la différence à l'ombre entre les moyennes des températures* maxima *et* minima est, je l'ai dit, de 20° ; et, dans les appartements non chauffés, seulement de 7°2, soit une différence de 13°.

Pendant les mois d'août, la différence est de 23° à l'ombre ; et seulement de 4°,1 dans l'appartement non chauffé.

Comme on le voit, l'appartement, même sans feu, suffit pour diminuer considérablement les écarts de la température extérieure même prise à l'ombre.

2° La même influence apparaît encore évidente, si nous comparons les *moyennes mensuelles*. A l'ombre, pendant les mois de janvier, l'écart des températures *maxima* et *minima* a été de 6°,64 , et seulement de 2°,7 dans l'appartement non chauffé.

En août, l'écart de ces moyennes a été de 13°,41 à l'ombre ; et seulement de 4°5 dans l'appartement non chauffé.

L'appartement, même non chauffé, tend donc à égaliser la température ; puisque les écarts des *minima* et des *maxima* sont beaucoup moins élevés.

3° Mais, de plus, pendant les mois froids, l'appartement non chauffé nous fait vivre dans un milieu sensiblement plus chaud. Sa *moyenne nychthémérale*, en effet, arrive à 10°,4 ; et celle de l'ombre à 6°,31. Dans la saison chaude, la température de l'appartement se rapproche de celle de l'ombre, 22°49 et 23°8 ; c'est qu'en effet, il est souvent largement ouvert.

CONCLUSION. — *On doit donc conclure que l'appartement, même non chauffé, d'abord égalise la température extérieure; et qu'ensuite, il présente en hiver une température moyenne plus élevée environ de 4 degrés que l'air extérieur.*

C. *Comparaison des températures à l'ombre avec celles d'un appartement chauffé en hiver par une cheminée.*

1° Les *écarts des moyennes minima et maxima* en hiver, au lieu d'être de 20 degrés, ne sont dans les appartements chauffés que de 8 degrés ; et, en outre, au lieu d'être en été de 23°01, ils ne sont que de 7°70.

2° Les écarts des *températures moyennes mensuelles*, au lieu d'être, comme à l'ombre, de 6°64 en janvier, ne sont plus dans l'appartement chauffé que de 3°5. En août, l'écart, au lieu d'être de 13°5, n'est plus que de 4°20.

3° Enfin, les *moyennes nychthémérales* pendant le mois de janvier où l'appartement est chauffé, sont de 13°9, tandis qu'à l'ombre elles sont de 6°31, soit une différence de plus de 7 degrés. Pendant l'été, outre que l'appartement n'est plus chauffé, il est largement ouvert ; et sa moyenne se rapproche sensiblement de celle de l'ombre : soit 22°49 et 23°9.

Conclusion. — *Le chauffage de l'appartement, même à l'aide d'une seule cheminée, égalise sensiblement la température extérieure, et nous fait vivre dans un milieu ayant une température plus élevée de plus de 7 degrés, ce qui, nous l'avons vu, diminue sensiblement les dépenses de l'organisme, puisqu'une différence de 2 degrés suffit pour modifier ces dépenses.*

D. *Comparaison des températures des appartements non chauffés avec celles de ceux chauffés par une cheminée.*

Ces observations nous permettent aussi d'évaluer approximativement le résultat du chauffage.

1° Ce mode de chauffage ne modifie que peu les *écarts*, parceque les *minima et les maxima* sont augmentés par le chauffage sensiblement dans les mêmes proportions.

2° Il en est ainsi pour les *moyennes des minima et des maxima* comme pour les moyennes mensuelles.

3° Mais les *moyennes nychthémérales*, traduisent nettement l'influence de ce mode de chauffage. Tandis que l'appartement chauffé a une moyenne de 13°9, celle de l'appartement non chauffé est de 10°4 ; soit une différence de plus de 3,50 degrés, ce qui est encore sensible.

E. *Comparaison des températures à l'ombre avec les températures des maisons chauffées par un calorifère à l'eau chaude.*

Je dois à M. Sarda le relevé des températures de ses appartements chauffés par ce calorifère ; et je le remercie de l'obligeance qu'il a mise à les recueillir. Je vais les comparer avec les températures extérieures relevées les mêmes jours à l'Observatoire de Toulouse ; et que je dois à l'obligeance de son Directeur, M. Cosserat. Je lui en adresse également mes remerciements.

Je vais comparer successivement avec la température extérieure à l'ombre, celle de la *cage de l'escalier*, et celle d'un *appartement chauffé*.

La comparaison de ces températures conduit aux résultats suivants :

Cage de l'escalier de la maison. — 1° Pendant les mois de février et mars 1908, à l'extérieur, la *moyenne des minima* a été de 2°70, celle des *maxima* de 10°66, soit un écart de 8° à peu près.

Celle de la cage de l'escalier a été pour les minima de 16°53 ; et celle des maxima de 20°68 : soit une différence de 4°15 seulement.

2° Mais, de plus, pour les températures extrêmes, à l'extérieur elles ont varié de — 3°6 à + 14°1, soit un écart de 17°70.

Dans la cage de l'escalier, la température minima n'est pas descendue au-dessous de 15°, et elle n'a pas dépassé 23° : soit seulement une différence de 8 degrés.

3° Enfin, tandis que la *moyenne nychthémérale* de ces deux mois a été à l'extérieur de 7°96 ; dans la cage de l'escalier, elle a été de 18°65 : soit une différence de 11 degrés environ.

Conclusion. — On voit, par ces moyennes, quelle influence considérable exerce ce mode de chauffage sur la température. Il l'égalise dans de grandes proportions ; et si bien, qu'il nous fait vivre dans une température presque constante. Mais surtout, en élevant la température, il diminue de la manière la plus marquée les dépenses de l'organisme.

Appartement chauffé par le même calorifère. — Dans cet appartement, la température a été réglée au gré des personnes qui y vivaient. Or, les températures extérieures restant les mêmes que précédemment :

1° Pendant ces deux mois, la *température minima* n'est pas descendue au-dessous de 11° et elle n'a pas dépassé 17° ; et pour les températures quotidiennes maxima, la plus basse a été 14° et la plus élevée 18°5.

2° De plus, tandis que, je le rappelle, la moyenne nychthémérale extérieure était 7°96, celle de cet appartement a été de 15°40, soit sensiblement de 8 degrés au-dessus.

Ainsi, d'une part, le calorifère, réglé au gré des personnes qui habitaient cet appartement, a égalisé la température d'une manière très marquée ; et, de plus, il a diminué leurs dépenses en les faisant vivre dans une température supérieure de 8 degrés à la température extérieure.

Mais, de plus, je fais remarquer que les personnes qui réglaient cette température, et qui auraient pu l'élever davantage, s'en sont tenues à cette température moyenne de 15°, qui, j'ai insisté sur ce point, avec un vêtement peu encombrant de demi-saison, permet de mettre notre espace sousvestial à la température de notre zéro physiologique ou légèrement au-dessus.

CONCLUSION. — De ces observations et des considérations qui les ont suivies, se dégagent les faits suivants :

1° Au soleil, pendant les étés des pays tempérés, la température extérieure dépasse souvent et de beaucoup notre zéro physiologique ; et, par conséquent, nous ne pouvons nous maintenir à notre température normale que par la sudation.

2° A la condition d'être à l'ombre, au contraire, la température extérieure n'arrive que rarement à notre zéro physiologique ; mais elle dépasse 25°, ce qui fait que nous avons la sensation de chaleur avec le moindre vêtement.

3° L'appartement, même non chauffé, diminue les températures extrêmes observées à l'ombre, et à plus forte raison celles observées au soleil. Il tend, par conséquent, à nous faire vivre dans une température plus égale. De plus, pendant une longue partie de l'année, il élève la température moyenne dans des proportions suffisantes pour diminuer d'une manière sensible les dépenses de l'organisme.

4° Il suffit d'un chauffage assez primitif, à l'aide des cheminées, pour accentuer l'action de l'appartement. Dans les appartements ainsi chauffes, la température reste encore plus égale ; et surtout la température moyenne, pendant la partie froide de l'année, est plus élevée.

Les dépenses de l'organisme sont donc encore diminuées dans de plus grandes proportions. Le combustible utilisé par les moyens de chauffage diminue celui que nous devons nous-mêmes comburer.

5° Le chauffage avec le calorifère à eau chaude accentue encore davantage cette action de l'appartement. La température, grâce à lui, peut devenir sensiblement constante ; et, de plus, il nous permet de vivre dans une température beaucoup plus élevée ; si bien qu'il est forcé d'en tenir compte, quand on veut évaluer les dépenses de l'organisme et fixer la ration qui leur correspond.

6° Enfin, ce fait intéressant s'est dégagé des observations prises dans les appartements chauffés au calorifère, mode de chauffage qui permet d'élever la température au degré que l'on veut, que, d'une manière générale, on règle la température des appartements dans lesquels on vit, dans les environs de 15° ou peu au-dessus, et dans tous les cas, au-dessous de 20°. Ce sont donc ces températures extérieures de 15° à 20° qui nous paraissent les plus agréables. Or, je le rappelle, ce sont celles qui permettent à un vêtement de demi-saison, soit un vêtement peu gênant, de mettre notre température sous-vestiale en équilibre avec notre zéro physiologique cutané. C'est là une indication qui prend de l'importance au point de vue pratique ; et qui vient encore augmenter celle que j'ai attribuée à ce zéro en parlant des vêtements.

Ce zéro, je l'ai montré, règle nos vêtements et notre literie ; et, en outre, les observations sur l'influence de l'habitation et du chauffage nous prouvent maintenant que c'est encore pour satisfaire à ses indications, qu'au moins en partie, nous avons recours à l'habitation, et que, de plus en plus, nous perfectionnons les moyens de faire varier sa température.

Enfin, je pense que c'est également en partie à cette tendance que nous avons de chercher une température extérieure telle qu'elle nous permette de mettre notre température sous-vestiale en équilibre avec notre zéro physiologique, grâce à un vêtement assez léger pour ne pas être gênant, que nous voyons l'émigration de l'été vers la montagne ou les plages plus fraîches, et celle de l'hiver vers les régions plus chaudes. N'est-ce pas peut-être aussi le zéro physiologique qui règle en partie les émigrations régulières de certaines espèces animales, et qui, dans ces déplacements, fixe leur itinéraire ? Plusieurs observations me portent à croire que, tout au moins, cette influence y contribue ; et ainsi grandirait encore l'importance de cette notion.

Mais, quoi qu'il en soit de ce dernier point, il me semble que le rôle considérable que le zéro physiologique cutané joue dans la vestiture, la literie, l'habitation et le chauffage, suffit largement pour justifier l'étude que j'en ai faite, et l'étendue que je viens de donner à cette dernière.

INFLUENCE DU TRAVAIL INTELLECTUEL SUR LES
DÉPENSES DE L'ORGANISME (1)

Cette question, longtemps et vivement discutée, me paraît
en ce moment résolue, au moins au point de vue auquel j'écris
ici. On peut, en effet, désormais considérer comme démontré
que le travail intellectuel n'augmente les dépenses ni des
azotés, ni des ternaires, au moins d'une manière suffisante,
pour qu'on soit obligé d'en tenir compte dans l'évaluation de
la ration. Il est aussi probable qu'il en est de même des matières minérales, notamment des matières salines.

Cette opinion n'a été que lentement acceptée par les phy-
siologistes ; et elle ne l'est pas encore par le grand public.
J'ai eu et j'ai encore bien souvent à combattre l'opinion
contraire auprès des personnes se livrant à ce travail, quand
il s'agit de régler leur alimentation. Elles s'appuient sur deux
faits d'observation, qui pourtant sont exacts : la fatigue provenant de ce travail ; et, assez souvent, l'appétit qui le suit.
Il est incontestable, qu'après quelques heures de calcul, de
composition ou d'une lecture attentive, les fonctions nerveuses, prises dans leur ensemble, éprouvent une fatigue
réelle ; et qu'il devient de plus en plus difficile de la surmonter.
Selon la nature de ce travail, et probablement aussi suivant
les aptitudes individuelles, ce sont tantôt les fonctions céré-
brales et tantôt les fonctions nerveuses qui les complètent,
qui éprouvent les premières cette sensation.

Pour les uns, ou peut-être plus justement dans certains
cas, ce sont les fonctions de l'idéation qui diminuent les
premières. Le rapport, pourtant facile à établir entre deux

(1) Cette étude eût été mieux placée, je crois, après celle des dépenses
sous l'influence du travail physique. C'est par oubli qu'elle a été renvoyée
ici ; mais, néanmoins, je ne pense pas qu'elle perde beaucoup à ce déplacement.

idées, est moins facilement saisi ou même échappe. En écrivant, la facilité d'exprimer la même idée par des mots différents, disparaît ; ce sont toujours les mêmes qui reviennent sous la plume. Souvent aussi, on ne peut plus trouver l'expression exacte. Ce sont là évidemment autant de preuves indiscutables de la fatigue de l'idéation et de ses attributs.

Dans d'autres cas, c'est d'abord par les autres fonctions nerveuses que se manifeste la fatigue. Pendant un travail de composition, il y a dans l'écriture, inversion dans la succession des lettres, ou bien encore oubli de la fin des mots. Le cerveau a conçu l'idée ; il a la saine notion des mots qui doivent l'exprimer, ainsi que des lettres qui doivent composer ces derniers. Mais ses ordres sont mal transmis par des organes centrifuges, fatigués ; et l'exécution de ces ordres reste ainsi défectueuse ou incomplète.

Ces faits sont observés tous les jours ; et ils établissent, d'une manière bien indiscutable, que les différentes parties du système nerveux se fatiguent ; et que cette fatigue est la conséquence de leur fonction trop prolongée.

D'autre part, il arrive assez souvent aux travailleurs intellectuels, après un travail de bureau prolongé et les ayant cependant condamnés au repos, de se mettre à table avec un excellent appétit, comme si ce travail, malgré l'immobilité, l'avait excité. Je l'ai moi-même souvent constaté ; et, je l'avoue, vu l'immobilité dans laquelle j'étais resté, je m'en suis souvent étonné. L'excitation ou du moins la conservation de l'appétit, après ces travaux, sans être constante, est donc fréquente.

Ces deux faits, *fatigue* et *conservation de l'appétit,* suivant le travail intellectuel, je le répète, sont donc exacts. Mais l'erreur existe dans la signification qu'on leur a donnée et qu'on leur donne encore.

D'une part, en effet, on a considéré la fatigue d'un organe non seulement comme inséparable de ses dépenses, mais même comme devant en exiger de proportionnelles. D'autre part, la conservation de l'appétit après le travail intellectuel a été regardée comme la preuve des dépensse faites et du besoin de les réparer. Or, sans que l'on puisse encore donner l'explication de ces deux sensations, les recherches les mieux comprises sont venues prouver que ces faits n'ont pas cette signification ;

et, au contraire, elles ont conduit, je l'ai dit, à cette conclusion que le système nerveux central et le périphérique, peuvent fonctionner jusqu'à la fatigue, sans augmenter sensiblement les pertes de l'organisme ou du moins, sans les augmenter d'une manière suffisante pour qu'on soit forcé d'en tenir compte.

Des recherches assez nombreuses, et plus spécialement celles de C. Speek et d'Atwater, ont d'abord bien établi que le travail cérébral n'augmente pas les dépenses en *albuminoïdes*.

Je me suis soumis moi-même, plusieurs fois à des expériences pour étudier cette question, alors qu'elle était encore en discussion.

Dans les unes, j'ai conservé la même alimentation, qui, du reste, était bien dosée depuis longtemps, pendant des périodes d'épreuves et pendant des périodes de travail, chacune de trois jours. Or, l'urée est restée sensiblement la même.

Dans d'autres expériences, j'ai fait varier les azotés d'une quantité égale pendant les périodes de travail cérébral et pendant celles de repos ; et, pour toutes ces périodes, l'azote uréique est resté fonction de l'azote alimentaire.

Enfin, dans une troisième série, j'ai ajouté une période de travail physique, représenté par des marches forcées. Or, ce n'est que sous l'influence de ces dernières, que j'ai trouvé une légère augmentation de l'urée.

Quoique j'eusse mis beaucoup de soins à préciser les conditions de ces expériences, j'ai craint cependant, vu leur résultat négatif, qu'elles ne présentassent pas toutes les garanties désirables ; et je ne les ai pas publiées. Aujourd'hui même, en les résumant, je crois devoir faire des réserves sur leur portée, tant il me paraît difficile de tenir compte de toutes les conditions qui peuvent modifier les résultats de semblables recherches, surtout étant donné que les différences doivent être peu marquées.

Mes expériences n'avaient pas porté sur les *ternaires*. Mais les mêmes expérimentateurs, Speek et Atwater, sont arrivés aux mêmes conclusions, en ce qui concerne la *totalité des oxydations* que pour celles des albuminoïdes. Les oxydations totales ne sont pas augmentées par le travail intellectuel. Or, étant donné que celles des azotés ne le sont pas, il faut donc conclure qu'il en est de même de celles des *ternaires*.

Dans mes recherches, j'avais cru trouver que l'acide *phosphorique* était dépensé en plus grande quantité pendant le travail intellectuel, ce qui confirmait certaines recherches publiées en ce moment. La différence était même sensible. Mais une cause importante d'erreur s'était glissée dans mes expériences. Pour prolonger le travail cérébral, j'avais dû prendre plus de café que d'ordinaire ; et j'ai pu supposer, après examen, que le phosphore urinaire n'était peut-être, dans ces expériences, que fonction du phosphore ingéré.

L'influence capitale que les ingesta exercent sur les excreta rend les modifications subies par ces derniers de l'interprétation la plus difficile. Il est indispensable que les ingesta restent constants pendant toute la durée des recherches ; et, même quand on se prend comme sujet d'expérience, cette condition n'est pas toujours facile à réaliser, surtout quand les différences doivent être peu sensibles.

Toutefois, malgré les difficultés de ces expériences et les doutes que ces difficultés laissent planer sur la signification exacte de leurs résultats, elles nous permettent cependant cette conclusion ferme : que le travail intellectuel n'élève *d'une manière sensible* les dépenses ni des azotés, ni des ternaires, ni des substances minérales. De là cette seconde conclusion, qui nous intéresse plus spécialement ici, que ce travail ne doit faire augmenter la ration pour aucune de ces substances. Peut-être même, vu l'immobilité à laquelle condamne ce travail, les ternaires devraient-ils être diminués.

Mais ce point établi, devons-nous admettre que les éléments nerveux fonctionnent sans usure ; ou, du moins, que leur mise en action ne provoque pas plus les échanges de leur protoplasma que leur repos? J'avoue que j'ai de la peine à accepter cette conclusion. Les faits expérimentaux précédents, je parle de ceux de Speek et d'Atwater, nous prouvent bien, que, sous l'influence de ce travail, l'urée n'est pas augmentée d'une manière sensible ; qu'il en est de même du calorique ; et probablement aussi des matières salines. Mais je ne crois pas que leurs conclusions permettent d'aller plus loin.

La fonction de ces éléments peut entraîner une dépense assez faible pour avoir échappé à ces analyses ; cette dépense peut aussi porter sur des substances autres que celles qui ont été dosées; enfin, elle peut se traduire par des déchets incomplets et non étudiés jusqu'à présent. J'estime donc qu'il faut laisser cette question en suspens.

Aussi, mes conclusions seront-elles les suivantes :

1° Que des réserves doivent être faites sur les dépenses réelles dues à la mise en fonction des divers éléments nerveux centraux ou périphériques ;

2° Mais que, dans l'état actuel de nos connaissances, on peut admettre que ce travail n'augmente les dépenses ni des albuminoïdes et ni des ternaires dans des proportions telles qu'il faille en tenir compte dans l'évaluation de la ration.

MODIFICATIONS SUBIES PAR NOS ALIMENTS

DANS LEURS PRINCIPAUX MODES DE CONSERVATION

Quelques uns de nos aliments solides sont pris crus, à l'état frais et sans autre préparation que leur lavage. Pour ceux d'origine animale, ils ne constituent qu'une rare exception. Cependant, c'est ce qui a lieu pour certains mollusques et rayonnés, tels que les huîtres, les preires, les moules, les clovisses et aussi les oursins. Ces aliments peuvent également être servis cuits; mais, au moins pour quelques uns, ils le sont le plus souvent à l'état cru.

Les exceptions sont moins rares pour les aliments d'origine végétale. Nous pouvons d'abord utiliser ainsi les salades, chicorée, laitue, romaine, cresson, etc., et aussi certains légumes, tels que les artichauts, l'oignon, l'ail, le concombre ; et, pour certaines populations, même la tomate. Toutefois, de même que les aliments précédents d'origine animale, les mêmes légumes sont souvent pris cuits.

Pour les fruits, au contraire, la plupart sont pris crus, frais, et sans autre préparation. On peut dire que pour eux, c'est là une règle générale. Je ne vois guère d'exception, dans nos pays, que pour le coing, la châtaigne et l'olive.

Mais, sauf pour ces aliments, et on voit qu'en dehors des fruits ils sont rares, tous les autres ne sont pris qu'après avoir subi une ou plusieurs préparations successives, qui forcément peuvent modifier leur composition et leur digestibilité.

Ces préparations peuvent avoir deux buts différents. Les unes ne constituent que des procédés de *conservation* et les autres, utilisées pour les aliments conservés ou frais, servent à leur *préparation* définitive avant qu'ils ne soient ingérés. Je veux exposer ces deux séries de procédés en commençant par ceux de conservation.

PROCÉDÉS DE CONSERVATION

Ces procédés sont : *la dessication, la salaison, le fumage, l'antisepsie, la réfrigération, la congélation et la cuisson.*

DESSICCATION. — La dessication à l'air libre, à la température ordinaire, et par la seule exposition au soleil ou seulement à l'air, appliquée aux aliments d'origine animale, ne doit plus être considérée que comme moyen primitif et destiné à disparaître. Il est encore employé, à défaut d'autres, dans l'Amérique du Sud et dans le Sud Algérien, pour conserver les viandes de bœuf et de mouton et dans l'extrême Orient pour conserver le poisson.

Pour faciliter la dessication, les viandes ou le poisson sont mis non seulement en tranches minces, mais même en lanières ne dépassant pas quelques centimètres d'épaisseur en tous sens ; et ces lanières sont ensuite suspendues sur des cordes et exposées aux vents et au soleil. Parfois, aussi, elles sont en même temps soumises au boucanage en plein air.

Mais, sauf de rares exceptions, ce n'est là qu'un moyen de dessication imparfait. Les diverses matières animales qui y sont soumises, prennent fréquemment une odeur désagréable, et qui ne disparaît même pas après la cuisson.

En ce qui concerne ces aliments, la dessication n'est, du reste, qu'un procédé de conservation, et qui est toujours complétée par la cuisson.

Procédé seulement *de nécessité* pour les matières animales, la dessication donne, au contraire, d'excellents résultats en ce qui concerne certains végétaux, notamment la figue, la datte la vanille, le champignon, etc. Pour certains autres, tels que la châtaigne, la dessication est parfois activée par la chaleur ; mais cette dernière n'a pas d'action directe.

Parfois aussi, la dessication n'intervient qu'après l'action de la chaleur comme pour les pruneaux ; mais elle n'a plus ici qu'un rôle secondaire.

La dessication proprement dite, telle que je la comprends ici, a surtout pour résultat de diminuer la quantité d'eau contenue dans les aliments. Mais, de plus, pour les fruits qui y sont soumis, l'exposition au soleil joue peut-être un certain rôle dans la transformation de l'amidon en glucose pour la figue et la datte, et, pour la production de l'acide benzoïque, pour la vanille.

D'après Pouchet, la figue fraîche contiendrait : 66 % d'eau, 0^{gr},41 d'azotés, et 15^{gr},50 d'hydrates de carbone ; et une fois séchée, l'eau serait réduite à 31,20 % d'après König, à 25 % d'après Pouchet. Mais, par contre, les azotes arriveraient à 4 % d'après König, à 6 % d'après Pouchet ; et enfin les hydrates de carbone à 49,19 % d'après König et à 58 % d'après Pouchet. Ces différences, on le conçoit, s'expliquent facilement par l'état plus ou moins sec de ce fruit.

D'après König, la différence entre l'état frais et après dessication à l'air, serait la suivante pour ces quelques champignons.

DÉSIGNATION des SUBSTANCES	Champignons	TRUFFES	MORILLES	BOLETS	Cantharellus cicarius	FIGUES
A. — A l'état frais.						
Eau	91.28	72.80	90.00	91.30	91.91	66.00
Matières azotées	3.74	8.60	3.48	1.59	2.94	0.41
Graisse	0.15	0 62	0.24	0.26	0.32	»
Mannite	0.42		0 61	»		
Glucose	0.75	8.10	0.10	2.53	2.90	15.50
Extrait non azoté	2 34		3.96	2.87	1.57	
Cellulose	0.84	7.57	0.67	0.92	1.80	»
Cendres	0.48	2.31	0.94	0.54	0.76	»
B. — A l'état sec.						
Eau	14.04	4.35	16 36	12.81	16.48	31.25
Matières azotées	37.45	30.26	25.22	36.12	30.32	4.6
Graisse	1.45	2.19	1.65	1.72	3.26	»
Mannite	4 17		5.46	4.48		»
Glucose	7.49	27.44	0.79	»	8.27	49.79
Extrait non azoté	22.43		37.05	32.78	21.49	à 58
Cellulose	8.25	26.61	5.63	5.71	12.48	»
Cendres	4.72	8.15	7.84	6.38	7.70	»

Comme on le voit par ces quelques exemples, la principale modification produite par la dessication est la diminution de l'eau, qui, pour les divers champignons, est souvent réduite des trois-quart, et qui l'est même de la moitié pour la figue sèche.

Lorsque les aliments ainsi desséchés ne sont ingérés qu'après leur cuisson, ils reprennent, au moius en partie, pendant cette dernière préparation, l'eau qu'ils ont perdue. Mais un certain nombre sont pris en nature, comme la figue et la datte ; et, dès lors, il est très important de connaître cette modification parce que la descication augmente considérablement leur valeur nutritive. Ainsi pour la figue, tandis que 100 grammes, à l'état frais, ne peuvent donner que $64^{cal},200$; cette même quantité, à l'état sec, en fournirait 275. Ces différences sont réellement trop considérables pour qu'on puisse les négliger.

La différence n'est pas moins grande pour certains produits de nature animale conservés par le même procédé. D'après König, en effet, le merlan frais aurait pour composition, sur 100 parties : $81^{gr},50$ d'eau, $16^{gr},93$ de matières azotées, $0^{gr},26$ de graisse et $1^{gr},31$ de cendres, donnant 87 calories. Or, une fois desséché, sa composition deviendrait : eau, $16^{gr},16$; matières azotées, $81^{gr},54$; graisse, $0^{gr},74$ et cendres, $1^{gr},56$; et il donnerait 414 calories.

Il est donc évident que, dans la pratique, il faut tenir compte de semblables différences. Le contraire exposerait à de trop grosses erreurs.

SALAISON. — La salaison est un procédé de conservation d'une application plus large et donnant de meilleurs résultats. Il sert surtout pour la conservation des matières animales, mais on peut aussi l'utiliser pour celles d'origine végétales.

Il consiste d'une manière générale à recouvrir la viande ou le poisson frais, celui-ci bien entendu vidé d'avance, d'une forte couche de sel marin, le plus souvent additionné de 2 à 3 % de nitrate de potasse.

L'eau soustraite à ces aliments par le sel, dissolvant facilement ce dernier, il est souvent nécessaire de recommencer cette opération plusieurs fois avant d'être assuré de la conservation.

Les viandes sont ensuite le plus souvent enfermées dans des barriques avec la saumure, et peuvent se conserver assez longtemps.

Le poisson, au contraire, est ensuite presque toujours soumis soit à la dessication à l'air libre, soit parfois aussi au boucanage.

C'est par la salaison et la dessication ensuite qu'est préparée la morue dont il se fait une si grande consommation. Les harengs, au contraire, après avoir été salés, sont soumis au fumage. Il en est de même, du reste, de certaines viandes et notamment des jambons et de certaines autres préparations comme le saucisson.

Le principal résultat de la salaison, de même que pour la dessication qui la complète souvent comme procédé de conservation, est la diminution de l'eau.

Toutefois, les matières conservées, au moins les animales, cèdent à la saumure certains de leurs produits, tels qu'une faible proportion d'albumine et de matières extractives.

D'après Erwin Voit, cité par A. Gautier, 1.000 grammes de viande fraîche cèdent à la saumure 79^{gr},70 d'eau, 2^{gr},40 d'albumine coagulable, 2^{gr},60 de substances extractives et 0^{gr},40 d'acide phosphorique surtout à l'état de phosphate de potasse ; et, par contre, cette viande absorbe 42 grammes de sel marin.

Le tableau suivant, que j'emprunte à Gautier, fait bien ressortir les modifications que subissent les viandes de bœuf et de porc conservées dans la saumure.

Analyses comparatives des viandes fraîches et des viandes conservées en saumure.

SUBSTANCES entrant dans la composition	VIANDE de bœuf indigène fraîche	BŒUF salé sortant du tonneau	VIANDE de porc fraîche	VIANDE de porc salé sortant du tonneau	LARD salé non cuit	LARD après la cuison
Eau	75.90	49.11	69 »	62.58	32.40	28.80
Musculine	»	»	7.11	11.21		
Tissu cellulaire	15 70	24.82	»	»	14.41	19.01
Mat. collagènes	»	»	10.75	2.53		
Albumine	2.25	0.70	3.80	8.58		
Graisses	1.01	0.18	8.28	8.68	40.29	48.22
Mat. extractives	2.06	3.28	»	»	0.22	0.18
Sels solubles	2.95	21.07	1.14	6.41	12.68	3.79
Pertes	0.13	0.84	»	»	»	»
Acide phosph. P^2O^5	0.222	0.618				
Azote total	3 »	4.620				
Sel marin	0.409	11.516				

Comme on le voit par ces exemples, la viande conservée en saumure perd bien une partie de son eau, comme dans le procédé de la dessication, mais toutefois dans des proportions moindres, surtout en ce qui concerne le porc. Pour ce dernier, la différence serait même peu sensible : l'eau irait seulement de 69 à 62 %. Il en est forcément ainsi des diverses substances azotées. Elles passent de 18 à 25 % pour le bœuf et seulement de 22 à 23 % pour le porc. De plus, fait à remarquer, le porc se défend davantage contre la pénétration des sels solubles. Tandis que le bœuf salé en absorbe 18 grammes environ, le porc n'en absorbe guère plus de 5 grammes.

Ces analyses semblent avoir porté sur la viande de porc en général, et n'avoir établi une différence que pour le lard. Or, d'après les analyses suivantes, que je trouve dans Alquier, il faudrait admettre des différences marquées dépendant de la région de l'animal, et peut-être aussi du mode de préparation.

Porc salé.

PARTIES DE L'ANIMAL	EAU	Albuminoïdes	Corps gras	CENDRES	VALEURS en calories	DÉCHETS
Côtes salées..............	17.30	7.20	72.70	2.80	680	44.44
Lard salé................	22.54	15.77	51.61	10.08	528	8
Poitrine salée............	24.06	9.45	62.51	3.98	599	12.95
Porc salé (pour la troupe) ..	45.40	1 63	40.20	12.68	367	»
Moyennes................	27.32	8.51	56.75	7.38	543	22.8

En comparant ces deux séries d'analyses, on voit que si les quantités données pour les deux ne s'éloignent pas trop en ce qui concerne le lard salé, il y a des différences marquées entre les moyennes au moins en ce qui concerne l'eau et aussi pour ces différentes régions.

Sous l'influence de la salaison seule, le poisson se comporte à peu près comme la viande de bœuf. Le merlan dont j'ai déjà donné la composition à l'état frais et à l'état dess-séché, aurait, après la salaison, la suivante : eau, 68,39 ; matières azotées, 22,18 ; graisses, 2,22 ; cendres, 7,22 ; donnant 131 calories. De son côté, la morue, qui à l'état frais contient : 82,20 d'eau ; 16,23 de matières azotées ; 0,33 de graisse ; et qui donne 1,36 de cendres, arriverait à la composition suivante : eau, 50,54 ; matières azotées, 27,07 ; graisses, 0,36 ; et cendres 22,10.

Sous l'influence de la diminution de l'eau, la richesse en azotés, la seule importante pour le poisson, est notablement augmentée. La valeur nutritive suit forcément cette augmentation : tandis que 100 grammes de morue fraîche ne donnent que 84 calories, 100 grammes de morue sèche, en donnent 138.

Ces différences s'accentuent encore davantage, quand, à la salaison, s'ajoute la dessication.

Pour le merlan salé et séché, l'eau tombe à 13,20 %, tandis que les matières azotées s'élèvent à 73,73 %, les graisses, à 3,37, les cendres à 9,92 et la valeur en calories à 399.

On conçoit toute l'importance que prennent ces indications au point de vue de la ration. Des aliments relativement pauvres, comme le merlan et la morue, dont les 100 grammes, ne donnent pas 90 calories, en fournissent, pour le même poids, à l'état sec, 400 environ.

Enfin, pour être complet, je signale la conservation des légumes frais par la salaison, procédé qui peut rendre des services dans les familles. Le sel enlève surtout à ces légumes une partie de leur eau qui leur est rendue ensuite, soit pendant le lavage destiné à les dessaler, soit pendant la cuisson.

Le FUMAGE ou BOUCANAGE est rarement employé seul. Il est souvent précédé de la salaison et forcément complété par la dessication.

On peut se contenter d'exposer les viandes à la fumée ; mais ce n'est là qu'un expédient bon seulement pour conserver la viande pendant quelques jours.

Au contraire, le procédé tel que l'industrie l'emploie maintenant est toujours précédé de la salaison. Ainsi pratiqué, ce procédé donne d'excellents résultats et en réalité sans grandes modifications au point de vue des substances organiques, tant que la dessication ne vient pas modifier les résultats du fumage. C'est ce qui va ressortir des analyses suivantes, données par Mène et König et citées par Gauthier. J'y ajoute les analyses de hareng et de saumon fumé, dues à König et données par Sedersky (1).

COMPOSITION DES ALIMENTS	JAMBON		HARENG		SAUMON	
	frais 0/0	fumé 0/0	frais 0/0	fumé 0/0	frais 0/0	fumé 0/0
Eau.............	69.6	59.72	74.64	46.23	64.29	51.46
Matières azotées ..	20.97	25.07	14.55	18.90	21.60	24.19
Graisse	8.28	8.11	9.03	16.89	12.72	11.86
Sels minéraux ...	1.14	7.08	1.78	11.86	1.39	12.04

A ces indications, je joins les suivantes prises dans Alquier, et d'après lesquelles la perte en eau serait plus marquée que dans les analyses de Mène et de König.

Porc fumé.

	EAU	ALBUMI-NOIDES	GRAISSE	CENDRES	CALORIES	DÉCHETS
Filet fumè	27.24	10.82	57.65	4.29	561	24 »
Jambon fumé....:.	39.51	17.41	37.77	5.31	412	10.20
Lard fumé........	20.20	9.90	64.80	5.10	621	8.70
MOYENNES....	28.98	12.73	53.40	4.90	531	14.30

Comme on le voit, le fumage, tel qu'il se pratique dans l'industrie, c'est-à-dire précédé d'une salaison légère, diminue la quantité d'eau et augmente forcément d'une manière proportionnelle les substances organiques, en même temps que la salaison augmente les minérales ; mais dans des proportions beaucoup moindres que celles que donne la dessication. Il en est de même, pour les poissons et pour les viandes,

(1) *Revue d'Hygiène alimentaire*, 1906, n° 2, page 93.

La différence pour les azotés et les corps gras, ne dépasse guère un tiers et reste souvent au-dessous. Ces différences s'effacent encore, si ces aliments sont pris après avoir été cuits. La cuisson, en effet, nous le verrons, enlève toujours de l'eau aux matières animales ; et bien entendu, elle en enlèvera davantage, si ces matières sont fraîches, que si déjà elles en ont perdu par le fumage et la salaison. Les viandes grasses et les poissons gras, paraissent perdre sous l'influence du fumage, moins d'eau que les viandes et les poissons maigres.

Ce qui précède, sur ces trois procédés de conservation, peut se résumer dans les propositions suivantes :

1º La *dessication*, employée seule, donne de bons résultats pour certains fruits et légumes. Mais elle est abandonnée, d'une manière générale, pour les matières animales.

2º Par la diminution considérable de l'eau, elle augmente beaucoup la valeur nutritive des aliments.

3º La *salaison*, avec conservation dans la saumure, est un bon procédé de conservation des aliments, d'abord pour les principales viandes, surtout pour celle du porc, et même pour certains légumes.

Dans ces conditions, elle diminue également les proportions de l'eau, et augmente celle des matières organiques, mais d'une manière moins marquée que la dessication.

4º Elle augmente beaucoup les matières salines par la pénétration des viandes par le chlorure de sodium.

5º La diminution de l'eau et l'augmentation des matières organiques sont encore plus accentuées, quand la salaison est suivie de la dessication, comme pour la morue.

6º Le *fumage*, appliqué aux viandes et aux poissons, est un bon procédé de conservation ; mais il doit toujours être précédé d'un certain degré de salaison, et presque forcément suivi de la dessication, soit à l'air libre, soit dans un air chaud.

7º Il diminue également les proportions de l'eau et augmente les matières organiques. Les matières salines sont également un peu augmentées.

8º De ce qui précède enfin, découlent ces indications pratiques qu'il faut tenir grand compte de ces modifications, surtout quand les aliments conservés par ces divers procédés, doivent être pris directement en nature et sans autre préparation. Il faut savoir que leur valeur nutritive est toujours augmentée, parfois dans de grandes proportions et toujours en raison inverse de leur richesse en eau.

Cette différence, pour leur valeur nutritive, entre l'état frais et l'état des aliments soumis à ces procédés de conservation, quoique existant toujours, s'atténue, quand ils ne sont pris qu'après la cuisson et surtout après l'ébullition. Cette dernière, en effet, outre qu'elle ramène les matières salines presque à celles des aliments frais, corrige également les écarts, en ce qui concerne les matières organiques.

Quant à la digestibilité, elle n'est pas diminuée par la dessication en ce qui touche les fruits; mais le peu d'usage que j'ai fait des viandes desséchées ne me semble pas lui être favorable. Les peuples qui les utilisent, probablement ne les supportent que parce qu'ils n'en prennent qu'une faible quantité. La viande conservée, pour eux, est plutôt un condiment qu'un aliment.

Les salaisons en saumure, à la condition que la préparation ne soit pas trop ancienne, et à celle de débarrasser les aliments de l'excès de chlorure de sodium, leur laisse une digestibilité très suffisante. Mais il est capital de les dessaler; et, en outre, de ne pas les conserver plus d'un an.

La salaison suivie de dessication met moins à l'abri de l'altération; et, de plus, elle fait perdre aux aliments une partie de leur digestibilité. Toutefois, à la condition que la préparation ne soit pas trop ancienne, elle reste encore suffisamment digestible.

Enfin, le fumage, semble être, des trois procédés, celui qui laisse le mieux aux aliments leur digestibilité naturelle. Il en est, on le sait, tout particulièrement ainsi du jambon.

ANTISEPSIE. — On pourrait bien, à la rigueur, placer dans cette catégorie de procédés de conservation des aliments, ceux que je viens d'étudier. Il est évident, en effet, que la dessication, la salaison et le fumage, ne conservent les viandes, par exemple, qu'à la condition d'agir comme antiseptiques, ou du moins de mettre ces substances dans des conditions aseptiques. Mais je groupe, avec A. Gautier, sous ce chef, les agents dont le mode d'action, comme antiseptique, est plus direct, et dont cette propriété est nettement établie par d'autres applications. Ce sont surtout des agents *bactéricides*. On conçoit, du reste, comment cette propriété étant connue, on en soit arrivé naturellement à essayer pour la conservation des matières alimentaires dont l'altération est facile, ceux qui ne sont pas toxiques aux doses suffisantes pour éviter la putréfaction. Mais jusqu'à présent, quelque bien établie que soit cette action, ils n'ont donné, comme conservation de nos aliments et surtout des viandes, que des résultats très imparfaits. Outre que ces procédés ne sont pas assez sûrs, la plupart impriment aux aliments une odeur désagréable; et de plus, assez souvent, ils diminuent leur digestibilité. C'est ainsi que l'on a dû renoncer successivement à l'acide phénique et à ses différentes préparations, au borax, à l'acide salicylique, à l'acide sulfureux, à l'oxyde de carbone et même au formol, qui rend de si grands services dans les laboratoires d'anatomie pathologique. Aucun de ces agents, qui tous cependant ont fait leur preuve comme antiseptiques, n'a pu entrer dans la pratique et remplacer ses devanciers beaucoup plus primitifs, la simple dessication, la salaison ou le fumage, et surtout la chaleur et le froid dont il me reste à parler.

CONSERVATION PAR LE FROID. — L'utilisation du froid pour conserver les aliments a donné lieu à deux principaux procédés, que l'on a désignés sous les noms : de *réfrigération* et de *frigorification*.

Dans le procédé de la *réfrigération,* le plus anciennement utilisé, les matières à conserver sont soumises à une température de 0°, ou variant à peine d'un à deux degrés. C'est là ce qui se fait constamment de nos jours pour la conservation des viandes et surtout du poisson.

La réfrigération nous rend déjà de grands services, et elle serait encore plus efficace si elle était bien appliquée. Pour donner les meilleurs résultats, il faut lui soumettre les substances alimentaires le plus tôt possible, pendant qu'elles sont encore dans un état parfait de fraîcheur, et ensuite veiller à ce que la température ne dépasse pas + 3°.

A ces deux conditions, auxquelles il faut joindre une propreté irréprochable, même le poisson frais, de conservation plus difficile que la viande, peut être gardé pendant une semaine sur nos paquebots, et la viande de boucherie encore plus longtemps.

Dans nos marchés et chez les bouchers, la réfrigération donne de moins bons résultats, parce que ces conditions sont moins exactement assurées. La viande ou le poisson n'y sont soumis qu'après être restés exposés un certain temps à l'air libre ; et surtout ils sortent de la salle de réfrigération plusieurs jours de suite, pendant les heures de vente. Or, cette dernière condition est capitale. Il faut savoir, en effet, que la viande ou le poisson réfrigérés doivent être cuits très rapidement après être sortis de leur température de 0°. A partir de ce moment leur altération marche rapidement, si bien qu'ils ne sauraient être conservés impunément du matin au soir ou du soir au matin.

La *frigorification* ne diffère guère de la réfrigération que par l'application plus rigoureuse des conditions que je viens d'indiquer. Dans ce procédé, appliqué surtout à la viande, cette dernière est placée à une température qui ne doit pas s'élever au-dessus de $+ 5°$, dès qu'elle est abattue ; et c'est dans ces conditions qu'elle peut arriver en parfait état de conservation de l'Amérique du Sud et même de l'Australie, jusqu'aux divers marchés européens.

Comparaison entre la viande fraîche et la viande frigorifiée

SUBSTANCES entrant dans leur composition pour 100 parties	MOUTON frais Epaule	MOUTON frigorifié 5 à 6 mois Epaule	BŒUF frais (Romsteak)	BŒUF frigorifié 5 à 6 mois
Eau	74.92	73.66	74.75	73.96
Globulines, avec un peu d'albumine, répondant à la partie de la viande soluble dans l'eau	3.32	2.14	3.06	2.69
Peptones	1.33	1 29	2.14	2.56
Myosine	8.31	10.33	10.96	9.29
Myostroïne	4.49	4.04	4.30	6.41
Matières indigestibles (kératines, elastines)	0.86	0.75	0.24	0.94
Matières extractives (ferments, leucomaïnes)	0.49	0.95	0.97	1.01
Glycogène	0.40	0.03	0.38	0.16
Graisses et cholestérines	5.23	5.38	1.98	2.04
Sels minéraux (solubles	0.60	0.53	0.65	0.47
(insolubles	0.65	0.44	0.44	0.44

Cette parfaite conservation a été mise hors de doute par un travail des plus soignés d'A. Gautier (1).

D'après ce travail, la frigorification ne modifie nullement la *composition* de la viande, ainsi qu'on peut s'en rendre compte d'après le tableau précédent.

A ces analyses, je joins la suivante concernant la viande de bœuf d'origine australienne après avoir été dégelée et prise dans Alquier : Eau, 72,81 ; albuminoïdes, 24,36 ; graisse, 1,61 ; cendres, 1.22.

Comme on le voit par ces deux analyses, la frigorification ne change pas la composition de la viande. Même après être restée 5 à 6 mois sous cette influence. Sa valeur nutritive n'est nullement modifiée.

Mais, de plus, dans son travail de 1897, A. Gautier a comparé les deux viandes fraîches et frigorifiées aux divers points de vue du goût, de leur nutritivité, de leur digestibilité, de leur conservation et de l'état de leurs éléments anatomiques ; et il est arrivé à ces conclusions :

Goût. — D'une manière générale, qu'il s'agisse du bœuf ou du mouton, quand elles sont rôties, les viandes fraîches ont meilleur goût que les frigorifiées. La différence est moins marquée, quand elles sont servies bouillies ; et il en est de même du bouillon. En somme, malgré cette différence, les viandes frigorifiées, à ce point de vue, ont encore paru très acceptables.

Nutritivité. — A cet égard, ainsi que l'analyse le fait prévoir, les viandes frigorifiées sont aussi nutritives que les fraîches ; et c'est là un point important, car leur infériorité, comme goût, peut disparaître en grande partie, à la condition de les relever en les préparant.

La frigorification, de plus, ne diminue nullement la digestibilité. Les expériences de Gautier sont des plus démonstratives à cet égard. Aussi est-il arrivé à cette conclusion, qu'à ce point de vue, il est impossible de distinguer ces deux viandes l'une de l'autre.

Conservation. — La conservation des viandes, en comparant celle fraîchement abattue avec celle qui sort de l'appareil

____

(1) *Revue d'hygiène et de police sanitaire*, août et mai 1897, pp. 289 et 394.

21

frigorifique après 5 à 6 mois, est en faveur des premières ;
mais, en somme, dans d'assez faibles proportions. Gautier a
montré, en effet, que si la viande fraîche de bœuf ne prend
l'odeur de relent, indice de la putréfaction, que 107 heures
après avoir été abattue, cette même odeur n'apparaît pour la
viande frigorifiée que 92 heures après être sortie de l'appareil. On peut donc être sûr que cette viande se conserve,
après celle sortie de l'appareil, au moins 48 heures. On a
donc un temps très suffisant pour la soumettre à la cuisson
sans être obligé d'y mettre trop de hâte.

Le mouton serait encore plus résistant. Une épaule de
mouton suspendue par une température de 6 à 19°, aurait pu
y attendre 33 jours sans s'altérer. Le poisson pourrait se
conserver 8 jours, après être sorti de l'appareil.

Enfin, en ce qui concerne le gibier, Gautier cite le cas de
coqs de bruyère qui, venant de la Sibérie, auraient pu être
mangés dans le midi de la France sans odeur désagréable
33 jours après avoir été tués.

Etat des éléments anatomiques. — Enfin, Letulle, à la
demande de Gautier, a fait l'examen microscopique des
viandes frigorifiées, soit pendant qu'elles l'étaient encore,
soit après avoir été décongelées, et il a pu constater qu'aucun
de ces éléments anatomiques n'était modifié.

On peut donc conclure de ce qui précède, que la frigorification ne modifie guère que le goût des matières animales
qui y sont soumises, et encore tout en les laissant acceptables ;
et qu'en ce qui concerne leur valeur nutritive, leur digestibilité et leur degré de conservation, les viandes frigorifiées
ne s'éloignent pas sensiblement des fraîches.

Conservation par la chaleur. — C'est de beaucoup le
procédé le plus employé et donnant les meilleures garanties
de durée. L'industrie l'applique dans de grandes proportions
à toutes les substances animales et végétales.

Dans la plupart des procédés qui en relèvent, les matières
à conserver sont enfermées dans des boîtes en fer blanc et
portées à des températures de 110 à 120°, pouvant ainsi
détruire tous les germes, ceux de la putréfaction, comme les
pathogènes. Pour les matières conservées en boîtes closes,
les procédés peuvent différer par quelques détails, mais le
principe reste le même.

On peut se contenter de placer les aliments à l'état cru dans les boîtes, et de les porter ensuite aux températures ci-dessus pendant un temps suffisant pour commencer leur cuisson. Puis, celle-ci étant déjà assez avancée, on pratique un petit trou à la boîte, pour laisser échapper les gaz et la vapeur d'eau ; et aussitôt on ferme cet orifice par un point de soudure. La préparation est achevée en replaçant la boîte à la même température pour compléter la cuisson.

Dans d'autres cas, les matières à conserver ne sont placées dans les boîtes qu'après que la cuisson est déjà assez avancée ; et les boîtes, définitivement soudées, sont maintenues aux mêmes températures un temps suffisant pour achever la cuisson et assurer l'antisepsie.

C'est là l'idée générale du procédé. Mais, bien entendu, il présente des différences dans l'exécution, selon qu'il s'agit de viandes, de poissons, et de légumes ou de fruits.

Pour les viandes, les vides qu'elles laissent sont remplis par leur bouillon, leur jus et une certaine quantité de corps gras. Pour les poissons, les mêmes procédés peuvent être employés ; mais ils sont souvent conservés dans l'huile, ajoutée le plus souvent après la cuisson, mais aussi antisep-tisée par la chaleur après la soudure. Pour les fruits, le liquide destiné à combler les vides est le plus souvent fortement chargé de sucre. Enfin, pour les légumes, c'est le liquide ayant servi à leur ébullition qui sert au remplissage des boîtes, mais en ayant soin de garnir ces dernières, le plus possible, avec les légumes eux-mêmes.

Toutes ces substances, ainsi préparées, peuvent se con-

SUBSTANCES entrant dans la composition	VIANDES DE BŒUF				KONIG Bœuf	KONIG Langue	KONIG Gulyar
	Billan-court Paris	Toulouse	Autriche	Chicago			
Eau..................	63.06	58.94	66.20	61.35	64.76	64.86	71.9(
Matières azotées.....	26.16	22.14	20.03	26.33	19.42	15.35	19.63
— grasses	8.64	16.61	12.42	9.09	13.07	15.14	3.92
— extractives..	0.84	1.23	0.37	2.37	»	2.01	»
Cendres...........	1.30	1.03	0.98	0.86	2.76	2.64	2.52
Valeur totale en cal..	212 »	265 »	213 »	214 »	214 »	213 »	133 »
Relations nutritives en calories........	131 »	111 »	100 »	132 »	97 »	78 »	98 »
	80 »	140 »	113 »	85 »	118 »	144 »	35 »

server pendant des années en gardant leur fraîcheur, parfois d'une manière étonnante. Les modifications qu'elles subissent se réduisent à celles que produit la cuisson.

J'ai réuni, dans le tableau précédent, des indications sur ces viandes ainsi conservées que j'emprunte, à Gautier et à König; et j'y joins les valeurs en calories et les relations nutritives.

A ces analyses, j'ajoute les suivantes prises dans Alquier,

Bœuf de conserve.

VARIÉTÉS	EAU	Albuminoïdes	CORPS gras	CENDRES	Valeur en calories	DÉCHET total
Conserve pour la troupe d'origine française. — En boîtes de 1 kilog : Viande........ 78.81 o/o. Graisse .... 21.19 o/o.	62.92	27.60	8.39	1.09	193	0
Conserve d'origine coloniale : Viande .... 79 o/o. Graisse .... 21 o/o.	66.23	27.90	4.86	1.01	162	0
Corned-beef (américain).....	55 »	28.52	13.79	2.60	245	0
Conserve de zébu de Madagascar pour la troupe	73.28	21.12	4.60	1 »	131	0

Ce tableau me paraît présenter un certain intérêt. Il nous montre, en effet, d'abord que probablement, par suite du procédé de préparation, ces différentes conserves de bœuf présentent des écarts assez sensibles en ce qui concerne les matières azotées. Ces substances arrivent à 26 % pour les préparations de Paris (Billancourt) et Chicago, et restent au-dessous de 20 % dans l'analyse donnée par König. Mais les écarts sont encore plus prononcés pour les matières grasses, qui varient de 16 à 8 %; si bien, que dans les relations nutritives, évaluées en calories, deux fois ce sont les azotés qui l'emportent, Paris et Chicago; et que pour les autres trois fois, c'est le contraire : la prépondérance reste aux ternaires. C'est là un point important à signaler. Quant à la valeur totale en calories, évaluation, qui, on le conçoit, a une grande importance, toutes ces conserves, sauf celles de Toulouse, qui arrivent à 265 calories, ne dépassent guère 200.

C'est aussi par un procédé, en tout semblable aux précédents, que l'on conserve les *bouillons* plus ou moins concentrés, mais toutefois restant encore à l'état liquide. Ces bouillons, préparés comme s'ils devaient être utilisés frais, c'est-à-dire aromatisés selon les habitudes nationales, sont placés, après leur concentration, dans des fioles de dimensions différetes, qui, après avoir été hermétiquement bouchées, sont portées, comme les boîtes de conserve, dans les environs de 110°. Ces bouillons constituent d'excellentes préparations, permettant de reconstituer un bouillon frais dans quelques instants par la simple addition de l'eau perdue par l'évaporation.

Enfin, c'est par le même procédé que l'on conserve des *soupes* après les avoir ramenées à l'état d'extrait presque solides, dont König a donné la composition moyenne. Je reproduis ces compositions d'après Sidersky (1).

DÉSIGNATION DIS PRODUITS	EAU	MATIÈRES azotées	GRAISSE	EXTRAIT non azoté	CELLULOSE	CENDRES	VALEUR totale en calories	RELATION nutritive en calories
Soupe de viande et de haricots....	9 27	28.95	19.28	27.86	1.65	12.99	430	145 / 285
Soupe de viande et de pois	11.28	27.53	18.61	28.83	1.80	11.95	420	137 / 283
Soupe de viande et de pain	10 19	17.84	13.08	48.33	2.11	8.45	400	89 / 311
Poudre de soupe (German aring food)....	11.27	19.51	2.14	78.07	1.71	17 33	428	97 / 331

Comme on le voit, ce sont là des aliments d'une grande richesse. Ils donnent au moins 400 calories pour 100^{gr}; c'est-à-dire que 600 grammes pourraient suffire pour fournir la ration moyenne d'entretien. Mais il est important de faire remarquer

(1) *Revue d'Hygiène alimentaire* 1906. n° 2, p. 93. Composition chimique des matières alimentaires. Tables de König, traduites par Sidersky.

que dans toutes, et surtout dans les deux premières, la proportion des azotés est trop élevée. Pour les soupes aux haricots et aux pois, la relation nutritive est environ de 1 d'azotés pour 2 de ternaires, tandis qu'elle ne devrait pas dépasser 1 pour 4. Cette élévation des azotés, dans ces aliments, me paraît d'autant plus à modifier que par leur nature, ils sont destinés aux populations ouvrières ou militaires, pour lesquelles la relation nutritive, comme pour la ration de travail, doit contenir les hydrates de carbone en proportions beaucoup plus élevées que pour la ration d'entretien.

Des procédés, inspirés par les mêmes principes, servent à conserver le lait, soit seulement en le stérilisant, soit en le concentrant. Dans ce dernier cas, le lait évaporé dans des récipients assez grands, sert ensuite à remplir exactement des boîtes en fer blanc, qui, après avoir été soudées, sont maintenues pendant un certain temps à la température de 110°. Pour le lait ainsi préparé, on le conçoit, il suffit de lui rendre l'eau perdue par l'ébullition pour lui redonner sa composition normale. Ses principes immédiats et ses matières salines restent forcément les mêmes.

C'est là une excellente préparation, et qui rend de grands services partout où le lait fait défaut. A la condition de ne l'additionner que d'eau antiseptisée par l'ébullition, et d'éviter toute pollution dans ces manipulations, il peut être utilisé avec succès, même pour l'alimentation des affections chroniques des voies digestives, et aussi pour celle des nourrissons.

Dans certains procédés, outre la concentration, on ajoute une certaine quantité de sucre pour favoriser la conservation.

Ce lait, en effet, dont la conservation est ainsi augmentée, quoique moins favorable pour le traitement des affections chroniques de l'intestin, fournit, au contraire, un excellent aliment pour le nourrisson et aussi pour le travailleur. C'est celui qui convient le mieux à la classe ouvrière, à l'armée en campagne, à la marine, et aussi aux explorateurs, surtout dans les pays froids.

Sidersky, en reproduisant les analyses de König, a donné de ces laits la composition suivante.

Composition des laits de vache concentrés pour 100 grammes.

DEGRÉS ET MODES de CONCENTRATION	EAU	MATIÈRES azotées	GRAISSES	EXTRAITS non azotés	CENDRES	VALEUR en calories	RELATION nutritive EN CALORIES
Lait naturel peu concentré. .	72.87	8.20	6.62	10.63	1.68	139	$\frac{41}{98}$
Lait naturel très concentré. .	58.99	11.92	12.42	14.49	2.18	229	$\frac{59}{170}$
Lait additionné de sucre. . . .	25.61	11.79	10.35	50.06	2·19	352	$\frac{59}{293}$

Comme on le voit, déjà le lait peu concentré a une valeur
nutritive double de celle du lait ordinaire, qui, pour les
100 grammes, ne dépasse pas 75 calories. Le lait très concentré arrive à une valeur triple ; et enfin le lait concentré
avec sucre, à une valeur cinq fois supérieure. Il est donc
nécessaire de tenir compte de ces valeurs, quand on veut
ramener ces laits concentrés à l'état de lait naturel. Le premier devra être additionné de son volume d'eau ; le second,
de deux fois et le dernier de cinq fois son volume.

De plus, il est probable que pendant l'évaporation, le lait
ou bien perd une partie de ses corps gras, ou bien que, dans
un but quelconque, ces derniers sont enlevés en partie. Dans
deux de ces laits, en effet, le premier et le troisième, les
corps gras sont inférieurs aux albuminoïdes ; tandis que dans
le lait naturel, les albuminoïdes sont toujours inférieurs au
beurre. Aussi, les relations nutritives sont-elles modifiées ; et
c'est là une condition dont il faut également tenir compte,
quand il s'agit d'utiliser ces laits en les ramenant à leur état
naturel. Il faut ajouter du sucre au premier qui a été concentré sans cette addition.

Pour des laits qui auraient la composition donnée dans ce
tableau, il faudrait ajouter, pour le premier, environ 6 grammes de sucre pour 100 grammes de lait concentré, ce qui
ramènerait la relation nutritive à 41 pour 122, soit très sensiblement un tiers, ou celle du lait naturel.

Pour le lait très concentré sans sucre, nous restons à peu
près à cette même relation normale ; et enfin la relation

nutritive du lait qui est additionné de sucre, arrive très sensiblement à un cinquième, ce qui le rapproche de celle du lait de femme, condition favorable pour le nourrisson ; et, aussi par sa richesse en hydrates de carbone, pour l'adulte qui travaille.

Dans les procédés de conservation que je viens d'examiner, les substances alimentaires restent enfermées dans des récipients, boîtes ou fioles, hermétiquement clos, jusqu'au moment de leur consommation ; mais la chaleur, comme procédé de conservation, peut être utilisée autrement.

En ce qui concerne la viande, l'emploi de la chaleur peut être poussé assez loin pour la dessécher à ce point qu'elle puisse être pulvérisée.

Réduite à l'état de poudre, la viande peut se conserver avec un goût agréable pendant un certain temps, pourvu qu'on la mette à l'abri de l'humidité ; et elle peut rendre de grands services, au moins pour l'alimentation des malades, surtout quand il s'agit d'obtenir une surnutrition azotée.

Sa composition moyenne d'après dix analyses de König, serait, en effet, la suivante, pour 100 parties : eau, 10,99 ; matières azotées, 69,50 ; graisse, 5.84 ; extrait non azoté, 0,42 et cendres, 13,25.

Sa valeur nutritive est donc de 400 calories environ, sur lesquelles près de 350 sont produites par des albuminoïdes. Un septième seulement provient des corps gras. Sa relation nutritive est donc aussi éloignée que possible de celle de la ration totale d'entretien. Tandis, en effet, que cette dernière est de 1 d'azotés pour 4 de ternaires, celle de la poudre de viande est de 6 d'azotés pour 1 de ternaires.

Aussi, je le répète, cette poudre trouve-t-elle son emploi, surtout quand il s'agit de donner une alimentation surazotée, condition qui ne se trouve guère que dans les cas pathologiques et notamment dans la tuberculose. Je pense même que, dans ces cas, il ne faut l'employer qu'avec connaissance de cause, si l'on ne veut pas qu'elle soit nuisible. En ajoutant, en effet, 120 gr. de cette poudre, à la ration d'un adulte de 60 kilog., on porterait ses albuminoïdes à $2^{gr},50$ par kilogramme, quantité qui est sur la limite de celle qui peut être digérée pendant longtemps par un organisme normal.

En dehors de leur emploi dans les cas nécessitant la surnutrition, les poudres de viande sont le plus souvent remplacées avec avantage par d'autres préparations moins chères, et aussi dans lesquelles la ration nutritive s'éloigne moins de celle de la ration normale. On voit, en outre, que leur relation nutritive en fait un mauvais aliment de travail.

Outre la conservation à l'état peu concentré et le laissant à l'état liquide, le bouillon peut aussi être beaucoup plus évaporé, et être conduit à l'état pâteux ou presque solide. C'est ce qui a lieu dans le concentré de Liebig. Or, ramenées à cet état de consistance et après avoir subi assez longtemps l'action du feu, ces préparations peuvent se conserver assez longtemps, en se contentant de les mettre à l'abri du contact de l'air. Les flacons qui les contiennent peuvent n'être fermés que par les procédés ordinaires ; et ils peuvent même, quoique ayant été débouchés, attendre encore plusieurs jours sans s'altérer.

König donne deux compositions moyennes de ces bouillons, sous le nom d'*extrait de viande liquide et solide*.

Le premier contient encore de l'eau en notable quantité : eau, 65,35 ; matières azotées, 15,76 ; et cendres, 18,89. Le second, beaucoup plus concentré, donne : eau, 21,64 ; matières azotées, 60,47 et cendres, 17,89.

Or, étant donné que le bouillon frais de composition moyenne, d'après Gautier, ne contient que 7^{gr},50 d'azotés et 3^{gr},80 de sels par litre, on voit, qu'avec un litre de l'extrait liquide de viande analysé par König, on aurait pu facilement en faire deux équivalents au bouillon frais, et qu'avec l'extrait solide on aurait pu en faire huit.

Alquier, donne de l'extrait de Liebig une composition qui se rapproche de celle de König ; et, de plus, il attribue à la peptone, à la somatose, au tropon et au plasmon, les compositions suivantes :

Extraits de viande (ALQUIER).

NATURE	EAU	Albuminoïdes	Corps gras	CENDRES	VAPEUR en calories	Déchet total
Extrait de Liebig..................	19.10	55.41	4.23	21.26	274	0
Peptone, somatose, tropon plasmon	14.52	80.11	0.40	4.97	345	0

C'est également du procédé de conservation par la chaleur que relève celui employé pour conserver les viandes de volailles, oies, dindons, canards et poules, qui, après une demi-cuisson, sont mises à l'abri du conctact de l'air, en les plongeant dans la graisse du même animal. Ces préparations, connues sous le nom de confits d'oies, de dindes, etc., conservent ainsi leur bon goût pendant plusieurs années.

Au lieu de les préparer pour la cuisson, on peut aussi saler ces viandes ; et le résultat reste le même pourvu qu'elles soient également plongées dans leur graisse. Ces viandes ainsi préparées sont simplement placées dans des terrines ; et elles sont suffisamment mises à l'abri de l'air par la couche de graisse qui les recouvre.

La préparation par la chaleur peut être complétée par la dessication. C'est ce qui a lieu pour beaucoup de fruits : la prune, le raisin, la poire, la pêche, l'abricot, etc.

Après ces deux préparations successives, chaleur et dessication, ces fruits se conservent pendant longtemps ; et pour ainsi dire, sans précaution.

Je donne, comme pouvant être préparés par ces procédés, les fruits suivants :

Composition de certains fruits secs (pour 100 gr. en nature).

NOMS des fruits	EAU	MATIÈRES azotées	GRAISSE	SUCRE	GLUCOSE	EXTRAIT non azoté	Cellulose	CENDRES	Valeur en calories	
									à l'état sec	à l'état frais
I	II	III	IV	V	VI	VII	VIII	IX	X	XI
Pruneaux.	20.30	2.25	0.49	2.75	44.41	17.91	1.52	1.37	276	60
Poires....	29.41	2.07	0.35	0.84	29.13	29.67	6.86	1.67	238	40
Pommes..	27.05	1.28	0.82	3.60	42.83	16.06	4.99	1.57	246	60
Cerises...	49.88	2.07	0.30	»	31.22	14.29	0.61	1.63	197	60
Rais. secs.	32.02	»	»	»	54.56	7.48	1.72	1.21	248	
Corinthes.	14.35	»	»	2.58	53.32	15.80	»	2.68	287	80
Raisins de Damas..	22.29	»	»	1.48	61.88	»	»	1.65	254	

Comme on le voit, la valeur en calories de ces divers fruits est réellement très élevée.

Seules, les cerises restent au-dessous de 200 calories pour

100 grammes ; trois avoisinent 250, les poires, les pommes, et les raisins secs ; et trois autres, les raisins de Corinthe, ceux de Damas et les pruneaux, donnent entre 250 et 300 calories. Or, il est impossible de ne pas tenir compte de la valeur très élevée de ces aliments ; quand on pense que souvent on en prend une centaine de grammes comme dessert ; et qu'en outre, pour ceux qui se servent cuits, on leur ajoute toujours une certaine quantité de sucre pendant leur préparation.

Enfin, comme relevant du procédé de conservation par la chaleur, on peut citer les différents aliments compris sous le nom général de *charcuterie*, dont la plupart sont composés, au moins en partie, de viande de porc, et aussi les différentes *graisses* qui servent à la préparation de nos aliments.

Je réunis ces deux sortes d'aliments dans les tableaux suivants dont les éléments sont pris dans Alquier.

Charcuteries (ALQUIER).

VARIÉTÉS	EAU	Albuminoïdes	Corps gras	CENDRES	VALEUR en calories	Déchet total
Andouillettes grillées.......	52.10	22.86	24.83	0.21	319	0
Boudin grillé..............	29.80	28.13	40.79	1.28	484	0
Cervelas.......	24.18	23.93	45.92	5.97	512	0
Chair à saucisse.	49.20	17.90	32.50	3.40	367	0
Confit de porc, boîte de 1 k. : Viande............ 53 %	55.20	32.78	9.93	2.09	229	0
Graisse. .... 47 %						
Fromage de hure............	42.50	20 51	38.85	3.14	390	12.10
Galantine (porc, veau, volaille.	48.50	42.58	6.42	2 50	239	0
Gélatine	13.60	84.20	0.10	0.10	360	0
Pâté de foie gras...........	40.62	16.80	40.36	2 22	432	0
— de porc........	27.48	18.05	52.17	2.30	543	0
— de lièvre.......	48 60	30.72	17.99	2.69	292	0
Pied grillé.................	45.00	34.57	19.77	0.66	324	»
Saucisses Boissand (1)......	44.80	15.70	36.20	3.30	390	0
Saucisses	39.38	17 13	39.69	3.80	427	0
Rillettes.	17.45	22.17	56.62	3.26	600	0
Saucisson d'Arles........ ..	17.20	24.90	50.60	7.30	427	3.85
— de Lyon.........	21.07	38.21	35.90	4.88	483	6.50
— mortadelle.......	58.07	18.93	19.00	4 00	250	4.15
— de porc..........	39.80	13.80	44.20	2.20	454	2.00

La plupart des charcuteries sont préparées par la cuisson qui les a privées d'une partie de leur eau. Ce n'est, en effet, qu'exceptionnellement que celle-ci arrive à 50 % dans leur composition, et souvent même elle n'arrive pas à 40 %. Au contraire, les albuminoïdes sont augmentés. Ils dépassent souvent 20 % et même atteignent 30 %.

Peu de charcuteries contiennent moins de 10 % de corps gras et beaucoup dépassent 30 %.

Les matières salines sont plus élevées que dans les viandes dont proviennent ces préparations, à cause du chlorure de sodium que l'on y ajoute. Aussi la plupart en contiennent plus de 2 % et 3 % et quelques unes dépassent même 5 %. Quant à leur valeur en calories, elle est forcément très élevée, et en rapport surtout avec leur richesse en matières grasses. Quelques-unes à peine restent au-dessous de 300 calories pour 100 grammes, la plupart varient entre 300 et 400 calories, et quelques-unes dépassent 500.

En somme, les charcuteries constituent en général des aliments riches au double point de vue des albuminoïdes et de leur valeur calorifique ; et c'est là un point qu'il est d'autant plus important de signaler, qu'on semble l'ignorer. Ces aliments, en effet, servis le plus souvent comme hors-d'œuvre, paraissent pouvoir être négligés, quand on fixe un régime. Or, je viens de le montrer, à poids égal, ils ont une valeur nutritive double de ceux qui sont cependant considérés comme les plus nourrissants.

C'est là une première raison pour se montrer réservé dans leur usage dans les conditions ordinaires, surtout pendant l'été où la valeur de nos aliments doit être diminuée. Mais, de plus, quoique se conservant pendant un certain temps, leur conservation peut laisser à désirer ; et leur valeur en albuminoïdes et surtout en corps gras, donne facilement lieu dans ces conditions, à des produits toxiques.

Les accidents de botulisme produits par les boudins, les saucisses, les cervelas et les saucissons ne se comptent plus. Leur altération, au début, est facilement masquée par les épices qui entrent dans leur composition ; et elle n'est facilement constatée que lorsqu'elle arrive à un certain degré.

Enfin, il faut ajouter que leur mode de préparation prête facilement à la fraude ; et que trop souvent ce ne sont que les débris des diverses viandes qui entrent dans leur composition.

Graisses animales. — Pauvres en substances albuminoïdes et en matières salines, les corps gras des trois animaux de boucherie, bœuf, mouton et porc, constituent par contre des aliments de première valeur au point de vue calorifique. Les 100 grammes donnent toujours plus de 700 calories, ainsi qu'il résulte du tableau suivant :

Graisses animales.

ORIGINES	EAU	Albuminoïdes	Corps gras	CENDRES	VALEUR en calories	DÉCHET
Graisse de bœuf	11.83	2.67	85.84	0.16	773	0
Graisse de mouton.........	10.48	1.57	87.81	0.14	791	0
Graisse de porc............	10.61	3.09	86.16	0.14	783	0
Saindoux..................	4.80	1.10	94.00	0.10	844	0
Graisse des os de bœuf.....	»	0.15	8.85	0.11	80	»
Rôtissage du bœuf.........	»	0.45	11.12	0.13	101	»

Ces graisses extraites des tissus adipeux, en les soumettant à l'ébullition dans l'eau, sont ainsi, pendant cette préparation, débarrassées d'une partie des substances gélatineuses provenant du tissu conjonctif ; et ensuite d'une partie de leur eau par le refroidissement. Elles ne contiennent guère que de 1 à 3°/₀ d'azotés et de 5 à 10 °/₀ d'eau.

Contrairement à ce qui a lieu pour le beurre, elles ne sont pas prises en nature. Mais, de même que lui et les huiles, elles servent à la préparation des aliments ; et, par leur haute valeur calorifique, elles augmentent ainsi et de beaucoup la valeur nutritive de ces derniers.

Privées pendant leur préparation par la chaleur d'une partie de leur eau et ainsi antiseptisées, elles peuvent se conserver assez longtemps. Mais cependant cette conservation demande une certaine surveillance. Laissées à l'air libre, surtout quand elles sont restées assez riches en eau et en matières albuminoïdes, elles rancissent facilement et peuvent ainsi devenir la cause de certains accidents.

MODIFICATIONS SUBIES PAR NOS ALIMENTS PENDANT LEUR PRÉPARATION

Généralités. — Ces modifications sont des plus importantes ; et nous elles intéressent au double point de vue de la *valeur nutritive* et de la *digestibilité.*

Pour beaucoup de nos aliments, la cuisson entre pour la plus grande part dans leur préparation ; mais d'autres soins doivent la compléter. Quelques-uns la précèdent : tels sont, la nécessité de débarrasser des viscères les volailles et les poissons, ainsi que l'épluchage des légumes ; d'autres la suivent : tels sont, les principaux genres d'assaisonnement.

Or, toutes ces opérations ont pour conséquence forcée de modifier la *valeur nutritive* de nos aliments. Le plus souvent, la cuisson diminue la valeur nutritive d'une quantité donnée d'aliments ; mais, au contraire, elle l'augmente pour le même poids.

Le rôtissage, par exemple, fait perdre au bœuf environ 25 %, de son poids, sur lesquels 10 % sont constitués par les corps gras. La valeur nutritive de 100 grammes de bœuf est donc ainsi diminuée de ces 10 grammes de corps gras. Mais ces 100 grammes sont ramenés à 75 grammes par le rôtissage ; et 100 grammes de bœuf rôti ont une valeur nutritive supérieure à 100 grammes de bœuf cru.

Le rôtissage fait donc perdre au bœuf une partie de sa valeur nutritive et il augmente cette valeur pour le même poids. Il en est de même, du reste, pour les autres viandes, veau, mouton, porc, volaille ; et cela, bien entendu, d'une manière d'autant plus marquée que ces viandes sont plus riches en corps gras.

L'ébullition conduit aux mêmes résultats que le rôtissage. Toutes les viandes et aussi toutes les substances végétales bouillies ont perdu une partie de leurs éléments nutritifs, consistant surtout en corps gras pour les premières et en substances amylacées pour les secondes. Leur valeur nutritive et surtout leur valeur calorifique sont donc diminuées. Il est vrai que dans la cuisson par l'ébullition dans un liquide, les parties alimentaires perdues restent dans ce liquide et peuvent être utilisées. Mais viandes et légumes ne les ont pas moins perdues.

Par contre, d'autres procédés de cuisson augmentent la valeur des aliments. Tels sont, la cuisson à la poêle, la friture, et surtout les ragouts. Dans ces procédés, en effet, viandes et légumes se pénètrent des corps gras dans lesquels ils baignent, et qui remplacent en partie l'eau qu'ils perdent. Leur valeur calorifique est donc ainsi doublement augmentée.

Or, je n'ai envisagé jusqu'à présent que la valeur nutritive de la viande ou des légumes en eux-mêmes ; mais la préparation peut changer bien autrement la valeur d'un aliment, si au lieu de ne considérer que l'action de la cuisson, je comprends dans le mot de préparation tout ce qu'il peut comporter dans le langage culinaire.

Nos habitudes, créées par nos goûts de plus en plus recherchés, ont souvent transformé en plats très nutritifs, les aliments, qui, par leur nature, le sont le moins. L'épinard, par exemple, est un légume bien peu nutritif par lui-même ; mais il le devient beaucoup, tel qu'il est le plus souvent servi sur nos tables. A l'épinard, en effet, ont été ajoutés des corps gras, du sucre et souvent aussi du lait, dont l'eau peut s'évaporer, mais qui laisse sa caséine, son beurre et sa lactose. Enfin, il est fréquent de le servir également avec des œufs durs. De sorte que ce plat, qui semblait ne devoir pas compter dans le bilan de la ration, est devenu en réalité un plat riche au double point de vue des aliments constitutifs et calorifiques.

Il en est, du reste, plus ou moins ainsi de la plupart des légumes, même quand nous les mangeons simplement en salade. Nous mettons facilement une dizaine de grammes de corps gras pour les assaisonner, ce qui souvent double ou même triple leur valeur calorifique.

Nous le voyons, la valeur nutritive des aliments peut donc être considérablement modifiée par les divers modes de préparation ; et l'importance de ces modifications est encore augmentée par cette considération qu'elles peuvent se produire en sens inverse. Tandis que certains modes de préparation augmentent la valeur nutritive, d'autres la diminuent.

Quoique la question ait été moins étudiée, on a déjà cependant constaté des différences notables en ce qui concerne la *digestibilité*. Certains faits établissent nettement l'importance que peut prendre à cet égard le mode de préparation pour le même aliment.

D'une manière générale, on peut estimer que les modes de préparation qui augmentent la richesse d'un aliment en corps gras diminuent sa digestibilité ; et, au contraire, que ceux qui ont pour résultat de diviser l'aliment doivent l'augmenter.

En s'en tenant au temps que met un aliment pour quitter l'estomac, l'expérimentation et l'observation nous fournissent quelques utiles indications.

L'œuf cru ne restérait que 1 heure 1/2 dans l'estomac, tandis que l'œuf cuit à la coque y séjournerait 2 heures 1/4, et l'œuf frit ou dur pendant 3 heures 1/2. Les pommes de terre frites ne passeraient que 2 heures 1/2 dans l'estomac ; et les bouillies 3 heures 1/2. Le bœuf grillé, 3 heures ; et le bœuf frit 4 heures. Le porc salé cru ou cuit, pendant 3 heures également ; et le porc frit, pendant 4 heures 15.

Evidemment la durée de séjour dans l'estomac ne constitue qu'un des divers éléments propres à faire apprécier le degré de digestibilité. Pour l'évaluer exactement, il faudrait connaître surtout le temps que met ensuite le bol stomacal pour être rendu en totalité propre à l'absorption ; et cette indication nous manque. Mais ce que nous savons, ne doit pas moins suffire pour bien nous prouver, que le mode de préparation a sûrement une influence, et assez marquée, sur la facilité plus ou moins grande avec laquelle agiront sur les aliments les divers liquides digestifs.

Tout ce qui précède doit donc nous conduire à cette importante conclusion, que si déjà, comme nous l'avons vu, les divers procédés de conservation des aliments ont pu modifier leur valeur nutritive, il en est également ainsi et probablement dans une plus large proportion, de leurs divers moyens de préparation. Or, de cette constatation découle forcément cette conséquence, que pour approcher de plus près l'évaluation des quantités d'aliments nécessaires pour couvrir nos divers besoins, on ne saurait plus désormais s'en tenir aux quantités d'aliments évalués en les considérant à l'état naturel et avant toute préparation.

La valeur des aliments en substances azotées et en calories a toujours été donnée, bien entendu, en les considérant dans leur état naturel et cru. C'est là ce que nous donnent les analyses chimiques ainsi que les tables de leur valeur en calories ; et c'est d'après ces deux données, ainsi évaluées, qu'ont été fixées le plus souvent les quantités correspondant aux diverses rations. Or, outre une première modification dépendant du déchet intestinal et qui a été déjà appréciée, il devient indispensable, en outre, de tenir compte, ainsi que je viens de le faire, des modifications dues aux divers procédés de conservation et surtout des modifications, encore plus dignes d'être connues, parce qu'elles portent sur la totalité des aliments, qui dépendent du mode de leur préparation.

Ce sont ces dernières modifications, surtout en ce qui concerne la valeur nutritive, que je vais essayer d'évaluer, au moins autant que l'état de nos connaissances permet de le faire en ce moment. Ainsi, je pense, se trouvera justifiée l'étendue que je vais donner à cette partie de ce traité.

Enfin, pour permettre une évaluation des aliments réellement ingérés, aux modifications subies par la préparation qui augmente ou diminue leur valeur, j'ai ajouté une indication d'ordre pratique, résultant de mes recherches personnelles, celle de leur *déchet*, comprenant la partie non ingérée. C'est là ce que, dans quelques travaux récents, on a désigné sous le nom de *rendement*.

Si nous prenons un poisson, par exemple, qui prêt à être frit pèse 125 grammes, il est intéressant de savoir quelle est la quantité de ces 125 grammes qui sera réellement ingérée, après en avoir déduit la tête, les arêtes, et ce qui leur reste adhérent. Le même genre d'évaluation, on le comprend, s'impose pour de nombreux aliments. Tels sont les volailles, les divers gibiers, et aussi certains légumes ou fruits dont nous rejetons toujours quelques parties.

Pour certains aliments ce genre de déchet est considérable, et dépasse en importance même les modifications dues aux modes de préparation qui paraissaient les plus dignes d'être connus.

L'utilité de ces recherches, je le répète, d'ordre purement pratique, ressortira, je l'espère, des résultats que je donnerai pour les divers aliments sur lesquels elles ont porté.

VIANDES DE BOUCHERIE

Leur composition selon les races, l'âge, les régions et les organes.

VIANDES DE BŒUF ET DE VEAU

Consommation générale de ces viandes. — La viande de bœuf est de beaucoup, de toutes les viandes, celle qui est le plus largement consommée. Celle de veau l'est sensiblement moins ; cependant sa consommation est encore fréquente. Elle occupe une place importante dans ce que l'on désigne sous le nom de *viandes blanches*, et que le public considère, à juste titre comme étant sous certain rapport moins nourrissante que les viandes d'adultes.

La consommation de la viande fournie par la race bovine s'est considérablement accrue en France dans le siècle dernier. Elle a triplé de 1830 à 1877, soit dans moins de 40 ans. Elle n'était que de 455 millions de kilogrammes en 1830 ; et elle s'est élevée à 1.300 millions en 1877. Je donne ci-dessous ces évaluations successives (1) :

1830....	454.680.412 kilog.	1867....	1.338.131.149 kilog.
1856....	876.506.900 —	1872....	1.104.117.957 —(2)
1862....	1.092.287.352 —	1877....	1.317.071.682 —

(1) *Dépopulation de la France*, Doin, Paris, 1896, p. 137.

(2) Cette diminution est expliquée par la perte de l'Alsace et d'une partie de la Lorraine.

Depuis, du reste, quoique plus lentement, cette consommation s'est encore accrue.

Ces quantités comprennent les viandes de bœuf, de vache et de veau. Or, d'une manière générale, la viande de veau représente la moitié de celles de bœuf et de vache réunies ; et celle de bœuf est environ d'un tiers supérieure à celle de vache.

COMPOSITION DE CES VIANDES EN GÉNÉRAL. — D'après Almen d'Upsal, cité par Dujardin-Beaumetz (1), la *composition moyenne* de cette viande, pour 100 grammes, serait la suivante : totalité des matières protéiques, 17gr,88 ; matières extractives, 1gr,95 ; graisse, 2gr,28 ; sels, 1gr,13 ; eau, 76,76.

D'après Moleschott, cité par le même auteur (2), les viandes de bœuf et de veau donneraient à l'analyse :

SUBSTANCES DIVERSES	BŒUF		VEAU	
Albumine soluble et hématine........	2.25		2.27	
Musculine et analogues..............	15.21	20.67	14.36	21.64
Matières gélatineuses par la coction ...	3.21		5.01	
Graisse.....................	2.87		2.56	
Extractif....................	1.39		1.27	
Créatine	0.07		»	
Cendres....................	1.60		0.77	
Eau	73.89		73.75	

Enfin, d'après König, cité par Gautier (3), la composition moyenne de 42 analyses de viande de bœuf serait : albuminoïdes, 20,96 ; graisse, 5,41 ; autres matières non azotées, 0,46 ; sels, 1,14 ; eau, 72,03.

D'après le même auteur, pour la *vache*, en réunissant les moyennes des viandes maigres et des grasses, je trouve : albuminoïdes, 20,20 ; graisse, 5,74 ; autres matières non azotées, 0,22 ; sels, 1,69 ; eau, 73,65.

Enfin, pour le *veau*, les moyennes faites de la même ma-

(1) Dujardin-Beaumetz, p. 298.
(2) Dujardin-Beaumetz, p. 295.
(3) Gautier. *Alimentation*, 1908, p. 142.

nière, deviennent les suivantes : albuminoïdes, 19,27 ; graisse, 4,12 ; autres matières non azotées, 0,03 ; sels, 0,91 ; eau, 75,57.

Je réunis ces trois séries de moyennes dans le tableau suivant, en y joignant leur valeur en calories, calculée d'après les coefficients arrondis.

SUBSTANCES	BŒUF	VACHE	VEAU	MOYENNE
Albuminoïdes...............	20.96	20.20	19.27	20.14
Graisse.	5.41	5.74	4.12	5.09
Matières non azotées.........	0.46	0.22	0.03	0.24
Sels.......................	1.14	1.69	0.91	1.25
Eau.......................	72.03	73.65	75.57	74.08
Calories...................	153 »	152 »	133 »	146 »

D'autre part, la valeur en calories de ces viandes moyennes serait d'après l'analyse donnée par Almen, 110 calories ; et, par Moleschott de 129 pour le bœuf, et de 134 pour le veau.

Je rappelle, après ces évaluations, une remarque sur laquelle j'ai déjà insisté plusieurs fois : c'est le rapport inverse de la quantité d'eau et de corps gras. Ces derniers, n'augmentent qu'en diminuant la proportion de l'eau.

Mais, de plus, je fais les remarques suivantes, sur lesquelles j'aurai à revenir ; c'est que, d'une part, les quantités de substances albuminoïdes, restent sensiblement les mêmes, soit qu'il s'agisse des différentes analyses, soit qu'il s'agisse des divers représentants de la race bovine : bœufs, vaches, ou veaux ; et, d'autre part, que la différence en calories si marquée, que j'ai signalée, n'est due qu'à la différence des corps gras.

Ceux-ci varient de 2,28 à 5,41 % en s'en tenant au bœuf. Quant aux substances albuminoïdes, elles oscillent sur le chiffre de 20 % sans descendre au-dessous de 19 % et sans dépasser 21 %.

C'est là un point capital pour la question qui nous occupe. Nous devrons donc retenir désormais qu'au moins pour les trois représentants de la race bovine, les matières albuminoïdes sont sensiblement de 20 % ; et que la différence de leur valeur en calories ne peut provenir que de leur richesse en corps gras.

Variations de composition de la race bovine, suivant les quantités de corps gras. — M. Sidersky a bien voulu traduire pour le Congrès d'hygiène alimentaire (1906) de Paris, les analyses, depuis longtemps souvent utilisées, de König ; et je lui emprunte les chiffres suivants dont je viens, du reste, déjà de me servir.

ANIMAUX État d'engraissement	NOMBRE d'analyses	EAU	MATIÈRES azotées	GRAISSE	EXTRAIT non azoté	CENDRES	VALEUR en calories
Bœufs très gras......	11	53.05	16.75	29.28	»	0.92	347
Bœufs gras..........	42	73.03	20.96	5 41	0.46	1.14	153
Bœufs maigres.......	13	76.37	20.71	1.74	»	1.18	119
Vaches grasses.......	9	70.96	19.86	7.70	0.41	1.04	178
Vaches maigres......	4	76.35	20.54	1.78	0.01	1.32	119
Veaux gras..........	9	72.31	18.88	7.41	0.07	1 32	161
Veaux maigres.......	4	78.84	19.86	0.82	»	1.33	106

L'importance des conclusions à tirer de ces analyses est encore augmentée, outre la valeur que leur donne leur auteur, par ce fait qu'elles ont été faites par le même chimiste et forcément par les mêmes procédés. De nouveau, ces faits s'en dégagent : d'abord, que les corps gras n'augmentent qu'au détriment de l'eau et dans des proportions qui s'en rapprochent beaucoup ; et, ensuite, que si les azotés suivent la même loi, ce n'est que dans des proportions beaucoup plus faibles. Celles-ci, pour le bœuf, vont de 17 à 21 ; pour la vache, de 19 à 21 ; et pour le veau, de 19 à 20. Nous pouvons donc conclure que la race bovine, malgré de très grandes variations de sa matière grasse, conserve, au point de vue des albuminoïdes une richesse, qui, en pratique, peut être considérée comme constante, en lui donnant comme moyenne 20 %.

Par contre, sa valeur calorifique peut varier dans des proportions considérables. Dans les analyses citées, les différences s'étendent de 119 calories, pour 100 grammes, à 347, et toujours en rapport avec la richesse en corps gras. Il sera donc important, quand on voudra apprécier la valeur de ces aliments à ce point de vue, de tenir compte de l'état plus ou moins gras des animaux qui les ont fournis.

Viande de bœuf (pour 100 gr. ingérés).

PARTIES DE L'ANIMAL	EAU	Albuminoïdes	Corps gras	CENDRES	VALEUR en calories	DÉCHETS 0/0
Aloyau	62.73	18.82	17.43	1.02	236	20.74
Aloyau (faux filet)	60.94	15.80	22.29	0.97	266	22.50
Collier	71.56	21.06	6.30	1.08	146	27.52
Côtes	64.80	18.80	15.50	0.68	219	»
Culotte	65.93	20.19	12.85	0.77	201	23.23
Epaule et surlonge	68.54	19.57	10.79	1.10	180	17.40
Flancs bavette	62.20	18.10	17.86	0.90	245	29.30
Flanchet	59.30	18.70	21.10	0.90	268	5.17
Jambe de devant	70.57	21.12	7.37	0.94	156	37.09
— de derrière	69.60	20.70	8.70	1 »	166	55.40
Paleron	70.83	20.77	7.34	1.06	154	23.06
Plates-côtes	57.82	17.68	24.09	0.91	290	19.66
Plat de joue	70.17	20.05	8.74	1.09	164	19.22
Poitrine	53.66	14.60	31 »	0.74	339	22.63
Rond	67.75	20.65	10.50	1.10	182	»
Quartier de devant	62.50	17.70	18.90	0.90	244	20.60
— de derrière	62.50	18.60	18.30	0.90	246	16.30
Moyennes	64.74	18.87	15.29	0.94	218	23.98

Viande de vache.

	EAU	Albuminoïdes	Corps gras	CENDRES	VALEUR en calories	DÉCHETS 0/0
Aloyau	72.49	19.29	7.12	1.10	146	20.74
Collier	74.53	21.18	3.22	1.07	119	27.52
Jambe	75.15	20.50	3.35	1 »	117	46.25
Joue	68.38	19.26	11.37	0.99	184	»
Paleron	73.41	21.44	4.04	1.11	128	21.32
Poitrine	72.65	21.55	4.80	1 »	135	22.63
Tranche	73.21	21.90	3.65	1.14	127	»
Vache	72.83	20.73	5.38	1.06	135	27.69
Bœuf et vache	68.78	19.80	10.83	1 »	176	25.83

Viande de veau.

	EAU	Albuminoïdes	Corps gras	CENDRES	VALEUR en calories	DÉCHETS 0/0
Carré	70.47	19.94	8.44	1.15	160	26.44
Collet	73.09	19.26	6.64	1.01	141	31.50
Basses-côtes	73.80	19.40	5.80	1 »	135	19 »
Côté avec rognons	71.30	19.60	8.10	1 »	156	22.60
Cul	71.63	20.44	6.83	1.10	148	18.73
Cuisseau	62.60	20.10	16.20	1.10	230	31.60
Epaule	67.24	20.66	10.96	1.14	186	24 »
Ventre	66.90	19.40	12.70	1 »	196	»
Jarret de devant	74.45	19.52	4.06	0 97	120	40.40
— de derrière	74.60	19.97	4.45	0.98	125	61.10
Louge	69.50	19.40	10 »	1.10	172	18.26
Louge avec rognons	74.77	14.61	9.46	1.16	147	9.10
Poitrine	67.99	22.50	11.15	1.07	184	29.41
Quartier de devant	71.70	19.40	8 »	0.90	154	24.50
— de derrière	70.90	19.80	8.30	1 »	159	20.70
Moyennes	70.78	19.73	8.74	1.02	171	26.21

Variations d'après les régions, le sexe et l'âge. — Les mêmes observations doivent être faites en ce qui concerne les diverses régions du même animal. Nous trouvons à cet égard des documents des plus complets dans le remarquable et consciencieux mémoire que M. Alquier a présenté au Congrès international d'alimentation de Paris. Je lui emprunte les indications suivantes. (Voir le tableau de la page 342 et le suivant.)

PARTIES DE L'ANIMAL	EAU	Albuminoïdes	Corps gras	CENDRES	VALEUR en calories	DÉCHETS %
Abats de Bœuf						
Cervelle...........	80.60	9.00	9.30	1.10	122	»
Cœur............	68.47	18.50	12.11	0.90	181	4 18
Foie.............	71.44	21.82	5.22	1.52	140	7.30
Langue...........	70.80	19.00	9.20	1.00	163	16.25
Moelle des os (1)...	3.34	1.95	92.67	2.04	836	0
Poumon..........	78.56	18.07	2.30	1.07	98	»
Queue...........	72.50	21.33	5.16	1 01	137	»
Rognon..........	80.10	13.42	4.83	»	100	19.90
Moyennes......	74.64	15.39	6.87	1.10	134	11.84
Abats de Veau						
Cervelle...........	80.96	9.02	8.64	1.38	116	0
Cœur............	72.84	15.88	10.15	1.03	159	0
Foie.............	72.32	21.22	7.13	1.43	135	0
Langue...........	77.57	17.56	3.66	1.21	108	0
Pied.............	66.27	25.68	7.45	0.60	176	»
Poumon..........	77.40	18.05	3 32	1.23	107	0
Ris.............	70.00	28.00	0.40	1.60	123	0
Rognons..........	75.15	18.38	5.19	1.28	125	0
Moyennes.......	74.06	19.22	5.75	1.22	131	
Bœuf et veau....	74.35	17.30	6.31	1.16	132	11.84

Conclusions sur les viandes de la race bovine. — 1° En ce qui concerne les *albuminoïdes*, les parties musculaires arrivent à une proportion moyenne de 20 % environ. Celles de la vache et du veau, moins riches en matières grasses, sont un peu plus azotées que celles du bœuf.

(1) La moelle des os n'est pas comprise dans ces moyennes.

D'une manière générale, les abats, comprenant une partie des viscères, sont moins riches. Leur moyenne n'arrive qu'à 17 °/₀ ; et, de plus, tandis que les écarts sont peu marqués pour les parties musculaires, ils le sont davantage pour les abats.

Je dois signaler à cet égard : la pauvreté de la cervelle qui n'atteint pas 10 °/₀ ; celle de la moelle des os qui n'arrive qu'à 2 °/₀ ; et, au contraire, le pied de veau qui dépasse 25 °/₀ ; et surtout le ris de veau atteignant 28 °/₀, ce qui en fait, parmi les aliments naturels, l'aliment le plus riche en substances albuminoïdes.

2° En ce qui concerne les *corps gras,* la moyenne générale avoisine 10 °/₀ pour les parties musculaires ; mais nous trouvons ici de grandes différences selon qu'il s'agit du bœuf, qui dépasse 15 °/₀, du veau qui reste au-dessous de 10 °/₀ et surtout de la vache qui descend à 5 °/₀.

Les abats, comme moyenne, restent entre 6 à 7 °/₀ ; mais, de nouveau, il faut signaler de grands écarts. Tandis que la moelle des os atteint à la proportion énorme de près de 93 °/₀, le poumon arrive à peine à 2 °/₀ et le ris de veau a moins de 1 °/₀.

3° En ce qui concerne la *valeur en calories,* on le conçoit, et les tableaux en donnent la démonstration évidente, elle suit la richesse en corps gras.

La moyenne des viandes musculaires du bœuf, dépasse largement 200 calories, celle du veau dépasse encore 150 calories, et celle de la vache reste sensiblement au-dessous de ce dernier chiffre. Aussi, la moyenne générale de la race bovine, pour le tissu musculaire, reste-t-elle à 170 calories environ.

La même influence des corps gras sur la valeur en calories se retrouve dans les abats. Le poumon dont la proportion en corps gras, ne dépasse guère 3 °/₀, n'arrive guère qu'à 100 calories ; le ris de veau n'arrive à 125 calories que grâce à sa richesse exceptionnelle en albuminoïdes ; tandis que la moelle des os dépasse 800 calories.

4° Alquier a compris dans les *déchets,* les parties retranchées de ces viandes avant de les livrer à la cuisson, et aussi celles qui, après la cuisson, ne sont pas comestibles, telles que les os, les tendons, les aponévroses. C'est là une évaluation des plus importantes ; et on ne saurait trop louer cet auteur de l'avoir donnée. Elle a un intérêt pratique considérable ; et on verra que je l'avais si bien compris, que depuis de longues années je me suis livré à cet égard à un grand nombre d'observations portant sur la presque totalité de nos aliments.

Or, il est évident que les déchets, ainsi compris, doivent être plus élevés pour les parties musculaires accompagnées de leur os et de leur partie fibreuse que pour les abats comprenant surtout les viscères. Aussi, tandis que pour les parties musculaires la proportion moyenne dépasse un peu 25 %, elle ne dépasse que de peu 10 % pour les abats.

5° En ce qui concerne les *matières minérales*, résultant de l'incinération et prises ainsi dans leur ensemble, on peut voir combien faibles sont les écarts. Aussi, quelle que soit la nature de ces viandes, on peut admettre que ces matières, pour les parties molles, sont, sans grands écarts, de 1 %.

Quant à la composition de ces matières minérales, on la trouvera étudiée dans le premier volume de ce traité (pages 179 et 180.

6° En ce qui concerne la *valeur nutritive générale* de l'ensemble des viandes de la race bovine, on voit donc que si, au point de vue pratique, on peut les considérer toutes, en envisageant les parties molles et comestibles comme pouvant donner par leur usage alternatif de 18 à 20 grammes de substances albuminoïdes pour 100 grammes, il y a une différence à faire pour ce qui concerne la valeur calorifique.

Pour cette dernière, et nous savons de quelle importance elle est dans l'évaluation de la ration, il faut savoir que les viandes de veau et surtout de vache sont dans un état d'infériorité très marquée.

Au point de vue de la valeur en calories, il n'est pas indifférent d'ingérer 100 grammes de bœuf ou 100 grammes de vache : les premiers nous donneront plus de 200 calories et les autres n'arriveront pas à 150. Pour obtenir les 218 calories fournies par 100 grammes de bœuf, il faudrait prendre 160 grammes de viande de vache.

7° Enfin, je crois utile de faire remarquer la concordance qui découle de cet examen entre les quantités relevées dans ces tableaux, et celles qui m'ont servi pour constituer mes divers types de régime.

J'ai admis pour une *portion* de viande désossée, une quantité de 100 gr.; comme albuminoïdes, 18 grammes ; comme corps gras, 10 gr.; et, comme valeur en calories, 200 gr. Or, d'une part, la concordance est tout-à-fait exacte pour les albuminoïdes et les corps gras ; et si la valeur en calories moyenne, en supposant un usage alternatif, reste un peu au-dessous de 200 calories, il faut tenir compte qu'assez souvent ces viandes sont mangées en ragoûts ; et que, dès lors, aux corps gras qu'elles contiennent naturellement, il faut ajouter ceux qui leur sont ajoutés pour leur préparation.

VIANDES DE LA RACE OVINE

Composition moyenne des viandes de cette race. — D'une manière générale, la viande de mouton est un peu moins riche en albuminoïdes que la viande de bœuf. Mais, par contre, elle l'est beaucoup plus au point de vue des corps gras ; ce qui augmente d'une manière marquée son pouvoir calorifique. De plus, nouvelle confirmation du rapport inverse des corps gras et de l'eau, cette dernière ne figure dans sa composition que dans des proportions sensiblement moindres.

C'est ce qui va ressortir des analyses suivantes.

Sidersky (1), reproduisant les chiffres de König, donne les proportions suivantes, sur 100 grammes de viande : *mouton très gras* : eau, 47,40 ; matières azotées, 16,62 ; graisse, 37,34 ; cendres, 0^{gr},93. Pour le *mouton ordinaire* : eau, 75,99 ; matières azotées, 17,11 ; graisse, 5,77 ; cendres, 1,33.

De son côté, A. Gautier donne d'abord l'analyse personnelle suivante :

Mouton moyen : eau, 74,9 ; albuminoïdes, 17,52 ; graisse, 5,23 ; autres matières non azotées, 0,40 ; matières extractives, 0,49 ; sels, 1,25.

De plus, il cite les analyses suivantes résultant de moyennes :

Moyenne de viande très grasse de mouton, d'après König, Moser et Atwater : eau, 53,31 ; albuminoïdes, 16,62 ; graisse, 28,61 ; autres matières non azotées, 0,54 ; sels, 0,93.

(1) *Revue de la Société d'Hygiène alimentaire*, 1906, n° 2, p. 95. Composition chimique des matières alimentaires, d'après **König**.

Viande de mouton moyen d'après Mène et Petersen : eau, 75,99 ; albuminoïdes, 17,11 ; graisse, 5,77 ; sels, 1,33.

Comme on le voit, cette dernière moyenne concorde si exactement avec celle de König donnée par Sidersky ; qu'il est difficile de ne pas lui considérer la même origine.

Je réunis ces différentes analyses dans le tableau suivant, en y ajoutant la valeur en calories :

PROPORTION DES CORPS GRAS	EAU	Albuminoïdes	GRAISSE	SELS ou cendres	VALEUR en calories	AUTEURS DES ANALYSES
Moutons gras...	47.40	16.62	37.34	0.93	419	Konig.
	53.31	16.62	28.61	0 93	340	Konig, Moser, Atwater.
Moyennes....	50.35	16.62	31.97	0.93	379	
Moutons maigres.	75.99	17.11	5.77	1.33	137	Konig.
	74.90	17.52	5.23	1.25	135	A. Gautier.
Moyennes....	75.45	17.31	5 50	1.29	136	

Les analyses de ces auteurs ont porté seulement sur la viande de mouton. Mais, de plus, les analyses réunies dans le mémoire si complet d'Alquier, nous permettent d'apprécier la composition de celle d'agneau, et de la comparer avec celle de mouton. Nous trouvons, en effet, parmi ces analyses, celle des quartiers de devant et celle des quartiers de derrière pour ces deux animaux. Or, en prenant la moyenne de ces deux quartiers, nous trouvons :

ANIMAUX	EAU	ALBUMI-NOIDES	GRAISSE	CENDRES	VALEUR en calories	DÉCHET total
Mouton..........	53.26	15.66	30.19	0.83	336	17.17
Agneau	58 »	18.55	22.45	1 »	280	17.15

Si donc, nous prenons les viandes qui ont servi à ces analyses, comme des viandes moyennement grasses, ainsi que semblent l'indiquer les proportions des corps gras, nous voyons, que, prises dans leur ensemble, les viandes que l'on peut considérer comme de bonne qualité, ne sont pas trop éloignées l'une de l'autre. L'agneau un peu moins riche en corps gras, contrairement à l'opinion publique, l'est un peu plus en albuminoïdes. La valeur calorifique de ces viandes suit, comme toujours, la richesse en corps gras; et, quant au déchet, il est pour les deux exactement le même.

Variations de composition des viandes de la race ovine suivant les régions et l'âge. — Les mêmes faits se retrouvent dans l'étude de la composition des différentes parties de l'animal, soit en ce qui concerne pour chacune d'elles, le rapport entre les azotés et les corps gras; soit en ce qui concerne leur comparaison entre le mouton et l'agneau. Les albuminoïdes et surtout l'eau, sont toujours en raison inverse des corps gras; et, au moins pour la plupart des parties, celle de l'agneau est moins riche en matières grasses, et, d'après les mêmes lois, plus riche en albuminoïdes.

C'est ce qui ressort des tableaux suivants, réunissant des indications prises dans le mémoire d'Alquier, et portant successivement sur les viandes du mouton, celles de l'agneau et sur les abats du mouton.

Viandes de mouton.

PARTIES DE L'ANIMAL	EAU	Albuminoïdes	Corps gras	CENDRES	VALEUR en calories	DÉCHET 0/0
Basses-côtes	50.90	14.60	33.60	0.90	362	21.30
Carré couvert (sans suif).	47.80	15.20	36.20	0.80	388	10 07
Collet	53.02	14.81	31.26	0.91	342	15.57
Côte (sans suif)....	53.60	15.80	29.80	0 80	333	18.06
Epaule............	60.22	16.92	21.97	0.89	268	19.80
Gigot (derrière)....	62.87	17.13	18.99	1.01	243	18.43
Jambes (devant et derrière).........	76.67	19.67	2.82	0.84	109	»
Plates-côtes........	48.20	14.20	36.80	0.80	389	19.40
Poitrine (haut de côtes).	42.59	14.13	42.55	0.73	440	17.18
Quartier de devant (moyen).	52.90	15.30	30.90	0.90	341	21.20
Quartier de derrière. (moyen).	53.63	16.02	29.48	0.77	332	13.15
	54.77	15.80	30.40	0.85	322	17.42

Viandes d'Agneau.

PARTIES DE L'ANIMAL	EAU	Albuminoïdes	Corps gras	CENDRES	VALEUR en calories	Déchet total
Carré...............	53.10	17.60	28.30	1 »	328	14.80
Collier.............	56.70	17.50	24.80	1 »	296	17 70
Côté (sans suif)....	62.53	16.78	19.46	1.23	245	19.30
Epaule.............	51.80	17.50	29.70	1 »	340	20.30
Gigot...............	58.60	17.80	22.60	1 »	269	13.80
Poitrine basses-côtes	56.20	19.20	23.60	1 »	293	19.10
Quartier de devant..	55.10	18.10	25 80	1 »	308	18.80
Quartier de derrière.	60.90	19 »	19.10	1 »	252	15.50
Moyennes......	56.87	17.93	24.17	1.03	290	17.41

Abats de Mouton.

PARTIES DE L'ANIMAL	EAU	Albuminoïdes	Corps gras	CENDRES	VALEUR en calories	Déchet total
Cœur.............	69.50	17 »	12.60	0.90	185	0
Foie...............	66.01	25.92	6.59	1.48	169	0
Langue............	67.44	14.38	17.18	1 »	215	0
Pied échaudé......	74.50	21.35	3.90	0.25	127	»
Poumon...........	76.47	19.85	2.48	1.20	107	»
Rognon...........	78.65	16.79	3.26	1.30	101	0
Moyennes.......	72.10	17.54	7.67	1.02	151	»

CONCLUSIONS RELATIVES A LA RACE OVINE. — 1° En ce qui concerne les *albuminoïdes*, les viandes de la race ovine sont en général un peu moins riches que celles de la race bovine. La moyenne du bœuf et de la vache adultes, nous donne 19,80 ; et celle du mouton n'est que de 15,80 % ; et tandis que celle du veau est de 19,73 % ; celle de l'agneau n'est que de 17,93 %.

2° En ce qui concerne *les corps gras,* nous les trouvons, au contraire, sensiblement supérieurs a ceux de la race bovine ; et, de nouveau, aussi bien pour les animaux jeunes que pour les adultes. Le bœuf et la vache nous donnent 10,83, le veau, 9,80 ; tandis que le mouton arrive à 30,40 % et l'agneau 24,17. Pour son ensemble, la race bovine n'atteint que 10,32 %, et la race ovine 27,28 %.

La race ovine est donc sensiblement plus riche en matières grasses que la race bovine. De plus, dans les deux races, les jeunes sont moins riches en ces substances que les adultes.

La différence est assez marquée pour la race ovine (30,40 et 24,17) ; et cela ne tend à s'effacer dans la race bovine que sous l'influence de la vache qui n'a que 5,38 %. Mais la différence serait encore plus marquée que dans la race ovine, si l'on ne tenait compte que du bœuf : on aurait 15,29 pour ces derniers, et seulement 8,74 pour les veaux.

Enfin, je l'ai déjà indiqué, l'augmentation des corps gras concorde toujours avec une diminution des albuminoïdes et surtout de l'eau.

Valeur en calories. — Elle suit d'une manière invariable, les corps gras. L'ensemble de la race bovine n'arrive qu'à 173 calories pour 100 grammes, et la race ovine à 306 ; le bœuf et la vache donnent 176 calories et le mouton 280 ; le veau en donne 171, et l'agneau 290.

Déchets. — Probablement sous l'influence de l'exagération du tissu adipeux, qui augmente les parties molles chez la race ovine, les déchets sont moindres chez elle que chez la bovine. Ces déchets ne sont que de 17 % pour la première, et ils dépassent 25 % pour la seconde.

Matières salines. — Elles restent sensiblement les mêmes dans les deux races, avec 1^{gr} % en moyenne ; et la différence, entre les adultes et les jeunes, est négligeable. Quant à la composition de ces matières salines, je pense qu'on peut s'en rapporter à celle des animaux de boucherie en général, donnée à la page 179 du premier volume.

Valeur nutritive en général. La comparaison de ces deux races nous conduit à cette conclusion, que d'une manière très marquée la race ovine à une valeur nutritive supérieure à celle de la race bovine. Si, en effet, la première est un peu inférieure au point de vue des aliments de constitution, soit des albuminoïdes, elle rachète cette petite infériorité par une valeur calorifique supérieure de plus d'un tiers. Je dois ajouter que ces mêmes conclusions propres à l'ensemble de ces deux races, se vérifient, quand on compare pour chacune d'elles, soit les jeunes, soit les adultes.

Ce qui précède, concerne les parties musculaires. Quant aux *abats*, leur comparaison donne des résultats variables, en ce qui concerne ces deux races. Néanmoins, ils prêtent cependant à des considérations dignes d'intérêt ; mais, pour éviter des redites, je n'en parlerai qu'après avoir vu la race porcine.

Composition de la viande de cheval, de mulet et d'âne. — Les viandes de la race chevaline et de l'asine se rapprochent beaucoup par la composition l'une de l'autre ; et probablement en partie à cause des conditions dans lesquelles elles sont livrées à la consommation, elles sont particulièrement pauvres en corps gras, ce qui d'une part tend à élever leur proportion en albuminoïdes, et, d'autre part, à élever leur richesse en eau.

Viandes de Cheval, d'Ane et de Mulet.

PARTIES DE L'ANIMAL	EAU	Albuminoïdes	Corps gras	CENDRES	VALEUR en calories	AUTEURS
Cheval						
Moyenne.........	74.27	21.71	2.55	1.01	131	Konig.
Collier.............	75.05	22.55	1.40	1 »	109	Alquier.
Aloyau.............	76.65	21.20	1.15	1 »	101	id.
Jambe { de devant... / de derrière .	75.32	22.47	1.27	0.94	107	id.
Moyennes.........	75.67	22.07	1.27	0.98	106	
Mulet						
Filet..............	74.20	22.86	2.13	0.81	117	Alquier.
Ane						
Filet..............	76.50	21.43	1.60	0.47	106	Alquier.
Moyennes de ces trois animaux.........	75.46	22.12	1.66	0.75	110	

Les animaux de ces deux races, en effet, ne sont pas élevés en vue de l'alimentation. Ce sont seulement l'accident et la vieillesse qui les conduisent à l'abattoir. Comme composition moyenne, Sidersky donne la suivante pour le cheval : eau,

74,27 ; matières azotées, 21,71 ; graisse, 2,55 ; extrait non azoté, 0,46 ; cendres, 1,01.

Le tableau précédent, dont les éléments sont tirés du mémoire d'Alquier, peut nous donner une idée en même temps de la composition de ces viandes et de leur valeur nutritive.

CONCLUSIONS SUR LES VIANDES DE LA RACE CHEVALINE ET DE L'ASINE. — 1° *Albuminoïdes.* — Dans toutes les analyses, ces substances sont supérieures à celles des trois races : bovine, ovine et porcine. Leur moyenne dépasse 22 °/₀ ;

2° *Corps gras.* — Ceux-ci, par contre, descendent plus bas que dans aucune autre viande de boucherie : ils ne dépassent guère 2 °/₀ ;

3° *Valeur en calories.* — Cette pauvreté en corps gras, malgré l'élévation des albuminoïdes, nous explique la faible valeur calorifique de cette viande dont les 100 grammes ne donnent guère plus de 100 calories ;

4° Les *matières salines* sont également inférieures. Elles n'arrivent qu'à 0^{gr},75 °/₀. Elle serait faible surtout chez l'âne, avec 0^{gr},47 °/₀. Ne faut-il pas voir dans cette faible minéralisation une conséquence de la qualité souvent inférieure de l'alimentation de cet animal, en général bien peu soignée.

Valeur nutritive en général. — Elle est réellement bien faible, en ce qui concerne la valeur calorifique. Cette viande ne se recommande donc qu'au point de vue des albuminoïdes.

Mais, par contre, elle me semble très indiquée, toutes les fois que l'on veut faire appel à ces derniers. C'est là une indication qui peut prendre une grande importance, aussi bien au point de vue de l'alimentation que de la thérapeutique.

VIANDES DE LA RACE PORCINE.

Composition générale. — D'après Moleschott, cité par Dujardin-Beaumetz (page 295), le porc aurait la composition suivante, qui évidemment concerne le porc maigre ; pour 100 gr.: musculine et analogues, 15,50 ; albumine soluble, 1,65 ; matière gélatineuse par coction, 4,08 ; soit 21,21 °/₀ de substances azotées ; graisse, 5,73 ; extractif, 1,29 ; cendres, 1,10 ; eau, 70,66.

De son côté, König donne les deux analyses suivantes :

Porc très gras (5 analyses) : eau, 47,40 ; matières azotées, 14,54 ; graisse, 37,34 ; cendres, 0,72.

Porc ordinaire (10 analyses) : eau, 72,57 ; matières azotées, 20,25 ; graisse, 6,81 ; cendres, 1,10.

Comme pour la race bovine et la race ovine, la porcine présente de grands écarts de composition, suivant l'état de son élevage. On peut, grâce à ce dernier, arriver à 40 °/₀ de corps gras, peut-être même dépasser cette proportion, ou laisser l'animal dans des conditions ordinaires avec seulement 5 à 6 °/₀ de cette substance. Mais, comme toujours, et c'est là, par conséquent une loi invariable, les corps gras ne sont augmentés qu'en diminuant proportionnellement le pourcentage de l'eau et aussi un peu celui des albuminoïdes ainsi que celui des matières salines. Cette loi ressortira une fois de plus du tableau suivant dans lequel je réunis les analyses de Moleschott et de König. Outre la valeur en calories, j'y ajoute les moyennes obtenues d'après les analyses des différentes parties de l'animal, données par Alquier.

ÉTAT DE L'ANIMAL		EAU	Albuminoïdes	Corps gras	Matières salines	VALEUR en calories	AUTEURS
Porc	maigre.	70.60	21.21	5.73	1.10	158	Maleschott.
	maigre.	72.57	20.25	6.81	1.10	163	Konig.
Porc	gras ...	47.40	14.54	37.34	0.72	409	Konig.
	gras ...	47.40	14.33	36.36	0.73	399	Alquier. (Moyenne).

Comme on le voit par ce tableau, l'augmentation des matières grasses due à l'élevage, fait plus que doubler la valeur calorifique de cette viande. Le pourcentage traduit, en sens inverse, une diminution des albuminoïdes et des matières salines. Mais, au moins, tel qu'il est pratiqué, l'élevage ne semble pas exercer une grande action sur les quantités *réelles* de ces deux sortes de substances. Ces substances restent presque stationnaires, pendant que les corps gras augmentent considérablement. Je reviendrai bientôt sur ce point.

23

Dans toutes ces questions relatives aux rapports différents entre les corps gras d'un part et d'autre part l'eau et les albuminoïdes, il y a lieu, en effet, de distinguer les différences réelles, de celles qui sont traduites par le pourcentage. Je le répète, je vais y revenir en traitant de la composition de toutes les viandes et en les comparant.

Variations de composition selon les régions. — La viande de porc, vu nos habitudes, est une des plus riches en *corps gras.* Cet animal, en effet, provenant surtout du petit élevage, est toujours engraissé avec soin avant d'être abattu. Dans beaucoup de ses parties, les corps gras dépassent 30 et même 40 %. Les côtes (couvertes) arrivent même à 65 %.

Par contre, quelques autres parties, hautes-côtes, jambon, n'arrivent pas à 30 % ; et le faux-filet reste à 13 %.

Bien entendu, les *albuminoïdes* sont en proportions inverses. Ils n'arrivent pas à 10 % pour les côtes (couvertes) et la poitrine ; et ils n'atteignent pas 15 % comme moyenne.

Viandes de Porc frais.

PARTIES DE L'ANIMAL	EAU	Albuminoïdes	Corps gras	CENDRES	VALEUR en calories	Déchet total
Côtes (couvertes)............	27.14	7.62	64.82	0.42	611	5.70
Epaule....................	50.90	13.98	34.32	0.80	366	18 64
Epaule et plates-côtes.......	43.33	14.09	41 88	·0.70	434	18.81
Côtelettes (carré)..........	51.22	15.79	32.45	0.54	357	19.83
Filet (faux-filet)...........	66.50	19.50	13 »	1 »	195	»
Hautes côtes (dégraissées)..	59 »	17.80	22.20	1 »	274	18 »
Hure...................	42.22	13.08	41.91	0.79	430	64.45
Jambon (sans os)..........	50.10	15.40	28.50	0.88	320	4.28
Jambon (avec os)	48.20	16.88	26.36	6 »[2]	307	14.15
Morceaux (milieu gorge)....	48.20	14 80	36.30	0.70	387	23.33
Poitrine (ventre)..........	32.54	8.73	58.24	0.49	557	15.76
Moyennes.............	47.40	14.33	36.36	0.73[2]	366	15.42[1]

1. Le déchet de la hure n'est pas compris dans cette moyenne
2. Le jambon avec os n'est pas compris dans cette moyenne.

La *valeur en calories*, en général si considérable pour cette viande, est donc due presque exclusivement aux corps gras. Cette valeur a pour moyenne 366 calories pour

100 grammes ; mais elle peut atteindre 600 calories et assez souvent dépasser 400. La viande de porc est donc surtout un aliment de calorification.

Le tableau précédent donne la composition des principales parties de cet animal.

Abats. — Les abats, ainsi que le montre le tableau suivant, sauf pour la queue que je n'ai pas comprise dans les moyennes, sont sensiblement moins riches en corps gras et aussi plus riches en azotés. Les premiers n'arrivent qu'à 11 % et les seconds atteignent 19 %. Quant à la valeur en calories, elles n'arrivent pas à 200. De tous les abats, c'est la couenne qui est la plus riche ; et, fait digne de remarque, elle est riche en même temps en albuminoïdes et en corps gras. Le pied vient après ; et c'est le poumon ; qui, comme pour les autres animaux, a la plus petite valeur nutritive.

Abats de Porc.

PARTIES DE L'ANIMAL	EAU	Albuminoïdes	Corps gras	CENDRES	VALEUR en calories	Déchet total
Cervelle....................	75.80	12.30	10.30	1.60	145	»
Cœur.....................	75.33	17.69	6.02	0.96	129	»
Foie......................	72.05	21.20	5.27	1.48	138	»
Peau (couenne)	46.30	30.40	22.70	0.60	333	»
Pied......	55.30	19.09	24.81	0.80	303	53.69
Poumon	78.40	17.20	3.22	1.48	102	»
Queue (1).................	**17.40**	**5.20**	**77.10**	**0.30**	**711**	**33.31**
Rognon...................	76.60	16.85	5.43	1.12	120	»
Moyennes..............	68.54	19.25	11.11	1 »	181	»

(1) La queue a été distraite de la moyenne à cause de sa grande richesse en corps gras.

CONCLUSIONS PRATIQUES SUR LA COMPOSITION DES VIANDES DE BOUCHERIE.

Je viens d'étudier successivement les différentes viandes de boucherie, au point de vue de leur composition ; et, par conséquent, à celui de leur valeur comme aliments ; nous pouvons donc maintenant les étudier dans leur ensemble ;

et, de leur comparaison, tirer quelques indications utiles à la pratique.

Pour faciliter cette étude, je donne leurs compositions moyennes dans le tableau suivant :

ANIMAUX	EAU	Albuminoïdes	Corps gras	MATIÈRES salines	VALEUR en calories	DÉCHETS
Bœuf......................	64.74	18.87	15.29	0.94	218	23.98
Vache.....................	72.83	20.73	5.38	1.06	135	27.69
Veau......................	70.78	19.73	8.74	1.02	171	26.21
Mouton....................	54.77	15.80	30.50	0.85	322	17.42
Agneau....................	56.87	17.93	24.17	1.03	290	17.41
Cheval, mulet et âne.......	75.46	22.12	1.66	0.75	110	»
Porc......................	47.40	14.33	36.36	0.73	366	15.42
Moyennes........ ...	63.26	18.50	17.43	0.91	230	21.35

Au point de vue des albuminoïdes, qui représentent surtout les aliments de *constitution*, ce sont les races chevaline et asine qui l'emportent. Leurs pourcentages dépassent toujours 20 %. Ce serait donc à ces viandes qu'il faudrait s'adresser, si l'indication à remplir ne portait que sur ces substances. Mais, en dehors de cette indication exclusivement formelle, même en admettant que cette viande fût de digestion facile, elle est réellement trop pauvre comme aliment de calorification, pour pouvoir lui donner la préférence. Si son bon marché la fait conseiller, il faut au moins, pour élever l'ensemble de ses propriétés nutritives, la servir en ragoût, ou du moins toujours accompagnée d'une certaine quantité de corps gras, qui, enplus, en la pénétrant, rendront sa digestion plus facile.

Il faut en dire autant de la viande de vache, dont la teneur en azotés dépasse également 20 %. Mais, de même que pour le cheval, cette élévation des azotés est expliquée par la faible quantité de corps gras, ce qui d'une part appauvrit sa valeur nutritive et d'autre part la rend de digestion difficile. Le veau vient ensuite avec 20 % environ d'azotés ; mais, de plus, avec des corps gras assez élevés, pour augmenter sensiblement sa valeur nutritive.

Le bœuf, qui vient après, n'arrive pas à 19 °/₀ d'azotés ; mais les corps gras, qui sont dans les environs de 15 °/₀, lui donnent une valeur nutritive très suffisante. Elle peut même en perdre une partie pendant la cuisson, et en conserver assez pour lui laisser une valeur calorifique moyenne.

Les autres viandes, celles de mouton, d'agneau et surtout celle de porc, sont encore assez riches en albuminoïdes ; mais elles ont surtout une grande valeur comme agent de calorification. Il serait même à craindre que cette grande quantité de corps gras nuisit à leur digestibilité, si la cuisson ne leur en faisait pas perdre une partie.

Mais, fait sur lequel je tiens à insister, la moyenne des différentes viandes nous donne 18,50 °/₀ d'albuminoïdes, quantité qui m'a servi de base pour mes régimes types.

Abats. — A côté de la partie musculaire de ces animaux, représentant leur plus grande partie, se place les *abats*, qui, par leur ensemble, constituent cependant encore une ressource importante pour l'alimentation.

On comprend sous ce nom surtout les viscères. Les principaux sont : la langue, l'intestin, le foie, le cœur, le poumon, les rognons et la cervelle. Or, ainsi qu'il résulte des compositions que j'ai données et aussi du tableau suivant qui en reproduit une partie, ces différents organes ont des valeurs nutritives bien différentes ; mais, circonstance qui facilite cette étude, ces compositions, d'une manière générale, dépendent plus de l'organe lui-même que de l'animal auquel il appartient.

C'est le *foie* qui est le plus riche en albuminoïdes ; et cela reste exact pour le bœuf, le veau, le mouton et le porc. Pour tous, le pourcentage dépasse 21 °/₀. Les corps gras varient entre 5 et 7 °/₀. Le *cœur* vient ensuite, variant de 16 à 18 °/₀ pour les albuminoïdes, et une moyenne de 10 pour les corps gras. La *langue* et le *poumon* arrivent après ; mais ce dernier est de beaucoup le plus pauvre en corps gras, qui restent pour lui avec une moyenne de 3 °/₀. Le *rognon* se place auprès des deux derniers au point de vue des azotés ; et il ne dépasse que de peu le poumon en corps gras. Il ne constitue qu'un aliment pauvre, se plaçant à cet égard à côté des poumons. Les deux ne dépassent guère 100 calories pour 100 grammes de leur poids.

ORGANES	ANIMAUX	EAU	Albuminoïdes	Corps gras	CENDRES ou sels	CALORIES
Cœur...............	Bœuf....	68.47	18.50	12.11	0.90	181
	Veau....	72.84	15.88	10.25	1.03	159
	Mouton..	69.50	17 »	12.60	0.90	185
	Porc....	75.33	17.69	6.02	0.96	129
Foie...	Bœuf....	71.44	21.82	5.22	1.52	140
	Veau. ..	72.32	21.22	7.13	1.43	135
	Mouton..	66.01	25.92	6.59	1.48	169
	Porc....	72.05	21.27	5.27	1.48	138
Langue.................	Bœuf....	70.80	19 »	9.20	1 »	163
	Veau....	77.57	17.56	3.66	1.21	108
	Mouton..	67.44	14.38	17.18	1 »	215
Poumon..............	Bœuf....	78.56	18.07	2.30	1.07	98
	Veau. ..	77.40	18.05	3.32	1.23	107
	Mouton..	76.47	19.85	2.48	1.20	107
	Porc....	78.40	17.20	3.22	1.18	102
Rognon..............	Bœuf....	80.10	13.42	4.83	»	100
	Veau....	75.15	18.38	5.19	1.28	125
	Mouton..	78.65	16.79	3.26	1.30	101
	Porc....	76.60	16.85	5.43	1.12	102
Cervelle..............	Bœuf....	80.66	9 »	9.30	1.10	122
	Veau. ..	80.96	9.02	8.64	1.38	116
	Porc....	75.80	12.30	10.30	1.60	145

Enfin, de tous ces organes, c'est la cervelle qui est de beaucoup la moins riche en albuminoïdes. Elle arrive seulement à une moyenne de 10 %, avec sensiblement la même moyenne pour les corps gras ; et si, grâce à ces derniers, sa valeur en calories dépasse un peu celle du poumon et du rognon, elle reste au-dessous de celle du cœur, de la langue et du foie.

Mais, je puis ici faire la même observation que pour les viandes proprement dites. Leur usage alternatif nous permet d'évaluer les albuminoïdes fournis par 100 grammes de chacun d'eux, environ à 18 %; et, si pour tous, sauf pour la langue de mouton, leur valeur calorifique reste au-dessous de 200 calories, il faut tenir compte que presque toujours ces aliments sont servis avec des corps gras ; et que, grâce à ces derniers, les 100 grammes de ces abats, ainsi préparés, arrivent facilement à 200 calories, quantité que j'ai attribuée, dans mes régimes types, au plat demandé au régime animal.

Nous avons vu que les corps gras, qui constituent le second élément du pouvoir nutritif des viandes, n'augmentent qu'en faisant baisser les albuminoïdes. Mais je dois une explication à cet égard.

Un animal qui engraisse ne perd ni son eau ni ses albuminoïdes, au fur et à mesure qu'il emmagasine les corps gras. Cette diminution n'est pas réelle ; elle n'existe je viens de le faire entrevoir, que dans le pourcentage. Pendant l'engraissement, l'eau et les albuminoïdes n'augmentent pas ou n'augmentent que de peu, mais ils ne diminuent pas.

L'exemple suivant va nous faire bien saisir cette différence.

Si nous supposons un animal maigre de 100 kilogs, ayant environ 5 % de corps gras, 20 % d'albuminoïdes et 70 % d'eau ; et que nous le conduisions à 35 % de corps gras, ce qui, d'après les données précédentes, comportera 15 % d'albuminoïdes et 50 % d'eau, la pratique nous montre que, grâce à une certaine alimentation, on pourra atteindre cette proportion de corps gras, dès que le poids total de l'animal sera arrivé à 135 ou à 140 kilogrammes.

Or, en rapportant le poids total de 135 kilogrammes au dernier pourcentage, nous trouverons 47^{gr}25 de corps gras, 67^{gr}50 d'eau et 20^{gr}25 d'albuminoïdes. C'est-à-dire que l'eau aura à peine diminuée, que les albuminoïdes seront restés les mêmes, et que les corps gras seuls se seront accrus de 42 kilogs 25.

Avec une alimentation plus azotée, il aurait fallu atteïndre 140 kilogrammes ; et, dans ce cas, le même pourcentage donnera 49 grammes de corps gras, 70 grammes d'eau et 21 grammes d'albuminoïdes. L'eau n'aura donc pas varié, les albuminoïdes n'auront augmenté que de 1 gramme, et seuls les corps gras se seront accrus de 44 grammes.

Ces calculs nous conduisent donc à cette conclusion, que j'ai déjà indiquée, que, dans l'engraissement, les albuminoïdes et l'eau sont en réalité peu modifiés. Ils restent sensiblement stationnaires, comme poids total et réel, pendant cette période. Seuls, leurs pourcentages diminuent. Les corps gras, au contraire, augmentent à ces deux points de vue; et l'augmentation réelle est encore supérieure à celle qu'indique leur pourcentage.

On voit les applications que l'on peut faire de ces observations à la marche de l'obésité chez nous, et les conclusions théoriques et pratiques importantes que l'on peut en tirer. J'y reviendrai dans le volume consacré à l'alimentation dans les maladies.

Enfin, comme indications d'hygiène générale, on peut dire que les viandes ou leurs parties pauvres en corps gras doivent avoir la préférence pendant les températures ambiantes élevées, et de la part des professions n'exigeant pas de dépenses en calorique. Les viandes grasses, au contraire, doivent être celles des pays froids, de l'hiver de nos climats, et aussi celles des professions manuelles entraînant de fortes dépenses soit musculaires soit dues à la radiation cutanée.

MODIFICATIONS DES VIANDES
DE BOUCHERIE DUES A LEUR PRÉPARATION

CUISSON PAR L'ÉBULLITION DANS L'EAU

Viande de bœuf.

Ce procédé est le plus employé par la population française. C'est le traditionnel *pot-au-feu*; et si, dans la première partie du siècle dernier, il se faisait souvent, au moins dans la population rurale, avec la viande de mouton, à notre époque, il se fait surtout avec celle de bœuf, à laquelle on ajoute encore assez souvent une certaine quantité de viande de veau et d'os. En outre, pour rendre le bouillon plus sapide, on additionne l'eau d'une certaine quantité de sel, de légumes et aussi de plantes aromatiques.

La quantité de viande, selon les usages, varie de 250 à 300 grammes de viande désossée pour un litre d'eau. Mais, de plus, on y ajoute souvent une certaine quantité d'os et, autant que possible, de ceux qui contiennent de la moelle.

Le tableau suivant réunit les proportions admises pour l'ébullition de la viande et la préparation du bouillon dans certains établissements de l'Etat et dans de grandes administrations *pour 100 litres d'eau.*

AUTEURS OU ÉTABLISSEMENTS	Viande complète		Légumes aromates	SEL	RENDEMENT	
	désossée	os			viande désossée	légumes
Parmentier..............	50ᵏ	»	»	»	»	»
Chevreuil (1).............	28ᵏ670	8ᵏ600	6ᵏ620	0ᵏ808	16ᵏ360	6ᵏ960
Hôpitaux et hospices de Paris	41ᵏ	»	8.630	1.120	»	»
Hôpitaux militaires........	36.360		»	»	»	»
Hôpitaux de la marine (2)...	25ᵏ »	?	10 »	0.248	»	»
Bouillons Duval..........	35ᵏ	»	6 »	0.750	»	»

(1) Pour obtenir 80 litres de bouillon, les os sont ramenés à 7ᵏ850. Ils perdent donc 850 gr.
(2) Pour obtenir 75 litres de bouillon.

D'après Renault d'Alfort, les viandes de boucherie contenant environ 25 % d'os, nous voyons que les quantités de viande complète conseillées par Parmentier et employées par les hôpitaux de Paris, par ceux de l'Armée et par les Bouillons Duval, sont ramenées respectivement à 37^{kil},500, 30^{kil},900, 25^{kil},250 et 26^{kil},200.

La moyenne, sauf pour les quantités proposées par Parmentier, serait donc comprise, pour ces grands établissements, entre 300 et 250 grammes de viande désossée pour un litre d'eau ; et ce litre d'eau serait ramené par l'ébullition dans les environs de 800 à 750 grammes, ce qui donne du bouillon pour 3 à 4 personnes, en s'en tenant à nos habitudes.

D'après l'évaluation de Renault d'Alfort, les viandes de boucherie perdraient dans l'ébullition 50 % de leur poids. Pour Chevreuil, cette perte, pour la viande désossée, serait de 43 % et pour les os de 10 %.

En ce qui concerne les quantités d'eau, elle a été dans mes expériences d'un litre pour 250 à 300 grammes de viande ; et la diminution, mais en tenant compte de l'eau ajoutée, a été dans les environs de 20 % seulement.

Enfin, dans les conditions ci-dessus, le sel ajouté a été de 5 à 7 grammes par litre d'eau. Mais cette quantité serait moins élevée, si l'évaporation de l'eau devait être poussée plus loin. En somme, le bouillon doit contenir pour 100 gr. d'eau de 0^{gr},60 à 0^{gr},80 de sel et au moins ne jamais dépasser 1 gramme.

Dans trois expériences que j'ai faites sur la viande de bœuf, j'ai trouvé les résultats suivants :

DATES	VIANDE désossée	OS	VIANDE. bouillie	OS bouillis	Perte — Pourcentage	
					VIANDE	OS
Avril 1896........	650	365	420	290	35 %	21 %
Janvier 1897......	705	280	460	255	34 %	9 %
Novembre 1899...	500	455	285	422	43 %	7 %
Moyennes.....	618	366	388	322	37 %	12 %

Comme on le voit, dans ces trois expériences faites dans les conditions ordinaires des familles, la perte de la viande de bœuf a varié de 34 à 43 %, et celle des os de 7 à 21 %.

D'après mes observations, on peut donc admettre que la *perte en poids* pour la viande désossée est en moyenne de 35 à 40 %. Quant à la perte des os, elle varie forcément beaucoup, suivant qu'il s'agit d'os avec ou sans moelle, la diminution de poids pour ces derniers étant beaucoup plus grande. Toutefois, même pour les autres, elle arrive encore dans les environs de 10 %.

Dans ce qui précède, je n'ai envisagé que la perte totale du poids sous l'influence de l'ébullition. Mais dans les expériences suivantes beaucoup plus complètes, on s'est rendu compte des variations des divers s parties qui la composent.

Composition moyenne de la viande de bœuf cuite à l'eau et du bouillon.

Comme nous allons le voir, les modifications que la cuisson à l'eau fait subir à la viande, varient avec les nombreuses conditions dans lesquelles se fait cette cuisson. Les plus importantes de ces conditions sont celles qui dépendent de la *température*, de la *durée*, du *volume de la viande* et aussi de sa *richesse en corps gras*.

Mais, en suivant les habitudes de la population française, on a trouvé à la viande *bouillie*, les compositions suivantes :

EAU	Albuminoïdes	Corps gras	Subtances extractives	MATIÈRES salines	VALEUR en calories	AUTEURS
			Viande fraîche pour 100 gr.			
71 »	22.50	4g50	0g80	1g20	152	Konig, cité par Munk et Ewald.
			Viande bouillie 0/0.			
56.80	34.10	7.50	0.40	1.20	238	
			Bœuf bouilli pour 100 gr.			
54.35	32.26	12.29	»	1.10	247	Alquier.
59 »	29.11	11.01	»	0.88	223	id.
56.9	35.28	2.1	4.83	0.90	194	Balland, cité par A. Gautié.

Comme on le voit par ces analyses, sous l'influence de ce mode de préparation, l'eau du bouilli, qui dans la viande fraîche est comprise entre 65 à 75 °/₀ en moyenne, tombe ici entre 55 et 60 °/₀. La viande perd, par conséquent, de 10 à 15 °/° d'eau environ. Sous cette influence, toutes les parties nutritives, si l'on s'en rapporte au pourcentage, sont forcément augmentées; et cela d'autant mieux, que les parties cédées au bouillon sont très faibles. Les albuminoïdes, en moyenne de 18 °/₀ dans la viande fraîche, dépassent généralement 30 °/₀. Les grands écarts constatés pour les corps gras, dépendent évidemment de ceux de la viande fraîche sur laquelle a porté l'expérience. Les matières salines restent sensiblement dans les mêmes proportions. L'élévation due à la diminution de l'eau est compensée par la partie qui passe dans le bouillon. Quant à la valeur en calories, elle est augmentée d'une manière marquée, puisque rapportée à 100 grammes de viande, celle qui est bouillie contient plus de corps gras et plus d'azotés.

Nous sommes donc conduits à cette conclusion que : 100 gr. de viande bouillie sont plus nutritifs que 100 grammes de viande fraîche.

Voyons maintenant ce qu'il en est du bouillon.

Le *bouillon* contient naturellement les parties cédées par la viande pendant sa cuisson; et, par conséquent, en principes, comme en pratique, on doit admettre, qu'en réunissant la viande bouillie et son bouillon, on doit retrouver la même valeur nutritive que dans la viande fraîche. Le bouillon sera donc d'autant plus nutritif que la perte de la viande en corps gras et en albuminoïdes aura été plus grande. La valeur du bouillon doit donc varier avec toutes les conditions qui peuvent modifier les pertes de la viande; mais, de plus, elle varie aussi et beaucoup, selon la proportion entre la viande et l'eau qui sert à sa cuisson.

L'analyse suivante donnée par Alquier, peut nous donner quelques indications utiles.

Cent grammes de viande de bœuf céderaient par la cuisson $1^{gr},53$ de substances azotées, $0^{gr},80$ de corps gras et $0^{gr},43$ de matières salines. En conséquence, si la ration est de 100 gr. de viande fraîche par personne; et qu'on suive les habitudes de notre population pour la quantité de bouillon à préparer, soit environ 200 grammes par personne, ces 200 grammes de bouillon contiendront ces différentes substances; et par 100 gr. de bouillon, nous aurions 0,76 d'albuminoïdes, 0,40 de corps gras et 0,21 de matières salines, provenant de la viande, auxquelles s'ajoute, bien entendu, le chlorure de sodium, dont le bouillon est toujours additionné. Mais, forcément la richesse du bouillon dépendra, même toutes conditions égales d'ailleurs, de la quantité d'eau employée et de la réduction qu'aura subie cette dernière par l'ébullition.

La différence de ces conditions explique naturellement les écarts trouvés par les auteurs.

Pour 100 grammes de bouillon.

EAU	SUBSTANCES azotées	CORPS GRAS	MATIÈRES salines	VALEUR en calories	AUTEURS
?	0ᵍ6 à 1ᵍ1	0ᵍ2 à 0ᵍ4	0ᵍ13 à 0ᵍ18	6.95	Munk et Ewald, p. 275.
91 »	0.75	»	0.41	7 44	A. Gautier, p. 144.
98 »	1.24	0.35	0.41	8.29	Alquier.

Toutefois ces analyses et les considérations qui les précèdent, montrent suffisamment le peu de valeur nutritive qu'a le bouillon, fait seulement avec la partie musculaire de l'animal.

Les 200 ou 250 grammes que l'on en prend, donnent seulement environ de 15 à 20 calories, et ne contiennent guère que 2 grammes de substances albuminoïdes.

Mais, cette valeur nutritive peut être sensiblement augmentée par l'addition à cette viande d'une certaine quantité d'os et de cartilage. Ces deux tissus, en effet, sous l'influence de l'ébullition, cèdent à l'eau de la gélatine, et celle fournie par les cartilages n'est pas négligeable. De plus, les os cèdent environ 3 °/₀ de corps gras, et 0,60 °/₀ de substances azotées.

En ajoutant donc à la viande (100 grammes), le même poids d'os, ce qui n'a rien d'exagéré, la valeur du bouillon serait augmentée de 30 calories, c'est-à-dire qu'elle serait largement triplée.

La valeur du bouillon est aussi un peu augmentée par les substances amylacées, cédées par les légumes qui servent à sa préparation. Enfin, bien entendu, à cette valeur nutritive propre au bouillon, s'ajoute celle des différents aliments, pain, pâtes d'Italie, légumes, etc. qui le complètent pour constituer les potages ou les soupes.

Je me résume :

1° En s'en tenant à nos habitudes, on peut admettre, comme moyenne générale, que la quantité de bœuf employée est environ de 100 grammes par personne ; et que la quantité de bouillon préparée avec ces 100 grammes est environ de 200 à 250 grammes ;

2° Que la durée de l'ébullition est environ de quatre heures ; et qu'après cette ébullition la viande a perdu environ 30 % de son poids. Les 100 grammes sont donc ramenés à 70 gr. en moyenne ;

3° Mais que ces 70 grammes ont presque la même valeur nutritive que les 100 grammes de viande fraîche. La différence, du reste, se trouve en totalité dans le bouillon ;

4° Que pendant l'ébullition, la viande n'a cédé à l'eau que 1 à 2 % au maximum de ses albuminoïdes, moins de 1 gramme de corps gras, et au maximum 0^{gr},50 de matières salines ;

5° Que l'ensemble de ces substances ne donne guère, je viens de l'établir, que 15 à 20 calories, sur les 200 environ que pouvaient donner les 100 grammes de viande crue. On peut donc dire, d'une manière générale et moyenne, que le bouillon vaut, comme valeur nutritive, environ le dixième de la viande qui a servi à le préparer ; et que, par conséquent, les neuf dixièmes de la valeur nutritive totale, restent dans la viande bouillie.

Cuisson du veau dans l'eau. — Nous n'avons que peu de renseignements sur les modifications subies par la viande de veau par ce procédé de préparation. Cependant, dans deux expériences faites, sans sel, par Grindley et Moyonnier, ils ont trouvé qu'à une température de 80° à 85°, prolongée pendant trois heures, le jarret de veau avait perdu une fois 25,24 et l'autre fois 24,93 % de son poids. Avec l'addition de 200 gr.

de sel, les pertes se seraient élevées à près de 29 %. Ces pertes sont réparties ainsi qu'il suit :

NUMÉROS DES EXPÉRIENCES	PERTES totales	EAU 0/0	Albuminoïdes	CORPS gras	CENDRES
40. Sans sel.......	25.24 24.93	23.02 23.22	1.69 1.35	0.14 0.06	0.38 0.30
Moyenne.......	25.08	23.12	1.52	0.10	0.34
43. Avec 200ᵍ de sel	27.43 30.14	» »	0.70 0.69	0.19 0.16	» »
Moyenne.......	28.78	»	0.695	0.175	»

D'autre part, Astier nous donne les renseignements suivants : 100 grammes de viande de veau cèderaient au bouillon : $1^{gr},09$ de substances albuminoïdes, $0^{gr},14$ de corps gras et $0^{gr},34$ de cendres.

Ces quelques données permettent donc de supposer que sous l'influence de ce mode de cuisson, la viande de veau se comporte sensiblement comme celle du bœuf.

Après trois heures, ses pertes totales arrivent entre 25 et 30 % ; et elle ne cède à l'eau que très peu de corps gras et une quantité d'albuminoïdes qui ne doit pas dépasser 2 grammes.

Les données qui précédent doivent être considérées comme des indications moyennes, correspondant à nos habitudes nationales ; et à ces deux points de vue elles me paraissent avoir une réelle importance pratique. Mais, de plus, on peut se demander si ces habitudes sont bien en rapport avec les données scientifiques ; et si le procédé suivi ne pourrait pas être perfectionné.

Toutes les conditions que comportent nos habitudes et le procédé qui en est résulté, peuvent être soumis à l'examen. Vaut-il mieux, par exemple, employer des viandes maigres ou grasses ? Quelle doit être la durée de la cuisson ? A quelle

température faut-il soumettre la viande ? Faut-il la mettre
seulement à l'eau froide ou la plonger dans l'eau déjà bouillante ? Ce sont là autant de questions que l'on discute bien
souvent; et auxquelles, jusqu'à ces derniers temps, il était
difficile de répondre autrement que par des présomptions, et,
nous allons le voir, parfois trompeuses.

Or, très heureusement, un travail récent et considérable
est venu nous apporter sur toutes ces questions des renseignements, qui, sans être toujours complets et définitifs, vont
au moins nous être d'une grande utilité pour servir à leur
solution ; et vu l'importance de ces recherches, je demande
à les donner avec quelques détails.

MM. Grindley et Timothy Moyonnier, se sont livrés, pour
apprécier les modifications subies par les viandes sous l'influence des divers modes de cuisson, à des recherches nombreuses et consciencieuses que Mac-Auliffe a traduites pour
la *Revue d'hygiène alimentaire* (1905). Ces recherches, qui
nous arrivent de l'Illinois, sont incontestablement les plus
complètes qui aient été faites sur ce sujet. Leurs auteurs, en
effet, se sont attachés à varier les conditions de leurs expériences ; et, comme nous allons le voir, grâce à ces variations,
on peut tirer de leurs études des indications du plus haut
intérêt pour la pratique.

Leurs recherches ont porté sur les principaux modes de
préparation des diverses viandes de boucherie ; de plus, dans
leurs expériences, ils ne se sont pas contentés d'établir la
perte des viandes soumises à ces divers procédés de cuisson,
ils ont, en outre, établi la proportion dans laquelle chacune
des parties constitutives de ces viandes participent à cette diminution.

*Modifications des viandes désossées so s l'influence de
l'ébullition d'après les recherches de ces deux auteurs* (1).

Influence de la proportion des corps gras. — Cette influence ressort des expériences 19, 26 et 27. Les deux pre-

(1) Expériences sur les déperditions occasionnées par la cuisson de la
viande, par H.-S. Grindley, docteur ès sciences, professeur adjoint de chimie
à la Faculté des sciences de l'Université de l'Ilinois, et Timothy Moyonnier,
docteur en chirurgie, traduit par le docteur Mac-Auliffe. — *Revue d'hygiène
alimentaire*, décembre 1905, p. 659.

mières ont porté sur des viandes peu grasses et les autres, au contraire, sur des viandes qui l'étaient de plus en plus.

Pour les trois, la durée a été de 2 heures et la température comprise entre 80 et 85°. Je réunis leurs résultats dans le tableau suivant :

NUMÉROS des expériences	DURÉE	Température	POIDS de la viande crue	PERTE totale	PERTE 0/0	OBSERVATIONS
19	2 heures id.	80-85° id.	2142 1339	924 457	43.18 40.15	Viande peu grasse 5.8 %
26	2 heures id.	80-85° id.	1383 1409	508 451	36.72 31.98	Viande grasse 9.5 %
27	2 heures id.	80-85° id.	2120 2194	344 233	16.23 10.61	Viande très grasse 29 %

Or, comme on le voit, les autres conditions de durée et de température restant les mêmes, les pertes sont d'autant moindres que la viande est plus grasse. Cette influence se traduit même par des différences considérables.

Mais, de plus, voici comment ces pertes sont réparties :

NUMÉROS des expériences	PERTES totales	PERTES POUR 100 GRAMMES			
		Eau	Protéine	Graisse	Cendres
19........	43.18 40.15	40.37 37.66	1.80 1.76	0.48 0.25	0.54 0.48
26........	36.72 31.98	34.88 29.60	1.53 1.32	0.85 0.68	0.46 0.38
27........	16.23 10.61	14.43 8.67	0.74 0.61	0.84 1.18	0.20 0.15

Dans les viandes grasses, les albuminoïdes, nous le savons, sont un peu inférieurs à ceux des viandes maigres ; mais la différence est beaucoup moins marquée que pour les quantités de ces substances cédées au bouillon. Elle n'a été que de 0,67 % pour les viandes très grasses, tandis qu'elle a été de 1,78 °/₀ et de 1,42 pour celles qui l'étaient moins. Il en est de même des matières salines. Les viandes grasses en cèdent la moitié moins que les autres. La proportion n'est augmentée que pour les corps gras. Les viandes grasses en ont cédé 1,51 °/₀, et les autres seulement 0,37 et 0,73 °/₀.

Ces expériences conduisent donc à ces conclusions :

1° Que par l'ébullition, les viandes très grasses cèdent au bouillon moins de leurs parties constitutives que les viandes moyennement grasses ;

2° Qu'elles cèdent moins d'albuminoïdes et moins de matières salines.

3° Enfin que seuls les corps gras sont cédés en plus grande quantité, mais cependant dans une proportion qui ne dépasse guère le 1 °/₀.

Influence de la température. — Cette influence ressort d'abord de la comparaison des deux expériences 28 et 19, qui ont eu la même durée ; et qui, faites sur des viandes comparables, n'ont différé que par la température : 100° au moins pour la première et 80 et 85° pour la seconde.

Mais, de plus, quoique la durée ait varié, on peut encore apprécier cette influence en comparant, d'une manière générale, les expériences faites à 80 et 85° avec celles faites à 47 et 50°.

Je réunis ces expériences dans le tableau suivant :

NUMÉROS des expériences	DURÉE	Température	POIDS de la viande crue	PERTE totale	PERTE 0/0	OSERVATIONS
28	2 heures id.	100° id.	1.212 1.153	548 534	45.24 46.49	Moyennem. grasse.
19	2 heures id.	80-85° 80-85°	2.142 1.339	924 457	43.18 40.15	Moyennem. grasse.
60	4 heures	47-50°	2.400	506	20.22	Maigre.
63	4 heures	47-50°	521	108	20.67	Maigre.
64	4 heures	47-50°	2.385	498	20.89	Maigre.
71	4 heures	47-50°	500	128	25.60	?
72	4 heures	47-50°	2.500	476	19.06	?

Comme on le voit, les pertes suivent les températures. Elles sont d'autant plus marquées que ces dernières sont plus élevées. Une durée double du séjour de la viande dans le bouillon n'arrive pas à compenser l'influence de la température.

Mais, fait à signaler, les pertes de la viande sous l'influence des hautes températures portent seulement sur l'eau et surtout sur les matières grasses ; tandis que celles des matières protéiques et des salines restent sensiblement les mêmes.

C'est ce qui ressort du tableau suivant :

NUMÉROS des expériences	Température	PERTES totales	PERTES POUR 100 GRAMMES DE VIANDE CRUE			
			Eau	Protéine	Graisse	Cendres
I	II	III	IV	V	VI	VII
28	100° » / id.	45.24 / 46.49	40.96 / 42.21	1.99 / 1.95	1.68 / 1.78	0.62 / 0.58
19	80.85 / id	43.18 / 40.15	40.37 / 37.66	1.80 / 1.76	0.48 / 0.25	0.54 / 0.48
60	47°50	20.22	17.25	2.24	0.16	0.49
63	id.	20.67	18.13	1.95	0.05	0.55
64	id.	20.89	18.69	1.68	0.13	0.40
71	id.	25 60	22.58	2.44	0.09	0.49
72	id.	19.06	17.01	1.53	0.20	0.31

Influence de la mise de la viande dans l'eau froide ou dans l'eau bouillante. — C'est là une question que j'ai souvent entendue discuter. Or, les deux expériences suivantes semblent ne donner que fort peu d'importance à cette influence.

NUMÉROS des expériences	DURÉE heures	Température	VIANDE crue	PERTE totale	PERTE 0/0	MOYENNES pertes	OBSERVATIONS
34	3	85°	1.806	479	26.54		Plongée dans l'eau
	3	85°	1.924	393	20.44	24.51	bouillante.
35	3	85°	1.765	469	26.56		Maigre.
	4	60°	1.524	425	27.92	27.92	Plongée dans l'eau froide. Viande maigre.

Il ressort donc de ces faits, que la différence entre ces deux procédés de cuisson est peu marquée ; et nous allons voir qu'il en est de même, sauf pour les corps gras, quand on examine les quantités des différentes substances qui sont cédées au bouillon.

De nouveau, la différence n'est marquée que pour les corps gras, qui sont cédés au bouillon en plus grande quantité par l'immersion dans l'eau bouillante. Les albuminoïdes et les matières salines, seraient plutôt diminués par ce procédé.

NUMÉROS des expériences	PERTES totales	PERTES POUR 100 GRAMMES DE VIANDE CRUE			
		Eau	Protéine	Graisse	Cendres
34	26.54	22.43	0.98	2.88	0.25
	20.44	16.52	0.82	2.90	0.21
35	26.56	24.42	1 »	0.84	0.30
	27.92	25.98	1.13	0.46	0.34

Influence de la durée de la cuisson de la viande. — Les trois expériences suivantes nous donnent à cet égard des indications convaincantes.

NUMÉROS des expériences	DURÉE heures	Température	POIDS de la viande crue	PERTE totale	PERTE 0/0	OBSERVATIONS
48	2	80-85°	1.258	476	38.46	Viande maigre.
51	2	80-85°	2.144	698	32.59	id.
54	2	80 85°	2.109	648	30.76	id.
Moyennes..	**2**	**80-85°**	**1.836**	**608**	**33.94**	
48	5	80-85°	1.206	555	45.90	Viande maigre.
51	5	80-85°	1.530	671	43.89	id.
54	5	80-85°	1 128	411	36.41	id.
Moyennes..	**5**	**80-85°**	**1.288**	**546**	**42.07**	

Après cinq heures, la perte s'est élevée à 42,07 %, tandis qu'elle n'a été que 33,94 % après deux heures. Notons cependant que c'est pendant les deux premières heures que se fait la perte la plus considérable.

Voyons maintenant sur quelles parties portent surtout ces pertes.

NUMÉROS	Pertes totales	PERTES POUR 100 GRAMMES DE VIANDES CRUES			
des expériences	0/0	Eau	Protéine	Graisse	Cendres
48	38.46	36.52	1.43	0.06	0.45
51	32.59	30.87	1.46	0.03	0.40
54	30.76	29.30	1.04	0.07	0.34
Moyennes..	**33.94**	**32.23**	**1.31**	**0.05**	**0.40**
48	45.90	43.30	1.95	0.05	0.60
51	43.89	41.28	1.75	0 32	0.55
54	36.41	34.22	1.47	0 24	0.47
Moyennes..	**42.07**	**39.60**	**1.72**	**0.20**	**0.54**

Comme on le voit, l'augmentation porte en même temps sur toutes les substances d'une manière proportionnelle.

Il faut donc conclure qu'en prolongeant la cuisson, la viande perd et que le bouillon gagne comme valeur nutritive.

Influence des dimensions. — C'est une des influences les plus étudiées par les auteurs.

Leurs expériences peuvent être divisées en quatre groupes : deux faites aux températures de 47° et 50°, et deux aux températures de 80°-85°.

Deux ont duré pendant deux heures et deux pendant quatre heures ; enfin deux ont porté sur des quantités de 500 grammes, laissées en un seul morceau ou divisées, et deux sur des quantités de 2.500 grammes. .

Je résume ces expériences dans le tableau suivant.

Le point le plus saillant de ces expériences est que toujours les auteurs ont comparé la viande bouillie en un seul morceau de 500 grammes ou de 2.500 grammes avec les mêmes quantités de viande, mais divisées en petits cubes n'ayant qu'un cen-

NUMÉROS des expériences	DURÉE heures	Température	POIDS viande crue	PERTE totale	PERTE 0/0	OBSERVATIONS
59	4	47°50	500	108	21.63	Petits morceaux viande maigre.
67	4	47.50	500	116	23.16	
Moyennes....			500	112	22.45	
63	4	47°50	521	108	20.67	1 seul morceau viande maigre.
71	4	47.50	500	128	25.60	
Moyennes...			510	118	23.18	
68	4	47°50	2.500	473	18.82	Petits morceaux viande maigre.
60	4	47°50	2.500	506	20.22	1 seul morceau.
64	4	47.50	2.385	448	20.89	— viande maigre
72	4	47.50	2.500	476	19.06	— —
Moyennes....			2.455	470	20.06	
69	2	80°85	500	223	44.54	Petits morceaux viande maigre.
61	2	80°85	500	206	41.29	1 seul morceau viande maigre.
65	2	80.85	501	203	42.55	
Moyennes....			500	211	42.79	
62	2	80°85	2.500	1.253	50.20	Petits morceaux viande maigre
66	2	80°85	2.503	959	38.32	1 morceau.
74	2	80.85	2.500	680	27.24	1 morceau.
Moyennes ...			2.501	819	32.78	

timètre de côté. Mais, ces expériences comparatives ont été
faites d'abord à deux températures différentes, les unes de 47°
à 55°, et les autres de 80° à 85° ; et ensuite pendant que les
unes ont été prolongées pendant quatre heures, les autres ne

l'ont été que pendant deux. Or, en s'en tenant aux pourcentages des pertes totales réunis dans le tableau précédent, il semble que cette division de la viande en petits cubes, n'a pas influencé les pertes subies par la viande, tant qu'elle a été laissée aux températures de 47° à 50°, même en prolongeant le séjour dans le bouillon pendant quatre heures. Il en a été ainsi, que l'on ait opéré sur 500 grammes ou sur 2.500 grammes de viande.

Au contraire cette influence a été marquée, aux températures de 80° et 85°, surtout pour les quantités de 2.500 grammes.

Il semble que, même à ces températures, un bloc de 500 gr. de viande perd autant de ses parties constituantes que si cette viande est divisée en petits cubes de quelques centimètres. Mais qu'au contraire, un gros bloc de 2.500 grammes, non seulement en cède moins que s'il est divisé en petits cubes ; mais même que s'il était réparti en cinq parties de 500 gr.

Dans ces expériences, en effet, le morceau de 2.500 grammes, divisé en petits cubes, a perdu 50 % ; tandis que laissé en un seul bloc, il n'a perdu que 33 %, et que les blocs de 500ᵍʳ, dans les expériences 61 et 65 avaient perdu près de 43 %.

Enfin, un fait pratique et sur lequel j'ai déjà insisté, se dégage avec évidence de ces expériences, c'est la grande différence des pertes selon les températures. Avec celles de 47 à 50, la moyenne des pertes a été seulement de 22,10 %, et avec celles de 80 à 85°, elle s'est élevée à 42,79 %. De plus, il est important de remarquer que pendant que les températures de 47° à 50° ont été prolongées pendant quatre heures, les autres ne l'ont été que pendant deux ; et des expériences, dont j'ai déjà rendu compte, nous montrent que, prolongée pendant quatre heures, les pertes aux températures de 80 à 85°, auraient été augmentées environ d'un tiers.

En ce qui concerne la quantité totale de substances que perd la viande soumise à l'ébullition, et qui, par conséquent, passe dans le bouillon, nous pouvons arriver à ces conclusions rapides qui complètent celles que j'ai déjà données sur le mode de préparation :

1° Que la température à laquelle on soumet l'eau dans laquelle plonge la viande, ne doit pas être inférieure à 80° ;

2° Qu'à la condition que le volume de la viande ne dépasse pas 500 grammes, elle perdra presque autant de son poids que si elle est divisée en tout petits morceaux ;

3° Que sûrement les morceaux de $2^{kil},500$ perdent beaucoup moins; et qu'il est probable que cette diminution de la perte doit être sensible même pour des volumes au-dessous.

Voyons maintenant comment se repartissent ces pertes. Je les réunis dans le tableau suivant :

NUMÉROS des expériences	Température	DURÉE heures	DIVISION morceaux	PERTES totales 0/0	PERTE POUR 100 GR. DE VIANDE CRUE			
					Eau	Protéine	Graisse	Çendres
59	47-50	4	Petits	21.63	18.52	2.34	0.16	0.61
67	47-50	4	Petits	23.16	20.41	1.90	0·19	0.65
Moyennes..........			Petits	22.45	19.46	2.12	0.17	0.63
63	47-50	4	Gros	20.67	18.13	1.95	0.05	0.55
67	47-50	4	Gros	25.65	22.58	2.44	0.09	0.49
Moyennes			Gros	23.18	20.35	2.19	0.07	0.52
68	47-50	4	Petits	18.82	15.96	2.34	0.15	0.47
60	47-50	4	Gros	20.22	17.25	2.24	0.16	0.49
64	47-50	4	Gros	20.89	18.69	1.68	0.13	0.40
72	47 50	4	Gros	19.06	17·01	1.53	0.20	0.31
Moyennes..........			Gros	20.06	17.65	1.82	0.16	0.40
69	80-85	2	Petits	44.54	40.90	2.21	0.80	0.64
61	80-85	2	Gros	41.29	36.94	2.62	1.26	0.67
65	80-85	2	Gros	42.55	39.09	1.72	1.10	0.65
Moyennes..........			Gros	44.32	38.01	2.17	1.18	0.66
62	80 85	2	Petits	50.20	45.92	2.33	1.33	0.62
66	80-85	2	Gros	38.32	35.57	1.69	0.63	0.42
74	80-85	2	Gros	27.24	25.21	1.46	0.18	0.33
Moyennes..........			Gros	32 78	30.39	1.18	0.40	0.38

Ainsi qu'il résulte de ce tableau, les conclusions restent sensiblement les mêmes quand on examinent la répartition des pertes totales, que lorsqu'on les considère dans leur ensemble.

L'influence de la division en petits morceaux ne se fait sentir que pour les températures de 80° à 85°, et lorsque l'on compare la viande divisée avec celle laissée en un seul morceau et pesant 2.500 grammes.

Mais les faits les plus importants qui sont prouvés par ces expériences, surtout par celles qui sont faites à la température à laquelle la population française a l'habitude de soumettre la viande, et qui confirment nos premières conclusions sont : 1° que cette dernière ne cède guère que le 2 °/₀ en moyenne de ses aliments protéiques ; qu'elle ne cède guère plus que le 1 °/₀ de ses corps gras ; et seulement 0^{gr},50 °/₀ de ses matières salines ;

2° Que, par conséquent, l'ébullition n'enlève à la viande de bœuf que la plus faible partie de sa valeur nutritive.

Cuisson du mouton dans l'eau.

Nous n'avons, pour nous guider sur les modifications subies par la viande de mouton pendant la cuisson dans l'eau, qu'une expérience de Grindley et Moyonnier, ayant porté sur deux morceaux de gigot de 900 et 1.300 grammes environ. Cette viande a été cuite à l'eau bouillante ; et, après 10 minutes d'ébullition, la température a été maintenue pendant 3 heures entre 80° et 85°.

Or, voici le résultat de ces expériences :

NUMÉRO de l'expérience	DURÉE heures	Température	POIDS viande crue	PERTE totale	PERTE 0/0	OBSERVATIONS
41	3	80°85	913	296	32.46	Viande assez grasse, environ 15 °/₀ de graisse.
	3	80°85	1.268	421	33.18	Viande assez grasse, environ 17 °/₀ de graisse.

Répartition des pertes totales

NUMÉRO de l'expérience	PERTES totales	PERTES POUR 100 GRAMMES DE VIANDE CRUE			
		Eau	Protéine	Graisse	Cendres
41	32.46	26.11	1.46	4.50	0.39
	33.18	24.58	1.31	6.95	0.33
Moyenne..	32.82	25.34	1.38	5.72	0.36

La viande expérimentée par ces auteurs était moyennement grasse, soit 16 °/₀. C'est, en effet, à cette moyenne que nous a conduit l'étude de la composition de la viande de cette origine.

Or, si nous comparons les résultats de cette expérience avec ceux obtenus sur la viande de bœuf, nous pourrons constater :

1° Que la perte totale se rapproche sensiblement de celle de la viande de bœuf ayant la même richesse en corps gras ;

2° Que la perte en eau paraît être plus faible ; elle n'est, en effet, que de 25 °/₀ ;

3° Que les pertes en protéine et en matières salines sont sensiblement les mêmes ;

4° Mais ce qui frappe le plus, c'est la perte en corps gras qui atteint 5,72 °/₀, quantité que la viande de bœuf n'a jamais cédée. La mise à l'eau bouillante, condition qui favorise le plus la perte en corps gras, ne l'a jamais fait atteindre 3 °/₀, et nous trouvons ici une perte presque double.

Il semblerait donc résulter, d'après ces expériences, que la graisse du mouton passerait plus facilement dans le bouillon. Dans les conditions précédentes, cette viande en aurait cédé 5ᵍʳ,72 sur 16, soit environ le tiers.

Cuisson de la viande de porc dans l'eau.

Grindley et Moyonnier ont fait sur la viande de porc deux expériences ayant chacune porté sur deux jambons contenant en moyenne 30 °/₀ de corps gras. Les morceaux étaient de

1500ᵍʳ à 2 kilogrammes. Ils ont été mis à l'eau bouillante, et
la cuisson s'est prolongée pendant 3 heures entre 80° et 85°.

Je résume ces expériences dans les deux tableaux suivants,
donnant : l'un les pertes totales et l'autre la répartition de ces
pertes.

NUMÉROS des expériences	DURÉE heures	Température	POIDS de la viande crue	PERTE totale	PERTE 0/0	Corps gras 0/0	OBSERVATIONS
36	3	80-85°	1.838	376	20.43	26 6	Eau bouillante.
	3	80-85	1 608	454	28.20	32.9	
37	3	88-85	1.883	402	21.33	30.4	Eau bouillante.
	3	88-85	2.017	564	27.95	30.1	
Moyennes.......			1.837	449	24.48	30.0	

Répartition des pertes totales.

NUMÉROS des expériences	Pertes totales	PERTES POUR 100 GRAMMES DE VIANDE CRUE			
		Eau	Protéine	Graisse	Cendres
36	20.43	18.94	0.81	0 46	0.22
	28.20	22.53	0.91	4.53	0.24
37	21.33	18.84	0.82	1.42	0.26
	27.95	24.90	0.88	1.92	0.28
Moyennes.	24.48	21.30	0.85	2.08	0.25

Or, comme on peut le voir dans ces deux expériences, comprenant chacune deux épreuves, les pertes totales ne se sont
pas élevées à 25 %; ce qui semble expliqué par la richesse
de ces viandes en corps gras, soit 30 % en moyenne. Sous
ce rapport, la viande de porc paraît donner les mêmes
résultats que la viande de bœuf. Elle semble du moins être
soumise à cette même observation générale, que les pertes
totales des viandes sont en raison inverse de leur richesse en
corps gras.

Probablement, c'est sous cette même influence que les pertes en eau ont peu dépassé 20 %. La protéine n'arrive pas à 1 %. La moyenne des corps gras, malgré la quantité considérable contenue dans la viande cuite n'arrive, à 2 % que grâce à l'élévation exceptionnelle d'une des épreuves qui a donné 4,53 %. Mais, sans cetteé époque, la moyenne n'arriverait pas à 2 %. Enfin, les matières salines sont seulement de 0,25 pour 100 grammes de viande crue.

En somme, d'après ces expériences, la viande de porc semble se comporter comme les autres viandes ; et être soumise à cette loi générale que je viens de rappeler, que *ses pertes sont en raison inverse de ses corps gras.*

Les expériences faites sur les viandes de veau, de mouton et de porc, quoique moins complètes que celles sur la viande de bœuf, permettent cependant de voir que les résultats sont sensiblement les mêmes. Les différences proviennent plus de la composition de la viande et plus spécialement de la richesse en corps gras que de la race animale dont elle provient. Ce que j'ai dit, après l'étude de la viande de bœuf, est par conséquent applicable aux trois autres.

CUISSON DES VIANDES DE BOUCHERIE PAR LE RÔTISSAGE

Pour simplifier, je comprendrai sous ce nom plusieurs procédés de cuisson, dont les principaux sont le *rôtissage à la broche,* le *rôtissage au four,* le *rôtissage en vase clos* (casserole, cocotte, coquelle) et le *grillage.*

Le *rôtissage à la broche* laisse la viande tout à fait libre dans l'air. Celle-ci est exposée par une de ses faces à un foyer fixe, et elle doit présenter ces différentes faces à ce foyer pour arriver à la cuisson. C'est le procédé le plus employé, dès que la viande à cuire présente un certain volume. Le filet pour le bœuf, le gigot pour le mouton et l'agneau, et souvent certaines parties de la viande de porc, sont le plus souvent cuits par ce procédé.

Pour le *rôtissage au four,* on peut utiliser soit les fours à pain, ce qui a lieu encore souvent surtout à la campagne, soit les fours dépendant des cuisinières dont l'usage devient de plus en plus général. Mais, quelque soit le four employé, la viande est placée dans un plat supportant la chaleur et la partie profonde de la viande baigne dans son jus ou dans la graisse que l'on y a ajoutée. Dans le four à pain, l'espace est plus grand et l'évaporation de la viande insuffisante pour augmenter l'humidité du milieu ambiant. Au contraire, dans le four de nos cuisinières, l'espace est restreint et rapidement saturé de vapeur d'eau. La cuisson tient donc un peu de *l'étuvée* qui est pratiquée surtout dans le procédé suivant.

La *cuisson dans la casserole* est faite le plus souvent dans un vase en fonte, désigné, sous le nom de cocotte ou de coquelle. Dans ce procédé l'espace restreint de ces divers vases est presque aussitôt saturé de vapeur d'eau, de sorte que la viande a moins de tendance à se sécher.

Enfin, le *grillage* se pratique sur un appareil, le gril, de disposition différente, mais qui toujours laisse la viande presqu'à l'air libre. C'est par ce procédé qu'on prépare le plus souvent les biftecks, les côtelettes de moutons, les entrecôtes, etc.

Le résultat de ces divers procédés de cuisson, au point de vue qui nous occupe, sont un peu différents. La broche et le gril semblent devoir exagérer les pertes ; tandis que le four et la casserole, au contraire, devraient les diminuer. Mais, contrairement à ces prévisions, les résultats sont peu différents ; c'est du moins ce qui résulte des analyses.

Rôtissage des viandes de la race bovine.

Rôtissage à la broche ou sur le gril. — A. Gautier donne d'après Balland, pour les rôtis de bœuf et de veau, les analyses suivantes que je vais utiliser : Pour le bœuf et le veau, Balland a comparé la viande rôtie avec la viande crue, ce qui fait bien ressortir les modifications apportées par ce mode de cuisson.

Les résultats sont les suivants :

1º Que les proportions de l'eau sont diminuées par l'évaporation ;

2º Mais que les corps gras, au contraire, seraient augmentés.

Il y a même lieu de se demander, vu cette augmentation des corps gras, si ces viandes ont bien été rôties à la broche, et si elles ne l'ont pas été dans leur jus et avec addition de graisse. Quant à la valeur en calories, elle est forcément diminuée de la quantité de corps gras.

ORIGINE	CRUE ou CUITE	EAU	Albuminoïdes	GRAISSE	MATIÈRES extractives	CENDRES	CALORIES pour 100 gr.	AUTEURS
Bœuf.....	cru ...	74.5	19 »	1.9 à 5	1.50	1 »	132	Ralland.
	rôti (1)	69.9	22.95	5.10	1.04	1.05	160	
Bifteck	cru ...	»	22.05	4.50	0.80	?	154	Munk et
	rôti ...	»	34.20	8.20	0.70	1.40	248	Ewald.
Bifteck ... Filet ..... Faux-filet.	cru (2). grillé..	60.94 52.20	15.80 22.96	22.29 23.62	» » »	0.97 1.22	284 352	Alquier.
Veau..... (côtelettes)	cru.... rôti ...	? 21 »	20.20 29 »	6.30 11.40	0.70 0.30	? 1.40	160 249	Munk et Ewald.

(1) D'après G. Pouchet. Cette analyse serait de Payen. *Encyclopédie d'hygiène*, tome II, p. 273.
(2) Composition du faux-filet d'après Alquier.

De mon côté, j'ai fait il y a quelques années des recherches pour constater les pertes subies par le rôtissage soit à la broche, soit sur le gril; et je suis arrivé à cette conclusion que la diminution varie de 25 à 30 %, si l'on veut obtenir la cuisson complète, c'est-à-dire si l'on veut que la partie centrale ait perdu sa couleur rouge.

C'est, du reste, aux mêmes résultats, sur ce point, que sont arrivés Grindley et Moyonnier, qui, de plus, ont précisé les pertes des différentes parties constitutives de la viande.

Leurs expériences ont porté sur la viande de bœuf jeune et moyennement gras, avec ou sans assaisonnement, sur la viande de bœuf gras, et sur la viande de vache.

Je résume ces expériences dans les deux tableaux suivants.

Le premier indique surtout la durée de la cuisson et conduit à la perte totale; et le second indique la répartition de cette perte.

Comme on peut le voir, les faits généraux qui se dégagent de ces expériences sont les suivants :

Rôtissage de la viande de Bœuf.

NUMÉROS des expérienc.	Température	DURÉE totale	DURÉE par livre	VIANDE crue	Perte totale	PERTE 0/0	OBSERVATIONS
		heures	minutes				
84	193	1.35	20	1.896	475	25.03	Bœuf jeune, côte, peu cuit.
87	193	1.15	18	1.857	372	20.03	id.
96	193	1.45	19	2.445	730	29 85	id. cuit à point.
99	193	1 »	22	1.602	326	20.35	id. peu cuit.
101	153	1.20	»	2.197	450	20.48	id.
102	193	1 »	»	1.368	174	12.68	id.
Moyennes.		1.19	19.7	1.896	426	21.40	

NUMÉROS des expérienc.	Température	DURÉE totale	DURÉE par livre	VIANDE crue	Perte totale	PERTE 0/0	OBSERVATIONS
103	193	1 »	13	1.474	241	16.35	Bœuf jeune, côte, assaisonné.
104	193	1 »	15	1.322	216	16.35	id.
105	193	1 »	15	1.347	340	25.27	id.
106	193	1.15	20	1.354	408	30.10	id.

NUMÉROS des expérienc.	Température	DURÉE totale	DURÉE par livre	VIANDE crue	Perte totale	PERTE 0/0	Corps gras 0/0	OBSERVATIONS
Moyennes.		1.04	16	1.374	301	22.02		
97	193	1.35	24	1.772	489	27 59	31.2	Bœuf gras moyen. cuit.
98	193	1.45	21	2.310	982	42.48	43.3	Bœuf gras cuit à point
100	193	1.45	16	2.998	712	23.75	42.5	Bœuf gras peu cuit.
Moyennes.		1.42	20	2.113	621	31.27	39.0	
85	193	1.25	18	2.112	361	17.11	30.4	Assez cuit.
86	193	1.25	»	1.963	546	27.79	47.6	Cuit à point
88	193	1.15	18	1.857	379	20.42	22.7	Trop cuit.
Moyennes.		1.22	18	1.974	429	21.77	33.9	

NUMÉROS des expériences	Quantités trouvées dans le jus pour 100 gr. de viande crue						OBSERVATIONS
	Pertes totales	Eau	Albumi-noïdes	Corps gras	Cendres	Gras viande crue	
Bœufs jeunes. — Côte — Sans assaisonnement.							
84	25.03	19.86	0.28	12.33	0.09	36.5	Peu cuit.
87	20.03	11.83	0.05	8.13	0.20	21.2	Peu cuit.
96	29.85	15.65	0 38	13.70	0.12	42.6	Cuit à point
99	20.35	14.38	0.16	5.75	0.06	32.2	Peu cuit.
101	20.48	15 »	0.05	5.40	0.02	30.3	Peu cuit.
102	12.68	11 66	0.08	0.93	0.02	20.6	Peu cuit.
Moyennes..	21.40	14.73	0.17	7.70	0.08	30.6	
Bœufs jeunes — Côte. — Assaisonnement.							
103	16.35	10.66	0.21	5.20	0.28	33.1	?
104	16.35	9 69	0.24	6.09	0.32	35.8	?
105	25.27	15.49	0.49	8.70	0.50	34.8	?
106	30.10	17.80	0.18	11.81	0.31	35.9	?
Moyennes..	22.02	13.41	0.28	7.95	0.35	34.9	
Bœufs très gras.							
97	27.59	15.40	0.16	11.92	0.07	31.2	Moyen cuit.
98	42.48	24.84	0.13	17.44	0.06	43.3	Cuit.
100	23.75	15.96	0.10	7.66	0.04	42.5	Peu cuit.
Moyennes..	31.27	18.73	0.13	12.01	0 06	39 »	
Vaches.							
85	17.11	10.91	0.08	6.09	0.03	30.4	Cuit moyen.
86	27.79	15.84	0.03	12.42	0.01	47.6	Cuit à point.
88	20.42	14.89	0.06	5.44	0.03	22.7	Pas assez cuit.
Moyennes..	21.77	13.71	0.06	7.98	0.02	33.6	

1º Pour la viande de bœufs jeunes modérément gras et cuite sans assaisonnement, un rôtissage, qui laisse l'intérieur saignant, ne fait guère perdre que le 20 %. Mais il faut dépasser 25 et 30 % pour avoir une cuisson complète. La durée moyenne a été d'une heure vingt minutes environ par livre de viande.

Ces pertes se trouvent forcément dans le jus.

2° Pour ces viandes, les pertes portent pour les deux tiers environ (15 °/.) sur l'eau et l'autre tiers 7,70 °/. sur les corps gras. La perte en albuminoïdes est, au contraire, négligeable.

3° L'assaisonnement ne semble pas modifier ces résultats d'une manière sensible.

4 Pour les viandes très grasses, les pertes sont en moyenne plus élevées. Elles dépassent souvent 30 °/₀; et celles des corps gras 10 °/₀;

5° Quand à la viande de vache, aussi bien pour les parties totales que pour leur répartition, elle se rapproche sensiblement de celles du bœuf, au moins au point de vue de la valeur nutritive.

Ces conclusions, se dégageant de ces faits expérimentaux, nous conduisent naturellement aux suivantes, au point de vue pratique :

1° Que pour les viandes de la race bovine, quand elles sont cuites dans leur jus, leur ration doit être évaluée pour l'adulte environ à 100 grammes à l'état cru et desossée. Les substances qu'elles perdent, du reste faibles pour les albuminoïdes et un peu plus importantes pour les corps gras, se retrouvent dans le jus ;

2° Que lorsque ces viandes sont séparées de leur jus, la ration doit s'élever environ à 120 grammes pour la plupart des viandes, et entre 125 et 130 grammes pour les plus grasses.

Dans ces conditions, ces quantités de viande rôtie fourniront de 18 à 20 grammes d'azotés, et les 200 calories, qui, pour chaque repas doivent être demandés au plat animal.

Un filet de 500 grammes devra être réparti entre cinq personnes, s'il est cuit dans son jus; et, entre quatre, s'il l'est à la broche. Le bifteck grillé doit peser, à l'état cru, de 110 à 120 grammes, selon qu'il est servi saignant ou bien cuit.

Rôtissage des viandes de la race ovine.

Les modifications subies par la viande de la race ovine pendant ce mode de cuisson ont été moins étudiées que celles subies par les deux autres viandes de boucherie. Cependant, ces modifications peuvent être évaluées d'après les analyses suivantes données par Balland et surtout Alquier.

ORIGINE Mouton	CRU ou RÔTI	EAU	Albuminoïdes	GRAISSE	MATIÈRES extractives	CENDRES	CALORIES	AUTEURS
Gigot..... ..	rôti . ..	64·10	27 08	5.38	2.04	1 40	»	Balland.
Gigot.........	cru....	62.27	17.13	18.99	»	1.01	243	Alquier.
	rôti.....	55.30	26 36	16.86	»	1.48	263	
Côtelettes....	crues . ..	50.90	14.60	36.60	»	0.90	362	Alquier.
	grillées..	42.20	26.64	29 92	»	1.24	381	
Rognon......	cru.....	78.65	16 79	3.26	»	1.30	101	Alquier.
Brochette....	rôti.....	71.60	22.66	4.13	»	2.21	134	

Pour Balland, nous n'avons pas la comparaison de la viande rôtie avec la crue ; mais déjà on peut voir que, dans le mouton rôti, l'eau et les corps gras sont diminués et les albuminoïdes augmentés. Mais ces faits appparaissent plus nettement dans les analyses données par Alquier. Pour le gigot, les pertes sont environ de 7 °/₀ d'eau et 2 °/₀ de corps gras ; et, au contraire les albuminoïdes sont augmentés dans les mêmes proporportions.

Pour les côtelettes, la perte en eau serait de 8 °/₀, celle des corps gras de 7 °/₀ ; et l'augmentation des albuminoïdes de 12 °/₀.

Au point de vue de la valeur nutritive, seules, bien entendu, celles des corps gras nous intéressent. Mais ces pertes de 2 à 8 °/₀ de corps gras, quoique importantes, d'une part peuvent être supportées par les viandes de mouton en général riches en ces substances, et d'autre part, sauf dans la cuisson sur le gril, elles se retrouvent dans le jus que nos habitudes nous font servir avec la viande rôtie.

Nous arrivons donc à cette conclusion pratique que si le mode de cuisson fait perdre à la viande de la race ovine une partie de ses corps gras, cette perte n'est pas très sensible ; et que tout au moins, vu sa richesse en ces substances, elle leur en laisse assez pour conserver la valeur calorifique que l'on demande en moyenne aux substances animales, soit 200 calories pour 100 grammes à l'état cru.

Voyons maintenant le déchet que supportent ces viandes, dans les conditions dans lesquelles nous les achetons.

| NUMÉROS d'ordre | POIDS TOTAL | | OS | PARTIES MOLLES | | Déchet cru 0/0 | PERTES des parties molles 0/0 | Déchet total 0/0 |
| | cru | Grillé | | Crues | Grillées | | | |
I	II	III	IV	V	VI	VII	VIII	IX
Côtelettes de mouton.								
2	155g	95g	25g	130	70	16.3	46	54.8
1	227	170	34	193	136	14 9	34.7	40.1
3	155	120	22	133	98	14.2	26.3	36.8
4	150	107	25	125	82	16.6	34.4	45.3
5	145	108	20	125	88	14.4	29.6	39.3
6	114	87	15	99	72	13.1	28.3	36.8
Moyennes.	158	101	23.5	134.5	91	14.9	32.2	40.5
Entrecôtes.								
1	117	90	»	117	90	»	23	»
Gigot d'agneau.								
1	1.120	880	147	973	733	13.0	24.5	34.5
2	1.035	845	130	905	705	12.5	22.2	31.9
3	897	740	94	803	646	10.5	19.5	28.0
Moyennes.	1.017	822	124	894	695	12.0	22.1	31.5

Côtelettes d'Agneau.

| NUMÉROS d'ordre | NOMBRE | POIDS total cru | POIDS | | OS | Parties molles | | DÉCHET | | |
			d'une crue	d'une grillée		crues	grillées	cru 0/0	parties molles 0/0	total 0/0
1	4	345	86	62	10 »	76	52	11.6	26 »	39.5
2	3	172	57	39	13 »	44	26	22.8	40 »	54 »
3	5	144	48	34	10 »	34	24	20.8	37 »	50 »
4	3	112	37	25	10 »	27	15	27 »	44 »	59.5
5	4	100	25	20	5 »	20	15	20 »	25 »	40 »
Moyennes et totaux ..	17	873	50	36	9.6	41	26	20.4	34 »	48.6
Rognons d'Agneau.										
»	»	»	37	24	»	37	24	»	35.1	»

Je l'ai déjà dit à propos du bœuf, depuis un certain nombre d'années, j'ai cherché à apprécier les diminutions de poids subies par les divers aliments sous l'influence de la cuisson, et aussi les déchets qui résultent de leurs parties non comestibles et que cependant elles contiennent forcément.

En ce qui concerne la race ovine, mes observations ont porté sur les côtelettes de mouton, celles d'agneau et sur le gigot de ce dernier. Je les ai réunies dans les deux derniers tableaux.

Ces observations, quoique ne nous fixant pas sur les parties nutritives qui sont perdues par la cuisson, ce qui ressort des expériences d'Alquier, ne nous conduisent pas moins à certaines conclusions importantes au point de vue pratique, que j'ai surtout en vue dans cette partie de ce traité.

Côtelettes de mouton. — Ainsi que le montre ce tableau, le poids d'une côtelette de mouton moyenne est compris entre 125 et 150 grammes. Dans la pratique, pour faciliter le dosage de l'alimentation, il est préférable de s'en tenir à celle de 125 à 130 grammes, soit en moyenne de quatre à la livre. En défalqnant le poids de l'os, on arrive ainsi à 100 grammes de parties comestibles, donnant très sensiblement 18 à 20 grammes de substances azotées. Après avoir été rôties, il est vrai, les parties molles tombent à 80 grammes ; mais ces pertes portent principalement sur l'eau, soit au moins dans les proportions de 12 à 15 grammes, et le reste des pertes, sur la graisse, ce qui vu la grande quantité qu'en contient le mouton ne présente pas de gros inconvénients.

Le déchet réel, représenté surtout par l'os et les quelques parties molles qui lui restent adhérentes, n'atteint donc pas pour cet aliment si usuel 20 %.

Quant au déchet des parties molles dû à la cuisson, il faut savoir que son influence est fortement atténuée au point de vue de la valeur nutritive, pour les raisons que je viens d'en donner.

Gigot d'agneau. — Leur poids moyen, oscille autour d'un kilogramme, de 900 à 1.100 grammes et le poids de l'os ainsi que des parties molles qui y restent forcément attachées, en représente environ le sixième. Un gigot d'agneau de 1 kilogramme donne donc 850 grammes de parties molles, soit pratiquement une ration de 100 grammes pour huit personnes. Il est vrai que rôties, le poids de ces parties est ramené à 700 grammes ; mais nous venons de voir que ces pertes sont constituées surtout par l'eau, ce qui est sans importance, et que les corps gras, qui peuvent être évalués entre 5 et 10 %, selon le degré de cuisson, se retrouvent dans le jus qui est servi avec le rôti.

En pratique, la ration pour le gigot non désossé doit donc être en moyenne de 125 grammes par personne, soit de 100 grammes en défalquant le poids de l'os.

Côtelettes d'agneau. — Leur poids est encore plus variable que celui des côtelettes de mouton. Dans mes observations, il a varié de 86 à 25 grammes. Mais le déchet à l'état cru étant en moyenne de 20 %, il faut admettre également, comme pour le gigot d'agneau et les côtelettes de mouton, que la ration de l'adulte, pour un repas, doit être de 125 grammes ; et cela d'une manière moyenne, quel que soit le poids de chacune d'elles. Ces deux ou trois côtelettes laisseront environ de 20 à 25 grammes d'os ; et les parties molles, quoique assez diminuées par la cuisson, n'en conserveront pas moins une valeur en azotés et en calories, tout à fait suffisante.

En résumé, cette étude sur la viande de la race ovine nous conduit à ces conclusions :

1° Que le rôtissage la prive surtout d'une partie de son eau, ce qui ne lui enlève rien de sa valeur nutritive ;

2° Qu'il diminue également, il est vrai, ses proportions de corps gras ; mais que cependant, d'abord les quantités qui restent sont suffisantes, et qu'en outre, lorsque le jus est conservé, que ces corps gras ne sont pas perdus ;

3° Que dans la pratique, les pertes dues aux os étant de 20 à 25 %, les quantités à prévoir pour la ration d'un plat d'adulte, doivent être de 125 grammes pour la viande pesée avec les os, et seulement de 100 grammes pour les viandes désossées.

Rôtissage de la viande de porc.

Les observations d'Alquier, d'une part, et, d'autre part, de Grindley et Moyonnier, nous ont fixé d'une manière complète sur les modifications subies par cette viande sous l'influence de ce mode de cuisson.

D'après Alquier, de même que pour les viandes précédentes, ce serait l'eau qui subirait les pertes les plus marquées. Pour arriver à la cuisson, cette perte serait environ de 10 %, et celle de la graisse seulement de 2 %, quand il s'agirait des parties relativement peu riches en corps gras, comme le filet. Mais pour les côtelettes, la perte de l'eau atteindrait 20 % ; et, à cause de cette diminution considérable de poids, la graisse, quoique sensiblement diminuée, s'élèverait dans le pourcentage au-dessus des chiffres qu'elle avait avant.

Viande de porc.

PARTIES de l'animal	CRUE ou RÔTIE	EAU	Albuminoïdes	GRAISSE	MATIÈRES extractives	CENDRES	CALORIES	AUTEURS
Carré.........	rôti	56.40	32.66	8.55	1.08	1.31	»	Balland.
Côtelettes...	crues...	51.22	15.79	32.45	»	0.54	357	Alquier.
	rôties...	33.60	26.60	37.60	»	2.20	449	
Filet.........	cru.....	59 »	17 80	22.2^	»	1 »	274	Alquier.
	rôti.....	49.97	28.63	20.56	»	1.34	306	
Morc divers.	rôtis....	52.06	22 98	23.97	»	0.99	313	Alquier

Les observations de Grindley et Moyonnier sont plus nombreuses et plus complètes. Je les résume dans les deux tableaux suivants.

Dans le premier, ont trouvé place les températures auxquelles la viande a été exposée (col. II), la durée totale et celle appréciée par 500 grammes de viande (col. III et IV). Les colonnes V, VI, VII conduisent à l'appréciation de la perte par 100 grammes de viande contenue dans la colonne VIII ; et, enfin, la colonne IX nous renseigne sur celle de la viande après la cuisson.

Cette perte se maintient, le plus souvent, entre 25 et 35 %, avec une moyenne de 31,50.

Le second tableau donne la répartition de ces pertes. Elles sont naturellement représentées par le jus résultant du rôtissage de ces viandes. Les évaluations ont pour point de départ d'abord la perte totale et ensuite la richesse en corps gras. Les faits les plus importants qui s'en dégagent sont les suivants :

1° La perte la plus considérable porte toujours sur l'eau. Elle représente, en moyenne, les deux tiers de la perte totale, soit 20 %.

Viande de porc.

NUMÉROS des expériences	Température	DURÉE totale	DURÉE par 500 gr.	VIANDE crue	CORPS gras 0/0	PERTE totale	PERTE par 100 gr.	RÉSULTATS de la cuisson
I	II	III	IV	V	VI	VII	VIII	IX
75	193-160°	3.45	25	4.125	22 »	1.198	29.04	?
76	143-138	5.40	42	3.643	33.80	681	18.69	Pas assez cuite.
77	193	3.45	25	4.060	28 60	1.133	27.91	Cuite à point.
78	193-160	3.30	25	3.941	31.50	1.248	31.68	id.
79	193	4.15	30	3.742	31.60	1.729	46.21	Trop cuite.
80	193	3.05	25	1.843	27.70	411	22.30	Peu cuite.
81	193	2.25	25	4.207	31.80	1.100	25.77	?
82	193	3.45	25	4.053	27.10	1.409	34.77	Cuite à point.
83	193-160	3.45	25	3.962	25.30	1.290	32.55	id.
89	193-160	4.15	25	4.706	21.50	1.602	34.83	Pas assez cuite.
90	193-160	4.30	20	6.014	19.70	2.077	34.52	id.
91	193 160	4 »	25	4.295	19.10	1.226	28.54	Cuite à point.
92	193-160	4 »	25	4.345	21.50	1.435	33.03	id.
93	193-160	4 »	24	4.933	22.30	1.504	30.47	id.
94	193-160	4 »	25	4.153	26.20	1.474	35.49	id.
95	193	4 »	24	4.352	22.80	1.782	40.96	?
Moyennes ..		3.55	26	4.149	25.78	1.331	31.50	

2° La perte en corps gras vient après. Elle est, en moyenne, de 11 %. Cette perte est augmentée par deux conditions : le degré de cuisson et la richesse de la viande crue en corps gras.

3° La perte en albuminoïdes n'arrive jamais à 1 %. On peut donc en conclure que pratiquement la diminution de ces substances sous l'influence du rôtissage est négligeable.

4° Il en est ainsi pour les matières salines, car tandis qu'elles arrivent, en moyenne, à 0,75 % dans ces viandes crues, celles contenues dans le jus ne sont, en moyenne, que de 0,12 %.

NUMÉROS des expériences	Corps gras 0/0	PERTES totales	QUANTITÉS TROUVÉES DANS LE JUS pour 100 grammes de viande crue			
			Eau	Albuminoïdes	Corps gras	Cendres
75	22 »	29 04	21.13	0.25	7.57	0.08
76	33.80	18.69	16.73	0.23	7.85	0.07
77	28.60	27.91	15.69	0.34	11.78	0.10
78	31.50	31.68	17.29	0.37	13.91	0.11
79	31.60	46.21	27.46	0.37	18.27	0.11
80	27.70	22.30	13.45	0.17	8.63	0.05
81	31.80	25.77	13 50	0.11	12.14	0.04
82	27.10	34.77	22.53	0.40	11.71	0.13
83	25.36	32 55	19.86	0.28	12.33	0.09
89	21.50	34.03	24.17	0.68	8.96	0.19
90	19.70	34.52	23.98	0.42	9 97	0.14
91	19.10	28.54	19.89	0.36	8.25	0.11
92	21.50	33.03	22.27	0.73	9.79	0.22
93	22.30	30.47	19.49	0.46	10.36	0.14
94	26.30	35.49	20.99	0.57	13.72	0 15
95	22.80	40.96	27.52	0 53	12.77	0 17
Moyennes.	25.78	31.50	20.43	0.40	11.12	0.12

Enfin, l'ensemble de ces observations nous conduit à ces conclusions pratiques :

1° Que si ces viandes n'arrivent guère qu'à 14 %, comme substances albuminoïdes, elles compensent largement cette infériorité par leur richesse en corps gras ;

2° Que malgré la perte de 10 % de ces corps due au rôtissage, la moyenne de celles que nous utilisons rôties reste encore au-dessus de 15 % ; et que, par conséquent, réunies aux albuminoïdes, 100 grammes de ces viandes dépassent encore 200 calories ;

3° Enfin que, dans la pratique, à la condition d'alterner ces viandes avec les autres, on peut considérer que 100 grammes correspondent à la quantité nécessaire pour constituer le plat animal, qui, d'après mes vues, doit entrer dans notre régime pour chacun de nos deux principaux repas.

VIANDES CUITES A LA POÊLE ET SAUTÉES

Viande de la race bovine.

Grindley et Moyonnier ont fait quelques expériences sur ces deux modes de cuisson. Elles ont porté sur la viande de bœuf; et je les réunis dans les tableaux suivants.

Dans le procédé de cuisson à la poêle, ces expérimentateurs n'ont ajouté aucun corps gras; la viande a donc été cuite dans son jus. Dans ces conditions, la perte totale a varié de 20 à 30 %, avec une moyenne approchant de 25 %. Or, comme on peut le voir, cette perte a porté exclusivement sur l'eau. La cuisson n'a pas modifié les albuminoïdes; et quoique une partie des corps gras ait passé dans le jus, en faisant le pourcentage, on les trouve augmentés. Ce résultat est dû à la grande diminution de l'eau.

Ce mode de cuisson laisse donc à la viande toute sa richesse en albuminoïdes; il ne diminue que les corps gras, qui, de plus, restent dans le jus. On doit donc admettre que la ration de viande désossée cuite par ce procédé doit être, comme précédemment, de 100 grammes environ.

Viande de bœuf cuite à la poêle.

NUMÉROS des expériences	POIDS total	PERTES totales	PERTE POUR 100 GR. DE VIANDE CRUE			
			Eau	Albuminoïdes	Corps gras	Cendres
46	343	32.24	31.74	0.59	+ 0.01	0.09
	349	31.08	30.85	0.20	+ 0.04	0.07
49	257.	23.54	23.35	0.35	+ 0.23	+ 0.06
	270	21.19	21.09	0.37	+ 0.22	+ 0.05
53	246	23.86	22.82	0.28	+ 0.14	+ 0.14
	231	23.89	23.76	0.32	+ 0.13	+ 0.13
	283	25.97	25.59	0.35	+ 0.13	0.09

Dans le procédé de cuisson que ces auteurs ont désigné sous le nom de viandes sautées, ils ont ajouté une quantité de corps gras qui s'est élevée, en moyenne, à 41 % du poids total de la viande crue.

Viande de bœuf sautée.

NUMÉROS des expériences	VIANDE crue	VIANDE cuite	CORPS GRAS ajouté	GRAISSE après la cuisson	Perte pour 100 gr. de viande crue			TOTAL
					Eau	Albumi- noïdes	Corps gras	
47	285	189	89	82	37.47	0.76	+ 3.28	33.65
	237	148	116	108	39.66	0.42	+ 3.01	37.33
50	236	174	95	83	30.31	0.28	+ 5.18	26.15
	239	167	104	96	33.79	0.28	+ 3 70	30.28
53	212	142	67	61	30.82	40.24	+ 2.22	32.96
	202	128	107	101	37.92	0.94	+ 2.53	36.30
	235	158	96	88.5	34.99	0.49	+ 3.32	32.78

Dans les six expériences de ces auteurs, la perte totale du poids de la viande a été de 33 %, soit d'un tiers. Mais cette perte, non seulement porte exclusivement sur l'eau, mais même celle-ci dépasse la perte totale. Les corps gras de la viande, en effet, sont augmentés de 3 %. Quant aux albuminoïdes, leur modification est négligeable; ils restent dans la viande cuite ce qu'ils étaient dans la viande crue. C'est ce qui ressort nettement du tableau précédent, résumant les expériences de ces auteurs.

Ces expériences nous conduisent donc à ces mêmes conclusions : que 100 grammes de viande sautée doivent suffire pour constituer le plat tiré du règne animal que j'ai admis pour chacun des deux principaux repas. Sa valeur en albuminoïdes sera restée la même que la viande crue, et sa valeur calorifique aura même été accrue.

CUISSON EN RAGOUT

Viande de la race ovine.

Enfin, Alquier nous a donné l'analyse du mouton cuit en ragoût. Sa composition est la suivante : eau, 57,60 % ; matières azotées, 26,55 % ; corps gras, 15,45 ; cendres, 0,40 ; déchets 11,49 et la valeur calorifique, 251 calories par 100 grammes. La perte de la cuisson porte donc de nouveau sur l'eau ; les albuminoïdes dépassent ceux de la viande crue et il en est de même des corps gras.

RÉSUMÉ SUR LES DIFFÉRENTS PROCÉDÉS DE RÔTISSAGE

1* Que les viandes soient rôties à la broche ou sur le gril, à la poéle sans addition de corps gras ou avec cette addition, ces divers modes de cuisson diminuent toujours leur poids total ; et cette perte peut varier, dans les conditions ordinaires de cuisson, de 20 à 30 %.

2° Mais cette perte porte presque exclusivement sur l'eau ; si bien que quand on fait l'analyse des viandes cuites, on trouve, dans le pourcentage, les albuminoïdes augmentés.

3° Mais ces aliments ne perdent, pendant cette cuisson, qu'une faible partie, qui ne dépasse pas 1 %. Cette partie se trouve, du reste, dans le jus.

4° Les corps gras sont, en réalité, souvent diminués, quoique dans le pourcentage ils semblent parfois être augmentés. Mais, probablement, ce n'est que dans la cuisson dans les corps gras qu'ils le sont réellement.

5° Les matières salines sont peu modifiées par la cuisson, mais souvent elles le sont à cause de celles qu'on leur ajoute.

6° Les viandes cuites par ces procédés conservent donc toute leur valeur en albuminoïdes et ne perdent que peu de leur valeur calorifique. Celle-ci est même augmentée à poids égal.

7° Pour les parties de ces viandes contenant des os, gigots, côtelettes, on peut, d'une manière générale et moyenne, estimer le déchet dû à ces os à 25 %.

8° Enfin, toutes ces constatations nous conduisent à ces conclusions pratiques : que ces procédés de cuisson ne modifient pas sensiblement la valeur nutritive de ces viandes ; et que, par conséquent, pour toutes, la quantité à prendre pour constituer le plat tiré du règne animal de chacun des deux principaux repas, doit être de 125 grammes avec les os, et de 100 grammes de viande désossée.

LAITS ET LEURS COMPOSÉS

Le lait se recommande à notre attention d'une manière toute spéciale. Outre, en effet, qu'il est notre aliment obligatoire au moins pendant notre première année, il conserve ensuite toute son importance par sa valeur nutritive, et aussi par le grand usage que nous en faisons, soit à l'état naturel, soit sous les différentes formes que nous lui donnons, dans le but le plus fréquent de le conserver.

Voyons d'abord celui qui nous intéresse le plus, parce qu'il nous est imposé par la nature dans notre premier âge, celui de la femme.

LAIT DE FEMME

Outre la composition moyenne de ce lait, j'ai pu réunir quelques analyses indiquant les modifications qu'il subit sous l'influence de l'âge de la lactation, de l'alimentation et de la nationalité.

Composition moyenne. — Les *albuminoïdes* ont varié, d'après les analyses, de 1^{gr},23 % pour Michel, à 2^{gr},29 d'après König, avec une moyenne approximative de 1^{gr},90 donnée par Alquier. On peut donc admettre une moyenne de 1^{gr},82, avec des écarts de 1^{gr},50 à 2 grammes % (1).

Les *corps gras* et les *hydrocarbonés* varient beaucoup moins. Les premiers sont compris entre 3,47 et 3,78 % ; et les seconds, entre 6,21 et 6,98. On peut donc admettre respectivement comme moyenne : 3^{gr},50 et 6^{gr},50 %. Enfin, la valeur calorifique également varie peu, puisque les écarts ne vont que de 65 à 70 calories pour 100 grammes.

(1) On sait que dans mes calculs j'ai admis 1 gr. 90.

On peut donc accepter comme composition moyenne de notre lait : $1^{gr},80$ d'albuminoïdes, $3^{gr},50$ de beurre et $6^{gr},50$ de lactose, avec une valeur calorifique de 70 calories.

Variations dues à l'âge de la lactation. — D'après les différentes analyses que j'ai réunies, on voit que la richesse en albuminoïdes et en calories va toujours en diminuant à partir du début de la lactation. Le colostrum arrive à $3^{gr},59$ % d'albuminoïdes et à 72 calories d'après Alquier, tandis que ces aliments n'atteignent même pas 2 grammes et restent même souvent au-dessous de $1^{gr},50$ après deux mois. Les corps gras et hydrocarbonés subiraient, au contraire, plutôt une augmentation. Enfin, en ce qui concerne la valeur en calories, elle est, en réalité, peu modifiée.

Il semblerait donc, d'après ce qui précède, que les modifications subies par le lait de femme seraient tout à fait conformes aux besoins que la nature impose au nourrisson. Sa croissance étant d'autant plus active qu'il est plus près de sa naissance, le lait, tout en conservant la même valeur calorifique, aurait le maximum de sa richesse en albuminoïdes pendant cette période. Croissance et richesse du lait en azotés suivraient la même évolution.

J'ai insisté précédemment sur l'importance qu'il y a pour le nourrisson à être nourri par sa mère, et au moins pour avoir un lait qui corresponde à son âge ; et ces considérations viennent encore s'ajouter à celles que j'ai déjà données.

Variations dues à l'alimentation. — Cette question a été peu étudiée pour la femme. Pfeiffer a comparé l'influence d'une nourriture riche avec une nourriture insuffisante ; et de cette comparaison, il résulte que la première donne un lait sensiblement plus riche en albuminoïdes et en corps gras, mais moins riche en lactose. Ces différences se traduiraient en plus par une diminution notable de la valeur en calories en cas d'insuffisance de l'alimentation : 54 seulement au lieu de 70.

Kraush, de son côté, a comparé l'influence de la quantité de corps gras contenue dans l'alimentation de la mère sur la composition de son lait. Cette influence paraît peu marquée. Mais, de plus, les quantités que j'ai trouvées dans A. Gautier sont si faibles, surtout pour les albuminoïdes, que je crains qu'il ne se soit glissé une erreur dans la transcription des chiffres.

Variations dues à la nationalité. — Ces écarts sont réellement peu importants. La femme française l'emporterait un peu sur l'anglaise et l'allemande par les corps gras, ce qui augmente la valeur en calories ; mais, en somme, je le répète, ces différences sont minimes.

OBSERVATIONS GÉNÉRALES. — Les analyses, surtout celles qui concernent la composition moyenne, ont sûrement un réel intérêt ; mais surtout en ce qui concerne les modifications du lait sous telle ou telle influence, pour acquérir toute leur importance elles devraient, en plus, être complétées par les quantités de lait secrétées dans les 24 heures.

La composition *moyenne* du lait nous permet d'évaluer *d'une manière moyenne*, les quantités qui sont nécessaires au nourrisson. Mais, quand il s'agit des modifications dues à telle ou telle influence, nous ignorons complètement si pendant que nous voyons augmenter les divers principes immédiats contenus dans un litre de lait, la quantité totale de ce lait secrétée dans les 24 heures ne diminue pas dans les mêmes proportions.

Pour connaître l'action d'une influence quelconque sur la sécrétion lactée, il faut donc apprécier cette influence d'après la totalité des divers principes immédiats sécrétés dans les 24 heures. Ne se pourrait-il pas, par exemple, que la richesse moindre du lait au fur et à mesure que l'on s'éloigne de l'accouchement, ne fut due qu'à l'exagération de la quantité d'eau contenue dans le lait ? Il y a même une grande probabilité pour qu'il en soit ainsi, au moins en partie.

La nourrice de 6 à 8 mois produirait plus d'albuminoïdes, de beurre et de lactose, qu'elle ne le ferait à 15 jours. Mais l'eau étant encore plus augmentée que les principes immédiats, il en résulterait, que, ramené à 100 grammes, le lait en contiendrait moins qu'avant.

Or, nous allons le voir bientôt, cette question, déjà importante pour la femme, va acquérir une importance encore plus considérable en ce qui concerne l'élevage ; mais avant concluons :

Composition des divers laits pour 100 grammes.

CONDITIONS DE CES LAITS	EAU	ALBUMI-NOÏDES	CORPS gras	HYDRATES de carbone	MATIÈRES salines	VALEUR en calories	OBSERVATIONS, AUTEURS		
Laits de femme.									
Moyenne....................	87.41	2.29	3.78	6.21	0.31	70.31	König (Siderski).		
Du 2e au 12e mois..............	90.87	1.23	3.47	6.98	1.26	64.90	Michel.		
Moyenne....................	87.87	1.90	3.70	6.23	0.30	66 »	Alquier.		
Variations d'après l'âge du lait.									
Colostrum	86.87	3.59	3.78	5.61	0.35	72 »	Alquier.		
									moyenne
De 8 à 11 jours.............	»	1.67	3.21	6.35	0.29	63 »	Comerer		10
De 20 à 40 jours.............	»	1.26	4.03	6.72	0.23	69 »	et		15	analyses
De 60 à 140 jours.............	»	1.06	3.41	7.02	0.19	64 »	Söldner		14
De 170 jours et plus..........	»	0.91	3.30	6.91	0.18	62 »			10
De 5 à 15 jours	90.79	1.79	3.02	6.41	0.27	64 »	Michel.		14	analyses
Du 2e au 12e mois..............	90.87	1.23	3.47	6.98	0.19	65 »			58
Variations d'après l'alimentation.									
Nourriture riche..............	88.56	2.09	4.69	4.51	0.15	70.70	Pfeiffer		
Nourriture insuffisante..........	90.13	1.60	2.83	5.27	0.17	54.55			
Nourriture riche en graisse......	90.56	0.75	1.95	7.07	0.18	49.58	C. Krauch.		
Nourriture pauvre en graisse....	89.56	0.72	2.25	7.31	0.16	53.09			
Variations d'après la nation.									
Femmes anglaises.............	87.79	2.53	3.87	5.64	0.25	70.04	Forster.		
Femmes allemandes............	87.41	2.29	3.78	6.21	0.31	70.31	König.		
Femmes françaises.............	86.82	2.43	4.68	5 74	0.20	77.21	Vernois, Becquerel, Doyère.		

1° Qu'ainsi que je l'ai déjà dit, le lait de femme contient en moyenne pour 100 grammes : de 1^{gr},50 à 2 grammes d'albuminoïdes, 4^{gr},5 de corps gras, 6^{gr}5 de lactose, lui donnant une valeur moyenne de 70 calories ;

2° Que rapportés à 100 grammes, les albuminoïdes et la valeur en calories diminuent à partir de l'accouchement ;

3° Que d'une manière générale une alimentation insuffisante donne un lait moins riche ;

4° Qu'au moins dans une large mesure, la composition moyenne de ce lait semble rester la même en Angleterre, en Allemagne et en France ;

5° Enfin, qu'il serait utile de faire des recherches pour connaître exactement les modifications subies par la sécrétion lactée sous les diverses influences, en tenant compte des produits de cette sécrétion dans les 24 heures.

Utilisation pratique. — Le lait de femme ne subit aucun déchet et ne doit être soumis à aucune préparation. Pris au sein, il est dans les meilleures conditions de digestion et d'assimilation.

Quant à la quantité, je me suis déjà assez longuement étendu sur ce point dans le deuxième volume à propos des besoins de l'enfant pendant les deux premières années pour que je n'ai plus à y revenir.

LAIT DE VACHE

La race bovine, qui, nous l'avons vu, nous fournit la plus grande quantité d'aliments albuminoïdes d'origine animale par sa viande et ses viscères, nous fournit en plus une partie importante de notre alimentation par son lait.

Grâce au progrès de l'élevage, en effet, la quantité de lait fournie par la vache, dépasse depuis plusieurs années, pour la France, le total énorme de 80 millions d'hectolitres. La race bovine totale qui ne comprenait que 10 millions de sujets vers 1840, dépasse 14 millions de sujets depuis 1903. Mais, fait significatif pour la question qui nous intéresse, tandis que les bœufs et taureaux sont restés dans les environs de 2 millions, les génisses et les vaches, qui étaient dans les environs de 8 millions jusqu'en 1891, sont arrivées dans ces dernières années à 12 millions, soit une augmentation d'un tiers. Aussi, je le redis, notre production totale de lait s'élève-t-elle maintenant à plus de 80 millions d'hectolitres. C'est donc par an plus de 2 hectolitres par habitant, les enfants compris, et aussi plus d'un demi litre par jour. Or, si l'on tient compte que trois litres constituent la ration moyenne d'entretien de l'adulte, on voit que cette quantité de lait peut nous fournir au moins le sixième de notre alimentation et peut-être, en comptant plus exactement, le cinquième.

Composition. — Comme pour le lait de femme, j'ai réuni un certain nombre d'analyses correspondant à la composition moyenne, et d'autres permettant d'apprécier les modifications dues à certaines influences.

Composition moyenne. — Sauf pour une analyse due à Gorup-Besanez, donnée par Gautier, et dans laquelle les *albuminoïdes* se seraient élevés à 5,40, ce qui me paraît une exception ; pour les autres, les proportions sont restées entre 3,3 et 3,6 °/₀ ; les corps gras sont restés compris entre 3,50 et 4,50 ; et la lactose entre 4 et 5,50.

Enfin, si nous éliminons l'analyse de Gorup-Besanez, la valeur en calories a oscillé entre 65 et 75 pour 100 grammes.

On peut donc admettre largement que la composition moyenne de ce lait est de $3^{gr},5$ °/₀ d'albuminoïdes, de 4 °/₀ pour les corps gras et 5 °/₀ pour les hydrocarbonés.

Variations depuis la date de la lactation. — Nous ne trouvons pas ici le même rapport que pour le lait de femme ; mais il faut probablement l'expliquer par ce fait que les deux analyses données par Boussingault, ont porté sur des laits qui ne sont pas très éloignés l'un de l'autre, soit deux cents jours pour le premier et trois cents dix pour le second.

L'exercice, opposé au repos à l'étable, semble augmenter les azotés et diminuer les corps gras, tandis que la lactose resterait la même. Comme résultat total, on obtiendrait ainsi un lait ayant une valeur moindre en calories. L'exercice, d'après ces analyses, serait donc plutôt contraire aux producteurs de beurre ; et favorable seulement pour la production des albuminoïdes.

Enfin *l'heure de la traite*, d'après les analyses données par

Laits de vaches.

ORIGINE DU LAIT	EAU	Albuminoïdes	CORPS GRAS	HYDRATES de carbone	MATIÈRES salines	VALEUR en calories	AUTEURS OBSERVATIONS
Laits naturels.							
Vache allemande...	87.17	3.55	3.69	4.88	0.31	70.48	Konig (Siderski).
id. ...	85.77	5.40	4.30	4.04	0.54	81.86	Gorup-Besanez (Gautier)
Bonnes fermes de Paris (moyenne).	86.43	3.33	4.20	5.28	0.76	75.57	Adam (Gautier).
»	87.33	3.38	3.66	4.92	0.71	67 »	Alquier.
Moyenne de Comby.	»	3.60	4 »	5.50	0.40	70 »	Moy^{ne} que j'ai adoptée.
Variations d'après l'âge du lait.							
Lait de 200 jours ..	87.70	3 »	4.50	4.70	0.10	79.5	Boussingault et Lebel.
Lait de 310 jours ..	86.80	3.40	3.60	6 »	0.20	73.2	(d'après Gautier).
Variations d'après le repos ou l'exercice.							
Restant à l'étable..	85.70	4.90	5.10	3.80	0.50	85.6	»
Après l'exercice....	86.50	5.40	3.70	3.80	0.60	75.5	»
Variations d'après l'heure de la traite.							
Lait du matin	88.08	3.24	3.06	4.88	0.74	63.26	A. Gautier.
Lait du soir.......	87.49	3.19	3.62	4.99	0.71	68.89	(Moyenne).
Laits modifiés.							
Lait écrémé	90.42	3.27	0.86	4.75	0.70	43.09	Alquier.
Lait écrémé moyen.	90.12	4.03	1.09	4.04	0.72	46.12	Gautier.
Crème de lait......	68.82	3.76	22.66	4.23	0.53	239.66	König (Gautier).
id.	67.65	4.09	23.85	3.86	0.55	254.40	»
Petit lait.........	93.30	1.05	0.10	4.40	0 82	23.75	Fleischmann (Gautier).
	»	»	»	0.33[1]	»	»	1. Acide lactique.
Babeurre.........	»	2.5 à 2.7	0.5 à 0.9	3 à 5.3	»	35.30	Lam (Gautier).
Lait peu condensé sans sucre,.....	72.87	8.20	6.62	10.63	1 68	143.10	König.
Lait beaucoup condensé sans sucre.	58.99	11.92	12.42	14.49	2.18	259.34	Siderski.
Avec sucre........	25.61	11.79	10.35	50.06	2.19	352.34	»
Lait condensé sans sucre...........	62.14	11.01	11.21	13.68	1 96	210.66	Alquier.
Avec sucre........	26.44	10.47	10.07	51.02	2 »	340 »	id.
Poudre lait complet.	6.08	23.09	23.14	42 39	5.30	475 »	id.
Poudre lait écrémé .	7.55	30.81	1.73	53.43	6.48	362 »	id.
Farine nestlé......	6.01	9.94	4.53	77.77	1.75	395 »	id.

Gautier ne semble pas modifier sensiblement la composition du lait, seul le beurre serait un peu augmenté.

Telle est la composition moyenne de ce lait et les modifications que lui font subir les différentes conditions que je viens d'examiner. Mais, en ce qui concerne ces dernières, ainsi que je l'ai déjà dit, une indication capitale nous manque. C'est la quantité totale des trois principes immédiats élaborés par l'animal dans les vingt-quatre heures.

L'éleveur qui vend son lait en nature peut tenir seulement à en élever la quantité, pourvu que la composition ne tombe pas au-dessous de celle admise par la municipalité qu'il dessert.

La quantité peut s'élever ainsi sans que les principes immédiats augmentent d'une manière proportionnelle. L'éleveur y trouve son bénéfice, mais au grand détriment des consommateurs ; et cet inconvénient peut être grave, quand il s'agit soit d'un malade, soit d'un nourrisson. Mais l'éleveur y est lui-même directement intéressé. quand il utilise son lait pour en extraire le beurre, la caséine, ou le concentrer pour la conservation. Dans ces conditions, il est capital pour lui de savoir quelle est réellement la quantité des trois principes fournie par l'animal dans les 24 heures, et aussi de savoir comment il peut augmenter chacun d'eux séparément.

Or, c'est là, me semble-t-il, une étude qui n'est pas encore très avancée ; et je crois en avoir montré toute l'importance.

Conclusion. — De tout ce qui précède sur ces modifications du lait, nous pouvons donc conclure que les différentes influences que je viens d'examiner ne modifient le lait moyen, que dans de faibles proportions ; et au moins, en ce qui concerne sa valeur calorifique, ce qui est le point le plus important pour notre alimentation, que cette valeur reste comprise entre 65 et 75 calories.

Applications pratiques. — Cette question a déjà été longuement traitée à propos du régime lacté. Qu'il me suffise de rappeler ici que le litre de lait vaut en moyenne 750 calories ; et qu'en y ajoutant 60 grammes de sucre, soit 12 morceaux de 5 grammes, ce litre de lait donne près de 1.000 calories ; et qu'il contient : 35 grammes d'azotés, 40 grammes de corps gras et 110 grammes de sucre.

Laits modifiés.

Quand on extrait du lait soit une partie de ses corps gras seulement, soit en même temps une partie de sa caséine, on obtient certains produits, qui, quoique privés d'une certaine quantité d'un de ces deux éléments, n'en conservent pas moins une réelle valeur nutritive, due surtout à la lactose.

C'est ainsi que le *lait écrémé*, dans lequel restent la caséine et la lactose, fournit encore plus de 40 calories pour 100 gr.

La *crème de lait*, privée surtout de l'eau du lait et d'une petite quantité de lactose, arrive avec 20 à 25 % de beurre, à 250 calories environ.

Le *petit lait*, ne contenant guère que la lactose, ne dépasse pas 25 calories ; et le *babeurre*, privé surtout des corps gras ; mais qui contient une partie de ses autres principes immédiats, arrive encore entre 30 et 40 calories.

On le voit, quoique moins nourrissants que le lait complet, ces laits modifiés, lait écrémé, petit lait et babeurre que l'on peut considérer comme des bas produits, des déchets, ne sont pas à négliger comme aliment. Leur valeur calorifique est encore en moyenne la moitié de celle du lait complet.

Laits modifiés pour la conservation. — Ici trouvent place les laits condensés, avec ou sans addition de sucre, et aussi les poudres de lait.

Dans tous ces produits, la modification la plus importante est sûrement la diminution de l'eau, qui, de plus de 85 % dans le lait complet, tombe au-dessous de 10 %.

Toutefois, il faut aussi le remarquer, la préparation de ces laits ne consiste pas seulement dans leur évaporation ; mais aussi dans des modifications qu'elle apporte dans les proportions de leurs trois principes immédiats. Le beurre est souvent un peu diminué relativement à la caséine. Mais la valeur calorifique n'en reste pas moins très élevée. Elle dépasse souvent 30 calories pour 100 grammes et même 40 calories.

Les préparations à faire subir à ces laits pour les utiliser, varient pour chacun d'eux ; et la principale indication doit être demandée à la valeur en calories. Ils doivent toujours, pour reconstituer le lait, être additionnés d'eau bouillie ; et la quantité de cette eau doit être telle que le litre arrive dans les environs de 700 calories. Avec un kilogramme du lait condensé avec sucre et avec la poudre de lait écrémé, dont l'analyse est donnée par Alquier, on ferait environ 5 litres de lait valant chacun environ 680 calories.

Mais, avec le lait condensé avec sucre, chaque litre contiendrait seulement 20 grammes de caséine au lieu de 36, et avec la poudre de lait écrémée la caséine arriverait à 60 grammes.

C'est donc là un gros inconvénient pour ces divers produits. Ils ne permettent pas de reconstituer le lait avec la proportion naturelle de ses principes immédiats. Ils ont pu rendre des services, et ils en rendront encore, comme aliments riches sous un petit volume, pour l'homme adulte en état de santé ; mais évidemment, ils laissent à désirer, quand il s'agit du traitement des voies digestives ou de l'alimentation des nourrissons. Aussi, on ne saurait trop encourager les tentatives, du reste, déjà suivies d'excellents résultats, que l'on fait pour conserver le lait à l'état naturel.

Dans ces derniers procédés de conservation, la caséine, le beurre et la lactose, les sels et même l'eau restent dans leurs proportions naturelles ; et le lait peut-être soumis à l'ébullition ou être pris froid, sans subir aucune addition, trop souvent cause de pollution.

Vu les bonnes préparations que l'on a déjà, il faut admettre que les hôpitaux des pays manquant de lait, ne doivent être approvisionnés que par des laits conservés complets ; et les laits condensés ou les poudres de laits ne doivent rester dans ces mêmes pays que comme aliments de l'adulte bien portant.

Vu leur grande valeur nutritive sous un petit volume, ils restent un approvisionnement de choix toutes les fois que le transport est difficile ou qu'il y a lieu de ménager la place ; et, même réduits à cet usage, ils sont encore appelés et pour longtemps à rendre de grands services.

LAITS FERMENTÉS.

Le lait de vache sert à préparer le *kéfir*, dans lequel la fermentation produite par le *Saccharomyces mycoderma* développe une certaine quantité d'alcool qui varie de $0^{gr},70$ à 1 gramme par 100 grammes. Une faible partie des albuminoïdes est transformée, par le *dispora caucasica* en peptones

406   LAITS ET LEURS COMPOSÉS

ou autres produits azotés hydratés. Les corps gras paraissent diminués ; et il en est surtout ainsi de la lactose aux dépens de laquelle semble se former l'alcool.

Dans un kéfir analysé par König, les corps gras étaient tombés à 1gr,44 ; aussi la valeur calorifique ne dépassait-elle guère 40 calories. Dans celui analysé par Alquier, les corps gras arrivaient à 2gr,76, et les calories à 59. Enfin dans les analyses données par Hammarsten et A. Gautier, les corps gras étaient peu inférieurs à ceux du lait normal. Aussi la valeur en calories arrive-t-elle à 72 calories pour le premier, et à 64 pour le second ; soit à une valeur sensiblement égale à celle du lait naturel.

	EAU	ALBUMINOIDES			COR.. GRAS	SUCRE Extrait non azoté	ACIDE lactique	SELS	CALORIES	AUTEURS
		Caséine	Lactol-bumine	Peptone						
Kéfir.	91.21	3.49			1.44	3.11 [1]	1.02	0.68	42.03	König.
Kéfir.	88.26	2.98	0.28	0.05	5.33	3.48 [2]	0.81	0.79	71.66	Hammarsten.
Kéfir.	89.09	2.74	0.17	0.07	3.10	3.68 [3]	0.60	0.65	64.28	(A. Gautier).
Kéfir.	88.86	3.39			2.76	4.34 [4]	»	0.65	59.15	Alquier.

1. Dont 0,75 d'extrait non azoté.
2. Dont 0,70 d'alcool.
3. Dont 0,68 d'alcool.
4. Dont 0,84 d'alcool.

Comme on le voit, ce qui différencie les kéfirs, du lait qui a servi à les faire, c'est le développement d'une certaine quantité d'alcool aux dépens de la lactose, la diminution des corps gras, d'où une moindre valeur en calories, et enfin un commencement de peptonisation de la caséine.

J'aurai à revenir sur cette préparation du lait à propos de l'alimentation dans les maladies.

Yohourth.— Au kéfir, que nous venons de voir, et au koumys, que nous verrons plus loin, il faut joindre l'*yohourth*, ou lait bulgare, et le *kaïmak*.

Ce dernier, moins connu, se prépare en condensant le lait par la chaleur jusqu'à consistance sirupeuse. La consistance augmente encore par le refroidissement ; et elle acquiert celle d'un fromage mou.

L'yohourth ou yoghourt, fort usité en Bulgarie, a fait son apparition en France depuis quelques années ; et, grâce surtout au patronage de Metchnikoff, s'est rapidement répandu comme aliment dans les troubles digestifs.

On peut employer pour sa préparation le lait de vache, de brebis ou de chèvre. Ces laits, après avoir été écrémés, sont concentrés dans un espace clos et fortement chauffés, jusqu'aux deux tiers de leur volume. Versés ensuite dans des vases plats, leur condensation continue à une température de 38 à 40°. Une pellicule se forme à la surface et une partie de l'eau est mise en liberté. Celle-ci étant rejetée, on injecte sous la pellicule quelques centimètres de yaourth de la veille, contenant comme agents de fermentation un streptobacille, un bacille grêle et un gros diplocoque qui constitue l'agent le plus actif.

Comme pour le koumys et le kéfir, cette fermentation développe une certaine quantité d'acide lactique, d'alcool, et des produits albuminoïdes à divers états de peptonisation.

LAIT DE BREBIS.

La race ovine, qui occupe une place importante à côté de la race bovine au point de vue de la production de la viande, est au contraire tout à fait négligeable, quand il s'agit de son lait. Ce dernier n'est pas utilisé en nature et ne sert qu'à faire quelques fromages. Sa valeur nutritive est cependant de beaucoup supérieure à celle du lait de vache. Elle est sensiblement le double pour les albuminoïdes et supérieure d'un tiers pour les corps gras. Aussi sa valeur calorifique arrive-t-elle largemement au-dessus de 100 calories. Cette richesse en albuminoïdes et en corps gras rend ce lait très propre à la fabrication des fromages ; et c'est du reste, comme je l'ai dit, sous cette forme qu'il est surtout employé. Toutefois son utilisation par l'homme, même sous cette forme, ne constitue encore qu'une exception. Peut-être l'élevage pourrait-il en tirer un meilleur parti. La race ovine, en effet, en 1904 comptait 18 millions de représentants. Or, peut-être pourrait-on, comme on le fait pour la race bovine, favoriser le développement de brebis laitières. L'éleveur y trouverait peut-être son bénéfice.

LAIT DE CHÈVRE.

La race caprine, sensiblement moins importante que la précédente au point de vue de la production de la viande, l'emporte cependant beaucoup sur elle pour l'utilisation du lait. Ses représentants cependant n'atteignent pas 1 million et demi de sujets. Mais sur ce nombre, plus d'un million 200 mille sont des chèvres et la presque totalité, laitières.

Sa composition l'emporte sur celle du lait de vache pour les albuminoïdes et pour les corps gras. Aussi sa valeur en calories, sans atteindre celle du lait de brebis, dépasse sensiblement celle du lait de vache.

Très éloigné du lait de femme, le lait de chèvre est plus difficilement accepté par le nourrisson que celui d'ânesse et même de vache. Mais, pour le montagnard qui s'en nourrit souvent, il constitue un excellent aliment; et additionné seulement de 50 grammes de sucre, le litre de ce lait arrive facilement à 1.000 calories, avec une richesse en azotés qui dépasse la proportion de la ration moyenne d'entretien.

LAIT D'ANESSE.

Au point de vue de l'alimentation, ce lait n'a qu'une bien petite importance. La race asine, en effet, d'une part ne compte en France guère plus de 350.000 représentants ; et, d'autre part, le lait des ânesses sert surtout à l'élevage de leurs produits.

Toutefois, à titre exceptionnel, sa faible richesse en albuminoïdes, qui, par ce point, le rapproche de celui de la femme, lui fait souvent donner la préférence, quand il s'agit du nourrisson. Mais, comme de plus, il est pauvre en beurre, sa valeur calorifique reste comprise entre 40 et 50 calories, soit sensiblement au-dessous de celui de la femme. Or, c'est là une condition capitale. Quand on y a recours, on doit donc tenir compte qu'au point de vue de la valeur calorifique, il faut 150 grammes de lait d'ânesse pour fournir les 70 calories que donnent 100 grammes de lait de femme; et, de plus, ce qui lui enlève une partie de son utilité, c'est qu'en portant le lait d'ânesse à 150 grammes, on donne 3 grammes d'albuminoïdes, et que l'on perd ainsi le bénéfice pour lequel on l'avait choisi, celui de sa faible richesse en caséine.

ORIGINE DU LAIT	EAU	Albuminoïdes	CORPS GRAS	HYDRATE de carbone	MATIÈRES salines	VALEUR en calories	OBSERVATIONS AUTEURS
Lait de chèvre.							
Lait moyen.........	86.95	4.43	6.07	4.85	0.91	96.18	Ferry (A. Gautier).
Lait moyen.........	85.71	4.29	4.78	4.46	0 76	84.21	König (Siderski).
Lait moyen.........	86.72	3.75	4 21	4.49	0.83	71 »	Alquier.
Lait moyen.........	»	4 »	4.50	5 »	0.60	80.05	Moyenne que j'ai adoptée.
Petit lait..........	93.77	1.58	0.02	4.97	0.66	21.96	Lehmann (Gautier).
Lait d'ânesse.							
Moyenne..........	89.64	2.22	1.64	5.99	0.51	49.82	A. Gautier.
Moyenne..........	90.12	1.85	1.37	6.19	0.47	46.34	Alquier.
Moyenne..........	»	1.70	1.60	5.80	0.50	45.9	Moyenne que j'ai adoptée.
Koumys...........	90.44	2.24	1.46	1.91 1 77 0.91	0.42	42.70	König (Siderski). 1. Alcool. 2. Acide acétique.
Lait de brebis							
Moyenne..........	80.82	6.52	6.82	4.91	0.89	112.62	König (Siderski).
Terrains granitiques	79.97	6.18	7.40	5.37	1.02	118.98	Trillat (Gautier).
Terrains calcaires...	81.44	5 12	7.18	5.26	1.02	111.26	
Lait de jument.							
Moyenne..........	89 »	2.70	2.50	5.50	»	58	A. Gautier.
	90.06	1.89	1.09	6 50	0.31	45.3	A. Gautier.

Si j'ajoute que jusqu'à présent le lait d'ânesse n'a pas encore été soumis industriellement aux procédés de stérilisation, on verra que ses avantages sur le lait de vache sont, au moins dans l'état actuel, tout à fait discutables.

Le lait d'ânesse sert parfois à faire un lait fermenté, le *koumys*. Ce produit est fait le plus souvent avec du lait de jument, mais il peut l'être aussi avec celui d'ânesse.

Les modifications que subit ce lait sous l'influence de la fermentation provoquée par son ferment spécial sont sensiblement les mêmes que celles du kéfir. Sa valeur calorifique change peu ; mais, point capital, une partie de la lactose est transformée en alcool.

LAIT DE JUMENT.

Ce lait, dont les albuminoïdes dépassent de peu ceux de notre lait, mais dont les corps gras lui restent bien inférieurs, ne donne guère plus de 50 calories comme valeur calorifique.

Ce lait est utilisé en nature par les habitants de certains pays et notamment par ceux du Caucase ; mais, même dans ces régions, c'est surtout à l'état de *koumys* qu'il sert à l'alimentation. Or, comme on peut le voir d'après les analyses dues à Veelh, que j'emprunte à Gautier, et auxquelles j'ajoute la valeur en calories, la valeur nutritive de ce lait ne change guère pendant la fermentation. Sa lactose est presque complètement transformée en alcool ; elle l'est dans des proportions beaucoup plus élevées que pour le kéfir. L'alcool dépasse, en effet, la proportion de 3 % environ. Les albuminoïdes sont également en partie peptonisés. Quant aux corps gras, ils semblent conserver les mêmes proportions.

Vu sa notable quantité d'alcool, le koumys est utilisé comme liqueur fermentée, et dans les mêmes conditions qu'une boisson légèrement alcoolisée.

QUANTITÉS CONSTITUANTES	LAIT de jument primitif	COMPOSITION DU KOUMYS PAR LITRE		
		1ᵉʳ jour	Après 8 jours	Après 21 jours
Eau...................	901.6	918.7	923.8	924.2
Alcool...............	»	31.9	32.6	32.9
Graisses.............	10.9	11.7	11.4	12 »
Caséine......		8 »	8.5	7.9
Albumine.............	18.9	1.5	3 »	3.2
Peptones		10.4	5.9	7.6
Sucre	66.5	3.9	0.9	»
Acide lactique....... .	»	9.6	10.3	10 »
Sels solubles.........	0.80	1 »	1.2	1.2
Sels insolubles.	2.3	2.3	2.2	2.3
Valeur en calories...	458 »	433 »	458 »	468 »

FROMAGES.

Ces dérivés du lait sont, de beaucoup, les plus employés. L'opération la plus importante de leur préparation est le *caillage*, obtenu le plus souvent avec la présure. De plus, sauf quelques rares exceptions, le lait employé a subi l'*écrémage*.

Mais avec ces deux points communs, la préparation peut ensuite varier beaucoup. A. Gautier, qui a donné à cet égard des indications techniques intéressantes, a été conduit, en s'en inspirant, à diviser les fromages d'abord en *fromages à pâte cuite* et en *fromages à pâte crue ;* et, ensuite chacune de ces deux classes, en fromages *fermentés, salés* ou *non salés, maigres* ou *gras.*

La différence due à ces modes de préparation sera étudiée dans l'alimentation pendant l'état pathologique ; mais à l'état normal, ce qui nous intéresse surtout, c'est la valeur de ces fromages, quel que soit leur mode de préparation, en albuminoïdes, en corps gras et en calories. Je vais m'y arrêter quelques instants.

Albuminoïdes. — Sauf pour quelques exceptions, tels que le *cendré d'Olivet,* la *crème suisse,* le *Gervais* et le *fromage frais de vache,* les albuminoïdes restent au-dessous de 15 %. Quelques-uns, encore pauvres en ces substances, arrivent entre 15 et 20 %. Ce sont : le *Brie,* le *Bondon,* le *Coulommiers.* le *Neufchâtel,* le *Gournay* et le *Pourçain.* Les plus nombreux en contiennent de 20 à 30 % : *Fromages de Bourgogne, Camembert, Cantal, Chester, Emmenthal. Fromage fort, Géromé, Gex, Gorgonzola, Hollande, Mont-d'Or. Munster, Pont-l'Evêque, Port-Salut, Rocamadour. Roquefort et Savoie.* Enfin, au-dessus de 30 %, nous trouvons : le fromage *blanc,* le fromage de *chèvre,* le *Gruyère,* le *Livarot,* le *Parmesan* et le *Saint-Flour.*

Dans les fromages fermentés, une partie de la caséine a été modifiée dans le sens de la peptonisation.

Corps gras. — Tous les laits ou à peu près, destinés à la fabrication du fromage, je l'ai dit, sont écrémés ; mais l'écrémage peut être fait dans des proportions fort différentes.

Quelques-uns rares conservent une proportion de corps gras qui dépasse 40 % : tels sont le *cendré d'Olivet* et le

Gervais. Un certain nombre arrivent entre 40 et 30 % :
le *fromage de Bourgogne,* le *Cantal,* la *crème Suisse,* le
Gex, le *Gorgonzola,* le *pourçain* et le *Saint-Flour.* Beaucoup
conservent de 30 à 20 % : le *Brie,* le *Bondon,* le *Camem-*
bert, le *Chester,* le *Coulommiers,* l'*Emmenthal,* le *Géromé,*
le *Gournay,* le *Gruyère,* l'*Hollande,* le *Livarot,* le *Mont-*
d'Or, le *Munster,* le *Neufchâtel,* le *Pont-l'Evêque,* le
Port-Salut, le *Rocamadour* et le *Roquefort.* Enfin d'autres
restent au-dessous de 20 % ; ce sont : le *fromage blanc,* le
fromage de chèvre, le *fromage fort,* le *Parmesan,* le *Savoie*
et le *fromage de vache frais.*

Comme on le voit, pour les corps gras, comme pour les
albuminoïdes, les proportions les plus nombreuses sont comprises entre 20 et 30 %. Les corps gras, pour la plus grande
partie, conservent leur composition ; mais surtout pour les
fromages fermentés, une partie est décomposée ; et c'est leurs
acides qui donnent à chaque fromage son goût et son odeur
caractéristiques.

Hydrates de carbone. — Ce sont ces substances qui subissent les plus grandes diminutions. Tandis que dans les divers
laits la lactose l'emporte sur les deux autres principes immédiats, dans les fromages, elle reste de beaucoup inférieure. Ceux dans lesquels les proportions dépassent le 10 %
sont rares ; ce sont : le *fromage de chèvre,* le *Savoie* et le
Saint-Flour. Pour d'autres, sa proportion est comprise entre
10 et 5 % : le *Cantal,* le *cendré d'Olivet,* le *Chester,* le
Gournay, le *Livarot,* le *Mont-d'Or,* le *Munster,* le *Pont-*
l'Evêque et le *Pourçain.* Pour tous les autres, la proportion
reste au-dessous de 5 %.

Matières salines. — Très élevées pour les fromages salés,
ces substances restent bien inférieures pour les fromages qui
ne le sont pas. On considère comme très salés tous ceux
dont les proportions dépassent 5 % : le *Bondon,* le *fromage*
de chèvre, le *Hollande,* le *Roquefort,* le *parmesan,* le
Rocamadour et le *Coulommiers.* Sont encore salés, ceux
dont la proportion dépasse 3 % : le *fromage blanc,* le *Brie,*
le *Camembert,* le *Cantal,* le *cendré d'Olivet,* le *Chester,*
l'*Emmenthal,* le *Géromé,* le *Gex,* le *Gorgonzola,* le *Gruyère,*
le *Livarot,* le *Mont-d'Ore,* le *Munster,* le *Port-Salut* et le
Savoie.

Enfin, parmi ceux dont les matières salines n'arrivent pas à 3 %, nous trouvons : le *fromage de Bourgogne*, la *crème suisse*, le *fromage fort*, le *Gervais*, le *Gournay*, le *Neufchâtel*, le *Pont-l'Evêque*, le *Pourçain*, le *Saint-Flour* et le *fromage de vache frais*.

Composition et valeur nutritive des divers fromages.

NOMS	EAU	Albuminoïdes	CORPS GRAS	HYDRATES de carbone	MATIÈRES salines	VALEUR en calories p. 100 gr.
Fromage blanc......	56.85	32.32	5.28	1.73	3.81	192
Brie.	49.47	17.25	26.02	3.56	3.70	320
Bondon.	52.20	15.40	20.80	1.60	7 »	258
From. de Bourgogne.	29.50	28.84	38.55	1.65	1.46	323
Camembert	46.78	20.32	24.59	4.12	4.19	270
Cantal.............	35.94	23.51	30.41	5.87	4.27	395
Cendre d'olivet......	28.40	13.98	48.16	5.16	4.30	510
Chester......	32 04	27.57	29.53	6.06	4.80	406
Chèvre.............	26.99	36.60	15.96	15.30	8.15	347
Coulommiers........	50.58	15.58	22.10	4.80	6.94	283
Crème dit Suisse....	53.50	7.37	36.19	2.61	0.33	355
Emmenthal.	33.87	29 76	29.99	1.46	4.92	401
Fromage fort........	51.70	28.20	12.74	4.58	2.78	252
Géromé.	45 »	21 »	30 »	»	4 »	358
Gervais............	45.95	9.38	40.33	1.99	0.96	421
Gex............. ..	31.80	29.91	30.53	2.92	4 84	412
Gorgonzola.........	38.62	25.13	30.39	1·65	4.21	385
Gournay...........	49.65	15.23	27.77	6.48	0.87	339
Gruyère...........	32.94	31.60	28.63	2.85	3.98	402
Hollande......... .	36.98	29.32	24.65	3.24	5.91	358
Livarot............	33.80	31.71	21.95	8.05	4.44	364
Mont-d'Ore.	43.20	20.10	23.97	8.84	3.89	335
Munster.....	44.50	20.93	21.13	5.31	4.93	326
Neufchatel.	51.42	17.29	25.15	3.54	2.60	313
Parmesan.	31.19	40.56	19.97	1.99	6.29	358
Pont l'Evêque.......	46.10	20.32	25 »	6.68	1.60	337
Port-Salut..........	41.69	23.75	28.47	2.01	4.08	364
Pourçain.	35.10	19.37	34.63	8.76	2.14	427
Rocamadour........	50.04	22.78	20.27	0.40	6.51	280
Roquefort.	34.94	23.24	23 17	2.98	5.67	318
Savoie.............	51.05	28.08	6.18	10.95	3.74	220
Saint-Flour........	21 30	30.77	34.12	11.58	2.23	483
From. vache frais....	80.50	9.94	3.64	5.20	0.72	96

Valeur en calories. — C'est là un des points qui nous intéresse le plus. En général les fromages constituent des composés très riches comme aliments de constitution, et aussi très riches au point de vue du calorique. Un certain nombre dépassent 400 câlories : le *cendré d'Olivet*, le *Chester*, l'*Emmenthal*, le *Gervais*, le *Gex*, le *Gruyère*, le *pourçain* et le *Saint-Flour*. Beaucoup donnent de 400 à 300 calories : le *Brie*, le *fromage de Bourgogne*, le *Cantal*, le *fromage de chèvre*, la *crème suisse*, le *Géromé*, le *Gorgonzola*, le *Gournay*, le *Hollande*, le *livarot*, le *Mont-d'Or*, le *Munster*, le *Neufchâtel*, le *Parmesan* et le *Roquefort*.

Un certain nombre restent entre 300 et 200 calories : le *Bondon*, le *Camembert*, le *Coulommiers*, le *fromage fort*, le *Rocamadour* et le *Savoie*. Enfin quelques-uns, rares, n'atteignent pas 200 calories ; ce sont : le *fromage blanc* et le *fromage de vache frais*.

Toutes ces indications sont, du reste, réunies dans le tableau précédent que j'ai emprunté à Alquier, qui en a donné l'étude la plus complète.

Pris dans leur ensemble, les fromages sont donc des aliments riches en albuminoïdes et en corps gras ; et surtout, grâce à ces derniers, comme valeur en calories.

Dans le régime type, en prenant une moyenne de ceux qui sont le plus souvent utilisés par la population française, je me suis arrêté à une ration de 30 grammes ; et j'ai admis que ces 30 grammes contenaient 9 grammes d'azotés et 5 grammes de corps gras, ce qui nous donne 90 calories ; et l'on voit, par l'étude détaillée que je viens d'en faire, que ces évaluations restent dans les moyennes que je viens de donner.

VIANDES DE VOLAILLES

Je comprendrai sous ce nom les viandes fournies par le
poulet, la *pintade*, le *dindon*, l'*oie*, le *canard* et le *pigeon*.
Ces viandes, avec celle du *lapin domestique*, constituent celles que j'ai souvent comprises sous le nom de *viandes de basse-
cour*. Cette dernière, au point de vue pratique, et surtout au
point de vue du déchet, a de nombreux points communs avec
les précédentes. Mais je ne m'en occuperai qu'après celles des
volailles. Je l'étudierai avec les viandes de gibier, en la rapprochant de celle du lièvre.

Tous ces animaux ne sont livrés à la cuisson qu'après avoir
été éviscérés ; et quoique une partie de leurs viscères. le
cœur, le foie et le gésier soient utilisés, en même temps que
l'animal ou séparément, l'éviscération n'en constitue pas
moins une première cause de déchet que doivent supporter
toutes ces viandes.

De plus, vu le faible volume de ces animaux, ils sont souvent soumis à la cuisson en entier, ou au moins par quartier, comme le dindon, l'oie et le canard. Les os restent donc
avec les parties molles ; et c'est là, de nouveau. une perte au
point de vue de leur valeur alimentaire.

Ces deux causes de déchet sont donc communes à tous ces
animaux, et c'est une des raisons qui justifient leur rapprochement.

Toutes ces viandes peuvent être soumises à la cuisson, par
un des divers procédés de *rôtissage* que j'ai étudiés pour les
viandes de boucherie. Pour quelques-unes, la pintade et le
dindon, c'est même ce mode de cuisson qui est le plus fréquent. Mais toutes aussi peuvent être cuites avec des corps
gras, et même avec des légumes; comme le poulet, l'oie. le
canard et le pigeon. Ces viandes peuvent donc être servies
aussi seulement sautées ou en ragoûts.

Enfin, quelques-unes peuvent être bouillies en entier comme

la poule ou seulement par quartiers comme le dindon, l'oie et le canard, surtout quand elles sont conservées soit par le sel, soit dans des corps gras.

Les viandes de ces animaux, sauf peut-être celle de la pintade, ont été analysées à l'état frais ; mais la plupart ne l'ont pas été après leur cuisson, et surtout après ses divers procédés. Ce n'est guère qu'après le rôtissage que ces analyses ont été faites. J'en ai trouvé pour le poulet et l'oie, et encore seulement après le rôtissage, mais aucune pour les autres modes de cuisson.

Toutefois, je pense qu'à la condition de rester dans une large approximation, comme le comporte la pratique, nous pourrons appliquer à ces différentes viandes et à leurs modes de cuisson, les faits généraux qui se sont dégagés de l'étude des modifications subies par les viandes de boucherie.

Dans l'appréciation des divers déchets subis par ces viandes, je me suis limité, sauf pour la poule, à ceux qui concernent les viandes rôties ; mais évidemment il n'y en a qu'un qui puisse être modifié, c'est celui dû à la cuisson. Or, pour ce déchet, comme pour la répartition des pertes, nous pouvons être guidés par analogie avec les faits observés dans les études précédentes.

Grâce à ces moyens d'évaluation, il est vrai, approximative, j'espère que nous pourrons arriver à nous faire une idée suffisante pour la pratique, d'abord des valeurs nutritives de ces différentes viandes, et ensuite des modifications que les divers procédés de cuisson apportent à cette valeur.

Nous pourrons ainsi, en nous plaçant à un point de vue tout à fait pratique, apprécier d'abord la quantité de ces viandes qu'il faut pour avoir la valeur nutritive, que, dans les dans les régimes types, j'ai accordée au plat tiré du règne animal ; et, ensuite, d'une manière plus large, quel est le poids de l'animal, avant et après son éviscération, qui doit donner cette même valeur.

Composition. — D'après Munk et Ewald (p. 594), la viande de la volaille de basse-cour, prise dans son ensemble, aurait comme composition moyenne pour 100 grammes : albumine, 22 grammes ; graisse, 1 gramme ; sels, 1 gramme ; substances extractives, 1^{gr},30 ; et, par conséquent, eau, 73 ou 74 grammes.

Pour A. Gautier, on pourrait accepter comme moyenne générale pour la composition des oiseaux ; pour 100 grammes : Eau, de 71^{gr},4 à 77^{gr},50 ; albuminoïdes, de 15 à 20 grammes, et sels de 1 à 1^{gr},9.

C'est à des résultats un peu différents que vont nous conduire les analyses que je donnerai bientôt. L'évaluation de la graisse, en effet, à 1 %, me parait bien inférieure. Nous ne la trouverons aussi bas que pour le pigeon ; tandis qu'elle pourra atteindre des chiffres considérablement supérieurs, quand il s'agira de la dinde et surtout de l'oie.

En s'en tenant à une évaluation approximative et générale, on peut admettre que les albuminoïdes et les matières salines, qui constituent les éléments les moins variables, oscillent, pour les viandes fraîches, autour de 20 % pour les premiers et de 1 % pour les secondes. Quant aux corps gras, sauf pour le pigeon, ils dépendent de l'élevage ; et, pour le même animal, tel que le dindon et l'oie, ils peuvent varier de 5 % à plus de 30 %. Or, bien entendu, la proportion de l'eau varie en raison inverse de celle des corps gras.

Ce sont là des indications générales, qui, en s'inspirant de celles que je viens de rappeler, pourraient à la rigueur suffire pour la pratique. Néanmoins, je pense qu'il y aura une réelle utilité à étudier séparément chacune de ces viandes à ce point de vue. Toutes prêteront à quelques observations spéciales. De plus, en procédant ainsi, à côté de la composition, je placerai l'étude du déchet, qui prend, pour ces viandes, un intérêt tout spécial.

Cette question, en effet, que nous avons déjà vu prendre une réelle importance pour certaines parties des viandes de boucherie, comme, par exemple, pour les côtelettes de mouton et d'agneau, en acquiert encore davantage, nous allons le voir, pour la volaille, surtout pour celle de petit volume.

C'est là une question qui m'a occupé depuis plus de 15 ans. J'ai pu ainsi, avec le temps, réunir non seulement sur les volailles, mais aussi sur les autres aliments, un grand nombre d'observations ; et j'espère que le lecteur pourra trouver quelque intérêt à connaître leurs résultats.

Je vais donc les résumer pour chacun de ces animaux, en même temps que je donnerai leur composition. Quant aux modifications que font subir à leurs viandes les divers modes de cuisson, c'est là, je l'ai déjà dit, une question jusqu'à présent peu étudiée : et, pour apprécier ces modifications, nous devrons surtout leur appliquer les indications que j'ai données pour les viandes de boucherie.

Il serait à désirer, certes, que cette lacune fut comblée. Néanmoins, je crois que les faits généraux qui se sont dégagés de l'étude des viandes de boucherie, peuvent nous conduire à des évaluations suffisamment approximatives pour la pratique.

POULETS. — Le poulet est servi sur nos tables rôti, sauté ou en ragoût ; et la poule, en outre, est assez souvent servie bouillie. Elle sert à faire le pot-au-feu.

L'analyse du poulet à l'état frais a été faite plusieurs fois ; mais je n'en connais pas ayant porté sur sa viande cuite. Je devrai donc, pour apprécier les modifications que lui apportent les divers procédés de cuisson, lui appliquer, ainsi que je l'ai dit, les observations faites sur la viande de boucherie.

Composition. — La poule et surtout le poulet arrivent rarement à un fort degré d'engraissement. Ils restent, à cet égard, bien au-dessous de l'oie et même du dindon. Je réunis un certain nombre d'analyses dans le tableau suivant :

SEXE	EAU	Albuminoïdes	CORPS gras	CENDRES	DÉCHETS	AUTEURS
Poulet...............	77.30	19.50	»	»	»	V. Bibra [1].
Poulet .....'........	76.22	19.72	1.42	»	»	Moleschott [1].
Poulet maigre......	70.03	23.32	3 15	1 01	»	König, d'après
Poule maigre.......	76.22	19.72	1.42	1.27	»	Siderski.
Poule grasse.......	70.06	18.49	9.34	1.20	»	
Poulet (chair et parties comestibles)...	65.96	19.45	13.57	1.02	29.99	
Poulet (chair et parties comestibles)..	55.60	29.72	13.38	1.30	19.10	Alquier.
Intérieur [2] (cou, foie, gésier)	69.60	22.45	6.56	1.39	»	
Moyenne......	70.12	21.50	6.98	1.20	25.54 [2]	

1. Pris dans Dujardin-Beaumetz, page 295.
2. Ces parties représentent le 10.82 0/0 du poids du poulet (Alquier).

Ainsi donc, à l'état cru, la viande de poulet peut être considérée comme contenant 70 °/₀ d'eau, environ 20 °/₀ d'albuminoïdes, de 5 à 10 °/₀ de corps gras et de 1 à 1,50 °/₀ de matières salines.

La valeur de ces viandes, considérées crues, serait donc comprise, en moyenne, entre 150 et 200 calories. Elles restent donc à cet égard, sauf pour celles qui sont très riches en corps gras, bien au-dessous des viandes de boucherie.

Déchets subis par le poulet rôti.

NUMÉROS d'ordre	POIDS entiers plumés	POIDS vidés et parés	PERTE	POIDS rôtis	PERTE due à la cuisson	OS	PARTIES molles crues	PARTIES molles cuites
I	II	III	IV	V	VI	VII	VIII	IX
1	530	420	110	310	110	90	330	220
2	590	510	80	340	150	80	430	260
3	610	480	130	375	105	90	390	285
4	610	490	120	410	80	90	400	320
5	640	530	110	375	155	90	440	285
6	650	560	90	415	145	90	470	325
7	685	595	90	470	125	100	495	370
Moyennes..	616	512	104	385	127	90	422	295
8	700	570	130	450	120	120	450	330
9	740	670	70	500	170	110	560	390
10	750	690	60	535	155	130	560	405
11	760	650	110	480	170	110	540	370
12	760	620	140	420	200	100	520	320
13	785	585	200	435	150	130	455	405
Moyennes..	749	632	117	470	162	117	515	353
14	800	635	165	565	170	160	475	405
15	805	675	130	560	115	105	570	455
16	810	710	100	535	175	100	610	435
17	820	600	220	450	150	90	510	360
18	830	685	145	530	155	130	555	400
19	1040	810	230	600	210	150	660	450
Moyennes..	851	686	165	540	146	122	564	418

Entrons maintenant dans le côté pratique, et voyons qu'elles sont réellement les parties comestibles pour un poids donné de cet animal. J'ai réuni mes observations, à cet égard, dans tableau précédent qui comprend les divers procédés de rôtissage (page 419).

Pour ces observations, j'ai pesé chaque animal successivement : 1° après avoir été plumé et avant d'être vidé ; 2° après avoir été vidé et tel qu'il était livré à la cuisson ; 3° après avoir été rôti, et 4° enfin les os ont été pesés pour être déduits du poids total, pour avoir les parties réellement comestibles. Pour obtenir le poids de ces parties à l'état cru (col. VIIII), j'ai déduit le poids des os de celui de l'animal vidé (col. III).

En somme, le poulet rôti subit trois déchets en arrivant sur nos tables : celui résultant de l'éviscération, celui dû à ses os, et enfin celui dû à la cuisson. Leur importance est sensiblement égale ; et si le dernier paraît le plus important, il faut tenir compte que dans le déchet dû à la cuisson, l'évaporation de l'eau tient la plus grande place, et que cette évaporation ne diminue que fort peu la valeur nutritive de ces aliments. Mais l'ensemble de ces déchets est considérable ; puisque, d'une manière générale, les parties molles cuites ne représentent que la moitié du poids de l'animal, tel qu'il est acheté.

Pour mieux apprécier ces déchets, je les ai rapportés à 100 grammes de ces viandes, et je les réunis dans le tableau suivant (page 421).

Ainsi, condition qu'on ne peut négliger dans la pratique, un poulet pesant 1 kilogramme au moment où on l'achète ne fournira que 500 grammes de viande rôtie.

L'éviscération lui fera perdre environ 175 grammes et le poids des os étant également de 175 grammes ; c'est donc déjà 350 grammes de parties non comestibles sur 1.000. Enfin, de plus, la cuisson fera subir aux parties molles comestibles, soit 650 grammes, une réduction de 25 %, de sorte qu'elles seront ramenées sensiblement à 500 grammes.

Toutefois, comme pendant la cuisson la perte de poids est due surtout à la diminution de l'eau, dans les environs de 15 %, on peut estimer que la perte réelle ne sera que de 10 % environ. Un poulet rôti du poids d'un kilogramme laissera donc une valeur nutritive égale à 600 grammes de ses parties molles.

CONDITIONS DU POURCENTAGE	POULETS			Moyennes
	500 à 700 gr.	700 à 800 gr.	au-dessus de 800 g.	
Déchet du poids entier au poids cru et vidé...	16.9	15.6	19.4	17.3
Déchet des parties molles crues avec os, aux parties molles désossées...	17.5	18.5	17.8	17.9
Déchet des parties molles crues aux parties molles cuites...	24.7	31.5	21.5	25.8
Déchet du poids entier à celui des parties molles crues...	29.8	31.2	31.7	31.6
Déchet du poids entier à celui des parties molles cuites...	52 10	52.9	50.9	51.9

En restant dans les conditions de notre régime-type pour la ration moyenne d'entretien, on arrive à ces conclusions :

1º Que si 100 grammes de viande de poulet, non compris les os, assurent la quantité voulue d'azotés pour le plat animal, ils restent un peu au-dessous de la valeur de ce plat au point de vue des calories, quand cette viande est servie rôtie ;

2º Qu'un poulet de 1 kilogramme ne donnant guère que 600 grammes de viande crue désossée, il faut admettre que ce poulet pourra fournir un plat animal au maximum à six personnes ;

3º Qu'il faut arriver en moyenne à 125 grammes de poulet vidé ou 150 grammes de poulet entier, pour trouver environ 100 grammes de viande désossée.

La poule, je l'ai dit, sert assez souvent à faire le pot-au-feu. Or, voici les déchets que subit sa viande pendant ce mode de cuisson. Je reproduis ci-après les résultats de quatre observations ayant porté sur la moitié d'une poule en les faisant suivre de leurs moyennes.

Dans ces conditions la poule supporte donc deux déchets, l'un dépendant de ses os et l'autre de la cuisson.

Le premier, dans ces poules bouillies, a été de 17 % ; et je rappelle que pour le poulet rôti, il a été de 18 % environ.

Ce sont donc deux moyennes aussi rapprochées que possible. Pour celui qui concerne les pertes des viandes désossées pendant la cuisson, je rappelle que pour les viandes rôties, il a été de 25,8 %, et je le trouve ici de 29,3 %. La différence est peu marquée; mais cependant il semble que l'ébullition fait subir à la viande du poulet un déchet un peu plus grand que le rôtissage.

Déchets subis par la moitié d'une poule ayant servi à faire du bouillon.

NUMÉROS d'ordre	POIDS total de la viande crue	POIDS total de la viande cuite	PERTE due à la cuisson	POIDS des os	VIANDE crue sans os	VIANDE cuite sans os	DÉCHET dû aux os 0|0	DÉCHET 0 0 dû à la cuisson
1	680	510	170	112	568	398	16.5	29.9
2	400	300	100	72	328	228	18 »	30.5
3	456	360	96	81	375	279	17.7	25.6
4	500	370	130	85	415	285	17 »	31.3
Moyenne.	489	385	124	87	421	297	17.3	29.3

Il en est, du reste, également ainsi pour la viande de bœuf, qui par l'ébullition perd 37 % de son poids, tandis que rôtie, suivant le degré de cuisson, elle n'arrive qu'à des moyennes de 21 à 31 %. Le même rapport existe pour le mouton : perte par l'ébullition, 33 % en moyenne et seulement 22 à 32 % par le rôtissage. Seule la viande de porc fait exception à cette règle générale. L'ébullition ne lui fait perdre que le 25 % en moyenne, tandis que le rôtissage arrive à 31 %. Mais cette exception peut s'expliquer, nous le savons, par la richesse de la viande de porc en corps gras. Ces corps, en effet, perdent peu par l'ébullition dans l'eau, et beaucoup, au contraire, quand on les rôtit.

En ce qui concerne la viande de poulet, nous pouvons donc conclure que ses pertes par l'ébullition, arrivent en moyenne dans les environs de 30 %, soit peut-être un peu moins que celles des viandes de bœuf et de mouton. Or, ces pertes représentant forcément les parties qui restent dans le bouillon, on doit admettre que si le bouillon de poulet est un peu moins riche que celui de bœuf ou de mouton, la différence est peu marquée.

Quant à la composition de ces pertes, le rapprochement

entre les pertes totales faites par les viandes de boucherie et celles du poulet, permet de supposer qu'elles portent sur les mêmes aliments; et que, d'une manière générale, les 2/3 sont représentés par l'eau et l'autre tiers par les autres parties et surtout par les corps gras.

Ces conclusions pratiques découlent de ce qui précède :

1° Que pour faire un litre de bouillon ayant une composition moyenne, avec de la viande de poule, il faudra en mettre environ 350 grammes les os compris, soit environ 300 grammes de viande désossée.

2° Ce litre de bouillon ramené par l'ébullition à 750 grammes, fournira une ration suffisante pour 3 personnes.

3° La viande également, quoique ramenée à près de 200 grammes, pourra également fournir le plat animal pour 3 personnes. Les pertes de cette viande se retrouveront dans le bouillon. Incontestablement c'est une ration un peu faible ; mais, dans la pratique, elle se trouve compensée par les viandes, qui dépassent la valeur nutritive de ce plat, telle que je l'ai fixée.

Poulet sauté et en ragoût. — Enfin le poulet est fréquemment sauté ou mis en ragoût ; et l'on doit supposer que les modifications qu'il subit dans ces modes de cuisson, sont sensiblement les mêmes que celles que nous avons constatées pour la viande de boucherie.

Le poulet sauté et en ragoût doit donc perdre surtout de son eau, une certaine quantité de corps gras et une faible quantité de ses albuminoïdes. Mais, surtout quand il est cuit en ragoût, corps gras et albuminoïdes restent dans la sauce qui est toujours servie avec la viande, de sorte que le plat, dans son ensemble, conserve la même valeur nutritive. Enfin, de plus, cette dernière est augmentée par les corps gras, qui sont indispensables pour ces deux modes de cuisson. et aussi, assez souvent, par les divers légumes qui y sont ajoutés.

Nous devons donc admettre que les 100 grammes de viande désossée de poulet que nous avons trouvés un peu insuffisants pour constituer le plat animal du régime-type, quand ils étaient servis rôtis ou bouillis, arrivent ou peut-être même peuvent dépasser la valeur de ce plat, quand ils sont servis sautés ou surtout en ragoût.

DINDON. — La viande de dindon est utilisée soit rôtie soit bouillie ; mais, dans ce dernier cas, le plus souvent, après avoir été conservée dans le sel ou dans la graisse : c'est le confit de dindon. — De plus, ce n'est même jamais un quartier entier qui est bouilli. Ce n'est guère qu'un morceau arrivant au plus à un dixième de l'animal.

Nous avons au moins deux analyses du dindon. Mais sa composition varie beaucoup selon les conditions différentes de son élevage, qui peuvent augmenter fortement ses corps gras. Je reproduis ici l'analyse de König, d'après Siderski, et celle d'Alquier, qui a examiné également les viscères comestibles.

ÉTAT ET PARTIES de l'animal	EAU	Albuminoïdes	CORPS gras	MATIÈRES salines	VALEUR en calories	AUTEURS
Dindon............	65.60	24.70	8.50	1 20	210	König d'après Siderski.
Dindon : Chair comestible....	54.50	21.60	22.90	1 »	314	Alquier.
Moyennes........	60.05	23.15	15.70	1.10	262	
Viscères comestibles [1]	66.95	20.86	10 92	1.27	212	Alquier.

1. Cœur, foie, gésier, etc.

Comme dans les analyses antérieures, nous retrouvons ici l'opposition entre les matières grasses, d'une part, et, d'autre part, l'eau et les albuminoïdes. L'analyse d'Alquier a porté sur un dindon ayant 22,90 de corps gras, tandis que celui de König n'en avait que 8,50. Aussi l'eau et les matières albuminoïdes sont-ils moins élevés dans l'analyse d'Alquier que dans celle de König.

Mais d'après ces analyses, on peut admettre pour la pratique que les parties comestibles du dindon (chair et viscères) contiennent en moyenne de 20 % d'albuminoïdes et de 10 à 20 % de corps gras.

Déchets. — Alquier a estimé le déchet du dindon rôti à

22 %. En ce qui me concerne, je n'ai pas d'observation sur le dindon bouilli et je n'ai qu'une observation ayant porté sur un dindon entier rôti. Mais toujours par le rôtissage, mes observations ont porté sept fois sur l'aile de dindon, représentant le quart de l'animal privé de ses viscères. Or, ces dernières indications me paraissent avoir encore un intérêt pratique, parce que souvent le dindon est divisé en quatre quartiers dans nos marchés, chacun d'eux étant vendu séparément. Je réunis ces diverses observations dans le tableau suivant :

NUMÉROS d'ordre	POIDS entiers plumés	POIDS vidés	PERTE	POIDS rôtis	PERTE due à la cuisson	POIDS des os	PARTIES molles crues	PARTIES molles cuites

Dinde entière.

NUMÉROS d'ordre	POIDS entiers plumés	POIDS vidés	PERTE	POIDS rôtis	PERTE due à la cuisson	POIDS des os	PARTIES molles crues	PARTIES molles cuites
	3.035	2.665	370	2.275	390	500	2.165	1.775

Ailes de dinde.

NUMÉROS d'ordre	Avec les os crus	Désossées crues	POIDS des os	POIDS rôties	PERTE de la cuisson	
1	565	425	140 [1]	315 [2]	120	1. Le poids des os comprend en même temps les parties qui leur restent attachées après le désossement.
2	710	557	153	425	132	
3	615	465	150	385	80	
4	760	580	180	450	130	
5	700	555	145	440	115	2. Avec le jus.
6	400	315	85	245	70	
7	400	310	90	200	110	
Moyennes..	593	458	135	351	107	

Comme on le verra dans le tableau comparatif des déchets propres aux diverses volailles, celui du dindon entier relatif à l'éviscération n'arrive qu'au 12 % ; et le déchet le plus élevé, du poids entier à celui des parties cuites, seulement à 40 % environ. Quant aux autres pourcentages, ils sont sensiblement les mêmes que ceux des autres animaux.

Je l'ai déjà dit, je n'ai aucune indication sur les pertes de cette viande pendant l'ébullition dans l'eau. Mais, d'une part, elle est surtout employée comme assaisonnement; et, d'autre part, il est probable que ses pertes se rapprochent sensiblement de celles de la viande de poulet. Cette lacune me paraît donc peu importante.

Enfin, ce n'est qu'exceptionnellement que le dindon est mis en ragoût ou qu'il est sauté; mais dans le cas où ces modes de cuisson sont employés, nous devons supposer que son déchet est comparable à celui des viandes de boucherie.

Quant aux modifications dues à ces divers modes de cuisson, nous pouvons les apprécier d'une manière approximative, au moins pour les viandes rôties, par le pourcentage des parties molles crues, aux mêmes parties cuites. Ce rapport est de 18 %. Or, comme nous savons que la moitié, ou peut-être les deux tiers de cette perte sont dus à la perte de l'eau, nous pouvons admettre, par analogie, que sur ces 18%, environ 12 à 15 % reviennent à l'eau et le reste au corps gras, sauf une bien faible partie aux albuminoïdes.

Enfin, au point de vue pratique, nous pouvons admettre :
1° Que 100 grammes de cette viande fraîche désossée correspondent sensiblement au plat animal du régime-type;
2° Que la perte due aux os n'arrivant pas à 25 %, on pourra calculer le nombre de rations pour un dindon vidé, d'après le poids de 125 grammes par ration.

PINTADE. — La pintade, je crois, n'a pas été analysée. Mais le faible déchet qu'elle subit pendant le rôtissage permet de supposer qu'elle contient sensiblement moins d'eau que les autres volailles. On sait, du reste, que sa viande cuite est peu juteuse. Elle ne perd que 15,8 % pendant la cuisson. Le déchet dû à l'éviscération n'est également que 10,9 %. Mais le déchet dû aux os dépasse celui de tous les autres animaux; il arrive à 23 %. Néanmoins, le bénéfice des deux autres restent et les pertes totales ne dépassent guère 40 %.

Je donne ici le résumé de deux observations que j'ai faites sur cet animal.

Sans que l'on puisse se guider sur l'analyse de la pintade, je pense que la petite quantité d'eau et de corps gras qu'elle perd pendant la cuisson, permettent de supposer que ses albuminoïdes sont assez élevés; et qu'ils arrivent à l'état frais au moins dans les environs de 18 à 20%. De plus, ses corps gras

étant au moins de 10 %, nous arrivons à cette conclusion
pratique que 100 grammes de cette viande à l'état frais suffisent pour constituer un plat animal ; et que, par conséquent,
une pintade moyenne de 800 grammes à 1 kilogramme, qui
vidée et supposée désossée, donne 6 à 700 grammes de parties
molles crues, peut être suffisante pour satisfaire six à sept
personnes.

NUMÉROS d'ordre	POIDS entiers plumés	POIDS vidés	PERTE	POIDS rôtis	PERTE due à la cuisson	OS	PARTIES molles crues	PARTIES molles cuites
1	790	680 [1]	110	585	95	180	500	405
2	875	800	73	714	86	160	640	554
Moyenne.	833	740	91	649	90	170	570	479

1. Avec le foie et le gésier.

Ce que j'ai dit à propos du poulet et du dindon pour les
cuissons dans l'eau ou dans les corps gras s'applique naturellement à la pintade, qui, je le crois du moins, est presque
toujours servie rôtie ou en ragoût.

Oie. — L'oie est celui des animaux qui, par l'élevage,
arrive à posséder le plus de matières grasses. König et Alquier
en donnent les compositions suivantes, auxquelles je réunis
celle de l'oie rôtie empruntée à Alquier.

Comme on devait le prévoir, sous l'influence de l'élévation
considérable des corps gras, les albuminoïdes descendent
avant la cuisson au-dessous de 16 %. C'est donc une viande
qui rapportée à 100 grammes en contient le moins.

Mais, par contre, elle dépasse la plupart des autres, quand
elle est rôtie, soit plus de 30 %. Son eau, déjà fortement diminuée par sa richesse en corps gras, reste presque entière
pendant la cuisson. Sa perte la plus forte est faite par le corps
gras. Quant à sa valeur en calories, elle est une des plus
élevées. Même après la cuisson, qui la prive d'une partie de
sa graisse, elle est encore dans les environs de 300 calories.

ÉTAT ET PARTIES de l'animal	EAU	Albuminoïdes	CORPS gras	MATIÈRES salines	VALEUR en calories	AUTEURS
Oie (grasse....	38.02	15.91	45.59	0.49	490	König (d'après Gautier).
Chair et parties comestibles..	50.24	15.68	33 54	0 54	366 380[2]	Alquier.
Moyenne.....	44.13	15.79	39.52	0.52	435	
Viscères comestibles [1]......	68.20	19.85	10.85	1.10	181 198[2]	Alquier.
Oie rôtie (chair)	51.90	29.86	17.29	0.95	282 304[2]	Alquier.

1. Cœur, foie, gésier.
2 Avec coefficients que j'ai admis.

Déchet. — Alquier l'estime à 20,72 %, en ne comprenant dans ce chiffre que les déchets avant la cuisson. Mes observations n'ont pas porté sur l'animal entier, mais elles portent sur les quartiers de devant et de derrière. Pour les premiers le déchet est de 20,7 %, et les seconds de 16,5 %, soit une moyenne de 18,6 %. Mais ces évaluations ont été faites en désossant ces quartiers à l'état cru. Or, dans ces conditions, le déchet est forcément un peu augmenté par les parties molles qui restent adhérentes aux os. Mes chiffres, tout en conservant leur valeur pratique, puisqu'ils correspondent à la manière la plus fréquente d'utiliser ces quartiers, sont probablement moins exacts que ceux d'Alquier, qui a fait le nettoyage des os d'une manière plus exacte. Mes chiffres devraient donc être probablement descendus, pour ce déchet envisagé seul, vers 10 à 12 % ; et leur différence avec le déchet d'Alquier, soit également 10 %, serait représentée par le déchet dû à l'éviscération. Ce déchet, en effet, est fortement diminué pour l'oie engraissée, à cause du volume de son foie, qui est compris dans les parties comestibles.

On peut donc admettre, après ces explications, que les deux déchets, dus à l'éviscération et aux os, se rapprochent de 20 %.

Mais, de plus, mes observations permettent d'évaluer le troisième, c'est-à-dire celui dû à la cuisson par le rôtissage. Pour le quartier de devant, en ne le faisant porter que sur les parties molles, ce déchet est de 31,1 °/₀ et de 25,8 pour celui de derrière, soit une moyenne de 28,4. Or, il est évident que l'évaluation séparée des deux quartiers de devant et de derrière doit se rapprocher de celle portant sur la totalité de l'animal.

Au point de vue pratique, on peut donc considérer 100 grammes de viande d'oie fraîche comme correspondant à un plat d'origine animale. Cette viande, une fois rôtie, en effet, les albuminoïdes de 100 grammes se seront sûrement élevés à 18 ou 20°/₀ ; et, quoique une partie de la graisse ait disparu, celle qui reste suffit largement pour assurer les 200 calories, que nous devons demander à ce plat.

Je réunis mes observations dans le tableau suivant.

Déchets subis par la viande d'oie.

NUMÉROS d'ordre	CRUE avec les os	CRUE sans les os	POIDS des os	POIDS rôtie	PERTE due à la cuisson	OBSERVATIONS
Ailes d'oie (quartiers de devant).						
1	660	475	185[1]	300[2]	175	1. Os et parties molles attenantes après le désossement.
2	735	555	180	300	255	
3	595	440	155	325	115	2. Sans le jus qui est toujours abondant.
4	795	655	140	515	140	
5	670	560	110	355	205	
6	750	650	100	440	210	
Moyenne.	701	556	145	372	184	
Pattes d'oie (quartiers de derrière)						
1	650	535	115	405[1]	130	1. Avec le jus qui est toujours très abondant.
2	454	387	67	280	107	
Moyenne.	552	461	91	342	119	
Moyenne des deux quartiers....	**627**	**503**	**118**	**357**	**151**	

Autres procédés de cuisson. — L'oie conservée par la salaison ou dans la graisse est assez souvent utilisée bouillie; mais, dans ces cas, ce n'est jamais que par morceau. De même que pour le dindon, conservé par les mêmes procédés, les modifications constatées après l'ébullition, dépendent donc en même temps du procédé de conservation et de celui de préparation.

La salaison, nous le savons, fait perdre à la viande surtout de son eau et l'enrichit en chlorure de sodium. La conservation dans la graisse modifie moins sa composition. Dans les deux procédés, la proportion de la graisse n'est pas modifiée. La cuisson dans l'eau, au contraire, entraîne le chlorure de sodium, et aussi une partie de l'eau et des substances grasses. Mais, on doit le supposer, dans des proportions qui se rapprochent de celles de la viande de poulet.

Enfin l'oie, au moins par quartiers, est souvent préparée en ragoût ; et, dans ce cas, outre que ses albuminoïdes et ses corps gras sont conservés soit dans son tissu soit dans la sauce, le plat bénéficie des corps gras qui ont servi à la préparation.

Aussi, en résumé, nous devons admettre :

1° Que pour la viande d'oie, d'une manière générale, le déchet dû à la présence des os est dans les environs de 20 %, et que ce ne sera que bien rarement qu'il arrivera à 25 %.

2° Que pour la composition de sa viande fraîche et moyenne, elle n'arrive guère qu'à 17 % d'albuminoïdes ; mais qu'elle dépasse facilement 20 % comme corps gras; et que, par conséquent, si elle reste un peu au-dessous de la moyenne en ce qui concerne la richesse en azote, elle l'emporte beaucoup sur la moyenne des viandes, comme valeur calorifique ;

3° Qu'en la considérant à l'état frais, on peut admettre que 100 grammes de cette viande désossée, ou 125 grammes avec les os, correspondent, en moyenne, au plat animal du régime-type ;

4° Enfin, que les modifications que les divers modes de cuisson apportent à cette viande, lui laissent cependant une valeur nutritive suffisante pour remplir les mêmes conditions.

CANARD. — Les canards analysés ont été trouvés peu riches en graisse, et, au contraire, riches en substances albuminoïdes. Je réunis dans ce tableau les analyses de König et d'Alquier, et j'y joins celle de Krausch, faite sur le canard sauvage.

ÉTAT de l'animal	EAU	Albuminoïdes	CORPS gras	MATIÈRES salines	VALEUR en calories	AUTEURS
Domestique.	70.82	22.65	3.11	1.09	141	König-Siderski.
id.	70.31	23.28	5.20	1.21	163	Alquier
Moyenne.	70.56	22.96	2.15	1.15	152	
Sauvage....	69.89	23.80	3.69	0.93	152	Krausch cité pr Gautier

Comme on le voit, la chair de canard, d'après ces analyses, serait réellement très riche en albuminoïdes, et. surtout comparativement aux autres viandes, très pauvre en corps gras. Est-ce une erreur de ma part ? Mais il me semble que ceux qui sont élevés dans notre Sud-Ouest, sont moins dépourvus de graisse que ne l'indiquent ces analyses. Dans notre région, le canard est engraissé pour son foie ; et, dès lors, ses autres parties comestibles doivent se ressentir de la surnutrition qui conduit à l'hypertrophie de cet organe. Je pense donc qu'au moins dans certaines régions, et dans la nôtre en particulier, la viande de canard doit être plus riche en corps gras, et, par conséquent, moins riche en albuminoïdes.

C'est évidemment ainsi qu'il faut expliquer le déchet assez élevé subi par cette viande pendant la cuisson.

Ces analyses conservent toutes leur valeur en ce qui regarde le canard sauvage ; et l'on voit combien la valeur nutritive de sa viande reste au-dessous de toutes celles examinées jusqu'à présent. Elle reste à 150 calories au lieu d'arriver au moins à 200.

Déchets. — Alquier évalue les deux premiers à 10,47 %.

Or, comme on va le voir, je les ai trouvés plus élevés, ainsi qu'il résulte des observations suivantes :

NUMÉROS d'ordre	POIDS entiers plumés	POIDS vidés	PERTE	POIDS rôtis	PERTE dans la cuisson	OS	PARTIES molles crues	PARTIES molles cuites
1	850[1]	660	190	440[2]	220	120	540	320
2	805	700	105	487	213	120	580	367
3	820	650	170	510	140	130	520	380
Moyenne..	825	670	155	479	191	123	547	356

1. Sans la tête et les ailerons dont le poids est de 150 à 200 grammes.
2. Avec le jus qui est environ de 30 grammes.

Si nous ramenons ces quantités à 100 grammes, nous verrons que le déchet de l'éviscération est de 18,2 %, celui du désossement de nouveau de 18,3 % ; et celui de la cuisson de 34,8 %. De plus, si l'on compare le poids entier avec les parties molles crues, le déchet arrive à 37,7 %, et avec les parties molles cuites à 56,8 %.

En tenant compte des viscères et des os, un canard d'un kilogramme ne donnerait que 663 grammes de parties comestibles ; et ces 663 grammes seraient réduites à 432 par le rôtissage.

De même que pour le dindon et l'oie, le canard n'est soumis à l'ébullition qu'après avoir été salé ou conservé dans la graisse, et seulement par morceau ; et nous devons admettre que le mode de cuisson lui fait subir les mêmes déchets et les mêmes modifications qu'à la viande de poulet.

Il doit en être également de même, quand on le prépare en ragoût, ce qui a lieu assez souvent. Cuite par ce procédé, la viande de canard doit conserver à peu près tous ses albuminoïdes ; et si elle perd de ses corps gras, ceux-ci se retrouvent forcément dans la sauce dans laquelle elle fait sa cuisson.

En tenant compte de ces diverses observations sur la composition de la viande de canard et sur les modifications dues aux divers modes de cuisson, nous arrivons donc de nouveau à cette conclusion que 100 grammes de viande de canard peuvent assurer en moyenne 18 à 20 grammes d'azotés et 200 calories; et que, par conséquent, cette quantité peut suffire pour le plat animal admis pour chaque repas.

De plus, on peut admettre qu'en partant de l'animal non vidé, il faut compter 160 grammes par personne; et pour l'animal vidé, environ 125 grammes. Un canard entier de 900 grammes doit donc suffire pour six personnes.

PIGEONS. — Cet animal est celui qui, de tous ceux dont je viens de parler, a la viande la plus pauvre en graisse ; et, de plus, l'élevage n'a pas cherché à l'augmenter ou n'a pas pu le faire. Voici quelques-unes de ces analyses :

ÉTAT DE L'ANIMAL	EAU	Albuminoïdes	CORPS gras	MATIÈRES salines	VALEUR en calories	AUTEURS
Maigre........	75.10	22.14	1 »	1 »	120	König (Siderski).
Chair et parties comestibles..	72.32	22.65	3.90	1.13	148[1]	Alquier.
Moyennes...	73.71	22.39	2.45	1.06	134	

1. Calculée avec mes équivalents caloriques.

Le pigeon ne fournit donc qu'une viande réellement pauvre comme valeur calorifique. Elle reste même, vu sa faible teneur en corps gras, au-dessous de celle du canard maigre. Or, nous allons le voir, cette faible valeur nutritive est encore exagérée par les déchets élevés que subit sa viande.

La moyenne des pertes de mes douze observations par l'éviscération, arrive à 18,1 % : et celles dues aux os, vu les parties molles qui leur restent adhérentes, s'élève à 21,9 %. Enfin la cuisson leur fait supporter un déchet de 31,7 %. Ainsi, si nous partons du poids entier de l'animal, qui, dans mes observations portant sur des pigeons jeunes, est de 315 grammes, nous voyons qu'il ne reste que 202 grammes de parties molles; et qu'enfin la cuisson ramène ces 202 grammes à 131.

En nous en tenant aux parties molles, nous voyons qu'un pigeon du poids courant de 300 grammes, ne donne que 200 grammes de parties comestibles ; et que 100 grammes de ces parties ne donnent que 150 calories.

NUMÉROS d'ordre	POIDS entiers plumés	POIDS vidés [1]	PERTE	POIDS rôtis [2]	PERTE due à la cuisson	OS	PARTIES molles crues	PARTIES molles cuites
1	340	255	85	175	145	60	195	115
2	280	200	80	115	85	50	150	65
3	330	255	75	165	90	60	195	105
4	260	220	40	170	50	45	175	125
5	360	305	55	190	115	75	230	115
6	270	225	45	185	40	50	175	135
7	300	260	40	185	115	70	190	115
8	305	255	50	210	95	50	205	160
9	350	305	45	190	115	55	250	135
10	340	280	60	240	40	55	225	185
11	330	270	60	230	40	60	210	170
12	310	265	45	190	74	45	220	145
Moyenne.	315	258	57	187	71	56	202	131

1. Avec le foie et le gésier. 2. Sans le jus.

Vu la faible quantité de corps gras, il faut admettre que la perte subie pendant la cuisson, porte surtout sur l'eau. La valeur nutritive de la viande ne serait donc guère diminuée par la cuisson ; mais peut-être la sécheresse de cette viande jointe à sa faible quantité de corps gras, pourrait expliquer sa faible digestibilité, admise au moins par le public.

Concluons donc d'abord que 100 grammes de parties molles de cette viande, après la cuisson par le rôtissage, restent au-dessous de la valeur calorifique demandée au plat animal ; et ensuite, que même en partageant un pigeon de 300 grammes entre deux personnes, elles ne trouveront pas dans ce pigeon la valeur calorifique qu'elles doivent demander au plat que cette viande représente.

Outre la cuisson par le rôtissage, le pigeon est préparé surtout en ragoût ; et c'est là vraiment le mode de cuisson qui lui convient le mieux ; parce qu'il corrige tout naturellement le côté faible de cet aliment, son peu de valeur calorifique.

Ainsi préparé, soit par les corps gras, soit par les légumes qui lui sont ajoutés, nous retrouvons les conditions voulues, pour que 100 grammes de viande fraîche désossée ou 150 grammes de viande avec les os, donnent les azotés et les calories demandés au plat animal.

Appréciation générale sur la volaille.

Après ces études sur chacune des principales volailles de nos basses-cours, nous pouvons examiner la viande de cette provenance dans son ensemble, et résumer ce qui la concerne dans les conclusions suivantes :

Composition. — Je la réunis dans le tableau suivant :

ANIMAUX	EAU	Albuminoïdes	CORPS gras	MATIÈRES salines	VALEUR en calories	OBSERVATIONS Pages
Poulet.........	70.12	21.50	6.28	1.20	170	418
Dindon........	60.05	22.86	15.70	1.10	262	424
Oie...........	44.13	15.79	39.52	0 52	435	428
Canard.......	70.56	22.96	2.15	1.15	152	432
Pigeon........	73.71	22.39	2.45	1.06	134	434
Moyennes ..	63.71	20.70	13.36	1.04	231	

Comme on peut le voir :

1º De même que pour la viande de boucherie, il résulte de ce tableau, que l'eau et les albuminoïdes sont toujours en raison inverse des corps gras.

2º Pour quatre de ces animaux sur cinq, les albuminoïdes dépassent 20 %. Seule l'oie reste au-dessous.

3º Les corps gras donnent une moyenne de 13,36 %. Mais, sauf pour le pigeon, ils sont sous la dépendance de l'élevage; et, sous cette influence, ils peuvent varier dans de grandes proportions.

4° Les matières salines sont également en raison inverse des corps gras, mais oscillent, comme pour les viandes de boucherie, autour de 1 %.

5° La valeur en calories, trop faible pour le poulet, le canard et le pigeon, dépasse la valeur moyenne (200 calories) pour le dindon et surtout l'oie. Mais, je l'ai fait remarquer, l'élevage augmente souvent la valeur calorifique du poulet et surtout du canard.

6° Enfin, comme conclusion générale, nous voyons que l'usage alternatif de ces viandes, considérées à l'état frais et désossées, donne satisfaction aux deux conditions que doit remplir le plat animal, fournir 18 grammes d'azotés et 200 calories.

DÉCHETS. — 1° Toutes ces viandes subissent forcément trois déchets dus : à l'éviscération, à la perte des os et à la cuisson.

2° Le premier varie de 11 à 18 % et donne 15 % comme

Déchets successifs subis par les diverses volailles.

INDICATION des divers pourcentages	POULET	CANARD	PINTADE	DINDON		OIE		PIGEON	Moyennes [6]
				entier	quartiers de devant	quartiers de devant	quartiers de derrière		
Déchet du poids entier au poids après l'éviscération.	17.3 [3]	18.2 [1]	10 9	12.2	»	»	»	18.1 [3]	15.1
Déchet des parties molles avec os aux mêmes parties sans os	17.9	18.3 [3]	23.0	18.7	22.4 [1]	20.7 [4]	16.5 [4]	21.7	19.9
Déchet des parties molles crues aux mêmes parties cuites..	25.8	34.8 [2]	15.8	18 0	23.3	31.1	25.8	31.5 [5]	25.2
Déchet du poids entier aux parties molles crues......	31.6	33.7	31.6	29 1	»	»	»	35.8	32.4
Déchet du poids entier aux parties molles cuites.....	51.9	56.8	42.5	41.5	»	»	»	58.4	50.2

1. Sans la tête et les ailerons qui pèsent environ 150 à 200 grammes.

2. Avec le jus qui est environ de 30 grammes.

3. Avec le foie et le gésier.

4. Le poids des os comprend aussi celui des parties molles qui restent adhérentes après le désossement.

5. Sans le jus.

6. Ces moyennes ne comprennent que les animaux entiers.

moyenne. C'est la pintade qui offre le moins élevé, et le pigeon celui qui l'est le plus.

3° Le deuxième, pour les animaux entiers, va de 18 pour le poulet à 23 pour la pintade avec une moyenne de 20 %.

4° Ce sont là les deux plus importants parce qu'ils présentent des déchets réels sur les volailles achetées ; or, les deux donnent une perte de 35 %. Il est donc forcé d'en tenir compte.

5° Le troisième déchet est dû à la cuisson des parties molles. Il varie de 16 à 35 %. Mais il faut savoir d'abord que la plus grosse part de ce déchet porte sur l'eau, ce qui ne diminue pas la valeur nutritive de la viande ; et, ensuite, qu'assez souvent les corps gras et les albuminoïdes perdus par la viande sous l'influence de la cuisson, restent dans le jus, qui est servi avec elle. Il en est surtout ainsi. quand ces viandes sont sautées ou mises en ragoût. Quand elles sont bouillies les substances perdues restent dans le bouillon, qui est toujours utilisé.

6° Nous sommes donc conduits à cette conclusion que, sauf pour quelques cas, la cuisson laisse à ces viandes sensiblement leur valeur alimentaire de viandes fraiches à la condition de les servir avec leur jus.

APPLICATIONS PRATIQUES.— Enfin, cette dernière conclusion se dégage de cette étude, que ces volailles utilisées alternativement, à la dose de 100 grammes de viande fraiche et désossée, peuvent fournir le plat animal tel qu'il a été compris dans le régime-type de la ration moyenne d'entretien.

VIANDES DE GIBIER

Le gibier, même pris dans son ensemble, n'est jamais qu'un aliment exceptionnel. Il le reste, même pour ceux qui, par goût et vu les facilités que leur donne la fortune, en usent le plus souvent. Pour eux, en effet, il ne représente qu'un plat par repas, qui presque toujours en comprend au moins un autre tiré du régime animal. Cependant, il me paraît encore utile de reproduire ici les analyses qui en ont été faites, et de compléter les indications qui en résultent par l'examen des déchets considérables que subissent ses diverses viandes.

Mes observations personnelles me serviront pour compléter cette étude à cet égard.

En suivant la division ordinaire, j'étudierai successivement le *gibier à poils* et le *gibier à plumes*.

Gibier a poils. — Je comprendrai sous ce nom : le *lièvre*, le *lapin de garenne* et le *chevreuil*. Mais, de plus, j'y joindrai le *lapin domestique* en le rapprochant du lièvre.

Je réunis, dans le tableau suivant, les différentes compositions qui ont été données de la viande de ces animaux.

Ainsi que nous allons le retrouver pour le gibier à plumes, le gibier à poils est très riche en *albuminoïdes*. Le lièvre aurait une moyenne de 25 %. Le lapin domestique dépasserait encore 20 %; et, en y comprenant une partie des substances extractives, il en serait de même du chevreuil.

Par contre, les *corps gras,* pour le lièvre et le chevreuil, représentant véritablement ce gibier, ne dépassent pas 2 %. Mais ils arrivent, grâce à l'élevage, à près de 10 % pour le lapin domestique. Les *matières salines,* pour tous ces animaux, restent entre 1 et 2 %. Enfin, si, comme *valeur calorifique,* le lapin domestique approche 200 calories, le lièvre et le chevreuil restent entre 125 et 150.

Composition et valeur en calories pour 100 grammes.

ANIMAUX	EAU	Albuminoïdes	CORPS gras	MATIÈRES salines	VALEUR en calories	AUTEURS
Lièvre	74.16 67.68	23.34 27.98	1.13 2.24	1.18 2.10	127 160	König. Alquier.
Moyenne........	**70.92**	**25.68**	**1.68**	**1.64**	**143**	
Lièvre (cuisses)	74.60	23.14	1.97	1.19	133	Alquier.
Viscères comestibles..	76.26	20.60	1.80	1.34	119	Alquier.
Lapin domestique....	66.85	21.47	9.76	1.17	195	Köning.
Chair et viscères.....	71.31	23.29	4.27	1.13	155	Alquier.
Chevreuil	75.17	19.58[1]	1.90	1.12	115	Moleschott.

1. De plus cette analyse donne 2.52 0/0 d'extractif, sur lesquels il pourrait y avoir une certaine quantité de substances azotées.

En *résumé*, ces viandes sont riches en albuminoïdes et pauvres comme valeur calorifique.

De plus, le lièvre et le lapin subissent des déchets considérables, ainsi qu'il résulte des observations d'Alquier et des miennes.

Pour Alquier, le déchet du lapin ne serait que de 15 $^o/_o$ et celui du lièvre de 35 $^o/_o$. Mais cette grosse différence provient probablement des conditions dans lesquelles on achète ces deux animaux : le lapin est vendu dépouillé de sa peau et vidé, tandis que le lièvre est vendu entier.

Je donne dans le tableau suivant les observations faites sur deux lapins et sept lièvres, en les considérant dans leur totalité.

Ce tableau fait ressortir les différents déchets que doit supporter le lièvre, tel qu'il est vendu, pour avoir les parties réellement utilisées. Ces parties ne représentent que le 66 $^o/_o$ du poids total. Le déchet total est donc de 34 $^o/_o$, se rapprochant ainsi autant que possible de celui donné par Alquier.

Mais, de plus, mes observations permettent d'apprécier l'importance des divers déchets arrivant à ce total. Ce sont les suivants : La peau représente le 10 %; et l'intestin le 17 %. Enfin le sang arriverait environ à 3 %.

ANIMAUX	NUMÉROS d'ordre	POIDS total	PEAU et pattes	INTESTINS	PRÉPARÉ pour la cuisson	RESTES OS	PARTIES utilisées	RAPPORT du poids total à celui des parties utilisées
Lièvre.	1	2.780	285	375	2.100	250	1.850	
	2	2.960	325	485	2.150	200	1.950	
	3	2.960	330	447	2.140	»	»	
	4	3.370	375	695	2.300	»	»	
	5	3.650	385	750	2.515	»	»	
	6	3.050	255	445	2.250	»	»	
	7	4.190	400	830	2.700	»	»	
Moyennes......		3 291	336	575	2.308	225	1.900	66 %
Lapin..........		1.730	250	455	900	135	765	
		2.100[1]	290	520	1.240	125	1.115	48 %
Lapin de garenne.		»	»	»	1.255	165	1.090	
Moyennes du lapin..		1.915	270	487	1.070	130	940	49 %

1. Y compris le foie qui pèse 50 grammes.

L'animal prêt pour la cuisson ne représente donc plus que le 70 % du poids primitif. Enfin, les os et les parties molles qui leur restent adhérentes, représentent encore le 10 % de l'animal préparé et environ le 6 % du poids total.

On peut donc estimer que pour le lièvre, les parties réellement utilisées ne représentent que le 60 ou 70 % du poids total. Pour le lapin, elles n'arriveraient même que vers 50%.

GIBIERS A PLUMES. — Les analyses ont porté sur le *canard sauvage*, la *perdrix*, la *grive* et la *caille*. Je réunis ces analyses dans le tableau suivant, en les faisant précéder de celles qui ont porté sur ce gibier en général.

Or, comme on le voit, les *albuminoïdes* sont, de nouveau, très élevés. Ils dépassent toujours 20 %, et la perdrix arrive à 25 %. Les *corps gras*, au contraire, sauf pour la caille qui arrive à 8 %, font presque défaut. Ils restent très largement au-dessous de 5 %, comme moyenne. Aussi, sous l'influence de cette pauvreté en corps gras, la *valeur en calories* n'atteint-elle jamais 200 calories pour 100 grammes ; et sa moyenne reste-t-elle vers 150. Les 100 grammes de viande de ce gibier, s'ils donnent les azotés en excès, sont donc loin d'arriver à la valeur calorifique que doit avoir le plat animal.

Les *matières salines*, suivant les albuminoïdes, dépassent le plus souvent 1 % sans arriver à 2 % ; et, enfin, l'*eau*, grâce à la petite quantité de matières grasses, atteint 70 %.

ANIMAUX	EAU	Albuminoïdes	CORPS gras	MATIÈRES salines	VALEUR en calories (100 gr.)	AUTEURS
Gibier en général.	73.3	23	1.00	1.2	124	Munk et Ewald. page 594.
	71.1	24.6	3.1	1.2	151	Gautier.
Moyennes..	72.2	23.8	2.05	1.2	137	
Canard sauvage	69.89	23.80	3.69	0.93	155	Krausch, Gautier. page 143.
Perdrix.......	71.96	25.26	1.43	1.39	139	König, Siderski.
Grive.........	73.13	22.19	1 77	1.52	127	König.
Caille........	66.90	23.50	8.00	1.60	189	Alquier.
Moyennes..	70.47	23.69	3.72	1.38	152	

C'est très sensiblement à ces chiffres que sont arrivés les statistiques moyennes de Munk et Ewald, celle de Gautier, et aussi celle que je fais avec les quatre analyses que j'ai réunies.

Nous pouvons donc nous baser sur ces chiffres moyens pour apprécier les qualités nutritives de ces viandes : elles sont pauvres en corps gras et riches en azotés. C'est, du reste, probablement cette composition qui rend ces viandes sèches après la cuisson ; et ce qui explique, que pour corriger ce défaut, on ait été conduit à les barder de lard.

Le goût a été ici un excellent conseiller, puisque ce lard, en rendant cette viande plus juteuse, lui apporte en même temps les corps gras qui lui manquent naturellement, et lui donne ainsi une valeur calorifique suffisante.

Voyons maintenant les déchets que subit cette viande, avant d'arriver sur nos tables, et aussi celui qui résulte de ses parties non comestibles.

Mes observations ont porté sur la *palombe*, la *perdrix*, la *bécasse*, la *tourterelle*, la *grive*, la *caille*, l'*alouette*, et sur des *oiseaux plus petits* ; et je résume ces observations dans le tableau suivant :

ANIMAUX	NOMBRE	POIDS		PERTE due à l'éviscération 0/0	POIDS rôtis	OS et restes	PERTE due aux os et aux restes 0/0	PARTIES COMESTIBLES		PERTE due à la cuisson 0/0
		entiers moyens	vidés					crues sans os	cuites sans os	
I	II	III	IV	V	VI	VII	VIII	IX	X	XI
Palombes ..	2	440 »	382 »	13.2	318 »	60 »	15.7	322 »	257 »	20.2
Perdrix. ...	3	372 »	328 »	11.8	241 »	51 »	15.5	277 »	189 »	13.7
Bécasses ...	2	297 »	270 »	9.4	214 »	73 »	23.5	227 »	200 »	12 »
Tourterelles	1	105 »	95 »	9.6	70 »	15 »	15 7	80 »	55 »	31.2
Grives	3	85 »	72 r	15.3	57 »	15 »	20.8	57 »	42 »	26.3
Cailles	7	103 »	83 »	19.4	64 »	18 »	21.7	65 »	46 »	29.2
Alouettes...	29	36.8	31.6	14.1	24.6	6.2	19.5	25.4	18.4	27.5
Petits oiseaux.	9	25.7	20.5	20.5	15.7	3.5	17.1	17 »	12.2	28.2
Moyenne des pourcentages.				14.2	»	»	18.6	»	»	25.8

L'examen de ce tableau permet de se rendre compte du peu de valeur alimentaire de ces animaux, et aussi des déchets considérables que subissent leurs viandes.

Le déchet dû à l'éviscération est très variable, puisqu'il varie de 10 à 20 %. En général, ce sont les oiseaux de petit volume qui présentent les plus grands. La moyenne est dans les environs de 15 %.

Celui dû aux os et aux parties molles qui leurs restent attachées, arrive à une moyenne de 18 %. Comme il s'ajoute forcément au précédent, c'est donc une perte totale de 33 % que subit cette viande.

Enfin. le déchet dû à la cuisson est encore plus élevé, puisqu'il avoisine 26 % comme moyenne. Mais, nous le savons, cette perte de poids est due surtout à la diminution de l'eau. Toutefois, il est cependant évident qu'avec l'eau, ces viandes doivent perdre une partie de leurs corps gras, si faibles soient-ils ; et leur valeur nutritive, doit être ainsi encore diminuée.

Mais, en négligeant la perte nutritive due à la cuisson, nous pouvons nous faire une idée du peu de valeur de ces oiseaux, en consultant la colonne IX, qui donne le poids de leur viande crue désossée.

En acceptant le poids de 100 grammes de viande, qui, avec le lard qui les barde pour le rôtissage, pourraient donner les 200 calories nécessaires, nous voyons que seules, la palombe la perdrix et la bécasse peuvent servir à plusieurs personnes, soit, selon le volume, à trois ou à deux. La tourterelle est in- suffisante pour une seule personne. Pour la caille et la grive, il faut pratiquement arriver à deux ; pour les alouettes à quatre et enfin pour les petits oiseaux, dans les environs de six.

Comme on le voit, à partir de la grive, ces oiseaux perdent beaucoup de leur valeur alimentaire, surtout s'ils sont rôtis.

Aussi y a-t-il tout avantage à les servir en ragoût (salmis), mode de préparation dans lequel les corps gras ajoutés, élèvent leur valeur calorifique.

Je crois à peine utile de signaler les inconvénients qu'il y aurait à laisser ces viandes subir un commencement d'altéra- tion avant de les soumettre à la cuisson. Cet usage, autrefois très respecté par les gourmets, tend, du reste, heureusement à disparaître. L'hygiène, à bon droit, finit par l'emporter sur les aberrations de notre goût ; et nous n'avons qu'à nous en féliciter.

BATRACIENS

Seule la grenouille figure dans ce groupe ; et c'est seule- ment le train postérieur, dépouillé de sa peau, qui est utilisé.

Ce n'est là qu'un aliment exceptionnel, mais qui cependant existe sur nos marchés une longue partie de l'année. J'en donnerai la composition, d'après König et Alquier, dans le tableau qui contient en même temps les crustacés.

Comme on pourra le voir, leur chair est riche en albuminoïdes, mais très pauvre en corps gras. Aussi sa valeur en calories ne dépasse guère 100 pour 100 grammes. Alquier évalue le déchet à 36 %. Je suppose qu'il s'agit-là du poids des os des membres inférieurs. Pour avoir les 100 grammes de parties molles comestibles, il faudrait arriver à environ 150 grammes de cuisses de grenouille. De plus, les 100 grammes de parties molles ne donnent que 100 calories. Pour arriver aux 200, il faudrait près de 300 grammes de cuisses de grenouille. Enfin, le train postérieur de grenouilles moyennes de 40 grammes ne pesant guère que 10 grammes après avoir été dépouillé de la peau, il faudrait donc 30 trains postérieurs pour fournir 200 calories. On ne saurait donc compter beaucoup sur cet aliment. Il ne peut jouer qu'un rôle secondaire, et ne prendre quelque importance que par les corps gras qui servent à le préparer.

REPTILES

Les ophidiens n'entrent pas dans l'alimentation de l'homme ; et si quelquefois la *couleuvre* a paru sur sa table, ce n'est que par un sentiment de curiosité doublé de forfanterie.

L'utilisation des sauriens est un peu plus fréquente. Sur les marchés de notre Cochinchine, on voit souvent la queue du *crocodile* être débitée en tranches à l'exemple des gros congres. Quoique la queue soit constituée surtout par du muscle, elle m'a paru cependant assez grasse.

A la Guyane, on mange couramment l'*iguane*, qui, servi en ragoût, donne une viande assez fine. Enfin, j'ai vu parfois en Provence manger le *lézard vert*. Mais ce n'est là qu'un fait exceptionnel.

La *tortue de mer* est très souvent utilisée pour l'alimentation ; et elle fournit un aliment riche en gélatine.

Quant aux *tortues des marais* ou à celles *de terre*, je ne crois pas qu'elles servent souvent à notre alimentation.

D'après Balland, cité par A. Gautier, la viande de tortue donnerait, par 100 grammes : 16^{gr},2 d'albuminoïdes, 1^{gr},6 de corps gras, 2^{gr},91 de matières salines et 77^{gr},6 d'eau.

C'est donc, en somme, une viande peu azotée et surtout

pauvre en corps gras. Sa valeur en calories n'étant que de 95 pour 100 grammes, il en faudrait 200 grammes pour constituer le plat animal du régime-type.

POISSONS

Au point de vue alimentaire, les poissons, qu'ils proviennent de la mer ou des cours d'eau, doivent être divisés en deux groupes d'après leur richesse en corps gras. Ce sont ces derniers, en effet, qui d'abord font le plus varier leur valeur nutritive, et qui ensuite doivent nous fixer sur la facilité de leur altération, considération capitale au point de vue de l'hygiène.

On peut presque poser comme principe que l'altération des poissons, et, par conséquent, les dangers de leur viande, est en raison directe de la teneur en corps gras.

A cet égard, l'anguille de rivière, avec ses 25 % de corps gras, occupe le premier rang ; et viennent ensuite le saumon et la lamproie, qui dépassent le 10 % ; et enfin le maquereau, l'anguille de mer, l'ablette et l'alose, qui restent peu au-dessous. Ce sont là des poissons qui ne peuvent être utilisés qu'à l'état de grande fraîcheur.

Toute base, pour établir cette division, est forcément arbitraire ; et, obligé d'en adopter une, j'ai considéré comme poissons gras tous ceux dont la moyenne dépasse 5 %. Au-dessous, sont les poissons maigres ; et, d'après ce qui précède, d'une manière générale, ceux d'abord de plus facile conservation et ensuite les moins nourrissants.

Les deux tableaux suivants donnent les analyses de ces deux groupes de poissons, empruntées à König, d'après Siderski, et au mémoire si important d'Alquier. J'y ai joint la valeur en calories pour les analyses de König.

COMPOSITION. — L'*eau*, comme toujours, est en proportion inverse des corps gras. Pour les poissons gras, elle n'arrive que rarement à 75 % et reste même au-dessous de 60 % pour l'anguille de rivière. Pour les poissons maigres, au contraire, elle est presque toujours au-dessus de 75 % et parfois même dépasse 80 % ; tels sont le merlan, la morue, la sole et la vive.

Poissons maigres.

NOMS	EAU	Albuminoïdes	CORPS gras	MATIÈRES salines	VALEUR en calories	DÉCHETS 0/0	AUTEURS
I	II	III	IV	V	VI	VII	VIII
Bar............	79.00	18.03	1.81	1.16	93	47.26	Alquier.
Brème..........	78.70	18.50	0.54	1.02	106	42.50	Alquier.
Brochet.........	79.63	18.42	0.53	0 96	96	44.56	Konig.
	79.91	18.50	0.54	1.05	84	»	Alquier.
Carpe..........	76.97	21.86	1.09	1.33	119	»	Konig.
	78.84	17.45	2 72	0.99	99	50.18	Alquier.
Colin...........	80.10	18.57	0.36	0.97	82	37.50	Alquier.
Dorade..........	81.10	15.77	0.48	0.97	81	42.50	Alquier.
Eperlan..........	78.29	16 55	3.13	2.03	99	28.96	Alquier.
Esturgeon........	78.59	18.00	1.90	1.43	107	»	Konig.
Section intérieure..	77.36	17.83	3.53	1.28	108	24.70	Alquier.
Flet............	84.00	14.03	0.69	1.28	87	»	Konig
Gardon..........	73.76	16.68	1.86	1.41	139	45.90	Alquier.
Goujon..........	76.89	17.37	2.68	3.44	111	»	Konig.
	79.05	19.29	0.45	2.41	88	37.50	Alquier.
Grondin..........	73.72	19.69	4.28	2.31	122	42.50	Alquier.
Lavaret..........	71.18	20.42	3.99	1.41	123	35.00	Alquier.
Limande..........	78.35	18.71	1.93	1.01	110	»	Konig.
Limande carlet-plie	74.18	20.42	3.99	1.41	·79	41.09	Alquier.
Loubine	73.19	14.40	1.60	0.90	76	22.20	Alquier.
Merlan...........	81.50	16.93	0.26	1.31	87	»	Konig.
	81.29	16.43	0.66	0.66	76	30.67	Alquier.
Morue...........	82.20	16 23	0.33	1.36	84	50.93	Konig.
	81.69	16.54	0.35	1.42	74	»	Alquier.
Mulet...........	76.30	19.18	3.41	1.11	112	37.63	Alquier.
Perche..........	79.48	18.53	0.70	1.29	99	»	Konig.
	78.89	18.31	1.56	1 24	92	44.44	Alquier.
Raie............	77.67	19.51	0.91	1 11	106	»	Konig.
	77.52	20.30	1.01	1.17	96	35.12	Alquier.
Sardine..........	73.10	22.69	2.33	1.88	118	20.00	Alquier.
Sole	86.14	11.94	0.25	1.22	62	»	Konig.
	82.67	15.38	0.53	1.42	70	51.20	Alquier.
Tanche......	80.00	17.95	0.39	1.66	80	36.25	Alquier.
Truite..........	77.51	19.18	2.10	1.21	115	»	Konig.
	77.80	18.90	2.10	1.20	99	44.24	Alquier.
Vive............	84.20	14.32	0.76	0.72	68	56.15	Alquier.

Les *albuminoïdes* sont également en raison inverse des
corps gras. C'est ainsi que nous les voyons descendre au-

Poissons gras (au dessus de 5 %).

NOMS	EAU	Albuminoïdes	CORPS gras	MATIÈRES salines	VALEUR en calories par 100 gr.	DÉCHETS 0/0	AUTEURS
I	II	III	IV	V	VI	VII	VIII
Ablette..........	72.80	16 81	8.13	3.25	148[1]	40 »	König (Siderski).
	72.80	17.66	8.13	1.41	148	» »	Alquier.
Alose..........	70.44	18.76	9 45	1 35	157	48.38	König.
	69.76	19 02	9.92	1.30	160	» »	Alquier.
Anguille de rivière.	57.42	12.83	28.37	0.85	299	» »	König.
	58.21	13.49	27.48	0.82	303	22.50	Alquier.
Anguille de mer ou congre........	71.45	18.46	9.09	1 »	174	» »	König.
	75.80	18.06	5.27	0.87	124	35 »	Alquier.
Gardon	73.76	17.67	7.16	1.41	139	45.90	Alquier.
Hareng frais......	74.64	14.55	9.03	1.78	154	» »	König.
	75.35	16.90	6.08	1.67	126	60.56	Alquier.
Lamproie	71.10	14.90	13.30	0.70	182	41.93	Alquier.
Maquereau	70.88	19.01	8.75	1.36	159	35.98	Alquier.
	71 20	19.36	8.08	1.36	211	» »	König.
Saumon.........	64.29	21.60	12.72	1.39	222	» »	König.
	68.95	19.22	10.56	1.27	176	32.60	Alquier.
Turbot..........	75.24	18.53	5.16	1.06	137	» »	König.
	74.50	16.14	8.34	1.02	143	43.85	Alquier.
Truite saumonée..	74.36	18.55	5.95	1.14	132	36 50	Alquier.

1. La valeur en calories est prise dans Alquier pour ses analyses et elle a été calculée d'après mes équivalents pour celles de Konig.

dessous de 15 % pour l'anguille d'eau douce et la lamproie. Mais en dehors de quelques poissons très gras, les autres restent dans les limites de 17 à 20 %.

Quelques poissons maigres sont aussi pauvres en albuminoïdes et constituent ainsi des aliments peu nourrissants; ce sont vraiment des aliments de convalescents.

La vive et la sole remplissent le mieux ces deux conditions. Puis viennent la loubine, le merlan et la morue fraîche.

Corps gras. — Onze seulement des poissoins analysés sur

36 arrivent à 5 °/₀ de corps gras ; trois seulement dépassent 10 °/₀ : l'anguille d'eau douce, le saumon et la lamproie ; et, seule, la première dépasse 20 °/₀.

Parmi les 25 poissons maigres, 4 seulement dépassent 3 °/₀, l'éperlan, le grondin, le lavaret et le mulet, et 9 n'arrivent pas à 1 °/₀ : la brême, le colin, la dorade, le merlan, la morue, la sole, la tanche et la vive.

Matières salines. — Le plus souvent elles sont comprises entre 1 et 2 °/₀. Parmi les poissons restant au-dessous de. 1 °/₀, se trouvent surtout ceux qui sont très riches en corps gras, et aussi quelques-uns de ceux pauvres en albuminoïdes ; tels sont la dorade, la loubine et la vive.

En somme, d'une manière générale, les matières salines sont en proportions avec les albuminoïdes et en raison inverse des corps gras.

Valeur en calories. — Elle est faible comme moyenne ; et ce qui précède établit que cette faiblesse est due surtout à la pauvreté des poissons en corps gras.

Les albuminoïdes donnent de 80 à 100 calories pour 100 grammes de parties comestibles ; mais les corps gras, pour la moitié de ces poissons, n'en donnent pas 50, quelques-uns même n'arrivent pas à 10.

Aussi, après l'anguille de rivière, qui arrive à 300 calories, deux seulement, le saumon et le maquereau, atteignent 200 calories et trois dépassent 150 : l'alose, l'anguille de mer et la lamproie. Enfin, 14 sur 36, n'arrivent pas à 100 calories.

Il résulte donc de ce qui précède, que sauf pour quelques poissons dépassant 8 °/₀ de corps gras, la valeur nutritive des autres est due surtout aux albuminoïdes. L'alimentation avec du poisson, même en tenant compte des corps gras qui servent à le préparer, conduit donc à l'exagération des albuminoïdes. Avec celui qui ne fournit que 100 calories par 100 grammes, il faut utiliser de 35 à 40 grammes de substances azotées pour obtenir 200 calories. Or, ces calories sont données par 100 grammes de viande de boucherie à 12 °/₀ de corps gras, qui ne contiennent que 18 grammes d'azoté.

C'est là une condition dont il faudrait tenir grand compte, si le poisson devait prendre une place importante dans l'alimentation, comme pour une partie de la population côtière qui vit de la pêche, si surtout cette exagération des azotés dans le poisson n'était pas compensée, ce qui a lieu pour elle, par la faible teneur en albuminoïdes des autres aliments qui complètent l'alimentation.

Déchets. — C'est là une question dont nous avons déjà constaté la grande importance, quand il s'est agi de la volaille ; et qui grandit encore pour le poisson.

D'après les évaluations d'Alquier, qui s'en est occupé avec beaucoup de soin, on voit que ces déchets sont compris presque toujours entre 30 et 50 %. Sur les 35 déchets qu'il donne, 5 seulement restent au-dessous de 30 %, et 5 seulement dépassent 50 %. Nous pouvons donc accepter comme moyenne de ces évaluations 40 %. C'est là une proportion qui peut suffire pour nous guider dans des appréciations de ce genre, qui ne peuvent être évidemment que largement approximatives.

De mon côté, j'ai fait quelques observations à cet égard sur certains de ces poissons : la lice, le maquereau, le rouget, la sardine, la sole, la truite et sur des petits poissons mesurant moins de $0^m,10$ de long, et je les réunis dans les tableaux suivants.

La moyenne de mes déchets supportés avant la cuisson ne reste guère au-dessous de celle d'Alquier. Celle due à l'éviscération est de 12 % ; et celle due aux parties non comestibles de 21 % : soit un total de 33 %.

Mais, de plus, le déchet dû à la cuisson s'élève à 23 % environ ; et quoique ce dernier soit dû en grande partie à la perte de l'eau, on doit bien supposer qu'une partie des corps gras et des albuminoïdes est également perdue. En estimant cette perte de 3 à 5 %, nous arrivons ainsi à un déchet total et réel au point de vue nutritif au moins de 36 %. Ce dernier déchet, il est vrai, est un peu diminué, si la cuisson a lieu dans des conditions permettant d'utiliser le jus ; mais il n'en reste pas moins un déchet dépassant 30 %, soit environ d'un tiers du poids total.

Cela étant, il faut donc admettre que pour obtenir 100 grammes de parties comestibles, il faut le demander à 140 grammes de poisson frais.

NOMS	POIDS		PERTE due à l'évis-cération 0/0	POIDS cuit	TÊTE arêtes autres pertes [1]	DÉCHET dû à ces pertes 0/0	PARTIES COMESTIBLES		DÉCHET dû à la cuisson 0/0
	entiers	vidés					crues	cuites	
I	II	III	IV	V	VI	VII	VIII	IX	X
Lice	460	407	11.5	335	75	18.4	332	260	21.6
Maquereau	250	227	9.6	185	40	17.6	187	145	22.4
	175 [2]	160	8.6	123	27	15.6	133	96	20.2
Rouget........ (Méditerranéen.)	135 [3]	120	11.1	92	25	20 »	95	77	18.9
Sardines	29 [4]	23	20.6	18	6	26 »	17	12	29.4
Soles	190 [5]	170	10.5	140	40	23.5	130	100	22.2
	58 [6]	52	10.3	43	15	28.8	37	28	24 3
Grondin........	215 [7]	180	16 »	»	35	»	180	»	»
	105	90	14 »	»	15	»	90	»	»
Petits poissons [9].	300 [8]		9 »	240	55	18.3	245	186	24.1
Moyenne des pourcentages.			12.5	»	»	21 »	»	»	22.9

1. Cette colonne comprend la tête, les arêtes, la queue et les parties molles qui ne sont pas ingérés.
2. Moyenne de deux maquereaux.
3 Moyenne de deux rougets de 0,18 de long de l'extrémité de la tête au commencement de la queue.
4. Moyenne de neuf sardines ayant de 13 à 15 centimètres non compris la queue.
5. Ayant 0,25 de long. Elle peut être servie pour deux personnes.
6. Sole pour une personne.
7. L'un de 0,23 et l'autre de 0,19, du commencement de la queue à l'extrémité de la tête.
8 300 grammes de petits poissons ayant de 5 à 10 centimètres.
9. Ces poissons, bien entendu, n'ont pas été vidés.

Truites.

LONGUEUR	POIDS		PERTE due à l'évis-cération 0/0	POIDS cuite	TÊTE arêtes	DÉCHET dû à ces pertes 0/0	PARTIES COMESTIBLES		DÉCHET dû à la cuisson 0/0
	entiers	vidés					crues	cuites	
I	II	III	IV	V	VI	VII	VIII	IX	X
0m34	309g	254g	17.8	195	45	17.7	209	150	28.2
0 32	250	190	24 »	170	35	18.4	215	155	27.9
0.28	220	200	9.1	170	27	13.5	173	143	17.3
0.27	185	165	10.8	125	28	16.9	137	97	29.1
0 20	100	85	15 »	75	11	12.9	74	64	13.5
0.18	89	76	14.6	60	12	15.8	64	48	25 »
0.17	66	59	10.6	50	7	11.8	52	43	17.3
0.18	65	58	10.7	48	10	17 2	48	38	20.8
0.15	50	44	12 »	37	10	22.7	34	27	20.5
Moyenne des pourcentages.			13.8	»	»	16.7	»	»	21.7

Mais, de plus, pour arriver à la valeur du plat animal du régime-type, il faudra tenir compte autant que possible du groupe de poissons auquel appartient celui dont il s'agit. Pour les poissons maigres, n'arrivant guère qu'à 100 calories pour 100 grammes, il faudrait donc arriver à 240 grammes de poisson, tel qu'il sort du marché ; et pour ceux donnant 150 calories, augmenter les 140 grammes d'un quart, soit de 45 grammes et arriver à 185 grammes de poisson.

En somme, sauf pour les poissons occupant les deux extrêmes de la liste que j'ai donnée, je pense que, pour la pratique, on peut s'en tenir à cette donnée générale qu'il faut 200 grammes de poisson tel qu'il sort du marché pour obtenir les 200 calories nécessaires. Ces 200 grammes, après avoir subi une perte de 35 %, laisseront 130 grammes de parties comestibles, qui, à 150 calories pour 100, donneront 195 calories et environ 25 à 30 grammes d'azotés.

CRUSTACÉS

Ces animaux apparaissent encore assez souvent sur nos tables. Nous trouvons, en effet, parmi eux : le *homard*, la *langouste*, l'*écrevisse*, le *crabe* et la *crevette*.

Je donne leurs analyses dans le tableau suivant en les faisant précéder, comme je l'ai dit, de celles de la grenouille et de la tortue.

NOMS DES ANIMAUX	EAU	Albuminoïdes	CORPS gras	MATIÈRES salines	VALEUR en calories	DÉCHETS 0/0		AUTEURS
Grenouille (cuisse).	63.64	24.17	0.91	8 46	129	»	»	König.
Parties comestibles	73 36	19.29	0 45	2.90	86	36	»	Alquier.
Tortue (chair)....	77.60	16.20	1.60	2.91	95	»	»	Balland (Gautier).
Homard (frais)....	81.84	14.49	1.84	1.75	139	»	»	König.
	79 19	16.61	2.10	2.19	90	60.56		Alquier.
Ecrevisse fraiche ..	81.22	16 »	0.46	1.31	121	»	»	König
	82.41	15.77	0.48	1.35	72	42.50		Alquier.
Crabes.	76.80	19.72	1.44	2.04	97	67.46		Alquier.
Crevettes	67.30	26.63	1.65	4.42	120	52.50		Alquier.

COMPOSITION. — Comme on le voit, *l'eau*, très élevée pour le homard et l'écrevisse, diminue chez le crabe et descend assez bas chez la crevette. Les corps gras étant peu abondants dans tous ces animaux, il est forcé que la compensation de l'eau se fasse surtout à l'aide des **albuminoïdes**. Ceux-ci sont très élevés dans la crevette, chez laquelle ils dépassent 25 %, et restent au-dessous de 16 % chez le homard et l'écrevisse, riches en eau. Les *corps gras* peuvent tomber au-dessous de 1 % et ne dépassent pas 2 %.

D'une manière générale, les *matières salines* sont plus élevées que dans aucun autre groupe. Elles arrivent à 2 % chez le crabe et dépassent 4 % chez la crevette. Quant à la *valeur en calories*, elle reste souvent au-dessous de 100 ; de sorte qu'il faudrait 200 grammes de parties comestibles pour fournir l'équivalent du plat animal moyen. Or, le déchet est considérable. Pour le crabe, il dépasse 60 %, et pour l'ensemble des crustacés, d'après Alquier, il serait au-dessus de 50 %.

Mes recherches à cet égard ont porté sur trois crustacés, la *langouste*, l'*écrevisse* et la *crevette* ; et voici le résultat de mes observations :

Mes résultats s'éloignent un peu de ceux d'Alquier pour l'écrevisse et la crevette ; mais peut-être pourrais-je en donner l'explication.

Pour le homard, Alquier trouve un déchet de 60 % et je n'ai trouvé que 35 % pour la langouste. Mais il est possible que pour la même quantité de comestible, la carapace du homard l'emporte sur celle de la langouste. Les pattes-pinces du premier, par exemple, sont beaucoup plus volumineuses.

Pour le crabe, le déchet arriverait à 67 %, soit aux deux tiers. Il faudrait donc un crabe de 300 grammes pour fournir 100 grammes de parties comestibles ; et, de plus, comme ces 100 grammes ne donnent que 100 calories, il faudrait un crabe de 600 grammes pour en trouver 200.

J'épluche peu les écrevisses ; et c'est ce qui doit expliquer que j'ai trouvé un déchet moyen de 68 %, tandis que probablement, par une meilleure utilisation, Alquier l'a fait descendre à 42 %.

Au contraire, à l'époque où j'ai fait mes observations sur la crevette, une excellente denture me permettait de ne rejeter que la tête et la queue; et c'est ainsi que mes restes n'ont été que de 34,5 %; tandis qu'Alquier, probablement en rejetant la carapace, les a trouvés de 52,5 %.

POIDS ENTIÈRES		PERTE due à la cuisson	POIDS de la carapace	Parties comestibles		DÉCHET dû à la carapace 0/0	DÉCHET de la cuisson 0/0	OBSERVATIONS
crues	cuites			crues	cuites			
Langouste.								
500	450	50	172	328[1]	288	34	12	1. Ces chiffres comprennent les muscles et les autres parties.
444	417	27	160	184	257	36	9.5	
Moyennes des pourcentages.........						35	10.7	
LONGUEUR							NOMBRE pour 100 gr. comestibles	
Ecrevisses.								
0.10	50	»	28	»	16	56	6	Moy. de 6.
0.09	32	"	25	»	7	78	14	id.
0.08	32	»	22	»	8	68	12	id.
0.07	17		12		5	71	20	id.
0.07	14		10		4	71	25	id.
0.045	9		6		3	66	33	id.
Moyennne du pourcentage...........						68.3		
NOMBRE de crevettes							POIDS pour 100 gr. de matières comestibles	
Crevettes[1].								
50	50		17		33	34	150	1. Elles ont été achetées cuites.
17	67		25		42	34	160	
5	19.50		7.50		12	38	160	
30	77		25		52	32	145	
Moyennes.........						34.5	154	

Mais en tenant compte de ces observations et pour prendre une base générale et pratique, on peut admettre que les crustacés, qui sont le plus souvent utilisés, doivent subir un déchet moyen de 50 % environ, et que 100 grammes de leurs parties comestibles ne donnent guère que 100 calories.

MOLLUSQUES

Quelques-uns de ces animaux sont utilisés, soit pour constituer un plat, soit seulement comme hors-d'œuvre.

La moule, la clovisse, l'escargot, la coquille Saint-Jacques, figurent parmi les premiers, le bigorneau, et surtout l'huître, sont parmi les seconds.

Sidersky a reproduit les analyses de König pour l'huître; et Alquier, en même temps que l'analyse de cette dernière a donné celles de quelques autres mollusques, qui sont réunies dans le tableau suivant.

Mollusques.

NOMS	EAU	Albuminoïdes	CORPS gras	MATIÈRES salines	VALEUR en calories p. 100 gr.	DÉCHETS avant la cuisson	AUTEURS
Bigorneaux..........	73.30	19.82	2.28	4.60	105	77.27	Alquier.
Bucarde.............	92 »	6.48	0.29	1.23	30	54.70	id
Buccin.............	88.06	9.89	0.79	1.26	49	51.09	id.
Clovisses.....	85.88	10.62	0.88	2.62	53	50.18	id.
Coquilles St-Jacques..	78 »	18.74	1.54	1.72	94	21.89	id.
Escargot.....	81.60	16.29	0.86	1.25	77	60 »	id.
Huitres (chair).......	80.52	9.04	2.04	1.96	63	»	
— (liquide).....	95.72	1.42	0.03	2.09	7.52	»	Konig.
Ensemble..........	87.30	5.25	1.15	2.03	37	»	
	86.63	10.1	1.20	2.16	53	81.40	Alquier.
Moules.............	83.20	14.05	1.15	1.60	70	60.85	id.
Pétoncles,..........	80.30	18.20	0.10	1.40	74	54.70	id.

Composition. — Comme on le voit, sauf pour quelques-uns de ces animaux, surtout riches en muscles, tels que le bigorneau, la coquille Saint-Jacques et le pétoncle, les autres, dans lesquels les viscères occupent une place importante, sont pauvres en *substances azotées*. Parmi ces derniers, se trouvent plus spécialement l'huître et la clovisse. Ces dernières ne dépassent pas 10 °/₀ d'albuminoïdes; les premiers, au contraire, oscillent autour de 18 °/₀.

Mais surtout, fait important à signaler, parce qu'il est général, les *corps gras*, même dans l'huître qui en contient le plus, ne sont que très faiblement représentés. Les mieux pourvus à cet égard ne dépassent guère 2 %.

On peut donc dire que les mollusques, de même du reste que les crustacés et une grande partie des poissons, constituent des aliments albuminoïdes.

Les *matières salines* dépassent toujours sensiblement 1 %, et peuvent arriver à 4 % comme pour le bigorneau. Quant à l'*eau*, elle est forcément, d'après ce qui précède, en raison inverse des albuminoïdes.

Déchets. — Ils sont, d'après Alquier également très élevés ; et sauf pour la coquille Saint-Jacques pour laquelle il n'est que 21 %, tous les autres dépassent 50 %. Le bigorneau arrive à près de 80 et l'huître le dépasse.

Mes recherches personnelles à cet égard, ont porté sur l'huître, la moule et la clovisse. Je les résume dans le tableau suivant.

L'examen de ce tableau conduit donc aux résultats approximatifs suivants :

1° Les *huîtres* donnent un rendement qui peut être évalué entre le 10 et le 15 % ; et ce sont les huîtres grosses et régulières qui donnent le plus avantageux.

2° Pour les huîtres, il en faut 20 des petites et 10 des grosses pour faire les 100 grammes de parties molles ; et je rappelle que ces 100 grammes ne fournissent guère que 50 à 60 calories.

3° Le déchet est toujours compris entre 83 et 90 %.

4° Les *moules* ont un rendement beaucoup plus avantageux. Il dépasse 30 %. Mais il en faut 40 pour faire les 100 grammes.

5° Enfin, les clovisses arrivent à 45 % comme rendement. Il en faut en moyenne 25 pour donner 100 grammes de parties comestibles ; et enfin ces 100 grammes ne donnent guère que 50 calories.

En résumé, ces divers mollusques ne constituent que des aliments pauvres.

Utilisés à l'état cru, ils rempliraient bien le rôle que l'on semble vouloir demander aux hors-d'œuvre, celui de permettre de faire attendre avec patience l'arrivée des plats nourrissants, si leur ingestion ne s'accompagnait de celle d'une certaine quantité de pain et d'une boisson alcoolique. Mais, vu cette dernière condition, il est forcé d'en tenir compte.

NOMBRE ayant servi aux moyennes	POIDS moyen d'une entière	POIDS moyen des valves	POIDS moyen de l'eau	POIDS moyen de la chair	DÉCHET total 0/0	RAPPORT de la partie comestible au poids total 0/0	NOMBRE pour faire 100 gr.
I	II	III	IV	V	VI	VII	VIII
Huîtres.							
Huîtres petites de 0^m06 à 0^m065.							
18	47	38	3	5	89	11	20
Huîtres moyennes de 0^m065 à 0^m075.							
66	63	52	4	7	88	12	15
Huîtres grosses de 0^m075 à 0^m085.							
24	76	61	5	10	86	14	10
Huîtres très grosses et sans régularité.							
12	138	104	10	15	88	12	7
Moules.							
40	7.50	4	0.50	2.50	66	34	40
Clovisses.							
50	9.50	4.50	1.90	4 »	55	45	25

Utilisés comme plat, ces aliments ne peuvent prendre une importance suffisante, qu'en les préparant en ragoût, de manière à relever, par des corps gras, leur valeur calorifique qui laisse le plus à désirer.

ALIMENTS D'ORIGINE VÉGÉTALE

Je viens, dans ce qui précède, d'étudier les aliments d'origine animale ; et les quelques chiffres que j'ai donnés pour les animaux d'élevage et la production de leur lait, montrent déjà quelle consommation considérable en fait l'homme. A ces aliments, viandes, abats, lait et ses dérivés, viennent encore s'ajouter les produits de la chasse et surtout de la pêche. Ces derniers, en effet, ont encore une réelle importance. Or, ainsi que je l'ai dit déjà plusieurs fois, malgré l'augmentation toujours croissante de l'alimentation animale, c'est encore l'alimentation végétale, qui, au moins pour la population française, conserve la prépondérance. Il est vrai que cette prépondérance est menacée ; et que sans un retour vers les notions d'hygiène, elle eut été rapidement perdue. Mais jusqu'à présent l'aliment végétal l'a conservée.

Cette prédominance s'est maintenue surtout grâce à une série de graines sèches, confondues sous le terme plus ou moins bien limité de *céréales*, qui, pour la plupart, sont fournies par la famille des graminées. froment, orge, avoine, seigle, maïs, riz, mil et sorgho. et aussi par la famille des polygonées pour le sarrasin.

A ces graines, provenant surtout des graminées, il faut joindre, quoique avec une importance beaucoup moindre, celles fournies par certaines plantes de la famille des légumineuses : haricots, lentilles, fèves, pois ronds, pois chiches, pois carrés, etc.

C'est évidemment, d'une part. à leur grande valeur nutritive, et, d'autre part, à la facilité de leur conservation qu'il faut attribuer le rôle prépondérant que ces deux catégories de graines ont pris dans notre alimentation.

Après ces graines viennent les racines, bulbes et tubercules, dont quelques-uns jouent un rôle encore réellement important, tels que la pomme de terre et le manioc. Puis se placent les nombreuses plantes, le plus souvent annuelles, dont nous utilisons soit les feuilles soit les jeunes pousses, et parfois les fruits ; et, enfin, les fruits de certains arbres, parmi lesquels la famille des ampélidées et celle des rosacées occupent la première place.

Mais incontestablement, c'est aux graines des graminées et des légumineuses, auxquelles on peut joindre la pomme de terre et le manioc, que revient la part principale de notre alimentation végétale.

Je crois bon d'ajouter que ces deux familles, des graminées et les légumineuses, qui, par leurs graines, constituent une partie si importante de notre alimentation, sont aussi, soit également par leurs graines, orge, avoine, maïs, féverolle, soit surtout par leurs tiges et leurs feuilles, celles qui contribuent le plus largement à l'alimentation de nos grands et de nos petits animaux d'élevage. Elles servent ainsi à la production des substances animales que nous utilisons. D'une manière directe ou indirecte, en effet, je crois inutile de revenir sur ce point, la nourriture de l'homme, comme celle de tout animal, est d'origine végétale.

Notre organisme a-t-il intérêt à s'adresser directement au règne végétal ou à ne le faire que d'une manière indirecte, en utilisant les viandes des animaux ayant eux-mêmes utilisés les végétaux? C'est là une question que j'ai déjà abordée, et sur laquelle j'aurai également à revenir. Mais, dès maintenant, je puis dire qu'en ce qui me concerne, je considère la part déjà prise en France, à notre époque, par les substances animales dans l'alimentation comme trop élevée.

Nous devons donc tendre à la diminuer. Mais dans quelle proportion? C'est à la pratique à la fixer. Toutefois, il me semble qu'elle pourrait sans inconvénient être descendue à un tiers, aussi bien pour les azotés que pour les calories ; et je fais entrer dans cette proportion le lait et les corps gras d'origine animale. Devrait-on diminuer encore davantage cette proportion, ou même la faire disparaître, en n'ayant recours d'une manière exclusive qu'au végétal? La mesure ne me paraîtrait pas sage pour le moment. Je sais bien qu'une des raisons qui plaidait le plus en faveur de l'alimentation animale, était sa richesse en albuminoïdes, dont l'importance a été tellement exagérée en hygiène alimentaire, que c'était elle qui seule fixait la valeur d'un aliment ; et que cette raison a beaucoup perdu de son importance maintenant que l'on tend à diminuer les azotés dans la ration et qu'à côté est venue se placer, pour juger un aliment, sa valeur en calories. Mais néanmoins, je crois prudent, dans la diminution des aliments d'origine animale, si elle doit avoir lieu, de procéder graduellement. Nos organes, en effet, héréditairement et depuis notre sevrage, sont habitués à cette alimentation ; et je crois que ce ne serait pas impunément qu'on les soumettrait à une alimentation absolument différente.

Ces dernières années ont déjà rendu ce grand service à l'hygiène de lui montrer qu'une alimentation trop animalisée peut avoir des dangers ; que dans un aliment, il faut tenir compte, non seulement de sa valeur en azotés, mais aussi de sa valeur en calories ; enfin, que la ration de travail doit trouver son complément surtout dans les ternaires. Or, ces faits établis, pour procéder scientifiquement, il faut qu'en nous en inspirant, nous suivions dans la pratique les résultats des modifications que nous ferons subir aux proportions des aliments de ces deux origines ; et c'est l'expérience, ainsi éclairée par les données scientifiques, qui seule pourra nous fixer sur les proportions à adopter.

C'est en tenant compte de ces idées, je l'ai dit, que dans les divers régimes-types que j'ai donnés, j'ai toujours laissé une place assez importante aux aliments d'origine animale, tout en diminuant autant que possible celle de l'alimentation carnée.

Ces quelques explications données, je vais passer en revue les principaux groupes d'aliments végétaux, en commençant par les céréales ; puis viendront, avec des divisions forcément un peu arbitraires, les graines des légumineuses, les racines, les bulbes, les tubercules, les légumes herbacés et les fruits.

Dans ces diverses études, ainsi que je l'ai fait pour les aliments animaux, après avoir rappelé leur composition, je m'attacherai à montrer les modifications de cette composition subies par la cuisson, le déchet ; enfin j'évaluerai autant que possible la valeur en calories de ces aliments tels qu'ils nous sont servis.

CÉRÉALES

FROMENT. — Le froment est la céréale la plus largement utilisée en Europe, dans l'Amérique du Nord et une partie de l'Amérique du Sud. D'après M. L. Levasseur (A. Gautier), sa production mondiale arriverait à 780 millions de quintaux. Pour la France seule, dans les dernières années, elle serait de 75 millions de quintaux environ.

Sa culture constitue pour notre pays une de ses productions les plus importantes, puisqu'en admettant un prix moyen de 20 francs l'hectolitre et une récolte moyenne de 100 millions d'hectolitres, nous arrivons à 1 milliard 200 millions comme somme touchée par les producteurs. Sa production en France va toujours en augmentant sous ces deux influences, d'abord que sa culture s'étend de plus en plus, et aussi, ce qui fait honneur à l'agriculture, que le rendement moyen de l'hectare va toujours en s'élevant.

Le tableau suivant permet de se rendre compte de ces deux influences depuis 1815 :

ANNÉES	SUPERFICIE de culture	PRODUCTION totale en hectolitres	Rendement moyen de l'hectare	ANNÉES	SUPERFICIE de culture	PRODUCTION totale en hectolitres	Rendement moyen de l'hectare
	hectares				hectares		
1815	4.591.677	39 464.971	8.50	1871	6.397.801	69.276.419	11.38
1821	4.753 079	58.219.201	12 25	1881	6.957.984	96.810.356	13.91
1831	5.111.155	56.429.694	11.04	1891	5.754.844	77.265.828	13.49
1841	5 562.668	71.463.683	12.67	1901	6.793.785	109.573.810	15.16
1851	5.999.376	85.986.232	14.53	1904	6.588.878	106.305.575	16.13
1861	6.754.227	75.116.287	11.12				

Dans ce tableau, on constate quelques reculs ; c'est que ces chiffres correspondent seulement à une année. Ces reculs n'existent pas, si l'on fait la moyenne des dix années qui les séparent. Mais, malgré cette imperfection, ces chiffres ne font pas moins ressortir les augmentations que j'ai indiquées.

Comme on le voit, depuis un siècle, la surface que la France consacre à la culture du froment, a augmenté d'un tiers : de 4.591.677 hectares en 1815, cette surface a été de 6.588.878, en 1904. Le rendement de l'hectare a sensiblement doublé de 8^{hect},50 en 1815, il est arrivé en 1904 à 16^{hect},13. Aussi, sous ces deux influences, la production a presque triplé : de 39 millions d'hectolitres en 1815, elle dépasse 100 millions depuis plus de vingt ans ; elle a même atteint 120 millions dans une de ces dernières années.

A côté de ces chiffres, indiquant la production totale en hectolitres, il me paraît intéressant de placer ceux de la population française aux mêmes dates ; et de voir la quantité de blé que les récoltes ont mise à la disposition de chacun des habitants de notre pays.

ANNÉES	PRODUCTION totale en hectolitres	POPULATION de la France	QUANTITÉ de blé par personne	ANNÉES	PRODUCTION totale en hectolitres	POPULATION de la France	QUANTITÉ de blé par personne
1815	39.464.971	27.500.000	1^{h}43	1871	69.276.419	36.190.000	1^{h}92
1816				1881	96.810.356	37.598.000	2.57
1821	58.219.201	30.450 000	1.91	1891	77.265.828	38.350.000	2.01
1831	56.429.694	32.570.000	1.73	1901	109.573.810	38.900.000	2.82
1841	71.463.683	34.230.000	1.62	1904	106.305.575	39.210.000	2.71
1851	85.986 232	35.950.000	2.39	1905			
1861	75.116.387	37.390.000	2.04				

Quoique ce tableau ne porte, comme le précédent, que sur des années isolées, ce qui explique les quelques reculs qu'il contient, il suffit cependant pour nous montrer, que, d'une manière générale, notre production du blé a augmenté beaucoup plus que notre population, si bien que tandis que notre récolte n'assurait que 143 litres de blé par habitant au commencement du siècle dernier, au commencement de celui-ci cette quantité a sensiblement doublé.

Je sais bien que ces quantités ne correspondent pas exactement aux quantités dépensées. Pendant longtemps, notre récolte ne suffisait pas à notre consommation, et nous devions avoir recours aux blés étrangers ; et, au contraire, pendant ces quelques dernières années, nous pouvons en exporter une petite quantité. Mais, néanmoins, ces chiffres n'en gardent pas moins un réel intérêt, parce que, rapprochés de la quantité qui nous est nécessaire, ils nous prouvent, qu'actuellement et pour longtemps encore, notre population peut augmenter sans être obligée d'avoir recours aux blés d'importation.

De plus, le rapprochement de ces chiffres avec ceux d'importation et d'exportation, nous permet d'évaluer approximativement la consommation; et il nous montre qu'elle a augmenté. Cette augmentation, du reste, est démontrée par les chiffres suivants que j'emprunte à l'*Annuaire statistique de France de 1890* (p. 503).

La consommation moyenne de froment en France a été de :

62 millions d'hectolitres de 1821 à 1835 pour 32 millions d'habitants ;

78 millions d'hectolitres de 1837 à 1855 pour 35 millions 200 mille habitants ;

100 millions d'hectolitres de 1856 à 1870 pour 37 millions 200 mille habitants ;

104 millions d'hectolitres de 1871 à 1879 pour 36 millions 500 mille habitants ;

120 millions d'hectolitres de 1880 à 1888 pour 37 millions 900 mille habitants.

Ainsi, tandis que la population passait de 32 à 38 millions, soit une augmentation d'un sixième environ, la consommation doublait, allant de 62 millions à 120 millions d'hectolitres.

Une augmentation si grande a-t-elle correspondu à un besoin réel ? S'est-elle faite en faveur de l'hygiène ? Pour une certaine partie, c'est presque sûr; mais pour la totalité, je crains le contraire.

Composition. — On trouvera des indications sur la composition du blé dans le premier volume, au double point de vue des matières organiques et des matières salines (p. 123). Mais, de plus, je donne ci-après la composition des blés de différentes provenances d'après König (Gautier, p. 285); et j'y joins la valeur en calories.

SUBSTANCES	FROMENT de France Moyennes	FROMENT de Russie Moyennes	FROMENT D'AMÉRIQUE	
			d'hiver Moyennes	d'été Moyennes
Eau	13.37	13.37	13.37	13.37
Substances azotées	12.64	17.65	11.60	12.92
Graisse	1.41	1.58	2.07	2.15
Amidons et sucres	68.92	65.74	69.47	67.98
Cellulose	2 »		1.70	1.72
Cendres	1.66	1.66	1.79	1.86
Calories	351.57	355.43	354.51	355.87

Bien d'autres analyses ont été publiées, mais les précédentes suffisent, je l'espère, pour montrer les écarts de composition que peuvent présenter les blés selon leur provenance et aussi, suivant les années.

Les azotés ne descendent guère au-dessous de 12 %, et dépassent tout aussi rarement 18 %. Les corps gras sont compris le plus souvent entre 1.50 à 2.50 %. L'amidon et ses dérivés restent entre 65 et 70 %; et les matières salines entre 1.50 et 2 %. Enfin la valeur en calories, malgré les écarts de composition, est presque uniforme, puisqu'elle se maintient entre 350 et 360. C'est qu'en effet, comme le tableau le fait ressortir, il s'établit une compensation entre les trois principes immédiats, l'un d'eux ne s'exagérant qu'au détriment de l'un ou des deux autres.

Modes d'emploi. — Le principal emploi du blé, celui qui nous intéresse presque exclusivement, a lieu à l'état de farine, et celle-ci étant débarrassée de l'écorce du blé, c'est-à-dire du son.

Après la *mouture*, le blé, moulu finement par des procédés qui varient, tombe dans des tamis de forme spéciale, des blutoirs, qui retiennent selon leur finesse les particules plus ou moins grosses du son. C'est l'opération de *blutage*. Par cette opération et à la condition d'employer des blutoirs plus ou moins fins, on peut enlever les fragments de l'épisperme et aussi les plus gros des grains jusqu'à 35 et 40 % du poids total. Cependant les blutages au delà de 33 % sont rares. C'est ce dernier qui donne le pain de première qualité ordinaire. Mais le blutage peut s'arrêter à 30, 25, 20 % et même au-dessous.

Pour le même poids et avec le même blutoir, les blés *durs* à grains petits, provenant surtout des pays chauds, donnent plus de farine que les blés *tendres*. Les premiers donnent de 82 à 83 % de farine, et les seconds seulement de 72 à 76 %.

La farine des blés durs est moins blanche, plus riche en substances azotées, mais moins riche en amidon et aussi en substance phosphorée.

Le commerce distingue au moins deux qualités de farines : celle de *première* et celle de *deuxième*, sous entendu, qualité. La première est toujours d'un prix sensiblement plus élevé que la deuxième. Or, le son étant un peu plus riche en substances azotées et grasses, il en résulte que la farine provenant d'un blutage moins avancé est aussi, dans une faible proportion, un peu plus riche en ses substances. Mais, par contre, les substances amylacées étant un peu moindres, la compensation s'établit ; et, de même que nous l'avons vu pour les blés de provenances différentes, la valeur en calories reste sensiblement la même. C'est ce qui résulte du tableau suivant qui réunit les analyses données par Gautier (pp. 288 et 289).

SUBSTANCES	FARINES		FARINE du même blé	SON du même blé	Farines blutées	
	1re qualité	2e qualité			à 70 °/₀ pour 1 k. de blé	à 80 °/₀ pour 1 k. de blé
Eau......................	13.34	12.65	15.54	12.67	»	»
Gluten....................	10.18	11.82	11.17	12.99	75.56	90 »
Matières grasses...........	0.94	1.36	1.07	2.88	8.75	11.20
Amidon	74.75	72.23	70.43	31.31	»	»
Cellulose.................	0.31	0.98	0.98	34.67	»	»
Matières minérales.........	0.48	0.96	0.81	5.58	4.48	5.41
Valeur en calories.......	358.36	360.26	347.20	216.11	»	»

Nous pouvons donc conclure que, d'une manière générale, les farines de diverses provenances et soumises à des blutages compris entre 25 et 30 °/₀ contiennent de 10 à 12 °/₀ de substances azotées ; et que leur valeur calorifique peut être évaluée à environ 350 calories.

Procédé de fabrication.

Pain. — La presque totalité de la farine de froment est utilisée sous forme de *pain.* Les procédés de sa fabrication varient dans les moyens d'exécution, mais le fond reste le même. Il comprend : le pétrissage de la farine avec une quantité d'eau dans des proportions connues ; l'addition d'une certaine quantité de sel de cuisine ; l'addition surtout d'une certaine quantité de levain avant le pétrissage ; la division de la masse totale du pétrissage en *pâtons* ; et enfin la cuisson dans un four arrivant vers 250°, pouvant donner à l'intérieur des pâtons au moins 100°.

Le pétrissage se fait encore souvent à la main ; mais la machine tend de plus en plus à la remplacer ; et l'hygiène ainsi que la propreté ne peuvent qu'y gagner.

L'addition de l'eau doit être telle qu'après la cuisson, la quantité qui reste dans le pain arrive à un total de 35 °/₀ environ. La quantité *de sel* doit être comprise entre 12 et 15 grammes pour 100 kilogrammes de farine.

Quant au *levain,* on peut le demander au pétrissage de la veille dont une partie a été conservée à une température de 20 à 25°, ou bien utiliser la levure de bière. Un de ces ferments est d'abord mélangé à un peu de pâte peu consistante, laissée pendant quelques heures à une température de 20 à 25° : c'est le *levain de première.* Ce premier levain est ensuite mélangé avec une quantité plus grande de farine et d'eau, pour constituer le *levain de seconde* ; et enfin, après quelque temps, c'est ce levain de seconde qui est incorporé avec la totalité de la farine et de l'eau à malaxer.

Les *pâtons* varient de forme et de poids. Mais au moins en France, autant que possible, on les fait de 100 gr. (pain de luxe), de 250 gr., 500 gr., 1 kilogr. et aussi de 2ᵏⁱˡ,500. Ce sont là, du reste, des questions qui dépendent des localités.

Ces conditions sont les mêmes pour tous les pains ; mais selon le degré de blutage, je l'ai dit, on fait des pains de première ou deuxième qualité, ou des pains de luxe.

D'une manière générale 100 grammes de farine donnent de 130 à 140 grammes de pain, un peu moins avec la farine de blés tendres, un peu plus avec celle des blés durs. De plus, rapprochement qui a son importance au point de vue pratique, 100 kilogrammes de blé donnent 96 kilogrammes de pain contenant la quantité normale d'eau, 34 °/₀. L'eau ajoutée pour la panification compense la diminution due au blutage. Ces deux quantités sont si rapprochées l'une de l'autre qu'en pratique, on peut les identifier, et admettre que *le blé donne son poids de pain.*

Je réunis dans le tableau suivant un certain nombre d'analyses.

Or, il résulte de ce tableau :

1° Que le pain blanc moyen peut être considéré comme contenant en moyenne 8ᵍʳ °/₀ d'azotés et comme pouvant donner 250 calories ;

QUALITÉS DES PAINS et Auteurs	EAU	AZOTÉS	CORPS gras	AMIDON SUCRE	MATIÈRES salines	VALEUR en calories
Pain blanc moyen (Rivet)....	33 à 43	8.8 à 9.34	1 à 0.7	45 à 49.7	0.70 à 1.3	
Pain blanc moyen (König)...	35.39	7.06	0.46	55.80	1.09	
Pain blanc moyen (Alquier)..	35.31	8.26	1.06	54.32	1.05	
Moyennes....	**36.30**	**8.13**	**0.79**	**52.47**	**1.05**	**257.64**
Pain de campagne (Alquier).	31.43	7.48	0.24	60.21	0.63	280.40
Pain de munition (Alquier)..	37.33	7.72	0.16	53.75	1.04	255.04
Pain bis (Alquier)........	43.60	5.40	1.80	47.10	2.10	231.6

Comparaison de la croûte et de la mie. Pain moyen (dit de maison)
BARRAL cité par GAUTIER.

	EAU	AZOTÉS	CORPS gras	AMIDON SUCRE	MATIÈRES salines	VALEUR en calories
Pain entier...............	38 30	8.10	0.81	51.88	0.91	255.31
Croûte...............	17.15	13.20	1.18	67.46	1.21	336.46
Mie...............	44.45	6.66	0.70	49.34	0.84	236.96

2º Que le pain de campagne, avec un peu moins d'azotés, arrive néanmoins à 280 calories ;

3º Que le pain de munition, un peu moins blanc que le premier, a sensiblement la même richesse en azotés et la même valeur en calories ;

4º Enfin que le pain bis reste au-dessous de ce dernier au double point de vue des azotés et des calories ;

5º Quant à la comparaison de la croûte et de la mie, on peut se rendre compte que la plus grande valeur de la croûte provient de la diminution de l'eau, de telle sorte que les quantités de toutes les autres substance sont augmentées.

Consommation ordinaire. — Quantité constituant la ration.

La consommation du pain en France est considérable. Elle s'est élevée en 1890 et 1891 à 258 kilogrammes par an et par habitant, quelque soit son âge ; et elle a été de 254 kilogrammes de 1891 à 1895 (1).

(1) Chiffres donnés par Sundberg, cité par Gautier.

En prenant une moyenne de 256 kilogrammes pour cette période assez longue, nous arrivons à 700 grammes de pain par jour. Or, en tenant compte qu'un million de nourrissons n'en mangent pas, que les enfants et les vieillards en mangent moins, nous voyons que forcément les adultes devraient en manger davantage, soit au moins dans les environs de 800 gr. Quelque garantie que le nom de leur auteur donne à ces chiffres, je me demande si, dans ces calculs toujours longs, il ne s'est pas glissé une cause quelconque d'erreur. Mes appréciations, basées sur les renseignements donnés même par les familles d'ouvriers, restent sensiblement au-dessous de ces chiffres. Mais si nous nous arrêtons à 800 gr. pour l'adulte, d'après les compositions ci-dessus, nous voyons que cette quantité lui fournirait 64 grammes de substances azotées et 2.000 calories, soit les 2/3 de la ration totale pour les premières et les 4/5 pour les secondes.

Avec 500 grammes, nous arrivons encore à 40 grammes d'azotés et à 1.250 calories, soit sensiblement, pour les deux, la moitié des quantités de la ration. Celle de l'homme de 60 kilos en effet, je le rappelle, arrive environ, à 90 gr. d'azotés et à 2.280 calories. Aussi, dans mon régime-type de l'adulte, me suis-je arrêté à 400 gr. de pain, donnant ainsi 32 gr. d'azotés et 1.000 calories, soit à peu près le tiers des azotés et les 2/5 des calories.

Je crois utile d'indiquer, d'après Sundberg, les dépenses en pain des divers États de l'Europe. On verra ainsi qu'un certain nombre se rapproche sensiblement de nous :

NATIONS	1890 à 1891	1891 à 1895	NATIONS	1890 à 1891	1891 à 1895
France	258k	254	Finlande	155	»
Danemark	256	287	Autriche	155	»
Belgique	240	274	Espagne	152	150
Allemagne	211	230	Norwège	122	134
Suisse	205	212	Italie	120	121
Hollande	201	»	Portugal	102	101
Russie	173	»	Pays des Balkans	»	136

Ce tableau nous donne une indication suffisante sur la dépense approximative du blé en Europe. Il est regrettable que l'Angleterre et la Turquie n'y soient pas comprises.

Nous y voyons que les dépenses en blé, à l'état de pain, sont très variables, puisqu'elles vont de 250 kilogrammes à 100 kilogrammes seulement. Mais, de plus, nous y trouvons la preuve que la consommation du pain va plutôt en augmentant; puisque sur 9 nations, pour lesquelles nous avons un terme de comparaison, 5 sont en augmentation et les 4 autres sont restées stationnaires.

RÉSUMÉ ET CONCLUSIONS

1° Au moins en France, la production du froment va toujours en augmentant depuis un siècle.

2° Sa production, depuis quelques années, dépasse la quantité nécessaire à ses besoins.

3° La France, le Danemark et la Belgique sont les trois nations qui en dépensent le plus sous forme de pain. Sous cette même forme, ce sont la Hollande et le Portugal qui en dépensent le moins.

4° Dans les conditions ordinaires de blutage et de panification, on peut admettre que 100 kilogrammes de froment donnent 100 kilogrammes de pain (96 plus exactement).

5° On peut admettre que 100 grammes de froment contiennent en moyenne de 13 à 15 % d'azotés et donnent 350 calories.

6° La farine, débarrassée du son, ne contient que 10 à 11 % d'azotés, mais donne également 350 calories.

7° Le pain de 1re, de 2e qualité, ne contient que 8 % d'azotés, et ne donne que 250 calories pour 100 grammes.

8° La ration de l'homme moyen, quand elle est normalement constituée, ne doit guère dépasser 500 grammes; et je me suis arrêté à 400 grammes dans mon régime-type.

9° Toutefois les quantités précédentes peuvent être augmentées pour remplacer d'autres aliments dans un but d'économie. Un kilogramme de pain donne 80 grammes d'azotés et 2.500 calories, soit les quantités de la ration d'entretien; et, au moins en France, le prix moyen du kilogramme de pain ne dépasse pas 0 fr. 40.

10° Le pain constitue un excellent aliment de supplément dans la ration de croissance et dans celle de travail. Sa ration nutritive, des azotés aux ternaires en calories, est de $\frac{40}{210}$, soit $\frac{1}{5}$.

11° La question des pains riches en cellulose, tels que le pain complet et celle des pains faits avec des farines coupées ou modifiées, sera traitée à propos de l'état pathologique. Mais je dois dire ici que sans en arriver au pain complet, les farines moins blutées donnent des pains favorables, quand il s'agit d'éviter ou de combattre la constipation.

SEIGLE. — Après le froment, le seigle est la céréale la plus utilisée en France. Venant dans les terrains pauvres qui donnent difficilement le froment, il reste la culture presque obligée de ces régions.

Sa production, de 1889 à 1898, donne encore une moyenne de 23.148.758 hectolitres, soit à peu près le quart de la production du froment pour la même période.

En 1904, sa culture a couvert 1.272.445 hectares, et je rappelle que celle du froment, la même année, s'est étendue sur plus de 6.500.000.

En outre, celle du méteil, dont la composition la plus fréquente est d'un tiers de seigle pour deux tiers de froment, n'a occupé que 153.719 hectares. C'est, du reste, là une culture qui va diminuant.

Je réunis dans le tableau suivant : l'analyse de König donnée par Siderski et la moyenne que j'ai déjà donnée dans le deuxième volume (page 133).

AUTEURS	EAU	AZOTÉS	CORPS gras	Hydrates de carbone	Matières salines	VALEUR en calories
Siderski..........	13.37	10.81	1.77	71.79	2.06	357
Moyenne......	16.60	9 »	2 »	67 »	1.90	331

Le seigle en grains ne diffère donc guère du froment que par une moindre proportion de substances azotées. Voyons maintenant ce qu'il en est pour sa farine.

D'après König (Siderski), cette farine aurait pour composition : eau, 13,71 ; matières azotées, 11,57 ; graisse, 2,08 ; hydro-carbonées, 71,50 ; cendres, 1,44.

Or, comme on le voit, les différences pour les azotés ont diminué ; et les deux farines, en pratique, peuvent être considérées comme ayant la même composition. Voyons ce qu'il en est pour le pain.

Dans la pratique, le pain de seigle se trouve sous deux qualités : celui fait avec la farine blutée dans des proportions qui se rapprochent de celles du froment et avec la farine non blutée ou Pumpernickel des allemands.

QUALITÉS DU PAIN	EAU	AZOTÉS	Corps gras	HYDRATES de carbone	CELLULOSE	MATIÈRES salines	VALEUR en calories
Pain (farine blutée)...... (Alquier).	42.27 38.62	6.11 7.53	0.43 0.94	49.26 51.38	0.49 »	1.46 1.53	231.46 251 »
Pain (farine non blutée).. (Pumpernicthel).	43.42	7.59	1.51	45.15	0 94	1.42	232.14

Ces deux pains, avec un peu moins d'azotés pour le premier et un peu moins d'hydrocarbonés pour le second, différences qui se compensent, ont la même valeur en calories ; et restent, au triple point de vue des azotés, des hydrocarbonés et des calories, un peu inférieurs au pain de froment ordinaire.

Le pain de seigle est donc en somme moins azoté et donne moins de calories que le pain de froment. Il semble propre à combattre la constipation, mais à moins qu'il ne renferme des traces de *claviceps purpurea* (ergot de seigle), je pense qu'il faut attribuer cette propriété à ce que son blutage est poussé moins loin ; et qu'il reste, par conséquent, une plus grande proportion de son dans la farine employée.

Sa qualité principale, dans les conditions où il est le plus souvent utilisé, est la propriété qu'il a de ne se dessécher et de ne durcir que lentement. Or, on le conçoit, c'est un avantage très appréciable pour les familles qui font encore leur pain, et qui ne le renouvellent que tous les 10 ou 15 jours.

Maïs. — Cette céréale, qui entre pour une part importante dans l'alimentation de certains pays, tels que la Turquie et l'Italie, qui l'utilisent sous forme de purée ou de pâtes cuites et séchées, est dépensée, en France, presque en totalité pour la nourriture des animaux. Cependant notre Savoie et nos départements des Alpes l'utilisent en assez grande quantité sous forme de polenta, c'est-à-dire à l'état de farine cuite à l'eau, au lait, ou encore au petit lait.

Sa culture, en France, reste stationnaire depuis une vingtaine d'années; et représente, comme récolte, le dixième environ de celle du froment. Elle a donné une moyenne de 9.349.454 hectolitres de 1882 à 1891, et 9.405.268 hectolitres de 1889 à 1898.

En 1904, sa culture a occupé 495.506 hectares.

Je donne, dans le tableau suivant, la composition du maïs, celle de sa farine et celle de son pain.

PRÉPARATION ET AUTEURS	EAU	AZOTÉS	Corps gras	HYDRO-CARBONÉS	MATIÈRES salines	VALEUR en calories
Grains entiers (König)......	13.35 17.70	9.45 12.80	4.29 7 »	71.62 63.90	1.29 1.10	354.34 412.60
Moyennes............	15.52	11.13	5.64	67.76	1.19	305.47
Farine de maïs (König)..... (Alquier)...	14.21 14.04	9.65 8.54	3.80 3.38	71.01 72.60	1.33 1.44	366.49 363.54
Moyennes............	14.12	9.09	3.59	71.80	1.38	365
Pain de maïs............	41.15	5.82	2.60	49.39	1.04	230

Ces analyses, portant successivement sur le maïs en grains, sur sa farine et sur son pain, nous conduisent donc à ces conclusions :

1° Le maïs est un peu moins riche en azotés que le froment; par contre, il est plus riche en corps gras que le froment et le seigle; aussi il donne sensiblement le même nombre de calories que ces deux céréales.

2° Il en est de même de sa farine.

3° Enfin son pain, un peu moins riche en azotés que celui

de seigle et surtout que celui de froment, a la même valeur
en calories que le pain fait avec les premiers.

AVOINE. — L'avoine, au moins en France, n'est utilisée par
l'homme que d'une manière exceptionnelle et elle ne l'est
pas sous forme de pain. Elle l'est à l'état de gruau ou de
farine comme bouillie. Elle constitue cependant une de nos
cultures les plus importantes, puisqu'en 1904 elle a couvert
3.834.617 hectares de notre sol.

Je réunis dans le tableau suivant la composition de l'avoine
en grains, celle de sa farine et celle de son pain.

ÉTAT DE L'AVOINE ET AUTEURS	EAU	AZOTÉS	CORPS gras	HYDRA-CARBONÉS	MATIÈRES salines	VALEUR en calories
Avoine en grains (König)..	12.11	10.66	4.99	68.95	3.29	374 »
Moyenne.........	14 »	11.90	2.50	58.7	3 »	343.4
Farine d'avoine (König)...	9.65	13.14	5.92	68.87	2.12	394.4
— Alquier...	8.91	14.73	6.70	67.81	1.85	405.1
Pain d'avoine (Gautier)....	13.04	8.39	6.03	69.48	3.05	374

Ces analyses nous montrent que si la valeur de l'avoine en
grains est peu éloignée de celles des autres céréales, sa
farine est sensiblement plus riche que celles de ces mêmes
céréales; et surtout que son pain, avec la même quantité
d'azotés, a une valeur calorifique un peu plus grande.

ORGE. — De même que l'avoine, l'orge n'entre que d'une
manière exceptionnelle dans notre alimentation; et, de plus,
sa culture est beaucoup moins étendue, elle n'a occupé
en 1904 que 704.683 hectares.

Je donne, ci-après, la composition de son grain et de sa
farine.

Comme on le voit, sauf pour l'orge perlé et mondé, qui
n'entre pas dans notre alimentation, la valeur en calories, à
l'état de grains ou de farine, se rapproche de celles des autres

ÉTAT DE L'ORGE	EAU	AZOTÉS	Corps gras	HYDRO-CARBONÉS	MATIÈRES salines	VALEUR en calories
Orge en grains (König).....	14.05	9.66	1.93	71.94	2.42	353
Farine d'orge (König)..... .	14.83	11.38	1.53	71.68	0.59	357
Farine d'orge..............	14.16	11.55	2.18	70.06	2.05	357
Orge perlé et mondé.......	7.44	11.02	2.34	77.23	1.97	385

céréales ; et il en est de même de ses divers principes immédiats. Mais l'orge a contre lui la rudesse de sa farine, ou peut-être celle qu'elle prend dans la panification, et qui rend son pain de qualité tout à fait inférieure.

MILLET. — Le millet est peu utilisé en France comme aliment. Notre agriculture ne lui a consacré en 1904, la dernière année connue, que 23.762 hectares. Mais les Arabes l'emploient beaucoup. C'est une des céréales, qui, avec le sorgho, leur fournit le plus souvent leur couscous. Sa composition est la suivante d'après König, et j'y ajoute la valeur en calories :

ÉTATS DU MILLET	EAU	AZOTES	CORPS gras	HYDRO-CARBONÉS	CENDRES	VALEUR en calories
En grains (König)........	12.04	7.40	3.87	45.58	1.11	254 »
En grains (Alquier).	12.56	10.72	3.60	70.59	2.53	368.36
Farine (Alquier).........	12.43	8.15	4.31	73.06	2.05	372 »

Il existe entre l'analyse de König et celle d'Alquier, des différences si considérables, que je suppose qu'il s'agit de deux variétés différentes ; et, en effet, elles sont nombreuses. König, il est vrai, désigne la céréale sur laquelle il a opéré, sous le nom de *mil* et Alquier sous celui de *Millet*. Mais ces deux mots sont pris constamment l'un pour l'autre. Je pense que malgré cette grande différence, il s'agit bien de la même céréale ; mais, je le répète, de deux de ses variétés.

SORGHO. — Cette graminée n'est guère cultivée en France que dans la Provence. Elle l'est aussi en Italie; mais c'est surtout en Algérie que sa culture est la plus développée. Les Arabes lui demandent souvent leur couscous.

Voici d'après Balland, cité par Gautier, quelle serait la composition d'une de ses variétés, le *sorgho blanc* :

Eau, 11,70; substances azotées, 9,32; graisses, 2,25; amidon et sucre, 67,63; cellulose, 6,20; cendres, 2,90, et valeur en calories, 362.

Comme on le voit, nous restons, d'une manière générale, dans les limites des autres graminées.

RIZ. — Seule l'Italie, en Europe, produit du riz et cette production pour elle est assez importante. Mais, par contre, cette céréale, de toutes est de beaucoup la plus répandue. Elle nourrit plus de monde que le froment. Elle constitue la principale nourriture des grands centres de population de l'Asie : l'Hindoustan, la Chine et le Japon. Son usage est aussi très répandu dans le sud de l'Amérique du Nord, dans les Antilles, l'Amérique Centrale, et enfin dans la partie la plus peuplée de l'Amérique du Sud.

Parmi nos colonies, la Guyane a au moins tenté sa culture, et je l'y ai vue réussir fort bien en 1876 dans l'île des frères Bard (Maroni). Mais, c'est surtout Le Tonquin, la Cochinchine et le Cambodge qui en fournissent le plus. Ses centres de production sont principalement la basse Cochinchine et le haut Cambodge, comprenant la province de Battambang.

En France, je l'ai dit, sa consommation, très faible autrefois, s'accentue de plus en plus; et l'hygiène ainsi que l'économie sociale ne peuvent qu'y gagner. Dans vingt ans, sa consommation a presque quadruplé; de 43.000 tonnes en 1876, elle est arrivée à 159.000 tonnes en 1895.

Le riz se consomme surtout en nature. Les peuples qui en font le plus grand usage, le prennent comme nous prenons le pain, qu'il remplace. Ils se contentent donc de faire cuire le riz à l'eau et au sel et le plus souvent aussi avec quelques aromates variant selon les goûts nationaux et individuels. Ce riz doit être assez cuit pour ne plus craquer sous la dent, mais cependant pas assez pour que les grains se collent les uns aux autres. En France, son mode d'emploi le plus fréquent, est encore le riz au lait, le potage au riz ou le gâteau au riz. Mais, limité à ces manières de le préparer, son usage ne peut guère se répandre. Ces dernières, en effet, sont toujours des plats de luxe. Or, je voudrais que le riz entrât plus largement dans la base de notre alimentation, et dans sa forme la plus usitée, c'est-à-dire simplement cuit à l'eau et au sel.

Le riz peut aussi être employé à l'état de *farine;* et son usage sous cette forme, tend également à augmenter. Cette farine, pauvre en substances azotées, lève mal; et on ne peut l'employer à la panification qu'en la mélangeant avec de la farine de froment ou tout autre donnant facilement prise au levain. Pour le froment, le mélange ne peut guère dépasser un sixième de farine de riz; mais dans cette proportion, la pâte lève assez bien, même très régulièrement, et le pain est d'un très bon goût. J'ai mangé exclusivement de ce pain pendant 8 ans, et je m'en suis bien trouvé.

C'est là une indication qui prendrait de l'importance, si, pour une raison quelconque, on trouvait un avantage à diminuer notre consommation en froment.

Quelques boulangers, du reste, usent déjà de la farine de riz pour saupoudrer les panetons. Elle est, paraît-il, moins chère, et dore mieux ces derniers. Sans nous en douter, nous usons donc de la farine de riz, au moins avec la croûte de notre pain.

Composition. — Le riz a été analysé bien souvent; et je donne les analyses faites par König, en y joignant la valeur en calories :

ÉTAT DU RIZ ET AUTEURS	EAU	AZOTÉS	Corps gras	HYDRO-CARBONÉS	CENDRES	VALEUR en calories
Non décortiqué. ⎱ König....	11.99	6.48	1.65	76.55	3.33	353
Décortiqué..... ⎰	12.58	6.73	0.88	78.99	0.82	358
Décortiqué (Alquier)........	13.46	8.56	1.95	74.84	1.19	357
1er volume (p. 133)........	14.04	6.40	0.43	78.10	0.68	348
Farine (König)	12.82	6.91	0.67	79.02	0.58	357
Fleur de farine (Alquier)....	11.36	7.56	0.59	80 »	0.49	363
Riz cuit (Alquier)..........	69.50	2.77	0.07	27.23	0.33	114

Le riz, sensiblement inférieur au froment au point de vue des azotés, se relève par sa valeur en ternaires; de sorte que les deux céréales, les plus utilisées par l'homme pour son alimentation, arrivent à avoir sensiblement la même valeur en calories.

Toutefois, il faut le reconnaître, les avantages restent au riz. D'abord parce qu'il est pris en nature, et ne demande, par conséquent, aucune manipulation, ce qui diminue son prix de revient; le froment, au contraire, doit être mis en farine, bluté et panifié. Ensuite, pris en nature, les 100 grammes donnent 350 calories, tandis que 100 grammes de froment, je l'ai fait remarquer, ne donnent que 100 grammes de pain, avec une valeur de 250 calories seulement. Enfin, condition pratique, mais qui a son importance, l'approvisionnement en riz est beaucoup plus facile que celui en farine, celle-ci s'altérant assez facilement.

Alquier a fait l'analyse du riz cuit; et il a trouvé que l'eau, qui n'est que de 15 % au maximum dans le riz sec, arrive à 69 % après sa cuisson. J'ai voulu, de mon côté, me rendre compte de la quantité d'eau que le riz absorbe en cuisant à la mode des orientaux, et j'ai répété 10 fois l'expérience : 5 fois pour 50 grammes et 5 fois pour 100 grammes. Or, voici le résultat de ces observations :

RIZ CRU	RIZ CUIT	EAU absorbée	Quantité p^r 100 gr.	RIZ CRU	RIZ CUIT	EAU absorbée	Quantité p^r 100 gr.
50	140	90	180	100	275	175	175
50	90	40	80	100	235	135	135
50	120	70	140	100	260	160	160
50	140	90	180	100	295	195	195
50	150	100	200	100	225	125	125
Moyenne.	128	78	156	100	258	158	158

Ces observations nous conduisent donc à ces conclusions :
1° Que le riz, cuit dans les conditions où il remplace le

pain, voit son poids de 100 grammes arriver à 250 environ. Ce résultat est le même que la quantité cuite ait été de 50 ou de 100 grammes. On peut donc accepter cette moyenne comme règle ; et dire que le poids du riz cru doit être augmenté des 3/5. Il doit au moins être doublé.

2° Cuit dans ces conditions, soit avec assez peu d'eau pour qu'elle soit toute absorbée, aucun des principes alimentaires du riz n'est diminué. Celui-ci conserve donc sa valeur nutritive entière. Sauf une légère augmentation des matières salines par le sel de cuisson, seule l'eau est augmentée. Mais cette augmentation est considérable, puisque de 15 grammes environ elle arrive à 172 grammes (15 + 157) pour 100 grammes de riz. L'eau est au moins décuplée ; et forcément pour une quantité de riz cuit, tous les principes immédiats sont diminués dans les proportions de l'augmentation totale, soit des 3/5.

Dans les conditions ordinaires de notre alimentation, la ration ne doit guère dépasser 50 grammes de riz, arrivant ainsi à 125 grammes environ après la cuisson.

Mais, il faut le remarquer, même cuits à l'eau, ces 50 grammes de riz nous fournissent encore 175 calories, soit l'équivalent de 70 grammes de pain. Cuit au gras ou au lait en totalité, soit sensiblement 80 gr. de lait, ces 50 gr. de riz donneront, dans ce dernier cas, environ 7 grammes d'azotés et un total de 230 calories, qui seraient encore augmentées, si ce plat était en plus additionné de sucre.

En terminant ce qui a trait au riz, je fais remarquer, que, pour lui, la relation nutritive en calories des azotés aux ternaires est peu élevée. Elle est à peu près de $\frac{35}{350}$, soit $\frac{1}{10}$.

Cette relation nutritive fait donc du riz un excellent aliment de travail et même de croissance. Nous retrouverons cet avantage dans les cas pathologiques, qui demandent la diminution des albuminoïdes.

Sarrasin. — Après le froment et le seigle, c'est le sarrasin, qui, parmi les céréales, occupe la place la plus importante dans l'alimentation de notre population.

On en consomme en Normandie, en Sologne et surtout en Bretagne.

Sa production, qui allait en augmentant, semble maintenant diminuer. De 1821 à 1855, elle avait été de 5 millions d'hecto-litres ; et elle s'était élevée à près de 10 millions d'hectolitres de 1882 à 1891 (9.849.454). Or, elle n'a été que de 6.287.640 hectolitres en 1904. Pendant cette même année, notre agri-culture lui a consacré 523.244 hectares.

Le sarrasin ne se consomme pas en grains, et sa farine est impropre à la panification. Cette dernière est utilisée en bouillie et parfois celle-ci est mise en galettes.

La composition de son grain et de sa farine est la suivante :

ÉTAT DU SARRASIN et Auteurs	EAU	AZOTÉS	Corps gras	HYDRATES de carbone	MATIÈRES salines	VALEUR en calories
En grains non décortiqués.. (König).	14.12	11.32	2.61	69.18	2.77	356
Décortiqués (König)........	12.68	10.18	1.90	73.38	1.86	362
En grains (1er vol., p. 131)..	20.62	9.56	2.24	65.34	2.24	329
En farine (König)...........	13.51	8.87	1.56	74.98	1.14	358
Farine (Alquier)...........	13.84	7.02	1.44	76.64	1.06	355

Le sarrasin, on le sait, compris dans le groupe mal délimité des céréales, est fourni par une plante de la famille des poly-gonées ; et cependant, comme le montrent ses analyses, sa com-position se rapproche autant que possible des céréales précé-dentes, toutes fournies par des graminées. On peut donc à bon droit le placer et l'étudier à côté d'elles. Il s'en rappro-che par ces points importants : la richesse en azotés, sa va-leur en calories et son utilisation.

Sa ration peut être calculée à raison de 70 grammes de sa farine pour 100 grammes de pain de froment. Ces 70 gram-mes de farine donnent, en effet, environ 6 grammes d'azotés et 250 calories.

Produits confectionnés avec les farines de céréales.

En traitant de ces diverses céréales, j'ai indiqué leurs prin-cipaux modes d'emploi. Mais, de plus, leurs farines, sont utilisées à confectionner des aliments d'un goût plus relevé,

assez souvent par le sucre ou par d'autres aromates ; et qui,
sans avoir l'importance des utilisations précedentes, paraissent
cependant encore assez souvent sur nos tables. Je reproduis
la composition de ces aliments en les empruntant à Balland,
à König, et à Alquier.

VARIÉTÉS DE PRODUITS	EAU	AZOTÉS	Corps gras	HYDRO-CARBONÉS	MATIÈRES salines	VALEUR en calories	AUTEURS
Farine de gruau.....	13.37	10.21	0.94	74.90	0.29	359	König.
Semoule...........	13.05	9.43	0.94	75.92	0.21	359	id.
Biscuit de seigle.....	11.62	9.31	3.65	72.39	1.42	369	id.
Biscuit d'avoine......	13.04	8.39	6.03	69.49	3.05	374	id.
Biscuit d'orge........	12.44	9.33	1.09	73.26	3.79	349	id.
Biscuit fin non sucré.	1.18	13.31	3.18	81 33	1 »	420	id.
Biscuit de pâtisserie allemande........	10.07	11.93	7.47	69.42	1.14	405	id.
Pâtisserie anglaise...	7.45	7.18	9.28	75.26	0.83	421	id.
Pain d'épice........	5.01	6.81	0.68	85.57	1.98	382	id.
	13.05	6.05	3.45	75.75	1.68	363	Alquier.
	14.60	3.74	1.15	78.57	1.94	342	Balland.
Macaroni...........	11.09	12.45	0.78	74.58	1.10	435	Alquier.
Nouilles...........	10.98	12.82	0.74	70.78	4.68	354	id.
Pâtes d'Italie........	11.30	12.31	0.58	75.16	0.65	367	id.
Semoule...........	10.86	10.83	0.74	77.04	0.53	369	id.
Vermicelle.........	11.26	10.93	1.71	72.41	3.69	360	id.
Beignet (soufflé)....	18.30	6.70	21 »	53.10	0.90	435	id.
Petits biscuits secs de toutes sortes.......	6.80	10.70	8.80	71.90	1.80	420	id.
Biscuits à champagne.	9.20	7.70	2.60	80.30	0.20	383	id.
Biscuits à la cuiller..	14 »	9.82	6.35	68.83	1 »	379	Balland.
Brioches...........	21.10	9.40	22.86	45.31	1.34	434	id.
	18.70	7.12	13.99	58.61	1.58	397	Alquier.
Crêpes...........	43.50	5.89	4.31	45 67	0.68	251	id.
Gaufrettes anglaises..	5.70	8 40	1.15	84.05	0.40	389	Balland.
Gaufr. de toutes sortes	6.75	7.64	12.84	71.61	1.16	440	Alquier.
Macarons....	11.86	7.41	16.93	62.92	0.88	443	id·
Madeleine..........	11.40	7.56	29.10	51.54	0.40	506	id.
Massepain.........	15.13	9.32	28.76	46.09	0.70	490	id.
Meringue..........	10.10	5.84	0.56	82.90	0.60	366	id.
Petits fours........	8.32	6.91	11.64	72.61	0.52	430	id.
Tarte aux pommes...	42.50	3.20	9.80	42.80	1.80	275	id.
Croquettes de Bordeaux	1 »	10.50	12.15	75.85	0.50	465	Balland.
Biscuit en caisse.....	9.20	7.70	2.60	80.30	0.20	383	id.
Pain complet........	36.53	9.15	1.52	51.36	1.44	265	Alquier.
Pain grillé..........	21 »	11.50	1.60	61.20	1.70	317	id.
Pain de son........	36.97	7.11	1.06	52.54	2.32	254	id.
Pain de guerre français.	11.83	9.74	0.38	77.14	0.91	361	id.
Biscuit de mer.......	8.70	11.10	5 »	74.20	1 »	397	id.
Biscuit troupes franç.	11.85	13.85	0.26	72.90	1.14	363	id.
Farine de gluten I	10.60	35 »	1.65	52.15	0.60	398	Balland.
Farine de gluten II	9.40	36.38	1.25	52.27	0 70	382	id.
Farine de gluten III	10.10	73.68	3.45	12.62	0.75	450	id.
Biscuit de gluten....	8.47	76.37	2 »	10.53	2.63	442	König.

Comme on le voit, parmi ces aliments, les uns trouvent leur raison d'être surtout dans leur facile conservation. Tels sont le macaroni, les nouilles, le vermicelle, et, d'une manière générale, toutes les pâtes dites d'Italie. Sous cette forme, les farines des céréales se conservent assez longtemps, et leur cuisson est rapidement complète.

D'autres de ces produits sont préparés dans un but spécial. Tels sont d'une part les pains et biscuits destinés à l'Armée ou à la Marine ; et d'autre part ceux destinés soit aux malades, comme les pains complets, de son, de gluten, etc., soit aux enfants et ceux-ci sont nombreux sans que leur composition justifie souvent leur emploi.

Enfin, les plus nombreux relèvent de l'art du pâtissier. Leur fond commun est bien toujours la farine, et le plus souvent celle de froment ; mais elle est toujours mêlée au moins à du sucre, à des aromates, à des corps gras et aussi à des œufs, soit en entier, soit à leur jaune seulement. Or, comme on peut le voir par leur teneur en azotés et surtout par leur valeur en calories, ces aliments ne sont pas des quantités négligeables. Il en est surtout ainsi de ceux qui sont riches en corps gras, tels que les petits biscuits, les gauffrettes, les macarons, la madeleine, le massepain, les petits fours et aussi les beignets faits en famille, qui tous dépassent très largement 400 calories pour 100 gr.

D'autres, les biscuits à champagne et à la cuillère, les brioches, et même la meringue, dépassent encore 350 calories. Parmi ceux analysés par Alquier, il n'y a guère que les crêpes et la tarte aux pommes, qui restent dans les environs de 250 calories, soit la valeur du pain.

Ainsi, en résumé, sauf pour ces derniers, il suffit de prendre 100 grammes de ces pâtisseries, et on le fait facilement après le repas, pour y trouver en moyenne 400 calories, soit le sixième de la ration totale.

Ainsi s'explique d'une part la diminution de l'appétit après les goûtés faits avec ces aliments, et aussi l'embonpoint des personnes qui en usent un peu largement.

Je crois qu'il était bon de signaler cette grande valeur en calories de ces aliments, qui, presque toujours sont pris par surcroît, et même quand la faim est déjà satisfaite ; et cela d'autant que même au point de vue des albuminoïdes, la teneur de la plupart mérite encore qu'on en tienne compte.

RÉSUMÉ GÉNÉRAL DES CÉRÉALES

Sauf le sarrasin, toutes les céréales appartiennent à la famille des graminées ; et, comme je l'ai fait remarquer, toutes, soit naturellement soit aussi probablement sous l'influence de la culture, sont arrivées à une composition riche et peu différente. Leur ensemble constitue pour l'espèce humaine la plus grande ressource que lui offre la nature végétale. Le riz et le froment entrent tous les jours, dans l'alimentation, au moins des quatre cinquièmes du genre humain. Le seigle, le sarrasin, le maïs, le mil et le sorgho, auxquels il faut ajouter le manioc, servent à l'autre cinquième. Sauf quelques exceptions peu nombreuses, tous les hommes usent parconséquent tous les jours des céréales.

Outre leur grande valeur nutritive, le rapport favorable de leurs azotés avec leurs ternaires, enfin leur conservation et leur transport faciles concourent à les placer à la tête de tous les aliments. Elles nous sont désormais devenues indispensables. Mais, de plus, un certain nombre, l'avoine, l'orge et le maïs, soit par leurs graines soit par leur plantes récoltées en herbe, servent à l'alimentation des animaux destinés eux aussi à notre alimentation. Il en est de même des pailles de celles dont nous utilisons les graines. Enfin, un certain nombre d'autres graminées, *l'authoxantum odoratum, le poa pratensis, le lolium perenne et l'italicun, le dactylis glomerata,* etc., couvrent nos prairies les plus riches. On peut donc dire que la famille des graminées, est celle qui, soit directement soit indirectement, rend le plus service à l'homme au point de vue de l'alimentation.

Les azotés sont rarement au-dessous de 8 %, et souvent ils restent dans les environs de 10 %. Les corps gras, n'arrivent pas à 3 % ; les hydrates de carbone, de beaucoup les plus nombreux, sont compris en 60 et 70 %, les matières salines dépassent rarement 2 % ; et enfin leur valeur en calories se maintient presque pour toutes dans les environs de 350.

Le riz seul est pris en grain. Toutes les autres sont utilisées en farine ; et plusieurs, le froment, le seigle, sous forme de pain.

Enfin, nous venons de le voir, l'homme ne s'est pas contenté de demander aux graminées une partie importante de son alimentation, il est arrivé à les utiliser, parfois dans un but thérapeutique et plus souvent encore, sous les nombreuses formes de la pâtisserie, pour donner satisfaction à ses goûts plus affinés, inséparables des progrès de la civilisation.

LÉGUMINEUSES

Quoique avec une importance moindre, mais cependant encore très grande, à côté de la famille des graminées, se place celle des légumineuses. Parmi les plantes de cette famille, jouant un rôle si important dans notre alimentation, nous trouvons le haricot, la lentille, le pois rond, le pois carré, la fève, le pois chiche et la fève de soja.

Ces plantes, nous donnent leurs fruits, qui, à l'état sec, présentent d'abord tous les avantages des graines des graminées, au triple point de vue de leur valeur nutritive, de leur conservation et de leur transport faciles; mais, de plus, au moins pour les plus nombreuses, elles ont l'avantage sur les graminées de pouvoir être utilisées par l'homme à l'état frais, soit en grains, soit même à l'état de gousse, comme certains pois et le haricot.

Enfin, s'ils restent un peu inférieurs aux graines des graminées, au point de vue des hydrates de carbone, les fruits secs de ces légumineuses l'emportent sur elles par leur teneur beaucoup plus élevée en albuminoïdes.

Vu cette importance, je vais les étudier un peu longuement.

Haricots secs. — Ses variétés, soit naturelles soit créées par la culture, sont des plus nombreuses. Le grain varie de volume, de couleur, et, quoique d'une manière moins marquée, de forme. Mais, malgré ces différences, la composition reste sensiblement la même, avec toutefois une prédominance de la cellulose pour les grains les plus petits.

Composition. — Je réunis quelques analyses dans le tableau suivant :

AUTEURS ET INDICATIONS	EAU	AZOTÉS	CORPS gras	HYDRO-CARBONÉS [1]	MATIÈRES salines	VALEUR en calories
Moleschott (cité par Pouchet)...	16.02	22.55	1.95	57.06	2 37	359
König (Siderski).............	13.49	25.31	1.68	56.39	3.13	357
Balland (Gautier) { minima...........	10 »	13.81	0.98	55.37	2.38	299
maxima..........	20.40	25 16	2.46	65.60	4.20	410
moyenne.........	15.20	19.48	1.72	60.48	3.29	354
Girardin (Pouchet).............	9.90	25.50	2.80	58.60	3.20	387
Alquier { de France	12.65	20.77	1.54	61.54	3 50	364
des Colonies.......	11.72	20.38	1.48	62.73	3.69	366

1. On y comprend la cellulose.

De plus, d'après Moleschott, la composition minérale du haricot serait la suivante, pour 100 grammes de légumes : potasse, 0^{gr},982; soude, 0^{gr}.241; chaux, 0^{gr}236; magnésie, 0^{gr}185; oxyde de fer, 0^{gr},001; acide phosphorique, 0^{gr},646; acide sulfurique, 0^{gr},07; chlore, 0^{gr},025; silice, 0^{gr},022.

Comme on le voit par ces analyses, la richesse du haricot en azotés est sensiblement supérieure à celle des céréales. Elle est le double pour beaucoup de ces dernières. Mais il s'établit une compensation pour les hydrocarbonés, de telle sorte que la valeur en calories arrive à être la même. Je fais remarquer que cette composition est constante pour les quatre analyses que j'ai réunies.

Cette valeur en calories et surtout cette richesse en albuminoïdes, font du haricot un aliment de première importance. A poids égal, ses azotés dépassent ceux de la viande et sa valeur en calories dépasse aussi sensiblement celle des viandes même de bonne qualité. Ces avantages, dépendant de sa composition, sont en plus augmentés, d'abord parce qu'il peut être mangé en grains, comme le riz, et contrairement à beaucoup de céréales qui ne peuvent l'être qu'à l'état de farine ; qu'il peut être accomodé de nombreuses manières ; et qu'enfin son goût est fort apprécié par la plus grande partie de notre population.

Vu ces nombreux avantages, j'ai lieu de m'étonner que sa consommation ne soit pas plus élevée. Notre agriculture, en effet, ne lui a consacré que 166.156 hectares en 1904, et la récolte n'a été que de 940.846 quintaux métriques, soit environ 1.176.000 hectolitres.

Je sais bien que depuis quelques années, on l'a signalé comme pouvant favoriser la formation de l'acide urique, et d'autres produits xanto-protéiques ; mais il me semble que cet inconvénient ne peut effacer les nombreux avantages que je viens d'indiquer. Du reste, ce n'est que récemment que ces inconvénients ont été signalés ; et c'est depuis bien plus longtemps que sa culture est négligée.

Il est vrai que cette culture semble donner des résultats moins avantageux que celle du froment. Pendant cette année de 1904, ce dernier aurait donné un rendement de 263 hectolitres par hectare, tandis que celui du haricot n'aurait été que de 193 hectolitres; mais ne serait-il pas possible d'augmenter la production par une étude plus attentive de cette culture ? Et dans le cas contraire, ne serait-il pas possible aussi d'augmenter le prix du haricot ?

Cette augmentation serait facilement justifiée par cette considération que le kilogramme de haricots, livré maintenant par le producteur en moyenne à $0^{fr},35$, donne plus d'azotés et plus de calories qu'un kilogramme de viande dont le prix est au moins de 2 francs.

Préparation. — Que devient le haricot par la cuisson? Ses modes de préparation, je l'ai dit, sont des plus variés. Simplement bouilli à l'eau, il se mange en salade ; c'est sa préparation la plus primitive, et, en même temps, celle qui lui laisse le mieux son goût et ses qualités nutritives. Il ne perd ainsi qu'une partie de ses matières salines, une faible quantité de sa fécule et aussi de sa légumine.

Toutefois, en prolongeant l'ébullition, ses pertes augmentent. Une partie de ses principes, notamment la légumine, passent dans l'eau qui peut se prendre en gelée. Ainsi préparé, le haricot fournit une excellente soupe, mais lui-même perd forcément une partie de ses propriétés nutritives et de sa saveur.

On le prépare aussi en liaison en y ajoutant des corps gras, et le plus souvent des jaunes d'œuf. C'est augmenter sa valeur nutritive bien inutilement. Elle est assez grande sans cette addition ; et peut-être n'est-ce qu'au détriment de sa digeslibilité. Enfin, on le met aussi en garniture avec diverses viandes, notamment celle de porc ; et il sert ainsi à la confection de l'*étouffée de haricots* et du *cassoulet*, chers aux populations de notre Sud-Ouest.

Sous l'influence de l'ébullition, le haricot augmente de volume en absorbant une grande quantité d'eau, si bien que son enveloppe se fendille et même éclate. Ce sont là, du reste, des résultats nécessaires à sa cuisson.

J'ai fait, à cet égard, les observations suivantes :

DATES	POIDS		NOMBRE	DATES	POIDS		NOMBRE
	crus	bouilli	de portions		crus	bouilli	de portions
1896				1898			
26 mars .	150g	350	3 portions.	16 nov..	100	252	2 portions.
22 déc...	100	232	2 —	14 mars .	100	225	2 —
1897				1899			
5 janv..	100	220	2 —	11 nov..	100	230	2 —
10 janv..	100	214	2 —	1902			
1898				27 octob.	150	350	3 —
9 nov ...	100	205	2 —	Totaux .	1.000	2.278	»

Il résulte donc de ces expériences :

1° Que sous l'influence de la cuisson dans l'eau, prolongée un temps suffisant pour pouvoir manger le haricot en salade, celui-ci fait plus que doubler de son poids : 100 grammes arrivent à 225 ;

2° Que dans les conditions ordinaires de notre alimentation, le repas étant composé de deux plats, on peut estimer que 50 grammes d'haricots crus correspondent à la ration. Après la cuisson, les 50 grammes dépassent un peu 100 grammes.

3° Enfin que cette ration, en tenant compte de la composition des haricots, fournit au moins 10 grammes d'azotés et environ 175 calories, qui, jointes à celles de corps gras et de l'acide acétique qui servent à l'assaisonner, dépassent largement 250 calories.

Dolics ou doliques. — Le *dolic pourpre du Japon* est une légumineuse de la tribu des phaséolées, qui est rendue importante par l'utilisation qu'elle a reçu en Extrême-Orient.

C'est sa graine, en effet, qui sert à faire le *fromage végétal*. Sa graine est broyée et tamisée, et la farine que l'on obtient ainsi est humectée avec le jus de sa propre tige. Sous l'influence de ce liquide, la farine fermente et se caille comme le lait. Ce caséum, égoûté, est utilisé comme le caséum du lait.

La même graine servirait aussi à faire une sauce chère aux Japonais, la *soïa*, qui serait un mélange de jus de viande et de suc du végétal.

D'après quelques auteurs, il faudrait aussi comprendre parmi les dolics, *le dolichos unguiculatus* ou *haricot noir*, cultivé en Provence, et dont le hile de la graine est entouré d'un cercle noir. Ce dolic est utilisé soit à l'état sec, comme le haricot ordinaire, soit en gousses simplement bouillies ou ensuite sautées comme les haricots verts ordinaires. Les gousses du dolic sont plus longues, plus minces et moins aplaties.

La composition du dolic donnée par Alquier est la suivante : eau, 13 ; matière azotée, 21,40 ; matières grasses, 1,40 ; hydrocarbonés, 60,80 ; matières salines, 3,40. D'après cette composition, la valeur en calories serait de 363 pour 100 grammes.

Pendant sa cuisson dans l'eau, le haricot noir absorbe de l'eau, et son poids est plus que doublé.

La ration du haricot noir, comme celle du haricot ordinaire, est de 50 grammes environ à l'état sec, ce qui donne déjà environ 10 grammes d'azotés et 180 calories. Mais en ajoutant celles fournies par les corps gras d'assaisonnement, on arrive sûrement à 250 calories.

Quant au dolic pourpre du Japon, vu sa composition, on peut estimer que les 100 grammes doivent donner à peu près 50 grammes de fromages frais contenant environ 20 grammes d'azotés, le reste étant constitué par de l'amidon et de l'eau. Mais la composition exacte de ce fromage et le rendement du dolic me sont inconnus.

LENTILLES. — La lentille se place tout naturellement à côté du haricot au point de vue de ses avantages alimentaires. Elle prête aux mêmes observations ; et, de ma part, elle provoque les mêmes regrets en ce qui concerne sa trop faible utilisation.

Elle varie également de couleur, de volume et aussi un peu

de goût. Mais, cependant, ce dernier conserve toujours un caractère spécial qui lui est propre, et, en général, très apprécié.

Sa composition est la suivante :

AUTEURS INDICATIONS SPÉCIALES		EAU	AZOTÉS	Corps gras	HYDRA-CARBONÉS [1]	MATIÈRES salines	VALEUR en calories
Moleschott (Pouchet)		11.32	26.49	2.40	58.12	1 66	386
König (Siderski)		12.33	25.94	1.93	56.76	3.04	394
Balland (Gautier)	minimum..	11.70	20.32	0.58	59.03	1 99	343
	maximum .	13.50	24.24	1.45	66.01	2 66	398
	moyenne ..	12.60	22.18	1.01	62.52	2.32	370
Girardin (G. Pouchet)		11.50	25.20	2.60	58.40	2.30	383
Alquier		11.95	24.28	1.46	59.18	3 13	371
Alquier (farine).		10.96	25.71	1.86	58.89	2.58	385

1. La cellulose comprise.

Il résulte donc de ces analyses que la lentille est encore plus riche que le haricot en azotés ; et, de plus, qu'elle donne un plus grande nombre de calories. La moyenne pour les premiers avoisine 25 % ; et pour les secondes, elle dépasse 370 calories.

La lentille est donc un aliment d'une valeur nutritive considérable. J'ajoute que de même que pour le haricot, cette valeur est augmentée par ce fait qu'elle est consommée en grains, c'est-à-dire sans que l'alimentation de l'homme ait rien à en perdre. Enfin, elle est d'un goût agréable, et se prête à des modes de préparation des plus variés.

Or, malgré tous ses avantages, sa culture est fort délaissée. En 1904, notre agriculture ne lui a consacré que 7.574 hectares, et sa production n'a été que de 94.603 quintaux métriques ; et, cependant, vu son rendement assez élevé, le revenu de l'hectare pourrait dépasser 350 fr. Sa culture serait donc sensiblement plus avantageuse que celle du froment. Il y a là évidemment ou bien un oubli regrettable de notre agriculture, ou bien des causes qui éloignent de cette culture et que je ne vois pas.

Les modes de préparation de la lentille, je l'ai dit, sont des plus variés et sont de nature à satisfaire tous les goûts. On peut la servir, seulement bouillie en salade ; et, de même que pour le haricot, c'est un des modes les plus avantageux. On peut aussi la servir en purée, soit assez épaisse pour fournir un plat de légume, soit en la délayant davantage comme soupe. Après avoir été bouillie, elle peut être frite à la poéle. Elle peut aussi être additionnée d'un corps gras et servie en liaison. Mais vu son goût propre qui est agréable, et sa valeur nutritive, je pense qu'il vaut mieux la préparer au naturel, sans chercher à modifier son goût et à augmenter sa valeur nutritive.

Par la cuisson dans l'eau, elle cède toujours à cette dernière une certaine quantité de ses sels, de ses produits hydro-carbonés solubles et de sa légumine. Ces substances alimentaires peuvent, du reste, ne pas être perdues en les utilisant comme soupe, et en y ajoutant une partie des lentilles dont la cuisson est poussée plus loin. On obtient ainsi une excellente soupe, en même temps qu'un légume savoureux et très nourrissant.

D'après mes observations, la lentille double au moins de poids en cuisant; et dans les conditions du régime-type, la ration correspondrait à environ 50 grammes de lentilles crues.

Je donne, ci-après, le résultat de mes observations.

DATES	POIDS		NOMBRE	DATES	POIDS		NOMBRE
	crues	cuites	de portions		crues	cuites	de portions
1896				1898			
9 nov..	100	240	2 portions.	31 mars.	150	300	3 portions.
15 nov..	150	347	3 —	10 nov..	100	210	2 —
10 déc..	100	200	2 —	23 nov..	150	300	3 —
1897				1902			
janvier..	100	227	2 —	26 oct. .	150	400	3 —
Totaux..	450	1.014	9 portions.	Totaux..	550	1.210	11 portions.

En passant à la poéle, la lentille bouillie perd une partie de son eau, mais elle en conserve encore la plus grande partie.

Voici les quelques observations que j'ai faites à cet égard : 170 grammes de lentilles bouillies pesaient après avoir été sautées 150 grammes ; 284 grammes ont été ramenés à 222, et 300 grammes à 225 grammes. En moyenne 754 grammes ont été ramenés à 597 grammes, soit une diminution de 21 %.

Aussi en résumé :

1° La lentille pendant sa cuisson dans l'eau, et c'est un premier mode de préparation qui doit précéder tous les autres, double au moins de poids.

2° La quantité qui correspond à un plat du régime-type est d'environ 50 grammes de lentilles sèches ; et, par la cuisson, ces lentilles arrivent en général entre 100 et 125 grammes.

3° Ces 50 grammes de lentilles donnent de 11 à 12 grammes de susbtances azotées, et environ 180 calories, qui, augmentées de celles dues aux corps gras d'assaisonnement, arrivent à peu près à 270 calories.

La lentille est donc un aliment des plus riche ; et si à ses avantages, j'ajoute que par sa cellulose, elle tend à régulariser les selles, on s'expliquera encore moins que notre agriculture ne la produise pas en plus grande quantité, surtout si les chiffres que j'ai donnés étant exacts, sa culture est si rémunératrice. Tout en ne donnant ces derniers renseignements qu'avec réserve, je me permets de les signaler à nos agriculteurs.

Pois ronds. — La lentille, je le crois du moins, n'est utilisée qu'après sa complète maturité et à l'état sec. Elle est donc essentiellement un légume d'hiver.

Le pois, au contraire, de même que le haricot, est un légume de toutes les saisons. Comme lui, en effet, il offre une grande ressource pour notre alimentation, d'abord à l'état frais, et ensuite à l'état sec. Mais ici, je ne veux m'occuper que de ce dernier.

Composition. — Je réunis ci-dessous quelques analyses :

AUTEURS ÉTAT DES POIS	EAU	AZOTÉS	CORPS gras	HYDRA- CARBONÉS	MATIÈRES salines	VALEUR en calories
Moleschott (Pouchet)........	14.50	22.53	1.97	64.49	2 37	388
Alquier (Farine)............	11.28	25.72	1.78	58.44	2.78	378
König (Siderski)...........	13.92	23.15	1.89	58.36	2.68	346
Farine (Siderski)	11.41	25.20	2.01	58.49	2.89	378
Pois de Noyon (Balland)....	10.60	23.48	1.28	61.74	2.70	375
Pois cassés (Balland)	11.80	20.86	1.26	63.78	2.30	300
Pois secs (Alquier).	12.97	23.03	1.71	59.49	2.80	353
Pois cassés (Alquier).......	12.19	21.83	1.31	62.97	2.98	373
Pois cass. Girardin (Pouchet).	9.70	25.40	2 »	60.40	2.50	387

De plus, d'après Moleschott, la composition du pois rond en matières salines, serait la suivante : eau, 0,86 ; soude, 0,163 ; chaux, 0,10 ; magnésie, 0,18 ; oxyde de fer, 0,023 ; acide phosphorique, 0,85 ; acide sulfurique, 0,077 ; chlorure de potassium, 0,067 ; chlorure de sodium, 0,044 ; silice, 0,005.

D'après une analyse de Thou, cité par Gautier, la composition minérale des pois de Hollande, serait de $2^{gr},88$ pour 100 grammes de pois ; et ces $2^{gr},88$ de sels auraient la composition centésimale suivante : K^2O, 34,19 ; — Na^2O, 12,86 ; — CaO, 5,90 ; — MgO, 8,60 ; — NaCl, 0,52 ; — Fe^2o^3, 0,96 ; — P^2o^5, 34,57 ; — So^3, 3,56 ; — SiO^2, 0,29.

D'autre part, toujours d'après Gautier, la composition minérale centésimale des pois d'Alsace serait : K^2O, 36,31 ; — Na^2O, 12,86 ; — CaO, 10,39 ; — MgO, 12,24 ; — NaCl, 1,90 ; — P^2o^5, 31,00 ; — So^3, 1,34 ; — SiO^2, 1,54.

Comme on le voit par ces analyses, la composition des pois ronds s'écarte peu de celles du haricot et de la lentille ; et, il en est de même de la valeur en calories. Il s'agit donc également d'un aliment riche à ces deux points de vue.

Sa culture serait rémunératrice, puisque l'hectare, d'après les renseignements tirés de l'annuaire statistique de France, dépasserait 350 francs ; et cependant notre agriculture ne lui a consacré que 28,824 hectares en 1904. Je pense donc qu'il y aurait un gros intérêt, d'abord au point de vue de l'alimentation à augmenter son emploi, et ensuite au point de vue de l'agriculture à augmenter sa production.

Les modes de préparation des pois ronds sont moins variés que ceux des deux précédents. Il nécessite toujours la cuisson dans l'eau ; mais nos habitudes, justifiées surtout par la rudesse

| NUMÉROS | POIDS | | NOMBRE | NUMÉROS | POIDS | | NOMBRE |
d'ordre.	crus	bouillis	de portions	d'ordre.	crus	bouillis	de portions
N° 1....	100	242	2 portions.	N° 3....	100	245	2 portions.
N° 2....	100	217	2 —	N° 4....	100	260	2 —
Totaux..	200	459	4 portions	Totaux..	200	505	4 portions.

de son enveloppe, nous le font préparer le plus souvent écrasé et privé de cette dernière. Il est servi ensuite soit comme soupe, soit en purée comme légumes.

Comme les deux légumes secs précédents, le pois double de poids par la cuisson dans l'eau, ainsi qu'il résulte de mes observations.

Ainsi, 100 grammes de pois ronds en cuisant dans l'eau, augmentent de 125 à 150 grammes ; c'est-à-dire encore plus que les haricots et les lentilles. Les différences entre les divers pois s'expliquent surtout par la durée de la cuisson.

De plus, je l'ai dit, les pois ne sont guère utilisés qu'après avoir été passés. Or, mes observations m'ont conduit à ce résultat que 100 grammes de pois bouillis laissent 20 grammes environ d'écorce sur la passoire. En pratique, on peut admettre que ces 20 grammes d'écorce proviennent de 50 grammes de pois ronds et approximativement de 10 grammes d'écorces sèches.

D'après nos habitudes, nous ne mangeons donc pas l'enveloppe du pois ; et, au point de vue de sa valeur nutritive, c'est là un déchet qui a déjà son importance. Mais, de plus, le pois perd aussi un des avantages que j'ai reconnus à la lentille et au haricot, celui de fournir une certaine quantité de substances indigestibles, qui, soit mécaniquement soit peut-être par leur composition, excitent le plan musculaire de l'intestin et tendent à éviter la constipation.

En résumé :

1° 100 grammes de pois, s'ils étaient pris en totalité, donneraient au moins 21 à 23 grammes d'azotés et 350 calories. Mais privés de leur écorce, leurs azotés doivent être ramenés à 20 grammes et leurs calories à 300 ;

2° La ration étant sensiblement de 50 grammes de pois secs, on peut donc estimer que celle-ci donne 10 grammes d'azotés et 150 calories ;

3° Enfin, nos habitudes nous ayant conduit à ne manger ce pois que privé de son écorce, il n'a pas la même action que les précédents sur le plan musculaire de l'intestin.

Pois CARRÉS OU POIS PLATS. — Cette légumineuse n'entre qu'exceptionnellement dans notre alimentation. Elle est cultivée surtout comme fourrage. Cependant je donne ici sa composition, et les quelques observations que j'ai faites sur les modifications dues à la cuisson.

AUTEURS	EAU	AZOTÉS	Corps gras	HYDRO-CARBONÉS	MATIÈRES salines	VALEUR en calories
König (Siderski).. ..	12.74	24.08	2.38	57.98	2.82	373
Girardin (G. Pouchet).	14.60	27.30	2.70	52.40	3 »	370

Comme on le voit, cette légumineuse ne le cède en rien aux précédentes au double point de vue des azotés et de la valeur en calories ; et je pense qu'au moins sa farine, pourrait être utilisée. Son écorce est réellement trop dure pour que ce pois puisse être mangé en grains, comme le haricot ou la lentille. C'est du moins ce qui m'a paru dans les deux fois que je m'en suis fait servir.

La quantité d'eau qu'absorbe ce pois est encore plus grande que les autres. Voici le résultat de deux observations.

5 décembre 1898, pois crus, 100^{gr} ; trempés, 245^{gr} ; bouillis, 270^{gr}.
14 décembre 1898, pois crus, 100^{gr} ; trempés, 250^{gr} ; bouillis, 280^{gr}.

En les passant, l'écorce est environ de 10 % des pois bouillis.

En somme, j'estime que quoique peu satisfaisante au point de vue du goût, la farine de ce pois pourrait encore rendre des services. On pourrait aussi employer ces pois bouillis à la condition de ne les servir qu'après les avoir débarrassés de leur écorce. C'est à l'agriculture à nous dire, si elle pourrait les produire dans des conditions rémunératives.

Pois chiches. — Sa culture est encore moins répandue que celle de la lentille et du pois rond. Il est vrai que le pois chiche a contre lui la difficulté de sa cuisson. Son enveloppe, surtout quand il provient de certains terrains, durcit pendant l'ébullition ; et pour peu que l'eau soit calcaire, il devient immangeable. Mais, outre que dans certains autres terrains, cette difficulté de cuisson est au moins beaucoup diminuée, je pense qu'on pourrait l'utiliser à l'état de farine. Le pois chiche, en effet, nous allons le voir, est un aliment riche.

AUTEURS État des pois	EAU	AZOTES	CORPS gras	HYDRO- CARBONÉS	MATIÈRES salines	VALEUR en calories
Alquier (entiers)....	12.19	18.04	5.02	61.77	2.98	382

La difficulté de sa cuisson exige que le pois chiche soit mis à tremper la veille du jour où il doit être soumis à l'ébullition. Il absorbe ainsi une grande quantité d'eau, qui n'augmente guère ensuite pendant l'ébullition. Je donne ici le résultat de trois expériences faites dans ce sens :

16 nov. 1896. Pois secs, 100^{gr}; trempés 12 h., 209^{gr}; bouillis, 214^{gr}.
 8 nov. 1897. Pois secs, 100^{gr}; trempés 12 h., 210^{gr}; bouillis, 220^{gr}.
 2 déc. 1898. Pois secs, 100^{gr}; trempés 12 h., 210^{gr}; bouillis, 210^{gr}.

Ainsi, le pois chiche, en restant plongé dans l'eau froide, double de poids, et prend à peu près toute l'eau qu'il peut recevoir.

Pressé sur la passoire, il laisse une partie importante représentée par son enveloppe : 100 grammes bouillis laissent 20 grammes d'écorce, soit le cinquième.

La quantité correspondante à une ration du régime-type est environ de 50 grammes de pois secs. Pris en purée, ces 50 grammes seraient réduits à 40 grammes, et donneraient environ 8 grammes d'azotés et 150 calories.

Malgré l'inconvénient que j'ai signalé relatif à la cuisson, je pense qu'il y aurait probablement avantage à lui faire une plus grande place dans notre consommation et dans notre agriculture.

FÈVES. — La fève occupe, pour la France, la seconde place parmi les légumineuses. Elle arrive après le haricot, mais à une grande distance. En 1904, notre agriculture ne lui a consacré que 73 875 hectares, et 33.562 à la féverolle, destinée à l'alimentation des animaux. Sa récolte a été, la même année, pour la fève, de 880.888 quintaux métriques et ont valu au producteur un peu plus de 18 millions de francs, soit environ 245 francs par hectare. Ce revenu ne reste ainsi, pour la même année, que peu au-dessous de celui du froment qui a été de 261 francs. Nous avons déjà vu que si l'hectare de haricots a rapporté moins, celui de la lentille et du pois a, au contraire, rapporté sensiblement plus.

La fève, comme le haricot et le pois, peut être utilisée à l'état frais et à l'état sec ; et c'est dans ce dernier état que son utilisation a surtout beaucoup diminué. Dans le midi de la France, elle l'est encore assez souvent à l'état frais, et j'aurai à y revenir. Mais la fève sèche n'est presque plus employée.

Elle constitue cependant un aliment d'une grande valeur comme azotés et comme pouvoir calorifique ; et, de plus, et c'est peut-être ce qui lui nuit le plus, elle est bon marché. Le producteur, en effet, en 1904, a vendu la fève entière à 21 francs les 100 kilogrammes, ce qui met la fève décortiquée à 25 fr.; tandis que le pois entier a été vendu à 28 francs, la lentille 30 francs et le haricot 34 francs.

AUTEURS ET ÉTATS DE LA FÈVE	EAU	AZOTÉS	Corps gras	HYDRO-CARBONÉS	MATIÈRES salines	VALEUR en calories pr 100 gr.
Moleschott (G. Pouchet), fève entière.................	12.85	22.03	1.60	60.98	2.53	368
Balland (Gautier) fève entière } minimum	10.60	20.87	0.80	56.13	2.06	336
} maximum	15.30	26.51	1.50	65.89	3.26	410
} moyenne.	12.95	23.69	1.15	61.01	2.66	373
Balland (Gautier). Fève du Midi entière.............	11.10	22.95	0.92	61.79	3.24	371
König (Siderski). Entière ...	11.24	23.66	1.96	59.48	3.66	374
Girardin (G. Pouchet). Fève des marais (ordinaire)....	16 »	24.40	1.50	54.50	3.60	353
Richet (fève entière)........	13.8	25.3	1.70	56.4	3.1	367
Alquier (fève entière).	13.48	25.01	1.59	56.96	2.96	377
Girardin (G. Pouchet. Fève des marais decortiquée...	8.40	29.05	2 »	57.30	3.35	392
Balland (Gautier) fèves { amandes 82.2 %	10.90	26.98	1.12	57.90	3.10	378
{ envelop. 15.1 %	9.80	3.44	0.25	84.26	2.25	»
König (Siderski) Farine....	10.29	23.19	2.13	58.49	2.89	369
Girardin (G. Pouchet). Farine.	12.30	27.46	2.05	55.69	2.50	378
Alquier. Farine..........	10.57	23.23	2.14	60.70	3.36	378
Girardin (Pouchet). Féverolles..	12.50	30.80	1.90	51.30	3.50	376

Ses analyses comprennent trois groupes, celles de la fève entière, de la fève décortiquée et de sa farine. Mais toutes font ressortir la grande richesse de cette légumineuse.

La fève entière dépasse toujours 20 % de substances azotées et 350 calories; la fève décortiquée a 28 % comme moyenne d'azotés, et 385 comme calories; enfin la farine dépasse 24 % d'azotés et arrive à 375 calories.

La fève sèche n'est utilisée dans notre alimentation que décortiquée; mais dans cet état elle peut l'être soit comme soupe, soit comme purée, et dans ce cas servie avec certaines viandes. Comme soupe, la ration est environ de 25 grammes à l'état sec, et comme purée, environ de 50 grammes. Cette dernière assure donc environ 14 gr. d'azotés et près de 200 calories; et la soupe encore 7 gr. d'azotés avec 100 calories.

Si à ces considérations d'ordre scientifique, j'ajoute que la fève de l'année donne une soupe excellente et une purée très relevée de goût, on comprendra difficilement l'emploi si rare qui en est fait; et, de nouveau, j'appelle sur cet aliment, en même temps l'attention du corps médical pour le conseiller au point de vue de l'hygiène, celle du consommateur comme un aliment avantageux, et celle de l'agriculteur pour le produire plus largement.

POIS OU FÈVES DE SOJA. — Pour être complet, aux légumes secs précédents, je joins la fève de Soja, utilisée chez nous seulement comme agent thérapeutique, mais dont la consommation en Chine et surtout au Japon est considérable.

Son emploi dans l'alimentation est, du reste, tout à fait justifié par sa grande valeur nutritive. Voici, en effet, quelques-unes de ses analyses :

AUTEURS		EAU	AZOTÉS	Corps gras	HYDRO-CARBONÉS	MATIÈRES salines	VALEUR en calories
Balland (Gautier)	maxima..	11.30	38.41	14.80	38.31	5.20	458
	min.ma..	10 »	34.85	12.95	30.34	4.35	412
	moyenne.	10.65	36.63	13.87	34.32	4.77	435
König (Siderski),	noires...	12.71	32.18	14.03	36.67	4.71	434
Fèves de Soja	jaunes...	9.89	33.41	17.68	33.98	5.10	462
König (Siderski), farine.....		10.23	25.69	18.83	40.87	4.36	461

Comme on le voit, malgré leur grande valeur nutritive, toutes les autres légumineuses restent au-dessous de la fève de Soja. Ses azotés dépassent largement 30 %; et sa valeur en calories toujours 400 pour 100 grammes. Il faut ajouter qu'aucun autre n'est aussi riche en matières minérales, qui restent toujours au-dessus 4 %.

Cette légumineuse, connue au Japon sous le nom de *daidzou*, sert à faire un fromage, le *Tôfou*, et surtout la sauce nationale, le *Shôyou* et le *miso*. Ces trois substances résultent de la fermentation, mais dans des conditions différentes (1).

Le *miso* des Japonais est un véritable aliment; c'est le *Tao-tzung* des Chinois. Il est composé par le haricot-soya, brisé, bouilli et mélangé à du kôji de riz ou de blé, puis soumis à la fermentation. La consommation du miso serait au Japon de 30 millions de kilogrammes.

Le Tôfou est aussi d'un usage fréquent mais moins que le précédent, et surtout que le Shôyou qui constitue l'assaisonnement universel. La consommation de ce dernier serait, en effet, de 5 litres et demi par habitant.

RÉSUMÉ SUR LES GRAINES SÈCHES DES LÉGUMINEUSES.

1° On doit comprendre parmi ces graines : celles du haricot, de la lentille, du pois rond, du pois carré, du pois chiche, de la fève et celle de la fève de Soja.

2° Toutes ces graines sont très riches en azotés. Leur moyenne dépasse 20 %, proportion supérieure à celle des céréales et même à celle de la même viande de boucherie.

3° Elles sont également riches en hydrates de carbone qui, en moyenne, sont compris entre 50 et 60 %.

4° Aussi, quoique pauvres en corps gras, sauf pour la fève de Soja, leur valeur calorifique est-elle très élevée, puisqu'elle arrive au moins à 350 calories pour 100 grammes.

5° Enfin, elles sont également plus riches que la viande en matières minérales, qui souvent dépassent 2 %, et surtout en acide phosphorique.

(1) NEUVILLE. — *Les ferments industriels de l'Extrême-Orient*, page 175. Masson et Gauthier-Villars.

6° Cette grande valeur nutritive jointe à leur bas prix relatif, les recommande donc d'une manière toute particulière pour notre alimentation.

7° Leur large usage comme aliment doit être encore favorisé par ces considérations que la plupart sont d'un bon goût, qu'elles se prêtent à des modes divers de préparation, et qu'elles sont de facile conservation.

8° Vu leur grande valeur nutritive et l'augmentation de volume qu'elles prennent sous l'influence de la cuisson, on peut, d'une manière générale, fixer la ration à 50 grammes à l'état sec, ce qui donne environ 10 grammes d'azotés, et, avec les corps gras d'assaisonnement, plus de 200 calories.

9° Enfin la culture de la plupart d'entre elles me paraît être rémunératrice pour l'agriculture, d'où une raison de plus pour augmenter leur production.

RACINES COMESTIBLES

Parmi ce groupe d'aliments se placent avec des importances differentes et par ordre alphabétique : la *betterave*, la *carotte*, le *choux-caraïbe*, le *malanga*, le *navet*, le *radis*, le *salsifis* et la scorsonère.

BETTERAVE. — La culture de la betterave *(Beta vulgaris)* (genre chénopodée) trouve une triple utilisation.

La plus importante est la fabrication du sucre et de l'alcool. En 1904, la betterave à sucre a couvert 202.952 hectares, qui en ont donné plus de 44 millions de quintaux métriques, avec une valeur de 96 millions environ ; et celle employée à la distillation a encore couvert 44.000 hectares, avec une production de 13 millions de quintaux métriques et une valeur qui a dépassé 24 millions de francs.

En somme, cette betterave, surtout celle destinée à la fabrication du sucre, sert à notre alimentation, et elle permet de diminuer la quantité de sucre que nous demandons à l'étranger. Or, le rendement en sucre de la betterave dépassant largement 10 % ; c'est donc 4 à 5 millions de quintaux métriques de sucre qui nous vient de cette racine. En outre, je l'ai dit, 13 millions de quintaux métriques sont employés à faire de l'alcool.

La deuxième utilisation est *l'alimentation des bestiaux.* Cette variété de betterave, ne fournissant que 2 à 6 % de sucre, donne, par contre, un rendement qui atteint et dépasse même 500 quintaux métriques à l'hectare. Celle à sucre dépasse rarement 250 quintaux. Vu l'énorme rendement de la betterave fourragère, on comprend sa grande utilité; et cela d'autant plus, qu'avant même de servir à l'alimentation par sa racine, elle y sert par ses feuilles qui sont coupées plusieurs fois avant la récolte. Quoique d'une manière indirecte, cette betterave concourt aussi à notre alimentation en nourrissant le bétail qui nous est destiné.

Enfin, la troisième utilisation de la betterave est celle que nous faisons de la *potagère* que nous consommons directement.

Je donne dans le tableau suivant l'analyse de ces trois variétés de betteraves, en y joignant la valeur en calories :

AUTEURS et variétés de betteraves	EAU	AZOTÉS	Corps gras	HYDRO-CARBONÉS	MATIÈRES salines	VALEUR en calories
König (Siderski), à sucre....	82.25	1.27	0.12	15.54 [1]	0.82	70
König (Siderski), fourragère.	87.50	1.34	0.14	9.88 [2]	1.14	47
Alquier, betterave rouge cuite.	87.72	1.62	0.09	9.51	1.06	47

1. Sur lesquels 12.52 de sucre.   2. Sur lesquels 7.82 de sucre.

Nous sommes loin, nous le voyons, des valeurs alimentaires que nous ont données les céréales et les légumineuses sèches. Les 100 grammes de betterave cuite ne donnent pas 2 grammes d'azotés et moins de 50 calories environ.

La betterave peut être bouillie ou cuite au four; et je réunis dans le tableau suivant quelques indications pratiques sur ces deux modes de préparation.

Il résulte donc de ces observations pratiques, dont on comprendra l'importance :

A. *En ce qui concerne la betterave bouillie :*

1° Quelle conserve sensiblement son poids après l'ébullition ;

2° Qu'en lui enlevant l'écorce, on lui fait perdre 26 % de son poids ;

3° Que la quantité correspondant à la ration du régime-type est environ de 100 grammes ; et que ces 100 grammes donnent environ 1^{gr},50 d'azotés et 50 calories. Après l'assaisonnement, celles ci arrivent à environ 100 calories.

MODES de préparation	DATES	POIDS			NOMBRE de portions
		crue	cuite	épluchée	
Bouillie.........	1897, 16 mars.....	945	965	740	7 portions.
	1897, 28 avril	277	292	217	2 portions.
	1897, 19 novembre.	410	465	240	2 à 3 port.
Moyenne		544	541	399	
Cuite au four....	1896, 18 décembre.	432	212	155	3 portions.
	1898, 29 novembre	665	262	212	4 portions.
		467	172	135	2 portions.
	1898, 17 novembre	527	235	185	3 portions.
		496	220	170	3 portions.
Moyenne...................		517	220	171	

B. *Pour la betterave cuite au four :*

1° Ce mode de cuisson lui fait perdre plus de 50 % de son eau (57 %). Il faut donc admettre que 50 grammes de betterave cuite au four ont sensiblement la même valeur que 100 grammes de betterave bouillie.

2° La perte due à l'épluchure a été de 22 %.

3° La perte totale de l'état cru à l'état tel quelle est servie, est de 67 % ; 100 grammes crus ne donnent donc que 33 gr. d'aliment, soit un tiers du poids total.

4° Dans la cuisson au four, pour obtenir 50 gr. de comestibles, il faut donc avoir environ 150 gr. de betterave crue.

5° La cuisson au four est de beaucoup préférable à la cuisson dans l'eau, puisque sous le même volume la valeur alimentaire est doublée. J'ajoute que la cuisson au four semble favoriser la production du sucre et augmenter la saveur de l'aliment. C'est donc sous cette forme que cet aliment doit être utilisé.

CAROTTES. — La carotte *(Daucus carota)*, de la famille des ombellifères, est une des racines les plus fréquemment utilisées dans notre alimentation. Elle fait partie des légumes que, par tradition, on met dans le pot-au-feu ; elle est utilisée comme garniture dans beaucoup de plats ; et enfin elle peut constituer des plats à elle seule, soit frite, soit en liaison après avoir été blanchie, soit mise en purée. Sa composition est la suivante :

AUTEURS ET VARIÉTÉS DE CAROTTES	EAU	AZOTÉS	Corps gras	HYDRO-CARBONÉS	MATIÈRES salines	VALEUR en calories
König. Grande variété......	86.79	1.23	0.30	10.66	1.49	51
König. Petite variété........	88.84	1.07	0.21	9.15	0.98	44
Alquier...................	87.28	1.13	0.28	10.34	0.97	49
Moyennes............	87.64	1.14	0.26	10.05	1.15	48

En somme 100 grammes de carottes crues peuvent donner 1 gramme d'azotés et 50 calories.

Voici les modifications qu'elle subit pendant ses préparations.

DATES	POIDS			PERTE due au blanchiement 0/0	PERTE due à la friture 0/0	NOMBRE de portions
	crus	blanchis	frites			
1896. 18 septembre..	400	375	190	»	»	4 portions.
1896. 19 septembre..	260	260	103	»	»	2 —
1898. 4 février......	365	360	155	»	»	3 —
Moyennes.......	342	332	149	3 o/o	56 o/o	

Il résulte donc de mes observations :

1° Que la carotte conserve sensiblement son poids sous l'influence de la cuisson dans l'eau ;

2° Que si on la prend simplement bouillie, les 100 grammes de carottes cuites donneront 1 gramme d'azotés et 50 calories;

3° Mais qu'après avoir été frite, elle perd la moitié de son eau, soit 56 % de son poids ; et que le même poids donnera, par conséquent, 2 grammes d'azotés et 100 calories ;

4° Que dans les conditions du régime-type, la ration ne semble guère dépasser 50 grammes de carottes frites ;

5° Mais ainsi servies, soit par les corps gras qui servent à la préparation et aussi au sucre que l'on y ajoute souvent, la valeur en calories arrive facilement à 200 calories. C'est donc à ce dernier chiffre qu'il faut fixer la valeur de ce plat.

CHOU-CARAÏBE. — *Arum esculentum*, de la famille des *aroïdées*, connue à la Guadeloupe sous le nom de *madère*.

Cette racine sert souvent à l'alimentation de l'indigène à la Guadeloupe. On la prépare en la faisant bouillir dans l'eau. Mais elle est aussi utilisée pour la nourriture des bestiaux et notamment du porc.

Après avoir été bouillie, elle peut être employée en garniture comme la pomme de terre.

D'après Beleurgey, après avoir été desséchée et pulvérisée, 100 grammes de cette racine donnent 60 grammes de farine ; et cette farine contient, pour 100 grammes, 65 gr. de fécule et $2^{gr},15$ d'azotés.

Les 100 grammes de cette racine desséchée contiennent donc 39 gr. de fécule et $1^{gr},89$ d'azotés, donnant un total de plus de 160 calories.

Mais comme à l'état frais, elle contient tout au plus 12 % de fécule et 1 gr. 90 d'azotés, sa valeur en calories ne dépasse guère 50 calories.

Comme elle conserve à peu près son poids pendant la cuisson dans l'eau, on peut estimer aux quantités ci-dessus, la valeur alimentaire de 100 grammes après la cuisson. On voit que c'est un aliment pauvre. L'indigène en mange facilement 200 grammes, ce qui ne donne, même avec les corps gras qui servent à sa préparation, que 1 gramme d'azotés et 100 calories. C'est un légume fait pour les pays chauds.

Toujours, d'après Beleurgey, qui a bien voulu étudier ce légume sur ma demande, 100 grammes de cette racine laisseraient 6^{gr},50 de cendres, qui, pour 100 grammes, contiendraient : 3^{gr},10 de chaux, 1^{gr},25 de magnésie, 0^{gr},60 de soude et 9^{gr},20 de potasse. Les 100 grammes de cette aroïdée contiennent donc : 0^{gr},20 de chaux, 0^{gr},11 de magnésie, 0^{gr},04 de soude et 0^{gr},60 de potasse.

MALANGA. — Un autre *Arum sagittafolium,* de la famille des *aroïdées*, est connue à la Guadeloupe sous le nom de *malanga*.

Cette aroïdée fournit une grosse racine, qui, cuite à l'eau, se mange comme la pomme de terre ; et, de même que la précédente, peut servir à faire des soupes ou des garnitures.

D'après Béleurgey, 100 grammes de cette racine desséchée donnent 62 grammes de farine ; et cette farine contient, pour 100 grammes : 16^{gr},90 de fécule et 5^{gr},80 de matières azotées.

Les 100 grammes de racine fraîche contiennent donc 10^{gr},48 de fécule et 3^{gr},60 d'azotés. Leur valeur est donc de 60 calories environ.

Les 100 grammes de farine laissent 4^{gr},95 de cendres ; et sur 100 grammes de ces cendres, il y a : 3^{gr},05 de chaux, 0^{gr},075 de magnésie et 0^{gr},34.9 de potasse. C'est donc pour 100 grammes de racine, 3^{gr},07 de cendres : 0^{gr},09 de chaux, 0^{gr},023 de magnésie et 1^{gr},08 de potasse.

En somme cette racine est un peu plus nutritive que la précédente ; mais elle reste un aliment pauvre, puisque les 100 grammes ne donnent que 3^{gr},60 d'albuminoïdes et 60 calories. Avec les corps gras d'assaisonnement, ces dernières peuvent donc être également évaluées à 100 calories.

NAVET. — Le navet, racine du *Brassica napus esculenta,* apparaît souvent sur nos tables, mais jamais seul. Comme la carotte, il fait partie des légumes du pot-au-feu, et entre comme garniture dans beaucoup de nos ragoûts. Sa composition est la suivante :

AUTEURS	EAU	AZOTÉS	Corps gras	HYDRO-CARBONÉS	MATIÈRES salines	VALEUR en calories
König (Siderski)............	90.70	1.18	0.22	7.02	0.80	36
König (Gautier)...........	87.80	1.50	0.20	9.05	0.90	45
Alquier..................	90.12	1.31	0.18	7.53	0.86	44
Moyenne.............	89.54	1.33	0.20	7.87	0.85	41

Pendant sa cuisson dans l'eau, le navet conserve sensiblement son poids; et lorsqu'il est mis en garniture, s'il perd de
son eau, il absorbe une partie des corps gras. Or, ces derniers
l'étant à peu près dans la proportion de 5 à 6 grammes
pour 100 grammes de navets, on voit que 100 grammes de
ce légume, après sa préparation, donnent environ 1 gramme
d'azotés et 100 calories.

RADIS. — Cette racine du *Raphanus sativus* n'est guère
utilisée que comme hors-d'œuvre et à l'état cru.

Sa composition est la suivante :

AUTEURS	EAU	AZOTÉS	Corps gras	HYDRO-CARBONÉS	MATIÈRES salines	VALEUR en calories
König (Siderski)...........	93.34	1.23	0.15	18.67[1] / 2.78	1.63	78.62
Alquier.................	93 06	1.19	0.12	4.80	0.83	26.27
Moyenne......... ...	93.13	1.21	1.13	3.79	1.23	22.45

1. Sur lesquels 15.89 d'extrait non azoté. C'est ce qui explique la grande différence avec l'analyse
d'Alquier.

Comme dans la plupart des racines précédentes, dans le
radis, les azotés dépassent un peu 1 gramme %. Mais sa valeur
calorifique reste sensiblement au-dessous. C'est donc un ali-

ment à peu près sans valeur par lui-même et il ne peut être considéré que comme un condiment, excitant l'appétit.

PANAIS. — La racine du panais est beaucoup moins utilisée que celle du navet. Elle est mise surtout dans le pot-au-feu et habituellement elle ne constitue pas un plat.

Sa composition est donnée dans le tableau suivant :

Par sa composition et par sa valeur nutritive, le panais se rapproche donc sensiblement des racines précédentes ; mais, je l'ai dit, il est rarement appelé à constituer un plat à lui seul.

ÉTAT DU PANAIS	EAU	AZOTÉS	CORPS gras	HYDRO-CARBONÉS	MATIÈRES salines	VALEUR en calories	AUTEURS
Cru..........	83.69	1.84	0.46	12.72	1.29	64	Alquier.
Cru..........	82 »	1.10	0.50	14.10	1 »	66	König.
Moyennes ...	82.84	1.47	0.48	13.42	1.14	65	

CHOU-RAVE. — La racine du *Brassica oleracea gongyloïdes* connue sous le nom de chou-rave ou simplement de rave, de même que celle du panais, n'est guère utilisée aujourd'hui que dans le pot au-feu. Voici sa composition :

ÉTAT DU CHOU-RAVE	EAU	AZOTÉS	Corps gras	HYDRO-CARBONÉS	MATIÈRES salines	VALEUR en calories	AUTEURS
Parties comestibles.	85.89	2.87	0.21	9.86	1.17	56	König (Siderski(.
id.	88.71	1.51	0.18	8.82	0.78	44	Alquier.

CÉLERI-RAVE. — Je trouve dans Alquier la composition du céleri-rave, dont la racine est utilisée comme celle du choux-rave. Elle est la suivante : eau, 88.70 ; azotés, 1.94 ; corps gras, 0.16 ; hydro-carbonés, 8.40 ; cendres, 0.83 ; valeur en calories, 45.

CERFEUIL BULBEUX.— Racine du *chlœrophyllum bulbosum*, de la famille des *ombellifères*, le cerfeuil bulbeux commence à entrer dans la consommation. D'après Gautier, auquel j'emprunte ces renseignements, son goût est douceâtre et assez délicat. Il en donne la composition suivante d'après Payen.

Eau, 63.6 ; fécules et congénères, 28.6 ; sucre de canne, 1.2 ; albumine et autres matières azotées. 2.6 ; matières grasses, 0.35 ; cellulose, pectose et acide pectique, 2 10 ; substances minérales, 1.5.

D'après cette composition, sa valeur en calories serait de 144 calories pour 100 grammes, c'est-à-dire de beaucoup supérieure à celle de toutes les racines examinées jusqu'à présent. Vu la valeur nutritive du cerfeuil bulbeux sa culture mérite d'attirer l'attention.

SALSIFIS. — La racine du *Tragopogon porrifolium*, de la famille des *synanthérées*, est d'un fréquent usage pendant une longue partie de l'année. Elle se prête à de nombreuses préparations. Elle peut être servie simplement bouillie en salade, frite, en beignet ou être mise en garniture.

Sa composition est la suivante :

ÉTAT DE LA RACINE	EAU	AZOTÉS	Corps gras	HYDRO-CARBONÉS	MATIÈRES salines	VALEUR en calories	AUTEUR
Parties comestibles..	81.50	4.09	1.18	12.53	0.70	81	Alquier.

Le salsifis. d'après cette analyse, aurait donc une valeur nutritive sensiblement supérieure aux racines précédentes.

Le salsifis arrive toujours sur nos marchés avec une partie de sa tige, dont les feuilles les plus tendres peuvent être utilisées soit crues en salade, soit bouillies. D'une manière approximative, on peut estimer les feuilles à 25 ou 30 % du poids total. Les racines ont ensuite besoin d'être raclées pour être débarrassées de l'écorce ; et ce déchet, réuni à celui dû aux tiges, arrive à 30 ou à 35 %.

Dans mes observations les salsifis ont été frits directement ou bien ont été blanchis avant d'être frits.

En les faisant frire directement la perte en poids a été de 57 %. Pendant la cuisson dans l'eau, la diminution du poids a été de 16 %; et en les passant à la poéle, ils ont ensuite perdu encore 43 %. Si l'on calcule la perte depuis le moment où ils étaient prêts à cuire et après avoir été frits, on arrive à une perte de 51 %.

En pratique, on peut donc admettre que la perte en poids reste sensiblement la même, qu'avant de faire frire le salsifis, on le blanchisse ou non.

Ces observations nous montrent aussi que la perte dans le blanchiment est peu importante; et que 100 grammes de salsifis blanchis donnent à peu près 4 grammes d'azotés et 90 calories. Avec l'assaisonnement, on arrive facilement à 150 calories.

Mais après avoir subi la cuisson à la poéle, la valeur nutritive du même poids a doublé; et 100 grammes de salsifis frits arrivent à 8 grammes d'azotés et au moins 150 calories, qui augmentées de celles des corps gras de la friture, atteignent facilement 200 calories.

Le salsifis est donc un aliment d'une réelle valeur au double point de vue des azotés et des calories.

La ration peut être estimée à 100 gr. de salsifis bouilli et à 50 gr. à l'état frit.

SCORSONÈRE. — Cultivée surtout en Espagne, la scorzonère ou scorsonère, connu aussi sur nos marchés sous le nom de *salsifis noir*, est la racine du *scorzonera hispanica,* de la famille des *synanthérés*.

Sa composition, d'après Alquier, est la suivante : eau, 75,94 ; azotés, 1,79 ; corps gras, 0,38 ; hydrates de carbone, 21,05 ; cendres, 0,84 et sa valeur nutritive de 97 calories.

D'après mes observations, les divers modes de cuisson lui font subir les mêmes déchets qu'au salsifis. Sensiblement moins riche que ce dernier en azotés, il compense cette infériorité par sa plus grande valeur en hydrates de carbone ; et il arrive ainsi à le dépasser comme valeur en calories.

Les procédés de préparation sont les mêmes que pour les salsifis.

La quantité correspondant à la ration est aussi la même ; et, je le répète, avec une valeur calorifique un peu supérieure.

ARROW-ROT. — Enfin à ces racines, je dois ajouter certaines fécules retirées soit de diverses racines, soit de divers rhizomes, et que l'on confond souvent sous le nom d'*arrow-rot*. Cette fécule est plus spécialement celle du *maranta indica* et de l'*arundinacea,* plantes de la famille des *amomées* et cultivées surtout à la Jamaïque. Mais dans le commerce, on trouve aussi sous ce nom la fécule que l'on extrait de l'*igname* (*dioscorea sativa* et *batatas* et aussi de diverses autres plantes amomées, des *curcumas,* d'après Gautier.

La composition de ces fécules serait la suivante d'après Alquier : eau, 13,36 ; azotés, 1,05 ; corps gras, 0,20 ; hydro-carbonés, 85,12 ; cendres, 0,27 ; et sa valeur en calories, 348,

La quantité correspondant à la ration serait de 50 grammes environ, et avec les corps gras de la préparation arriverait facilement à 200 calories.

Tableau récapitulatif des racines comestibles.

NOMS DES RACINES	EAU	AZOTÉS	Corps gras	HYDRO-CARBONÉS	MATIÈRES salines	VALEUR en calories	AUTEURS
Betterave..........	87.22	1.62	0.09	9.51	1.06	47	Alquier.
Carottes (moyenne).	87.64	1.14	0.26	10.05	1.15	48	König Alquier.
Chou-caraïbe..... .	»	1.89	»	3.90	6.50	25	Beleurgey.
Malanga..........	»	3.60	»	10.48	3.07	60	Beleurgey.
Navet (moyenne)...	89.54	1.33	0.20	7.87	0.85	41	König. Alquier.
Radis (moyenne)...	93.13	1.21	1.13	3.79	1.23	22	König. Alquier.
Panais (moyenne)...	82.84	1.47	0.48	13.42	1.14	65	König. Alquier.
Chou-rave........	88.70	1.94	0.16	8.40	0.83	45	Alquier.
Cerfeuil bulbeux....	63.6	2.60	0.35	31.9	1.50	144	Payen.
Salsifis.	81.50	4.09	1.18	12 53	0.70	81	Alquier.
Scorzonère........	75.94	1.79	0.38	21.05	0.84	77	Alquier.

TIGES BULBEUSES COMESTIBLES

On peut réunir sous ce nom quelques tiges, qui, par la culture, ont augmenté de volume en s'enrichissant au moins de fécule et aussi de certains principes aromatiques.

Ces tiges, du reste, au moins pour la plupart, sont utilisées plus souvent comme des condiments que comme de véritables aliments. Je groupe ainsi l'*oignon*, l'*échalotte*, la *ciboulette*, le *poireau*, l'*ail*, et, à côté d'eux, je place le *sagou*.

Je réunis les principales analyses qui ont été données de ces aliments dans le tableau suivant :

NATURE DE L'ALIMENT	EAU	AZOTÉS	Corps gras	HYDRO-CARBONÉS	MATIÈRES salines	VALEUR en calories	AUTEURS
Oignon frais..........	87.19	1.61	0.27	10.32	0.61	52	Alquier.
Oignon sec..........	20.54	8.27	0.66	67.34	3.19	370	Alquier.
Oignon frais..........	86 »	1.70	0.10	11.50	0.70	55	Richet.
Oignon rosé..........	83.50	1.62	0.10	14.19	0.59	66	Balland.
Echalotte..........	80.90	1.21	0.17	17.35	0.37	77	Alquier.
	80.90	1.21	0.16	16.92	0.36	75	Balland.
Ciboulette..........	90 »	0.94	0.24	8.40	0.42	40	Alquier.
Poireau..........	88.63	2.38	0.43	7.43	1.13	46	Alquier.
Ail (frais)..........	61.33	6.64	0.10	30.49	1.14	159	Alquier.
	58 »	6.52	0.15	33.90	1.43	170	Balland.
Sagou (farine)	15.12	3.52	0.40	78.06	0.44	332	Alquier.

Oignon. — C'est la tige bulbeuse, plus ou moins développée, de l'*Allium cepa* de la famille des *liliacées*. Il est utilisé en même temps comme condiment, surtout dans le sud-est de la France, et aussi comme légume.

Comme condiment, il est employé cru, mais souvent également en le soumettant à la cuisson dans son jus ou dans un corps gras. Il entre dans la préparation de la plupart de nos soupes et de nos ragoûts ; enfin il sert aussi de garniture. Sous ces différentes formes, nous en faisons un usage quotidien et en somme une assez grande consommation. Il n'est pas de cuisine où on ne le trouve.

Sa valeur nutritive est faible. A l'état frais, il ne dépasse guère $1^{gr},50$ d'azotés et 50 calories. Mais ce qui le fait rechercher, c'est une essence volatile, piquante et aromatique, qui, dégagée par la cuisson, reste en partie dans les aliments ou les corps gras qui servent à leur préparation.

Par la cuisson dans l'eau, l'oignon cède à cette eau une partie de la sienne, tandis que son essence volatile se dégage d'une manière complète. Il se transforme alors en une substance mucilagineuse et se pénètre des corps gras au milieu desquels s'est faite la cuisson. Simplement cuit, comme dans le pot-au-feu, ou cuit en même temps que les légumes secs, je l'ai dit, il perd une partie de son eau et son essence volatile. Voici les observations que j'ai faites à cet égard :

POIDS		PERTE	POIDS		PERTE
crus	bouillis	0/0	crus	bouillis	0/0
155	107		100	95	
132	115		119	105	
60	50		152	78	
160	98		372	240	
100	73		205	103	
125	92		»	»	
122	89	27 o/o	191	124	35 o/o

En cuisant dans l'eau, l'oignon perd donc en moyenne 30 o/o de son poids.

ECHALOTTE. — L'*Allium ascalonicum,* de la famille des *liliacées,* n'est employée que comme condiment et plus spécialement dans les salades pour en relever le goût.

Quoique assez riche en substances hydro-carbonées, son utilité ne vient que de son goût et de son parfum. Elle est employée surtout dans le midi de la France et dans les campagnes.

CIBOULETTE. — La *ciboulette* ou la *ciboule,* est la tige bulbeuse d'une *liliacée,* l'*allium fistulosum,* utilisée, comme l'échalotte, seulement pour son essence volatile et comme condiment. Elle est le plus souvent mangée crue.

POIREAU (*Allium porrum*). — Condiment presque indispensable de notre potage, le poireau est aussi mangé en salade dans le sud-est de la France ou bien encore assez souvent mélangé aux autres salades, laitue, romaine, etc,, ·pour en relever le goût. Enfin, on mange parfois celui qui a servi à parfumer le pot-au-feu. Mais il ne prend nulle part l'importance d'un véritable aliment. Il ne doit être considéré que comme un condiment.

AIL (*Allium sativum*). — Egalement de la famille des *liliacées,* l'ail se place, comme utilisation, après l'oignon et de beaucoup avant tous les autres. Cependant, il ne l'est guère que comme condiment. Mais, à ce titre, il est d'un emploi quotidien, dans presque toutes les familles. En plus ou moins grande quantité, il entre dans tous les ragoûts et souvent dans les soupes.

Dans le sud-est de notre Midi, son large emploi donne un caractère spécial à la cuisine. Il constitue le plat national des provençaux, l'*ailloli,* simple mélange d'ail et d'huile, qui prend, par la trituration dans un mortier, la consistance d'une mayonnaise, et qui est servi, comme elle, comme une sauce.

Par l'ébullition l'ail perd son huile essentielle et devient un aliment mucilagineux presque sans goût et riche en même temps en azotés et en hydrates de carbone, ce qui lui donne une réelle valeur alimentaire. Mais il est peu employé sous cette forme. Ce qu'on lui demande, c'est son parfum dû au sulfure d'allyle qui existe chez tous les alliacées, mais à un plus fort degré chez lui.

Sagou. — Je place à côté des tiges bulbeuses qui précèdent, le *Sagus vinifera* et le *Sagus Rumphii,* dont les tiges contiennent une fécule qui, isolée par la trituration et par le lavage du tronc de ces palmiers, nous arrive sous le nom de sagou.

Tel qu'il se prépare aux Philippines et en général dans tout l'archipel indien, le sagou est une poudre très riche en fécule; mais qui, de plus, contient plus de 3 % de substances albuminoïdes. Sa valeur nutritive, grâce à sa grande proportion de fécule, est considérable; elle dépasse 300 calories. Après la cuisson dans l'eau ou dans le lait, qui augmente notablement son volume, le sagou constitue donc un aliment très nourrissant : 30 grammes donnent environ 100 calories et 1 gramme d'azotés.

En résumé, les *tiges bulbeuses* que j'ai réunies dans ce groupe, sauf pour le sagou et en partie pour l'oignon, ne constituent que des condiments, et ne prennent pas dans notre régime l'importance d'un véritable aliment.

Mais par leurs produits volatils, ils ne jouent pas moins un rôle important dans notre alimentation soit comme facilitant la digestion, soit comme antiseptique; et il se pourrait que le large usage qu'en font les peuples du Midi, où l'altération des viandes marche plus vite, fût justifié, au moins pour quelques-uns de ces condiments par cette propriété. C'est là un sujet qui mérite d'être étudié.

TUBERCULES

J'étudierai dans ce groupe d'aliments, en les plaçant par ordre alphabétique : le *couscous*, le *crosne*, l'*igname*, le *manioc*, la *patate*, la *pomme de terre* et le *topinambour*.

D'une manière générale, il faut considérer le tubercule comme une réserve d'aliments hydro-carbonés à divers états d'hydratation. Leur importance pour la plante vient plus de leur volume que de leur richesse en substances organiques.

Celles-ci, en effet, en y comprenant les azotés et les corps gras, n'arrivent pas en moyenne à 25 %. C'est là une loi qui s'applique au moins à tous les tubercules dont je vais m'oc-

cuper, et qui déjà peut nous fixer sur la valeur nutritive de
ces aliments. Vu cette composition, ils ne dépassent pas
100 calories pour 100 grammes de leur poids à l'état naturel.

COUSCOUS. — Ce tubercule, d'un goût un peu sucré, est
très employé dans nos Antilles. Il proviendrait, d'après
Beleurgey, du *Dioscorea alata*. Il se prête aux mêmes modes
de préparation que la pomme de terre. Il peut, par conséquent, être servi bouilli, dans les soupes et en garnitures.
Toutefois, il se sert plus rarement frit.

D'après Beleurgey, 100 grammes de ce tubercule donnent
de 50 à 55 grammes de farine; et 100 grammes de cette farine
contiendraient 16 grammes de fécule, 5^{gr},05 de matières azotées
et 5 grammes de cendres. Enfin 100 grammes de cette
cendre comprendraient 1^{gr},30 de chaux, 0^{gr},20 de magnésie,
quelques traces de soude et 19^{gr},25 de potasse.

D'après cette composition la valeur de 100 grammes de
farine serait de 91 calories; et celle de 100 grammes de
tubercule, seulement de 45.

Comme c'est surtout le tubercule lui-même qui est utilisé; et que la cuisson dans l'eau, qui est sa préparation la
plus fréquente, lui laisse son poids, il faut donc admettre
que les 100 grammes qui constituent à peu près la ration
ordinaire ne donnent guère que 2 grammes d'azotés et au
plus 50 calories.

C'est donc un tubercule pauvre, même parmi les autres
tubercules.

CROSNE. — Ce tubercule, importé de l'Extrême-Orient
(Chine et Japon), provient d'une *labiée*, le *Stachys affinis*.
Il augmente le nombre de nos aliments féculents, permet de
les varier; mais je crois que c'est là son principal avantage,
et la seule raison de son introduction dans notre alimentation.

Je vais donner sa composition d'après les analyses de
König, Balland et Alquier.

Comme on le voit, les 100 grammes de ce tubercule, ce
qui constitue approximativement un plat du régime-type,
donnent près de 3 grammes d'azotés, ce qui est une quantité
élevée parmi les tubercules et environ 80 calories. C'est là ce

ÉTAT du tubercule	EAU	AZOTÉS	Corps gras	HYDRO-CARBONÉS	MATIÈRES salines	VALEUR en calories	AUTEURS
Entier........	80 »	2.80	0.13	15.90	1.17	79	Balland (Gautier).
	79.20	2.90	0.10	16.70	1.10	82	König (Richet).
	78.62	2.73	0.12	17.36	1.17	84	Alquier.
Moyenne...	79.27	2.81	0.12	16.65	1.15	82	

qui correspond aux crosnes bouillis ; et en y ajoutant les corps gras d'assaisonnement, on arrive facilement à 150 calories. S'ils sont frits, les crosnes perdent sensiblement la moitié de leur eau ; et leur valeur nutritive est, par conséquent, doublée. Les 100 grammes, avec les corps gras, donnent alors sensiblement 5 grammes d'azotés et au moins 200 calories.

IGNAMES. — Les *ignames* sont des tubercules radicaux (Gautier) de plusieurs plantes, de la famille des *dioscoriacées* et principalement du *Dioscorea sativa* et du *Dioscorea Japonica*. Sa longueur peut dépasser un mètre et son plus grand diamètre atteint parfois la même dimension. Elle est cultivée dans nos Antilles, à la Guyane, en Chine, au Japon et dans l'Amérique centrale.

A la Guadeloupe on en cultive deux variétés : la *blanche* et la *jaune*. La jaune est presque toujours amère. C'est donc la blanche qui est utilisée par l'homme, l'autre l'étant par les animaux.

Sa composition est la suivante :

L'igname donne 70 % de farine, et celle-ci contient 12,20 % de fécule, une certaine quantité d'autres hydro-carbonés non dosés et 4^{gr},45 de substances azotées.

Enfin 100 grammes de ses cendres contiendraient : chaux, 2^{gr},10 ; magnésie, 0^{gr},90 ; soude, traces ; potasse, 39^{gr},05 ; oxyde de fer, 1^{gr},25 ; acide sulfurique, 3^{gr},15 ; acide carbonique, 14^{gr},55 ; acide phosphorique, 13^{gr},20 ; chlore, 1^{gr},90 ; silice, 15^{gr},00 ; matières charbonneuses, 8^{gr},90.

ÉTAT DE L'IGNAME	EAU	AZOTÉS	Corps gras	HYDRO-CARBONÉS	MATIÈRES salines	VALEUR en calories	AUTEURS
Entière.	77 »	2.50	0.30	18.21	1.90	88	Payen (Pouchet).
De Chine { minimum..	83.40	2.40	?	15.40	1.40	74	A. Gautier.
maximum .	77 »	2.60	?	18.30	2 »	86	
moyenne..	**80.02**	2.50	?	16.80	1.70	80	
Guadeloupe, entière	78 »	2.05	1.80	16.25	1.30	94	Beleurgey.
Moyenne.	78 »	2.55	1.05	17.87	1.83	87	

L'igname est une grande ressource pour notre population rurale des Antilles et de la Guyane. Elle l'utilise surtout bouillie dans les soupes, ou en ragoûts avec de la viande fraiche ou salée et avec de la morue.

Dans les conditions du régime-type, sa ration peut être évaluée à 100 grammes, qui donneraient environ 2^{gr},50 d'azotés, et, avec les corps gras d'assaisonnement, environ 150 calories. Dans nos Antilles, la population qui l'utilise le plus souvent, arrive facilement à 200 et 300 grammes; mais il faut tenir compte que l'igname et les viandes qui l'accompagnent, constituent souvent son seul plat, auquel elle ajoute une préparation de manioc.

MANIOC ou **MANIHOT.** — On connaît sous ce nom deux plantes de la famille des *euphorbiacées,* qui toutes les deux donnent des tubercules comestibles. De plus, dans nos Antilles, on donne ce même nom à une plante, probablement de la famille des légumineuses, l'*Entada polystachia.* C'est le manioc agouti ou de bois d'agouti, dont la racine fait mousser l'eau dans laquelle on l'agite; et que les indigènes considèrent comme diurétique, mais qui n'est nullement comestible.

Des deux autres, le *Jatropha manioc* et l'*Aïpi manioc,* c'est le premier qui est de beaucoup le plus répandu. Le second, l'*aïpi,* ou *manioc doux,* ou *camagnac,* présente cependant sur le premier l'avantage de ne contenir aucune substance vénéneuse, et de pouvoir être mangé par conséquent en nature comme la pomme de terre et la patate. Il est, en effet, utilisé le plus souvent cuit sous la cendre, les peuples qui le cultivent n'ayant que rarement un four à leur disposition. Ce tubercule ainsi préparé constitue un aliment sucré, parfumé, et, tant qu'il est chaud, réellement d'un bon goût.

Le *Jatropha manioc* contient une substance vénéneuse, soit de l'acide cyanhydrique, soit une substance qui s'en rapproche, qui ne permet pas de l'utiliser en nature. Il est indispensable, au moins de le laver après l'avoir *gragé*, c'est-à-dire l'avoir rapé avec une rape spéciale et mieux de le passer au feu. Cette substance, heureusement, est facilement emportée par l'eau de lavage et volatilisée ou détruite par la chaleur.

Après avoir été rapé et lavé, le manioc est desséché soit simplement au soleil, comme le font encore les Peaux-Rouges des Guyanes, soit sur une plaque spéciale en tôle ou en fonte, *la platine;* on obtient ainsi la préparation la plus simple du manioc. C'est à proprement dit un gruau, contenant tout le tubercule, et qui, après avoir été bien desséché, peut se conserver, sans trop de précaution, un certain temps. Si l'action du feu est poussée plus loin sur la platine, le gruau perd une partie de son eau, en même temps qu'il subit un commencement de torréfaction, et devient le *couac*, forme sous laquelle il est le plus souvent employé par la population rurale des Guyanes. C'est le couac qui dans la nôtre remplace le pain, pour les condamnés de couleur.

Le couac est donc un aliment cuit; et, pour l'utiliser, il suffit de le mettre dans la soupe ou dans les sauces, que dans ce but les indigènes font assez abondantes. Plus finement gragé et mieux lavé, il devient presque une farine : c'est la *moussache*. Celle-ci, passée sur la platine, est également conservée facilement comme le couac. Mais, de plus, mêlée avec un peu d'eau et souvent aux Antilles additionnée de sucre, elle sert à faire des galettes. C'est la *cassave*, que l'on peut manger comme pain, mais qui souvent aussi est utilisé par les créoles comme la moussache et le couac.

Plus finement pulvérisée et blutée par des moyens plus perfectionnés, le manioc donne la *farine de manioc*, qui est débarrassée d'une grande partie du ligneux et de la cellulose du tubercule. Enfin le manioc, gragé finement, lessivé et comprimé par des appareils spéciaux, donne le *tapioca*.

Sauf de rares exceptions, ce n'est que sous cette forme

que l'utilisent les pays européens ; et, au contraire, sous celles de couac, de moussache et de cassave que l'utilisent les pays producteurs.

Mais sous ces formes, le manioc Jatropha se place, comme importance alimentaire, quoique à une grande distance, après le riz et le froment. Il entre, en effet, pour une large part, dans l'alimentation des Antilles, de l'Amérique centrale et de l'Afrique intertropicale. C'est donc un aliment très répandu, et, à ce titre, il mérite toute notre attention.

Je donne ci-après la composition du tubercule entier, de sa farine et du tapioca.

D'après ces analyses, les seules que j'ai trouvées, on voit que le manioc est en somme pauvre en matières azotées. Il n'en contient guère que 1 %. Il est encore plus pauvre en corps gras. Sa valeur nutritive, du reste, comme pour les autres tubercules, est due entièrement à ses hydro-carbonés, qui en moyenne arrivent à 25 %, lui donnant ainsi une valeur en calorique de 100 calories.

ÉTAT du manioc	EAU	AZOTÉS	CORPS gras	HYDRO-CARBONÉS	MATIÈRES salines	VALEUR en calori s	AUTEURS
Entier........	67.65	1.17	0.40	30.13	0.65	130	Payen (Gautier).
Entier........	»	0.96	»	22.40	0.52	94	Beleurgey.
Moyenne...	67.65	1.07	0.40	26.26	0.58	117	
Farine........	15.80	0.44	0.22	83.40	0.20	338	Balland (Gautier,.
Farine........	11.65	0.93	0.27	86.32	0.87	352	Alquier.
Moyenne...	13.72	0.68	0.245	87.36	0 53	345	
Tapioca......	12.07	0.44	0.19	87.18	0.12	383	Alquier.

Le manioc, sous ce rapport, s'éloigne donc beaucoup du froment et même du riz, tous les deux plus riches comme calories et comme azotés. Il ne saurait donc les remplacer dans l'alimentation. Il n'est en somme qu'un aliment ternaire ; c'est là un point important à signaler d'abord pour les populations qui en font un large emploi et ensuite pour nos rationnaires.

Il peut, dans la ration, remplacer les autres tubercules et notamment notre pomme de terre, mais il ne peut remplacer ni le pain, ni le riz.

Comme valeur en calories, on peut estimer que les 100 grammes de couac ou de cassave donnent 100 calories et fixer sa ration d'après cette donnée. Quant au tapioca, le seul qui intéresse notre pays, il faut savoir que 30 grammes donnent environ 100 calories fournies exclusivement par les hydrocarbonés, celles fournies par les azotés et les corps gras étant tout à fait négligeables.

PATATES. — La patate, corruption du mot batate, est le tubercule d'une *convolvulacée*, le *Convolvulus batatas*, le *Batatas edulis,* présentant, probablement par la culture, de nombreuses variétés.

La patate est originaire des pays intertropicaux, mais elle est cultivée maintenant dans toute la zone méridionale des pays tempérés. Elle l'est dans toute l'Espagne, le Portugal et tous les pays circumméditerranéens.

Sa chair, après la cuisson, est sucrée et d'un goût agréable.

Sa composition est la suivante :

ÉTAT DE LA PATATE	EAU	AZOTÉS	Corps gras	HYDRO-CARBONÉS	MATIÈRES salines	VALEUR en calories	AUTEURS
Entière { minimum.	54 »	1.20	0.60	19 »	1.90	87	A. Gautier.
maximum	79 »	1.50	0.30	22 »	3.50	101	
moyenne .	66 »	1.35	0.45	20.50	2.70	90	
Entière............	71.90	1.80	0.20	26 »	0.90	114	Richet.
Moyenne......	68.95	1.57	0.32	23.25	1.80	102	
Batate rouge......	67.50	1.39	0.30	carbone 12 »	»	»	Moleschott (G. Pouchet).
— blanche	79.64	1.10	0.25	9 »	»	»	

Nous retrouvons donc ici la composition à peu près de tous les tubercules. La patate, en effet, est pauvre en azotés et en corps gras et ne se recommande comme aliment que par ses hydro-carbonés, qui lui donnent une valeur moyenne de 100 calories pour 100 grammes. Sur 20 à 25 grammes pour 100 grammes d'hydro-carbonés elle peut contenir jusqu'à 10 grammes de sucre, ce qui lui donne son goût agréable. Ses principaux modes de préparation sont la cuisson dans l'eau et comme garnitures. Elle supporte difficilement la poéle; elle se délite et se met en pàte.

Pendant sa cuisson dans l'eau, elle conserve à peu près son poids, mais cède une partie de son sucre. En ragoût, elle perd aussi une faible partie de son eau ; mais celle-ci est remplacée presque en partie égale par les corps gras qui entrent en même temps qu'elle dans la préparation.

En somme, la patate est un excellent aliment, bon au goût, de cuisson facile, mais qui n'a d'importance qu'au point de vue de son pouvoir calorifique. Elle peut entrer dans le régime-type à la dose de 100 grammes; et, dans ces conditions, elle fournit environ 100 calories.

POMME DE TERRE. — Le *Solanum tuberosum,* de la famille des *solanées,* fournit le tubercule auquel nous avons donné le nom de *Pomme de terre,* ou par reconnaissance pour le botaniste qui a le plus fait pour l'introduire en France, celui de *Parmentière.*

Cette solanée, originaire du Pérou et du Chili, fut importée en Espagne en 1534, mais peu employée encore comme aliment. Envoyée en 1588 au botaniste Clusius, celui-ci la fit connaître en Autriche; et de là elle se répandit en Allemagne, en Suisse et dans nos provinces du Nord-Est. Dès 1595, elle fut aussi importée en Angleterre par le voyageur W. Raleigh, après un voyage fait sur les bords de l'Orenoque, vers 1594. En 1620 elle commença à être cultivée en Belgique, et, je l'ai dit, elle l'était aussi dans une partie de la France vers la même époque. Mais sa culture ne se répandit réellement que par les efforts persévérants de Parmentier, qui la cultiva largement dès 1788, dans les plaines des Sablons, près Paris. Depuis, elle a pénétré dans toutes nos provinces; et, dès le commencement du XIXe siècle, elle était largement entrée dans notre alimentation.

Voici, d'ailleurs, quelques renseignements pris dans l'annuaire statistique de France pour l'année 1904 :

ANNÉES	SUPERFICIE Hectares	PRODUCTION Quintaux métriques	ANNÉES	SUPERFICIE Hectares	PRODUCTION Quintaux métriques
1815	»	16.314.438	1871	1.127.191	84.717.692
1821	564.340	32.597.588	1881	1.343.246	101.345.350
1831	635.085	52.116.450	1891	1.492.736	111.672.583
1841	970.453	85.257.778	1901	1.545.992	120.165.950
1851	922.177	53.010.405			
1861	1.042.730	70.513.212	1904	1.478.733	122.752.884

On voit, par ce tableau, quelle progression considérable a pris cette culture dans un siècle. Elle couvre en ce moment le quart de la superficie que nous consacrons au froment. De plus, sa production en quintaux métriques dépasse de plus d'un cinquième celle de ce dernier.

Le froment ne donne guère que 80 millions de quintaux métriques, tandis que la pomme de terre, depuis trente ans environ, dépasse 100 millions.

En supposant que cette production fût en totalité consommée comme aliment, ce serait 250 kilogrammes de pommes de terre pour chaque habitant de la France, quel que soit son âge.

Sous les efforts de l'agriculture, ses variétés se sont multipliées à ce point qu'il est difficile de les compter. Du reste, les variations de la composition paraissent tenir plus au terrain et à la culture qu'à la variété.

Je réunis un certain nombre d'analyses dans le tableau suivant.

De plus, outre ces analyses donnant les matières salines totales, j'emprunte à Gautier (page 328) le tableau suivant donnant la répartition de ces matières pour quatre variétés de pommes de terre anglaises, analysées par J. Herapath (*Chem. Soc. Journal* 11 4°), et j'y ajoute les moyennes.

ÉTAT et VARIÉTÉS	EAU	AZOTÉS	CORPS gras	HYDRO-CARBONÉS	MATIÉRES salines	VALEUR en calories	AUTEURS
Moyenne.........	74.98	2.08	0.15	21.70	1.09	99	Konig (Siderski).
Moyenne.........	72.75	1.32	0.15	24.67	1.02	129	Moleschott.
Minima..........	66.10	1.43	0.04	15.95	0.44	71	
Maxima..........	80.60	2.81	0.14	30.53	1.80	137	} Balland (Gautier).
Moyenne.........	73.35	2.12	0.09	23.24	1.12	104	
Moyenne......	**73.53**	**1.84**	**0.13**	**23.20**	**1.08**	**111**	
Autre moyenne...	76 »	1.30	0.15	20 »	1 »	88	
De Hollande......	77.9	1.83	?	?	?	?	
Dite saucisse rouge	76.9	1.46	?	?	?	?	} Balland (Gautier).
Royale bleue......	72.8	1.56	?	?	?	?	
Pom. fraiches.....	76.10	2.06	0.12	20.69	1.03	94	
Pom. nouvelles. .	76 »	1.88	0.05	21.20	0.87	95	
Bouillie..........	74.99	2.58	0.10	21.26	1.07	99	} Alquier.
Frites...........	43.27	3.99	6.38	44.63	1.73	356	
Fécule..........	17.76	0.88	0.05	80.74	0.57	329	

SUBSTANCES MINÉRALES	WHITE apple	PRINCE'S BEOUTY	MAGGIE	Fortyfold	MOYENNES
Pour 100 parties fraîches..	1.30	1.06	1.09	0.88	1.08
Pour 100 parties de cendres :					
1º *Cendres solubles :*					
Co^2......................	21.06	16.67	18.16	13.33	17.30
So^3......................	2.77	4.94	5.60	6.78	5.02
P^2o^5......................	5.72	8.92	6.67	11.43	8.18
K^2o......................	53.47	54.17	55.73	53.03	54.10
Na^2o......................	traces	traces	traces	traces	traces
Na cl...................	traces	traces	traces	traces	traces
Total..........	83.02	84.70	86.16	84.57	84.60
2º *Cendres insolubles :*					
Co^2 Ca...................	0.84	2.05	1.95	2.29	17.80
Co^2 Mg...................	3.53	0.27	2.56	0.57	1.73
So^4 ca...................	traces	traces	traces	traces	traces
$(Po^4)^2$ Ca^3...............	3.36	0.68	5.37	2.86	3.07
$(Po^4)^2$ Mg^3...............	9.25	12.30	5.54	7.62	8.68
$(Po^4)^2$ Fe^2 (et Mn^2).......	traces	traces	traces	traces	traces
Sio^2...................	traces	traces	traces	traces	traces
	100 »	100 »	100 »	100 »	100 »

Comme on le voit, par ces diverses analyses, nous restons, avec la pomme de terre, dans les conditions de composition des autres tubercules ; et c'est là un fait digne d'être retenu. Les azotés sont compris entre 1 et 2 % ; les corps gras n'arrivent pas à 0,50 % ; les hydro-carbonés restent entre 20 et 25 % ; les matières salines entre 1 et 2 % ; et enfin la valeur en calories avoisine 100 calories pour 100 grammes.

Les modes de préparation de la pomme de terre sont des plus variées. L'art culinaire s'est exercé sur elle, on pourrait dire, avec complaisance. Elle entre dans la préparation de toutes nos soupes, maigres ou grasses ; elle est servie entière, bouillie et cuite au four. Dépouillée de sa peau seulement, si elle est nouvelle, épluchée si elle ne l'est plus, elle est frite, servie en garniture, en purée, et, comme telle, elle peut être mise en croquettes. Elle peut aussi être farcie.

Mais, en somme, les divers modes de cuisson se résument dans les trois suivants : *cuisson dans l'eau*, en *garniture dans les corps gras* constituant les sauces ; et en *friture ou rissolées*. Or, je peux à cet égard fournir les indications suivantes qui résultent de mes observations.

NUMÉROS d'ordre	MODES DE CUISSON	POIDS brut	POIDS épluchées	POIDS cuites	PERTE due à la cuisson	PERTE due à l'épluchage
1	Bouillies...............	305	»	287	»	»
2	Bouillies...............	335	»	340	»	»
Moyenne................		320	»	313	»	»
1	Frites................	235	175	80	»	»
2	Frites................	305	245	137	»	»
3	Frites................	350	255	130	»	»
Moyenne............		297	225	116	48 %	24 %
1		150	»	87	»	»
2	Rissolées.............	230	»	137	»	»
3	(Pommes nouvelles)	200	»	105	»	»
4		200	»	100	»	»
Moyenne................		195	»	107	45 %	»

Comme on le voit, d'après ces observations, la *cuisson dans l'eau* ne modifie guère le poids de la pomme de terre ; et c'est aussi ce qui résulte de l'analyse donnée par Alquier. Cependant, sous l'influence de ce mode de cuisson, elle subit certaines modifications qui méritent d'être signalées.

M. Saloz, chimiste expert à Toulouse, a bien voulu, sur ma demande, faire quelques recherches à cet égard. Dans ses analyses, il a constaté que des pommes de terre bouillies « contenaient 19 °/₀ d'amidon, entièrement transformables en glycose par ébullition avec les acides dilués. » « Les liquides de la décoction et du broyage ne renfermaient pas non plus de glycose et seulement des traces de substances transformables en glycose. » La cuisson dans l'eau laisse donc les hydro-carbonés de la pomme de terre à l'état d'amidon.

D'autre part, M. Lahille, pharmacien des troupes coloniales, a fait également, à ma demande, quelques recherches sur les pertes subies pendant l'ébullition par les sels de potasse, qui, on l'a vu, sont de beaucoup les plus abondants. M. Lahille a dosé la potasse à l'éat de perchlorate ; et ses résultats ont été les suivants :

1° Sur 200 grammes de pommes de terre non blanchies, il a trouvé $2^{gr},180$ de perchlorate, soit $0^{gr},739$ de potasse, soit encore $0^{gr},368$ pour 100 grammes de pommes de terre.

2° Sur 200 grammes de pommes de terre bouillies dans l'eau distillée pendant dix minutes, il a trouvé $1^{gr},460$ de perchlorate, soit $0^{gr},494$ de potasse, soit aussi $0^{gr},257$ par 100 grammes.

3° Dans l'eau de blanchiment, il a trouvé $0^{gr},795$ de perchlorate de potasse, soit $0^{gr},269$ de potasse et $0^{gr},134$ pour 100 grammes.

L'ébullition, même n'étant prolongée que pendant dix minutes, fait donc perdre à la pomme de terre 36 °/₀ de sa potasse ; et il est probable qu'il en est de même de tous les autres sels solubles, qui, nous l'avons vu, s'élèvent à 84,60 °/₀ de la totalité des sels.

Utilisée dans *les ragoûts*, la pomme de terre perd une faible partie de son eau et absorbe, comme compensation, une quantité sensiblement égale de corps gras. Elle cède aussi une partie de ses sels, qui restent dans le ragoût et en relèvent la saveur. Mais à moins qu'il ne s'agisse de pommes nouvelles, l'épluchage lui fait subir un déchet dans les environs de 25 %. C'est également le déchet moyen donné par Alquier (23,73).

En friture, et c'est une de ses utilisations les plus fréquentes, la pomme de terre, à moins qu'elle ne soit nouvelle, subit le même déchet que par l'épluchage. Mais, en outre, elle perd une grande partie de son eau et gagne dans les environs de 6 % en corps gras. C'est du moins ce que l'on peut conclure de l'analyse donnée par Alquier et que je viens de reproduire. L'eau est descendue à 43 % au lieu de 73 en moyenne dans la pomme de terre crue ; et les corps gras, qui, dans cette dernière, restent au-dessous de 0,50 % sont arrivés à 6,38 %. Quant aux azotés et aux hydro-carbonés, nous les trouvons angmentés dans l'analyse, mais surtout parce que l'eau est diminuée. Les premiers arrivent à près de 4 % et les seconds près de 45 %, au lieu de 2 et 20 % environ.

D'après mes observations, on l'a vu, la perte de poids par la friture serait de 45 % pour les pommes nouvelles et de 48 % pour les autres, proportions peu éloignées de celles données par Alquier.

Sous l'influence de ces modifications, la valeur nutritive de la pomme de terre se trouve forcément augmentée et d'une manière notable. Elle atteint 356 calories, tandis que crue et bouillie, elle n'en donne pas 100. C'est là une augmentation dont il est impossible de ne pas tenir compte.

De plus, d'après les recherches que j'ai demandées à M. Saloz, sous l'influence de la friture, une partie de l'amidon passe à l'état de dextrine.

Tandis que bouillies, les pommes de terre ne contenaient que 19 % d'amidon, transformables en glucose par les acides dilués, d'autres pommes de terre de même lot, après avoir été frites, contenant 4^{gr},50 % de dextrine et 25,5 % d'amidon, donnent 30 % de glucose. Il est probable que la transformation d'une partie de l'amidon ou dextrine, doit favoriser la digestion.

En résumé, nous pouvons donc conclure :

1° Que la pomme de terre bouillie conserve sensiblement son poids normal et que son déchet est peu appréciable ;

2° Qu'elle donne environ 2 grammes d'azotés et 100 calories

pour 100 grammes; et que cette quantité peut être considérée comme représentant un plat du régime-type. Mais les 100 calories sont élevées dans les environs de 200 par les corps gras d'assaisonnement. La pomme de terre bouillie, en effet, en demande beaucoup;

3° Que la pomme de terre en ragoût voit augmenter également ses azotés et ses corps gras qu'elle absorbe en cédant une partie de son eau; et que, dans ces conditions, sa valeur nutritive doit être de 2 à 3 grammes d'azotés et aussi dans les environs de 150 à 200 calories pour 100 grammes;

4° Que frite ou rissolée, la pomme de terre offre un aliment encore assez riche, puisque les 100 grammes donnent 4 grammes d'azotés et environ 350 calories;

5° Que la friture fait perdre à la pomme de terre entre 45 et 50 °/₀ de son poids, et que cette perte est due presque exclusivement à l'évaporation d'une partie de son eau.

TOPINAMBOUR. — Ce légume est constitué par des bourgeons pédiculés assez volumineux que fournissent les racines traçantes de l'*Heliantus tuberosus*. Le topinambour peut se manger bouilli ou en garniture dans les ragoûts.

La composition d'après Moleschott et Alquier serait la suivante :

ÉTAT DU TOPINAMBOUR	EAU	AZOTÉS	Corps gras	HYDRO-CARBONÉS	MATIÈRES salines	VALEUR en calories	AUTEURS
Frais, entier..	76 »	3.10	0.20	17.10	1.30	86 »	Moleschott (Pouchet).
id.	79.17	1.86	0.17	17.65	1.10	81 »	Alquier.
Moyenne...	78.58	2.58	0.185	17.37	1.22	83.5	

D'autre part, j'emprunte à Gautier (p. 330) les analyses dues à Braconnot, Payen et König.

Le topinambour reste donc dans la règle générale des autres tubercules, avec, toutefois, une légère élévation des azotés.

SUBSTANCES	BRACONNOT	PAYEN	KONIG moyenne	MOYENNE
Eau..............................	77.20	76 »	79.24	77.48
Dextrine, sucre incristallisable......	14.80	14.70	16.29	15.26
Inuline...........................	3 »	1.90	1.49	2.13
Cellulose, etc.....................	1.22	1.50	»	0.91
Gommes.........................	1.08	»	1.76	0.55
Glutine albumine..................	0.99	3.10	0.14	1.34
Huile coricine	0.09	0.20	»	0.09
Matières extractives..............	»	1.30	»	0.43
Citrate et malate de potasse.......	1.15	»	0 10	
Citrate et tartrate de chaux.........	0.10	1.30	1.80	1.62
SO^1K^2, KCC, PO^1K^2H, PO^1CaH, SiO^2.	0.42			

Sa valeur nutritive, du reste, faible, tient surtout à ses hydro-carbonés; mais qui ne lui donnent qu'une valeur en calories restant au-dessous de 100.

Les analyses de Braconnot, Payen et König nous spécifient mieux la composition aussi bien pour les matières organiques que pour les minérales, mais sans changer la valeur nutritive.

En somme, on peut accepter pour ce tubercule, la même ration de 100 grammes à l'état bouilli que pour les autres ; et admettre que cette ration fournit de 1^{gr},50 à 2 grammes d'azotés, et avec les corps gras de l'assaisonnement à peu près 150 calories.

RÉSUMÉ DES TUBERCULES EN GÉNÉRAL

Je réunis d'abord dans le tableau suivant leur composition moyenne et leur valeur en calories.

Or, de ce rapprochement se dégagent les conclusions suivantes :

1° L'eau est toujours comprise, comme moyenne, entre 65 et 80 %.

2° Sauf pour le couscous, dont l'analyse mérite peut-être quelques réserves, les azotés restent compris entre 1 et 3 % ;

3° Les corps gras sont le plus faiblement représentés, ils restent toujours, sauf pour l'igname, sensiblement au-dessous de 1 %.

4° Les hydrocarbonés oscillent autour de 20 %. Ce sont eux qui représentent réellement la valeur nutritive de ces aliments.

NOMS DES TUBERCULES	EAU	AZOTÉS	CORPS gras	HYDRO-CARBONÉS	MATIÈRES salines	VALEUR en calories
Couscou..................	?	0.55	?	16 »	2.50	45
Crosne...................	79.27	2.81	0.12	16.65	1.15	82
Igname.	78 »	2.55	1.05	17.87	1.83	87
Manioc..................	67.65	1.07	0.40	26.26	0.58	117
Patate.	68.95	1 57	0.32	23.25	1.80	102
Pomme de terre...........	73.53	1.84	0.13	23.20	1.08	111
Topinambour...	78.58	2.58	0.185	17.37	1.22	83

5° Les matières salines sont comprises en général entre 1 et 2 %.

6° Enfin, les calories sont environ de 100 pour 100 grammes de tubercules.

7° La cuisson dans l'eau laisse aux tubercules, à peu près leur poids primitif et leur valeur nutritive. Probablement, ils ne perdent qu'une partie de leurs sels solubles.

8° Dans ce mode de cuisson, les corps gras d'assaisonnement portent la valeur en calories entre 150 et 200.

9° Quand ils sont utilisés en ragoût, les tubercules perdent une partie de leur eau, mais ils absorbent des corps gras qui élèvent leur valeur en calories.

10° Plusieurs d'entre eux peuvent être frits, et, dans ce mode de cuisson, ils perdent une partie encore plus importante de leur eau, pendant qu'ils absorbent également des corps gras; si bien que sous le même poids leur valeur en calories peut être plus que doublée. C'est ce qui a lieu notamment pour la pomme de terre.

LÉGUMES-FRUITS

Je réunirai sous ce nom les divers fruits, arrivés à des périodes plus ou moins avancées de leur maturité, et qui sont utilisés seulement, ou au moins le plus souvent, après avoir été cuits.

Comme nous allons le voir, ces fruits sont généralement riches en eau et pauvres en principes nutritifs, surtout en azotés.

Utilisés le plus souvent après avoir été cuits dans l'eau, leur valeur est peu modifiée par ce mode de cuisson et la quantité correspondant à la ration du régime-type reste dans les environs de 100 grammes.

J'étudierai, sous ce titre, l'*artichaut*, l'*aubergine*, le *concombre*, la *fève*, le *haricot*, le *petit pois*, le *piment*, le *potiron* et la *tomate*.

Artichaut. *Habitat, variétés, modes d'utilisation.* — L'artichaut (Cynara scolymus) appartient à la famille des synanthérées. A l'état sauvage, l'artichaut a le port de nos chardons. Mais la culture a développé les parties alimentaires. Ces parties sont le phorante et la base des folioles de l'involucre. Ses fleurs sont représentées par ce qu'on désigne vulgairement sous le nom de bourre ou de foin.

L'artichaut vient dans toute la zone tempérée. C'est un de ses légumes d'hiver les plus répandus. Ses variétés sont : 1° l'artichaut *vert*, ou commun, dont l'espèce dite de Laon est la plus estimée; 2° le *violet*; 3° le *rouge* et 4° le *blanc* (1).

Parfois, on lie les feuilles des pieds qui ne rapportent plus, pour faire étioler et rendre plus tendres les feuilles de l'intérieur, et on les prépare à la manière des cardons.

L'artichaut, quand il est très tendre, peut se manger cru à la vinaigrette. Mais le plus souvent il se mange après avoir été bouilli soit qu'on le serve dans cet état, soit qu'il subisse

______
(1) Fonssagrives, *Hygiène alimentaire*, p. 238.

d'autres préparations dont la plus fréquente consiste à le farcir.

Poids. — Le poids moyen est de 100 grammes environ. Parmi ceux qui m'ont servi pour étudier le rendement, il n'en est pas de moins de 60 grammes et de plus de 135 grammes. Les poids extrêmes de ceux de nos marchés sont donc de 50 à 150 grammes.

Rendement. — L'artichaut est un des légumes qui perdent le plus. Nous n'utilisons guère que la moitié de son poids.

D'après 15 observations faites à différentes dates et ayant porté sur 25 artichauts, le poids a été de 97 grammes. Après avoir été bouillis, leur poids moyen a été de 105 grammes ; soit une augmentation de 8 %.

Leur déchet a été de 47 grammes, soit un peu moins de 50 %. D'après Alquier ce déchet s'élèverait même à 76 %. Cette différence doit provenir du mode de préparation. Le mien a été calculé sur des artichauts mangés seulement bouillis, mais, bien entendu, la perte est beaucoup plus élevée quand on les vide pour les manger farcis ou en ragoûts.

Sa composition est la suivante :

ÉTAT DE L'ARTICHAUT	EAU	AZOTÉS	Corps gras	HYDRO-CARBONÉS	MATIÈRES salines	VALEUR en calories	AUTEURS
Artichaut............	80.17	3.16	0.28	15.51	0.88	80	Alquier.
Réceptacle..........	80.80	3.68	0.21	14.34	0.97	80	Balland
Bas des feuilles......	80.90	3.76	0.52	14.26	0.56	81	(Gautier).
Fond (de conserve)...	92.40	0.80	»	5 »	1.70	24	

Ces analyses correspondent à 100 grammes soit d'artichaut complet, soit d'une de ces parties. Or, on vient de le voir, les déchets, d'après mes évaluations, arrivent à environ 50 %; et d'après celles d'Alquier, ils arrivent à 76%. Un artichaut de 100 grammes ne fournit donc que 50 grammes de parties comestibles, donnant environ 40 calories et moins de

2 grammes d'azotés. En y joignant les corps gras d'assaisonnement, on arrive donc à peu près à 100 calories pour 100 grammes d'artichaut cru.

AUBERGINE. — *Nature, habitat, variétés, modes d'utilisation.* — L'aubergine, que l'on nomme également *mélongène*, est le fruit du *Solanum melongena*, de la famille des solanées. Elle est cultivée facilement dans toute la partie chaude de la zone tempérée, et peut-être plus spécialement dans le bassin méditerranéen.

On lui reconnaît trois principales variétés (Fonssagrives, p. 239) : 1° L'aubergine *violette* ; 2° l'aubergine *blanche* et 3° l'aubergine *poule pondeuse* dont le fruit blanc a la forme et l'aspect d'un œuf.

Les aubergines se mangent farcies ou frites. Mais avant de les faire cuire, surtout quand elles doivent être mangées frites, il est d'usage de les priver d'une partie de leur eau en les saupoudrant de sel. La quantité d'eau qui s'écoule ainsi est encore assez considérable, ainsi qu'il résulte de cinq observations que j'ai faites à différentes époques en opérant le plus souvent sur plusieurs de ces fruits.

Leur poids descend rarement au-dessous de 100 grammes et peut dépasser 400 grammes. Dans mes observations la moyenne a été 175 grammes. Mais, après l'épluchage, elle est descendue à 133 grammes, soit une diminution de 24 %. L'action du sel et l'égouttage l'a ramenée à 102 grammes, soit une nouvelle diminution de 23 %. Enfin la cuisson à la poêle l'a réduite à 43 grammes, soit une troisième diminution de 59 %. Le déchet, au point de vue du poids, entre l'état frais et l'aubergine frite, est donc de 75 %, et après l'égouttage de 47 %.

Mais, il est bon de remarquer que l'action du sel, ainsi que la cuisson à la poêle, ne prive guère l'aubergine que d'une partie de son eau.

La quantité prise à chaque repas est environ de 50 grammes d'aubergines frites, ou farcies, la farce non comprise.

Sa composition est la suivante :

ÉTAT DE L'AUBERGINE	EAU	AZOTÉS	Corps gras	HYDRO-CARBONÉS	MATIÈRES salines	V·LEUR en calories	AUTEURS
Entière........	92.30	1.34	0.17	5.64	0.55	31 »	Balland (Gautier).
Parties bonnes à manger....	92.60	1.27	0.24	5.37	0.52	30 »	Alquier.
Moyennes ..	92.45	1.30	0.20	5.50	0 535	30.5	

Comme on le voit, par ces deux analyses, l'aubergine est le plus pauvre de tous les légumes étudiés jusqu'à présent. Les azotés ne dépassent guère 1 %, et les 100 grammes ne donnent que 30 calories. Or, 133 grammes épluchées ne donnant que 43 grammes d'aubergines frites, il en faut plus de 150 grammes d'épluchées pour en donner 50 grammes, quantité, qui, je l'ai dit, correspond à la ration; et ces 150 grammes n'arrivent pas à donner 50 calories. En y ajoutant les corps gras dont elle se pénètre ou qui l'accompagnent après la cuisson, on peut estimer que les 50 grammes d'aubergine frite donnent approximativement 125 calories, si elles sont bien imbibées de corps gras et seulement 100 calories si elles sont un peu desséchées par la cuisson.

CONCOMBRE. — *Nature, habitat, variétés, mode d'utilisation.* — Le concombre *(Cucumis sativus)*, de la famille des *cucurbitacées*, est originaire de l'Orient. Il est cultivé dans la partie chaude de la zone tempérée et plus particulièrement sur les bords de la Méditerranée.

Le concombre présente deux variétés : l'une dont le fruit est mangé un peu avant sa maturité, mais lorsqu'il a atteint tout son développement, et l'autre qui est cueillie, jeune et qui confite dans le vinaigre devient le *cornichon.* Cette dernière n'est donc qu'un condiment.

L'autre variété se mange le plus souvent crue. Le concombre doit être dépouillé de son écorce, coupé en tranches assez longtemps avant d'être servi, et saupoudré de sel comme l'aubergine, pour lui enlever une partie de son eau qui le rend indigeste. C'est après cette préparation préalable, qu'il est mangé en salade, le plus souvent.

Poids, rendement, ration. — Les concombres pèsent de 300 à 600 grammes. Le plus souvent leur poids est compris entre 4 à 500 grammes. Avec ce poids, leur longueur est de 0,18 à 0,20 centimètres et leur diamètre de 6 à 8 centimètres.

Le déchet, au moins quand on les mange crus, est considérable ; il atteint la moitié du poids total.

La quantité de concombre que l'on prend, après qu'il a été égoutté, est de 60 à 80 grammes, ce qui correspond sensiblement à 100 grammes non égoutté. Voici, du reste, les résultats des observations que j'ai faites à ce sujet.

Sur six observations, les poids ont varié de 325 à 628 grammes, avec une moyenne de 447 grammes. La perte due à l'épluchage a été de 154 grammes, soit 34 % ; et celle due à l'action du sel a ramené cette moyenne à 247 grammes, soit une nouvelle perte de 16 %.

Mais il faut de nouveau tenir compte que l'action du sel ne fait perdre au concombre qu'une partie de son eau. Le déchet réel doit donc rester à 34 %, soit un tiers.

D'après Alquier, ce déchet ne serait que de 27.50 %, différence qui s'explique facilement par la manière de pratiquer l'épluchage.

La quantité prise à chaque repas peut être évaluée à 100 grammes, après avoir été épluchés.

Composition. — Les analyses de König et Alquier sont les suivantes :

VARIÉTÉS et État du concombre	EAU	AZOTÉS	Corps gras	HYDRO-CARBONÉS	MATIÈRES salines	VALEUR en calories	AUTEURS
Entier............	95.20	1.18	0.09	3.69	0.54	22	König (Siderski).
Entier (concombre blanc). Parties bonnes à manger.	95.52	0.93	0.14	2.94	0.47	18	Alquier.

Nous descendons avec le concombre encore plus bas qu'avec l'aubergine. Les 100 grammes ne donnent que

1 gramme d'azotés et 20 calories ; et, même avec les corps gras d'assaisonnement il est difficile de porter ces dernières au delà de 100 calories pour 100 grammes de concombre, même après l'action du sel.

FÈVES. — Le fruit de la *fève des marais* ou simplement de la *fève* (*Vicia faba*, *faba vulgaris*, de la famille des légumineuses) a été déjà étudié longuement à l'état de *graines sèches* ; mais à notre époque ce n'est pas dans ce dernier état que cette précieuse légumineuse trouve sa plus grande utilisation. Celle-ci a lieu à l'état frais, lorsque sa graine est sur le point d'être mûre, mais l'écorce de cette dernière restant encore tendre.

A cette période de son évolution, la graine de la fève est très largement consommée dans tout le midi de la France et peut-être plus spécialement dans le Sud-Ouest. Elle est utilisée, comme telle, pendant tout le printemps et une partie de l'été. Elle sert souvent à faire la soupe, plat traditionnel de cette population ; elle est aussi souvent servie en salade après avoir été bouillie. A la condition de la prendre très tendre, elle peut aussi entrer dans certains ragoûts comme garniture ; et enfin, dans ce même état, il n'est pas rare de la voir figurer sur quelques tables comme hors-d'œuvre.

La fève fraîche est donc un des légumes les plus fréquemment employés pendant quatre à cinq mois de l'année. Mais évidemment à l'état frais et avant sa complète maturité sa valeur alimentaire reste bien éloignée de celle que nous lui avons reconnue à l'état sec.

Sa composition, en effet, est la suivante :

GRAINES FRAICHES	EAU	AZOTÉS	Corps gras	HYDRO-CARBONÉS	MATIÈRES salines	VALEUR en calories	AUTEURS
Fèves des marais.	84.07	5.43	0.33	9.43	0.74	68	König (Siderski).

Alquier a donné également la composition de la fève fraîche, mais comme elle est exactement la même que celle de König, je pense qu'il s'agit d'une simple reproduction.

Comme je l'ai dit, nous restons loin des 20 à 25 % d'azotés

et des 350 calories de la fève sèche, même avec son écorce. Toutefois, il y a encore lieu de remarquer sa richesse relative en azotés qui dépassent 5 %, lui donnant presque la moitié de sa valeur en calories.

Contrairement au haricot, seule la graine de la fève est utilisée ; sa gousse ne l'est pas ; d'où un déchet considérable. Je vais résumer les observations que j'ai faites à cet égard.

Ces observations ont porté d'abord sur la fève très tendre prise crue comme *hors-d'œuvre* et ensuite sur la fève cuite et *bonne à manger* en salade sans être décortiquée.

Pour les premières, le déchet représenté par le poids des gousses a été 73 %; et, pour les secondes, après douze observations portant toujours sur plus de 500 grammes, le déchet a été encore de 69 %.

Ces observations m'ont également montré que l'ébullition ne modifie pas sensiblement le poids de la fève. Ce dernier peut être augmenté ou diminué. Il est diminué pour les plus jeunes, et augmenté, au contraire, pour les plus avancées ; mais, je le répète, dans les deux cas dans des proportions négligeables.

Enfin ces observations m'ont permis de fixer à peu près à 100 grammes de fèves bouillies la quantité correspondant à un plat du régime-type.

L'analyse que j'ai donnée et ces observations nous conduisent donc à ces conclusions :

1° Que la ration de la fève fraîche bouillie est de 100 grammes environ ;

2° Que cette quantité donne environ 5 grammes d'azotés et de 60 à 80 calories, qui, avec celles des corps gras de l'assaisonnement, arrivent à 150 calories environ.

HARICOTS VERTS. — Le haricot vert est la gousse encore fraîche du *Phaseolus vulgaris*. La graine de cette légumineuse nous a déjà occupé à l'état sec ; et j'ai fait ressortir toute l'importance qu'a déjà ce légume dans notre alimentation, en souhaitant même que sa consommation fut encore augmentée.

Mais, de même que la fève, le haricot ne nous est pas utile seulement à l'état sec, mais peut-être dans une proportion encore plus grande à l'état frais et avant sa complète maturité.

Depuis que sa gousse est formée et avant même qu'elle se

soit enrichie de ses grains, jusqu'au moment où ces derniers
sont arrivés à maturité tout en restant riches en eau, la
gousse des haricots est un des légumes qui paraît le plus
souvent sur nos tables. Il y apparaît d'abord à l'état frais
pendant une longue partie de l'année, du printemps à la
mi-automne; et pendant le reste de l'année, nous l'utilisons
encore souvent à l'état de conserves. Dans ce dernier état, il
est même transporté partout; et, on peut le dire, il est partout
estimé.

Il sert souvent dans les pays de sa production à faire la
soupe. Il est également servi bouilli en salade; mais, en
outre, après cette première préparation, il est souvent sauté.

Au point de vue pratique, le haricot présente ce gros avantage, que, pendant une longue partie de son évolution, sa
gousse est comestible. Son déchet est donc presque nul.
C'est là une différence d'une grande importance avec la fève.

Mais, de même que pour cette dernière, la grande quantité
d'eau qu'il contient à l'état frais, diminue considérablement
sa valeur nutritive, ainsi qu'il résulte des analyses qui en
ont été données. J'en reproduis quelques-unes dans le tableau
suivant.

ÉTAT DES LÉGUMES	EAU	AZOTÉS	Corps gras	HYDRO-CARBONÉS	MATIÈRES salines	VALEUR en calories	AUTEURS
Haricots verts....	88.75	2.72	0.14	7.78	0.61	46	König (Siderski).
Haricots verts en gousses pleines.	92 »	1.90	0.28	4.91	0.82	33	Balland (Gautier).
Haricots verts....	89.17	2.50	0.21	7.42	0.70	44	Alquier.
Moyennes...	89.97	2.37	0.21	6.70	0.71	41	
Haricots frais avec cosses.........	63.70	8.25	0.65	25.55	1.85	149	Alquier.
Haricots verts con-servés au naturel	93.97	1.11	0.13	3.53	1.26	21	Alquier.

Comme on le voit, par les trois analyses ayant porté sur les
haricots verts mangés en gousses, ses azotés n'arrivent pas à

3 %, et ses calories n'atteignent pas 50. En y ajoutant les calories dues au corps gras, nous arrivons tout au plus à 150 calories pour 100 grammes de haricots verts.

Les gousses étant mangées en même temps que les grains, le déchet, je l'ai dit, est peu important. On pourrait l'apprécier d'après mes observations ainsi qu'il suit.

1° L'épluchage fait subir un déchet de 8 à 10 % environ que la gousse soit grainée ou qu'elle ne le soit pas.

2° Pendant la cuisson dans l'eau, les haricots fins perdent 5 % de leur poids et les haricots en grains gagnent au contraire dans les mêmes proportions.

3° En passant par la poêle, les haricots, au préalable bouillis, perdent environ 50 %. de leur poids.

A ces résultats, je puis ajouter les suivants dus aux recherches de M. Lahille faites à ma demande pour déterminer la quantité de potasse perdue par les haricots verts pendant la cuisson dans l'eau.

1° Dans 200 grammes de haricots verts frais, M. Lahille a trouvé $1^{gr},480$ de perchlorate de potasse, soit $0^{gr},417$ de potasse. C'est donc $0^{gr},208$ de potasse pour 100 grammes de haricots verts.

2° Après avoir fait bouillir, pendant cinq minutes, 200 grammes des mêmes haricots dans l'eau distillée, ce liquide contenait $0^{gr},356$ de perchlorate de potasse, soit $0^{gr},120$ de potasse. C'est donc $0^{gr},60$ cédés par 100 grammes de haricots.

3° Les haricots ayant ainsi bouilli, ne donnaient plus que $1^{gr},038$ de perchlorate, soit $0^{gr},316$ de potasse, soit enfin $0^{gr},158$ pour 100 grammes.

On peut donc admettre qu'une ébullition de cinq minutes a suffi pour enlever aux haricots verts 24 % de leurs sels de potasse, qui, on le sait, sont de beaucoup les plus largement représentés.

De ces analyses et de mes observations, on peut donc conclure :

1° Que pour les haricots verts simplement bouillis, on peut estimer la ration à 100 grammes après avoir été épluchés ;

2° Que la cuisson dans l'eau ne modifie que peu leur poids initial ; mais qu'à la condition d'arriver jusqu'à la cuisson complète, il est probable qu'elle enlèverait aux haricots au moins 25 % des sels de potasse, et aussi peut-être des autres sels solubles

3° Que ces 100 grammes de haricots bouillis ne donnent guère que 2 grammes d'azotés et environ 40 calories ; et qu'en y ajoutant les corps gras d'assaisonnement, ces dernières peuvent être portées entre 100 et 150 ;

4° Qu'en faisant frire les haricots verts bouillis, ces derniers perdent environ 50 % de leur poids ; mais que leur valeur nutritive est plutôt augmentée par l'absorption des corps gras, et aussi par ceux qui restent à leur surface.

En fixant également à 100 grammes la ration des haricots verts sautés, celle-ci donnerait d'abord par elle-même 4 à 5 grammes d'azotés et 80 calories, qui, augmentées de celles des corps gras, arrivent également dans les environs de 150 calories ;

5° Les haricots de conserve, d'après une analyse d'Alquier, n'auraient que la moitié de la valeur nutritive des haricots verts frais ;

6° Enfin, les haricots frais, mais en maturité, quoique encore riches en eau, contiendraient déjà 8 grammes d'azotés %, et donneraient 150 calories, qui seraient portées vers 250 par celles des corps gras d'assaisonnement.

PETITS POIS. — Le pois, *Pisum sativum,* de même que le haricot et la fève, ne sert pas seulement à notre alimentation à l'état sec ; mais aussi, et pour lui sûrement dans de plus grandes proportions, à l'état frais et avant sa complète maturité.

Pendant cette période de son évolution, il est cueilli en gousses, ses grains étant plus ou moins développés. Mais, de même que la fève et contrairement au haricot, seuls les grains sont utilisés. La gousse est rejetée, et c'est une cause de déchet considérable. Toutefois, une variété, dite *pois mangetout,* a la gousse assez tendre pour être comestible, comme celle des haricots verts. Je vais m'en occuper après l'avoir fait du petit pois ordinaire, qui est mangé en grains.

Le petit pois est mis assez souvent dans les potages, mais il est le plus souvent servi seul pour constituer un plat de légumes, soit aussi assez souvent seulement comme garniture Lorsqu'il est servi seul, il peut l'être avec des corps gras formant une liaison, soit sauté après avoir été blanchi. Mais même lorsqu'on le sert seul, il est fréquent d'y ajouter du jambon et aussi du sucre en outre des corps gras qui servent à le préparer. Ces accessoires, on le conçoit, augmentent sensiblement sa valeur nutritive, qui, tout en étant un peu plus élevée que celle du haricot vert et même que celle du grain de la fève, reste néanmoins au-dessous de celle du pois sec.

Je réunis quelques-unes de ces analyses dans le tableau suivant :

ÉTAT DU PETIT POIS	EAU	AZOTÉS	Corps gras	HYDRO-CARBONÉS	MATIÈRES salines	VALEUR en calories	AUTEURS
Graines.....	78.44	6.35	0.53	13.87	0.81	92	König (Siderski).
Graines.....	78.80	4.47	0.24	15.67	0.72	87	Balland (Gautier).
Avec cosses.	76.56	6.49	0.48	15.57	0.90	99	Alquier.
De conserve.	85.22	3.61	0.20	9.87	1.10	59	Alquier.

Ainsi, d'après les analyses de König et Balland, les *petits pois en grains* contiendraient environ 5^{gr} % d'azotés ; et les 100 grammes donneraient à peu près 90 calories.

Les petits *pois avec cosses* d'après Alquier, s'éloigneraient peu des précédents. Mais les *petits pois de conserve* seraient sensiblement moins riches en azotés et en valeur calorifique. Je rappelle qu'il en est de même pour le haricot vert de conserve.

Sauf pour une variété, je l'ai dit, le petit pois se mange écossé, d'où une perte considérable sur la quantité achetée. De plus, les grains sont souvent bouillis et ensuite sautés. Or, il m'a paru intéressant de savoir quelles sont les différentes pertes de poids que subit ce légume, soit par son épluchage, soit par ses divers modes de préparation.

Je me suis livré en 1896 et en 1897, à une dizaine d'observations qui m'ont conduit aux résultats suivants :

1° Les grains ne représentent que le 28 % du poids des gousses. Ce déchet, le plus important au point de vue de la valeur alimentaire, est donc de 72 °/₀. Comme moyenne pratique, on peut donc admettre que les grains représentent le quart du poids des gousses entières.

2° Les grains eux-mêmes en bouillant perdent 30 °/₀ de leurs poids. Mais cette perte porte surtout sur l'eau et sur les matières salines, et légèrement sur les substances organiques. La valeur alimentaire est donc peu diminuée par la cuisson dans l'eau.

3° Ces pois bouillis, quand je les ai fait sauter, ont perdu encore 22 °/₀ de leurs poids ; mais de nouveau, et pour les mêmes raisons que précédemment, sans que la valeur nutritive ait été bien diminuée.

4° La diminution de poids entre les grains crus et les grains sautés, a été de 41 °/₀ ;

5° Enfin, le rapport entre le poids des gousses et celui de leurs grains sautés a été de 82 °/₀. On peut donc admettre en pratique que pour avoir 100 grammes de pois sautés, il faut prendre un kilogramme de pois en gousses.

6° Enfin, d'après mes observations, la quantité de pois sautés suffisante pour constituer une ration d'après nos habitudes moyennes, varierait entre 80 et 100 grammes, soit environ à 150 grammes de grains crus.

Or, ces 150 grammes de pois crus donneraient environ 6 à 8 grammes d'azotés et environ 150 calories, qui augmentées de celles des corps gras ayant servi à la cuisson, s'élèveraient à 200 calories environ.

Concluons donc :

1° Que la ration des petits pois sautés est environ de 80 à 100 grammes ;

2° Que cette quantité donne 6 à 8 grammes d'azotés et 200 calories.

Pois mange-tout. — La variété de petits pois, dite *pois mange-tout*, est beaucoup moins répandue et aussi moins estimée que la précédente. Elle se prête aux mêmes préparations que les haricots verts ; et comme ce dernier, se mange surtout simplement bouillie en salade ou sautée. La gousse est mangée en même temps que les grains.

Ce pois est cultivé seulement dans la partie chaude de la région tempérée.

Dans mes observations faites de 1897 à 1899, le déchet dû à l'épluchage n'a été que 6 %; et celui dû à la cuisson dans l'eau de 11 %. Mais, on le sait, seul le premier est important.

En somme ce pois est un des légumes dont le rendement est le plus élevé.

La quantité correspondant à la ration est environ de 100 grammes.

Quant à la composition de cette variété, elle a été moins étudiée ; mais je pense qu'on peut la rapprocher de celle donnée par Alquier, sous le nom de *petits pois avec cosses*, et que je viens de reproduire. D'après cette analyse, 100 gr. de ce petit pois contiendrait environ 6 grammes d'azotés et donnerait 100 calories. Or, la diminution de poids due à la cuisson, portant surtout sur l'eau, la valeur alimentaire resterait sensiblement la même.

Je n'ai pas fait d'observations sur la diminution de poids subie pendant qu'on fait sauter le pois. Il est probable toutefois qu'elle se rapproche de celle du haricot vert, qui, je le rappelle, est de 50 %. Mais, je dois le dire, le pois mange-tout n'est que rarement soumis à ce mode de préparation.

En résumé :

1° Le déchet subi par le pois mange-tout est très faible ; et il en est de même de celui dû à la cuisson dans l'eau.

2° Sa ration peut être évaluée à 100 grammes épluchés.

3° Ces 100 grammes contiennent environ 5 à 6 grammes d'azotés et peuvent fournir 100 calories, qui, avec les corps gras d'assaisonnement, vont de 150 à 200 calories.

PIMENT. — Le piment, utilisé comme hors-d'œuvre et même comme plat de légume, est le fruit du *Capsicum annuum*, de la famille des solanées.

Il entre dans l'alimentation de nos populations du midi de la France et des pays méridionaux de l'Europe. Il présente à ce point de vue deux variétés. L'une est représentée par des fruits n'ayant aucune âcreté, c'est le piment doux, et l'autre, au contraire, ayant un goût fortement poivré.

Le piment doux seul peut être utilisé comme légume, après avoir été bouilli.

Dans ces conditions, d'après mes observations, son poids reste le même après sa cuisson dans l'eau.

Tel qu'il arrive sur nos marchés, le piment a un poids moyen de 10 grammes environ.

La quantité correspondant à un plat de légumes est de 100 grammes. Quant à sa composition, elle ne m'est pas connue. König a bien donné une composition du piment; mais comme il n'a trouvé que 8 %, d'eau, il est évident qu'il s'agit du piment desséché ou d'une poudre de piment. Le piment doux est très riche en eau; et pour que la cuisson à l'eau n'augmente pas son poids, on peut en inférer qu'il en contient dans les environs de 75 %, sinon davantage.

La variété poivrée est mangée crue comme hors-d'œuvre, ou ajoutée en petite quantité dans les salades pour en relever le goût. Mais prise dans ces conditions, elle est négligeable au point de vue de sa valeur nutritive.

Enfin, il en est de même des différentes poudres de piment, et notamment de celles qui nous arrivent des pays intertropicaux, toutes englobées sous le nom de *piment de Cayenne*. Cette colonie, ainsi du reste que nos Antilles, en possèdent une très grande variété, différenciées et appréciées par leur population; mais ces différences disparaissent après que les piments ont été réduits en poudre, et celle-ci est toujours cédée par le commerce sous le nom de *piment ou de poivre de Cayenne*.

König donne de ce piment la composition suivante : Eau, 8,18; matières azotées, 4,75; huile volatile, 3; huile fixe, 6,34; amidon, 9,38; extrait non azoté, 46,84; cellulose, 17,44; cendres, 4,07.

Mais, je le répète, il ne peut s'agir ici que d'un piment desséché; et j'ignore sa provenance.

En rapprochant le piment d'autres légumes analogues, on peut estimer que les 100 grammes doivent pouvoir donner 1 à 2 grammes d'azotés et 50 calories, qui, avec celles des corps gras, doivent s'élever entre 150 et 200.

POTIRON OU COURGE. — *Nature, habitat, variétés, mode d'utilisation.* — On comprend en général sous le nom de courge plusieurs fruits appartenant au même genre *(Cucurbita).* Ce sont la citrouille *(Cucurbita pepo),* le potiron *(Cu-*

curbita maxima), le palisson ou bonnet de prêtre *(Cucurbita melopepo).*

Toutes ces variétés existent surtout dans les pays tempérés. Le fruit atteint des proportions qui dépassent celles de tous les autres. Il n'est pas rare de le voir atteindre 20 kilog.

Sa composition est la suivante :

ÉTAT DU LÉGUME	EAU	AZOTÉS	Corps gras	HYDRO-CARBONÉS	MATIÈRES salines	VALEUR en calories		AUTEURS
Courge.........	94.5	0.35	0.06	4.72	0.37	21	»	König et Balland (Gautier).
Potiron : parties comestibles....	90.7	1.07	0.13	7.37	0.73	36	»	Alquier.
Moyennes...	92.60	0.71	0.095	6.05	0.55	28.5		

La courge est donc un légume des plus pauvres. Elle reste au-dessous de 1 % pour les azotés, et n'arrive pas à 30 calories pour 100 grammes.

On utilise la chair du potiron, le plus souvent pour faire des soupes, mais aussi pour faire des purées. Employé pour faire des soupes, sa ration est environ de 200 grammes, ce qui, du reste, ne donne pas 2 grammes d'azotés et seulement environ 60 calories.

Pris dans ces quantités et surtout en quantités moindres, le potiron est un aliment léger et de facile digestion. Vu sa faible valeur nutritive, dans les conditions ordinaires de l'alimentation, il est bon de le réunir à un aliment plus nutritif. C'est, du reste, ce que l'on fait souvent en faisant une soupe de courge et de haricots ou de riz.

Mais employé seul, on peut admettre :

1° Que sa ration est de 200 grammes de parties comestibles ;

2° Que ces 200 grammes ne donnent pas deux grammes d'azotés et seulement environ 60 calories.

TOMATE. — La tomate ou pomme d'amour de la Provence, est le fruit d'une solanée, le *Solanum lycopersicum.* Elle entre souvent dans notre alimentation soit comme condiment, soit comme constituant un plat de légume, soit enfin comme garniture.

Comme condiment, elle fait souvent partie des légumes servant à faire les potages, et aussi de beaucoup de nos ragoûts. Comme garniture, elle peut être utilisée en nature, ou bien après une préparation de conserve, le coulis de tomates. Lorsqu'on lui demande de constituer un plat de légumes, elle peut être simplement frite, ou bien le plus souvent être servie farcie. Enfin, les peuples méridionaux de l'Europe mangent la tomate crue, comme hors d'œuvre ou mêlée à des salades, laitue, romaine, etc.

Je donne dans le tableau suivant quelques-unes de ses analyses :

ÉTAT DES LÉGUMES		EAU	AZOTÉS	Corps gras	HYDRO-CARBONÉS	MATIÈRES salines	VALEUR en calories	AUTEURS
Entières fraîches	minimum ..	79 »	0.90	0.10	3.28	0.63	»	W Dahleu.
	maximum. .	95 »	1.25	0.33	4.91	0.63	»	
	moyenne...	87 »	1.07	0.21	4.09	0.63	24	
Fraîches......		92.20	0.89	»	2.92	»	»	Balland.
Fraîches............		94.22	0.90	0.36	4.01	0.51	24	Alquier.
De conserve.........		94 »	1.20	0 20	4 »	0.50	28	Alquier.

A ces analyses, je joins les renseignements suivants sur sa composition minérale que j'emprunte à Gautier. « Elle est riche en sels acides (citrates, tartrates, pectates, malates, glycolates ?) ; mais *contrairement à l'opinion répandue, on y trouve à peine une trace d'oxalates*, (de 3 à 30 milligrammes) pour 100 grammes de parties fraîches. Ce fruit convient *tout particulièrement* aux arthritiques, goutteux et graveleux, si leur estomac le digère bien » (p. 339).

D'après les analyses précédentes, portant sur les substances organiques, il y aurait une autre raison de le prescrire aux goutteux, c'est sa faible valeur alimentaire.

La tomate, en effet, trouve sa place parmi les aliments les

plus pauvres. Les azotés ne sont que de 1 %, et sa valeur en calories de 25 pour 100 grammes.

D'autre part, mes observations m'ont montré la grande déperdition qu'elle subit par la cuisson soit par le rejet de ses graines et par l'expression qu'on lui fait subir avant de la faire cuire, soit aussi par l'évaporation de son eau pendant cette dernière.

En réunissant un certain nombre d'observations, qui ont porté sur un total de trente tomates, j'ai trouvé que leur poids crues a été 4,070 grammes, et frites seulement de 1,028 gr., soit une diminution de 72 %.

Mais évidemment ce n'est que l'eau qui est vaporisée ; ses parties nutritives restent les mêmes, de sorte que 28 à 30 grammes de tomates cuites ont la valeur nutritive de 100 grammes de tomates crues, sans compter celle des corps gras qui ont servi à la préparer.

D'après mes observations la quantité correspondant à un plat de légumes est donnée par 200 grammes de tomates crues.

On peut donc accepter comme conclusion :

1° Que 200 grammes de tomates crues constituent un plat de régime-type ;

2° Que ces 200 grammes sont ramenées à 50 ou 60 grammes après avoir été frites ;

3° Que ces 200 grammes ne donnent guère que 2 grammes d'azotés et 50 calories ; mais qu'avec les corps gras ayant servi à la cuisson, ces dernières peuvent s'élever ainsi à 150 et 200.

RÉSUMÉ GÉNÉRAL SUR LES LÉGUMES-FRUITS.

Je donne dans le tableau suivant, les indications principales concernant ces aliments, en m'en tenant, bien entendu, à des évaluations moyennes et seulement approximatives. Malgré leur manque de précision, elles pourront cependant, je pense, être utiles dans la pratique.

L'examen de ce tableau nous conduit donc à ces conclusions :

1° Sauf pour l'aubergine et la tomate, dont la ration à l'état frit est de 50 grammes et pour le potiron pour lequel elle

NOMS ET PRÉPARATION	QUANTITÉ de la ration	AZOTÉS de la ration	CALORIES DE LA RATION		
			des légumes	ajoutées	total
Artichaut { cru....... / bouilli.......	100g	2g	40	60	100
Aubergine frite.	50	1	50	75	125
Concombre cru...................	100	1	20	80	100
Fèves bouillies...................	100	5	70	80	150
Haricots verts { bouillis........... / sautés............ / grains frais.......	100 100 100	2 4 8	40 80 150	80 40 100	120 120 250
Petits pois sautés................	100	8	150	50	200
Pois avec cosses, bouillis..........	100	6	100	100	200
Potiron.......................	200	2	50	»	50
Tomates { crues .... / frites................	200 50	2	50	50	150

est de 200 grammes, tous les autres légumes-fruits ont une ration de 100 grammes.

2º Les azotés, en général faibles, arrivent cependant à 4 grammes pour le haricot sauté, à 5 grammes pour la fève, à 6 grammes pour le pois mange-tout, et à 8 grammes p .ur le haricot en grains frais.

3º Les calories, provenant surtout des hydro-carbonés de ces fruits, peuvent descendre à 20 avec le concombre ; mais aussi peuvent s'élever à 150 pour le haricot en grains frais et pour le petit pois sauté.

4º Les corps gras d'assaisonnement donnent souvent plus de calories que le légume lui-même ;

5º Enfin, sauf pour le potiron qui reste à un total de 50 calories et le haricot en grains qui atteint 250 calories, la valeur de la ration avec assaisonnement des autres légumes-fruits est compris entre 100 et 200 calories.

LÉGUMES-FEUILLES

ASPERGE. *Habitat, variétés, modes d'utilisation.* — L'asperge *(asparagus officinalis)*, de la famille des aspariginées, est un des légumes les plus recherchés. C'est la *jeune pousse* ou turion qui est utilisée.

L'asperge pousse à l'état sauvage dans la partie chaude de la zone tempérée ; mais elle est surtout l'objet d'une culture très étendue. Les principales variétés sont : 1° l'asperge *verte ;* 2° l'asperge *blanche* dite de Hollande à tête violette ; et 3° l'asperge d'Ulm ou asperge violette plus grosse que la précédente.

L'asperge se mange surtout bouillie, mais on peut aussi l'utiliser autrement (garniture, omelette), etc.

Le poids de l'asperge varie beaucoup. Quelques-unes, très fines, n'atteignent pas 15 grammes, et d'autres dépassent souvent 50 grammes. J'en ai pesé une de 72 grammes. Voici, du reste, le résultat de mes observations à ce sujet.

NUMÉROS d'ordre	NOMBRE	POIDS		DÉCHET		PARTIES utilisées	OBSERVATIONS Rations
		crues	bouillies				
1	30	960 »	892	604 »		288	10 font la ration.
	1	32 »	30	20 »		10	
2	23	720 »	655	430 »		225	10 font la ration.
	1	31 »	28	18 »		10	
3	16	390 »	340	175 »		165	10 font la ration.
	1	24 »	21	11 »		10	
4	64	845 »	775	485 »		290	20 font la ration.
	1	13 »	12	7 »		5	
5	43	950 »	840	425 »		415	10 font la ration.
	1	22 »	19	10 »		9	
Poids moyen d'une...		24.4	22	15.2		9	

D'après ces observations, on peut voir que le poids des asperges moyennes est environ de 20 à 30 grammes; que l'on peut considérer comme grosses celles qui arrivent à 50 grammes, et que l'on doit regarder comme petites celles qui sont au-dessous de 20 grammes.

Pour les moyennes, la partie utilisée est sensiblement le tiers du poids cru, 37 %, et la proportion semble plus avantageuse pour les petites. Remarquons, en outre, que l'asperge perd de son poids par la cuisson dans l'eau, soit environ 9 %.

D'après mes observations, la ration, dans les conditions ordinaires, est de dix arperges moyennes, soit 300 grammes qui   donnent guère plus de 100 grammes de substances comestibles.

La composition de l'asperge est la suivante pour 100 gr. :

ÉTAT DU LÉGUME	EAU	AZOTÉS	Corps gras	HYDRO-CARBONÉS	MATIÈRES salines	VALEUR en calories	AUTEURS
?	93.75	1.79	0.25	3.67	0.50	26	König (Siderski).
Pointes coupées à 0,05 du sommet........	90.50	1.31	0.31	7.47	0.41	39	Balland. (Gautier).
Longueurs de 0,05 coupées au-dessous des pointes ci-dessus...	92.80	0.67	0.11	6.05	0.37	29	
Partie bonne à manger.	93.50	1.92	0.16	3.78	0.64	26	Alquier.

En outre, d'après Gautier, l'asperge « contient des nucléo-« protéides, de la mannite, de l'asparagine $C^4H^8Az^2O^3$, de « l'acide aspartique ou aminosuccénique $C^4H^7AzO^4$ et une « substances sulfurée qui, en traversant l'économie, commu-« nique aux urines une odeur spéciale très désagréable. »

Enfin, également d'après Gautier, les matières salines de l'asperge étant de $0^{gr},436$, 100 grammes de ces matières, seraient ainsi réparties : K^2O, 24,0; Na^2O, 17.1; — CaO. 10.9; — MgO, 4.3; — Fe^2O^3, 3.4; — P^2O^5, 18,6; — So^3, 6,2 — SIO. 10,1 ; — Cl, 5.9.

Il est probable que les asperges, pendant leur cuisson dans l'eau, perdent une partie de leurs sels solubles; et tout particulièrement ceux de potasse et de soude qui dominent; mais, vu leur faible richesse en matières salines, c'est là une modification sans importance.

Quant aux substances organiques, nous voyons que les azotés restent compris entre 1 et 2 %; que les corps gras n'arrivent pas à 0,50 %; que les hydrates de carbone ne dépassent guère 5 %; enfin que la valeur en calories n'arrive pas à 40 pour 100 grammes.

Or, si, comme je l'ai dit, nous acceptons 100 grammes de parties comestibles comme correspondant à la ration, nous voyons que celle-ci ne nous donnera, en moyenne, que 30 calories. Mais en ajoutant les corps gras, qui sont toujours pris avec l'asperge, nous arrivons à environ 100 calories.

De ces analyses et de ces observations, nous arrivons donc à ces conclusions pratiques :

1° Que prises à l'état cru, la ration doit comprendre environ 300 grammes d'asperges.

2° Que ces 300 grammes ne donnent guère plus que 100 grammes de parties comestibles.

3° Que ces 100 grammes donnent moins de $0^{gr},50$ d'azotés, et seulement environ 30 calories, qui, ajoutées à celles des corps gras d'assaisonnement, peuvent arriver à 100 calories.

CARDON. *Nature, habitat, variétés, modes d'utilisation.* — Le cardon *(Cynara cardunculus)* est une synanthérée de la zone tempérée, mais plutôt de sa partie froide. Comme pour le céleri, la plante est mangée en totalité avant sa floraison. Elle est servie, le plus souvent frite, après avoir été bouillie. Le cardon se prête, du reste, aux mêmes préparations que le céleri.

Poids, rendement, ration. — Les cardons arrivant sur nos marchés pèsent de 300 grammes à 1 kilogramme. Mais un tiers environ doit être sacrifié avant d'être préparé.

En bouillant, la partie comestible perd déjà environ le quart de son poids, 400 grammes ont été ramenés à 317 grammes. Mais, en outre, son poids est de nouveau fortement diminué en le faisant frire. Voici quelques chiffres à cet égard : 200 grammes de cardon bouilli, après avoir été frits, ont été ramenés à 77 grammes ; 200 grammes crus ont été ramenés à 62 grammes ; et 230 grammes crus à 95 grammes.

Le déchet entre le cardon acheté et celui préparé pour la cuisson dans l'eau, est de 25 % ; et celui entre le cardon bouilli et le frit de 50 % environ.

La quantité prise dans un repas est environ de 50 grammes à 60 grammes de cardon frit ; et à la condition de ne pas pousser cette préparation trop loin, on peut estimer que cette quantité est donnée par 125 à 150 grammes de cardon cru.

CÉLERI. *Nature, habitat, variétés, modes d'utilisation.* — Le céleri *(Apium graveolens)*, de la famille des ombellifères, cultivé dans toute la zone tempérée, est surtout un légume de l'hiver. Une de ses variétés, le céleri-rave, est cultivée pour sa racine qui est féculente. Mais je ne m'occupe ici que de la variété, du reste, la plus répandue, dont on utilise seulement les feuilles. Celles-ci sont rendues plus tendres par l'étiolement que l'on obtient en attachant le haut de la plante et en recouvrant le pied en partie avec de la terre.

Le céleri se mange cru en salade, seul ou mêlé à d'autres plantes servies de la même manière, chicorée, laitue, etc., soit cuit. Dans ce dernier cas, après avoir été bouilli, il est servi dans une sauce qui augmente considérablement sa valeur nutritive.

Poids, rendement, ration. — Le pied de céleri, débarassé des feuilles qui ne sont pas comestibles, pèse de 60 à 300 gram-

NUMÉROS d'ordre	NOMBRE	ÉPLUCHÉS	Simplement BOUILLIS	CUIT AU JUS sans jus	OBSERVATIONS Rations
1	4	345ᵍ	310	230	2 rations.
	1	86	77	57	
2	3	610	500	390	4 rations.
	1	203	166	130	
3	3	500	?	430	4 rations.
	1	166	?	143	
4	1	270	245	200	2 rations
Rapport..........		13 %	34 %		

mes. Mais les plus nombreux vont de 100 à 150 grammes. Le blanchiment leur fait perdre un peu plus du dixième de leur poids, 13 % ; et leur poids diminue encore de 20 % par leur cuisson dans le jus. La perte, du céleri épluché au céleri frit, est de 31 %, soit d'un tiers.

La quantité prise dans un repas correspond environ à 150 grammes de céleri épluché et, par conséquent, à 100 grammes de céleri cuit, non compris la sauce, qui, je l'ai dit. augmente beaucoup la valeur nutritive de ce plat.

J'ai donné, ci-dessus, les observations que j'ai faites à ce sujet. La composition du céleri est la suivante :

ÉTAT DU LÉGUME	EAU	AZOTÉS	Corps gras	HYDRO-CARBONÉS	MATIÈRES salines	VALEUR en calories	AUTEURS
?	84.90	1.48	0.89	12.80	0.84	66	König (Siderski).
Parties comestibles	90.95	1.61	0.23	5.99	1.22	34	Alquier.
Feuilles..........	85.57	2.26	0.56	9.17	1.93	53	Gautier.

Il résulte donc de ces trois analyses que les azotés vont de 1,50 à 2,50 % ; que les corps gras restent au-dessous de 1 % ; que les hydrocarbonés arrivent seulement à 12 % ; et qu'enfin, 100 grammes de céleri donnent seulement 50 calories.

La ration étant de 150 grammes de céleri cru, nous arrivons à 4 grammes d'azotés et à 75 calories, qui, augmentées de celles de corps gras qui généralement sont abondants, sont portées à 150 ou 200.

CHAMPIGNONS. *Nature, habitat, variétés, modes d'utilisation.* — Dans cette étude, je séparerai la truffe des autres champignons comestibles. La truffe, en effet, dans nos usages, ne constitue jamais un plat. Elle sert plutôt de condiment. Les autres champignons, au contraire, sont souvent servis tout seuls, et cet usage se répand de plus en plus.

Les parties utilisées de ces cryptogames sont le chapeau ou réceptacle et la tige. Les principales espèces employées sont : le *champignon commun (agaricus campestris)*, le *champi-*

gnon *des prés ou de couche (Psalliata campestris)*, *le bolet (Boletus edulis)*, avec sa variété la cèpe, et la *morille (Morchella esculenta)*.

Tous ces champignons se mangent, en général, frais ou simplement desséchés. Ce n'est que rarement qu'on prend la précaution, excellente d'ailleurs, de les faire bouillir. Ils sont le plus souvent servis après avoir été simplement sautés.

Les champignons comestibles existent à l'état naturel dans la zone tempérée et dans la zone chaude ; mais ils sont cultivés surtout dans la première.

Rendement, ration. — D'après mes observations, outre la perte de poids qu'on leur fait subir en les épluchant, soit de 20 %environ, le poids du champignon épluché diminue environ de moitié, 52 %, en les faisant sauter. Ainsi préparés, la quantité prise à chaque repas est environ de 50 grammes, soit sensiblement 100 grammes de champignon épluché.

Voici quelques chiffres à cet égard :

NUMÉROS d'ordre	POIDS			OBSERVATIONS Rations
	non épluchés	après avoir été épluchés	après avoir été sautés	
1	260	180	110	2 rations.
2	350	3C0	150	3 rations.
3	327	263	97	2 rations.
Moyenne...	937	743	357	
Proportion.		21 %	52 %	

Composition. — Pouchet donne des divers champignons dont nous nous occupons ici, les analyses suivantes :

Comme on le voit, la composition de ces diverses espèces varie peu, surtout en ce qui concerne les substances qui nous intéressent le plus, les azotés et les ternaires. Or, celles-ci donnent une valeur totale de 40 calories pour 100 grammes.

On peut donc, au point de vue de leur valeur comme aliments, nous servir de la moyenne résultant de ces analyses.

	Champignons de couche	MORILLES	CÈPES	PIED de mouton	MOYENNES
Eau............................	91.01	90 »	90.61	91.65	90.82
Matières azotées...............	4.68	4.40	4.89	3.38	4.34
Matières grasses...............	0.40	0.56	0.65	0.50	0.52
Sucre dextrine mannite.........	1.17	0.72	0.58	0.75	0.80
Cellulose......................	2.28	2.96	2.44	2.30	2.49
Sels minéraux....	0.46	1.36	0.83	1.42	1.01
Azote.........................	0.72	0.68	0.753	0.52	0.67

On le peut d'autant mieux que les résultats d'autres analyses
se rapprochent autant que possible des précédents. Voici en
effet les analyses empruntées à Richet (article Aliment du
Dictionnaire de physiologie, p. 381).

	Champignons des prés et de couche	MORILLES	BOLETUS Edulis	HYDNUM repandum	MOYENNE
Eau...........................	91.30	89.10	91.30	92 70	91.10
Substances azotées.......... .	3 70	3.70	3.60	1.80	3.20
Substances grasses.............	0.20	0.30	0.20	0.30	0.25
Matières extractives non azotées.	3.40	5.10	3.70	3.50	3.92
Cellulose.....................	0.80	0.70	0.60	0.70	0.70
Cendres.......................	0.50	1.20	0.60	0.70	0.75

D'après cette autre analyse, la quantité d'eau reste sensiblement la même. Les matières grasses et les azotées sont un
peu inférieures sans s'écarter beaucoup des proportions précédentes. Les matières extractives non azotées sont diminuées,
tandis que la cellulose est augmentée ; et enfin les cendres
sont en moindre quantité. Mais, en somme, je le répète, ces

différences sont peu importantes, la valeur en calories, en effet, est de 34 au lieu de 40.

Enfin König, cité par Munck et Ewald (p. 174) a donné l'analyse comparative suivante pour les champignons frais et ceux desséchés.

CHAMPIGNONS		EAU	Substances azotées	GRAISSE	MANNITE sucre	EXTRAIT non azoté	CELLULOSE	CENDRES
Frais........	de	91.73	3.5	0.20	0.07	2.70	0.70	0.60
	à	»	8.5	0.50	1.40	10.70	3.60	1.80
Desséché . ..	de	19 »	25 »	1.6	6 »	17 »	5.50	6 »
	à	67 »	36 »	1.9	11.40	37 »	18.70	8 »

De son côté, Alquier a donné les analyses suivantes :

NOMS DES CHAMPIGNONS	EAU	AZOTÉS	CORPS gras	HYDRA-CARBONÉS	MATIÈRES salines	VALEUR en calories
Cèpe......................	79.59	2.78	0.35	15.51	1.77	79
Champignon girolle	92.14	1.84	0.58	4.69	0.75	33
— de couche frais.	89.13	4.25	0.28	5.35	0.99	45
— de couche sec..	11.66	41.69	1.71	37.52	7 03	374

En tenant compte de ces diverses analyses, on voit que la valeur nutritive de ces divers champignons, présente bien certains écarts ; mais qu'on peut, cependant, sans s'exposer à de grandes erreurs, les englober dans une étude commune.

En procédant ainsi, on peut donc admettre pour l'état frais, que les azotés sont compris entre 2 et 5 % ; que les corps gras ne dépassent guère en moyenne 0,50 % ; que les hydrocarbonés réunis sont compris entre 5 et 15 %. Que les matières salines ne dépasseraient guère 1 %, enfin que la valeur en calories serait comprise entre 40 et 70 calories pour 100 gr. avec une moyenne de 50 calories.

Les champignons desséchés, selon le degré de dessication, arrivent à une valeur nutritive bien plus élevée. Mais évidemment, par la cuisson, ils reprennent au moins une partie de leur eau, et ils ne sont employés qu'en quantités beaucoup plus faibles.

En admettant le degré de dessication de ceux analysés par Alquier, ne contenant que 11 % d'eau, la comparaison de la valeur en calories, des frais et des secs, nous montre que les 10 grammes de ces derniers valent 100 grammes des frais.

En s'arrêtant à 20 % d'eau, les 100 grammes de frais seraient représentés sensiblement par 20 grammes de secs.

Comme conclusion pratique, on peut donc admettre :

1° Que la ration du champignon est de 100 grammes épluchés ;

2° Que ces 100 grammes contiennent environ 4 grammes d'azotés et fournissent 50 calories, qui, réunies à celle des corps gras employés par la cuisson s'élèvent à 100 calories environ.

Chicorées. Le genre *cichorium* de la famille des synanthérées, fournit deux espèces de chicorées utilisées pour l'alimentation : La chicorée sauvage *(cichorium intybus)* et la chicorée endive *(cichorium indivia)*.

C'est la *chicorée sauvage* qui entre, par sa racine, dans la composition du sirop de chicorée. C'est elle aussi dont la racine torréfiée et pulvérisée sert de succédané du café.

Pour ces deux usages, c'est la racine qui est utilisée. Pour l'alimentation, au contraire, c'est la feuille.

Le plus souvent, elle est mangée crue en salade. Pour rendre les feuilles intérieures plus tendres, on lie la chicorée ; et de plus, parfois, on la cultive dans un lieu obscur pour la faire s'étioler. Elle est alors connue sous le nom de *barbe de capucin.* Ainsi étiolée, elle est mangée crue.

La *chicorée endive* ou chicorée des jardins, est aussi le plus souvent mangée crue en salade, et il en est de même de deux de ses variétés : la *chicorée frisée* et l'*escarole.* Mais les deux espèces de chicorées, la *sauvage* et l'*endive,* ainsi que leurs diverses variétés, sont encore assez souvent soumises à la cuisson.

Elles sont d'abord, au moins blanchies; et ensuite soit préparées entières comme le céleri et cuites dans leur jus, soit divisées et servies comme l'épinard et l'oseille. Toutes ces variétés se prêtent aux mêmes modes de préparation que ces deux derniers légumes.

Je réunis dans le tableau suivant quelques analyses de chacune des deux espèces de chicorées :

ESPÈCES ET VARIÉTÉS	EAU	AZOTÉS	CORPS gras	HYDRO-CARBONÉS	MATIÈRES salines	VALEUR en calories	AUTEURS
Chicorée sauvage..	83.10	3.18	0.67	10.38	2.67	63	Alquier.
Barbe de capucin..	82.09	1.05	0.31	15.78	0.77	71	Alquier.
Chicorée (?)......	75.69	1.01	0.49	22.03	0.78	98	König (Siderski).
Chicorée endive...	93.50	0.92	0.14	5.11	0.33	26	Alquier.
Chicorée frisée ...	94.13	1.76	0.13	3.20	0.78	23	Alquier.
Chicorée scarole..	92.90	1.04	0.10	4.98	0.98	26	Alquier.

En comparant les diverses analyses qui ont été données par Alquier, il y a lieu d'être frappés de la différence de composition de la barbe de capucin avec celles des autres variétés. D'une manière générale, la chicorée sauvage est plus riche que l'endive ; mais c'est surtout la barbe de capucin qui l'est le plus. Il semble donc que l'étiolement favorise le développement de la substance amylacée.

Je ne sais quelle a été la variété analysée par König; mais sa valeur en calories, due surtout à sa substance amylacée, dépasse même celle de la barbe de capucin.

Quoi qu'il en soit, d'après ces analyses ont peut admettre :

1° Que pour l'endive et ses variétés, les azotés vont de 1 à 2 %, et que la valeur en calories est de 25 calories pour 100 gr.;

2° Que la chicorée sauvage serait un peu plus riche en azotés; et que sa valeur en calories serait au moins le double;

Quand ces diverses chicorées sont servies crues en salade, on peut estimer que la quantité constituant la ration, ne dépasse guère 100 grammes; et pour avoir la valeur nutritive de cette dernière, il suffit d'ajouter à la valeur de ces 100 grammes, celle de l'assaisonnement qui peut varier entre 50 et 75 calories

Mais, de plus, je l'ai dit, ces diverses chicorées sont utilisées cuites, et voici les modifications que la cuisson leur fait subir. Je réunis mes observations dans le tableau suivant :

DATES	POIDS		SUBSTANCES AJOUTÉES	POIDS servie
	épluchés	blanchis		
1890 Octobre .	450	150	Sucre, 25g ; beurre, 25g ; lait, 100g.	160
1898. Janvier..	1.020	405	Lait, 200g ; beurre, 50g ; sucre, 45g.	465
1898. Septemb.	380	200	Lait, 130g ; beurre, 20g ; sucre, 30g.	170
Totaux.....	1.850	755		795

Il résulte donc de ces observations :

1° Que le blanchiment fait perdre à la chicorée plus de 60 % et au moins dans les environs de 50 % de son poids ;

2° Qu'il est probable que pendant cette opération, de même que l'oseille et l'épinard, elle cède à l'eau une partie importante de ses sels solubles ;

3° Qu'il est également probable, qu'elle cède aussi, quoique en petite quantité, une partie de ses principes nutritifs ; mais que cependant la plus grande partie doit rester dans la partie blanchie. Celle-ci a donc d'abord, à poids égal, une valeur double de la chicorée crue, soit sensiblement 3 grammes d'azotés et 50 ou 120 calories, selon qu'il s'agit de l'endive ou de la sauvage ;

4° Mais que la valeur nutritive de cet aliment une fois préparé, est encore considérablement augmentée par le lait, le beurre et le sucre, que l'on y ajoute habituellement. Voici, en effet, la valeur de ces aliments dans ces trois observations. Dans la première :

Lait.....	100gr,	3gr d'azotés	et.....	70 calories.
Beurre ..	25	—	.....	225 —
Sucre ...	25	—	.....	100 —
Totaux.....		3gr d'azotés		395 calories.

Ces 450 grammes de chicorée donnant déjà 6^{gr},75 d'azotés environ ; et, en prenant une moyenne de 50 calories par 100 grammes, soit 225 calories, nous arrivons à un total de 10 grammes d'azotés environ et de 620 calories. Or, les 450 gr. de chicorée épluchée ayant été réduits après la cuisson complète à 150 gr., et cette quantité ne constituant que deux rations, il en résulte que chaque portion valait 5 gr. d'azotés et 310 calories. C'est donc un plat sensiblement plus riche, à ce dernier point de vue, que la plupart des plats de viande.

Dans la deuxième observation :

Lait.....	200^{gr},	6^{gr} d'azotés et....	140 calories.	
Beurre...	50	—	450 —	810 calories.
Sucre ...	45	—	220 —	

Les 1.020 grammes de chicorée épluchée donnent déjà 15 grammes d'azotés et 500 calories ; et en y ajoutant les 6 gr. d'azotés et 810 calories de ces divers aliments, nous arrivons à un total de 21 grammes d'azotés et 1300 calories. Or, cette quantité de chicorée ayant donné après la cuisson 4 rations, nous arrivons également, par ration, à 5 grammes d'azotés et à 325 calories.

Dans la troisième observation :

Lait.....	130^{gr},	4^{gr} d'azotés et...	90 calories.	
Beurre ..	20	— ...	180 —	390 calories.
Sucre ...	30	— ...	120 —	

Les 380 grammes de chicorée épluchée contenant déjà 5^{gr},50 d'azotés et donnant 190 calories, nous arrivons à un total de 10 grammes d'azotés environ et 580 calories. Or, ces 380 grammes de chicorée n'ayant donné, après la cuisson complète que deux rations, chacune d'elles valait donc, comme précédemment, 5 grammes d'azotés et 290 calories.

De tout ce qui précède, on peut donc conclure :

1° Que la ration de la chicorée épluchée est de 200 grammes environ ;

2° Quelle perd pendant le blanchiment au moins 50 °/₀ de son poids ;

3° Qu'en même temps elle perd une partie notable de ses sels solubles ;

4° Mais que les principes organiques nutritifs sont peu diminués ; et que, par conséquent, 100 grammes de chicorée cuite valent 200 grammes de chicorée épluchée ;

5° Que les 100 grammes de chicorée cuite ne contiennent donc que 3 gr. d'azotés et ne peuvent donner que 100 calories ;

6° Mais que la valeur nutritive de cette chicorée est considérablement augmentée par l'addition de divers aliments que l'on y ajoute habituellement, lait, sucre et beurre ; si bien que la quantité, que représente un plat du régime-type, arrive à valoir 5 grammes d'azotés et environ 300 calories.

Je me suis arrêté un peu longuement sur la modification que subit cet aliment dans son procédé le plus habituel de préparation, parce qu'il m'a paru très propre à montrer comment la préparation peut modifier la valeur d'un de ces légumes, que, vu leur pauvreté naturelle en matières organiques, nous avons pris l'habitude de considérer comme négligeable. Les mêmes observations s'appliquent à l'épinard et à l'oseille et aussi à d'autres légumes. Dans l'appréciation de la valeur nutritive d'un aliment, il faudra donc désormais tenir grand compte de son mode de préparation.

CHOU. *Nature, habitat, variétés, mode d'utilisation.* — Le genre *Brassica*, de la famille des *crucifères*, fournit à l'alimentation plusieurs espèces que l'on peut, au point de vue qui nous occupe, répartir en trois groupes : *les choux* proprement dits ; *les choux de Bruxelles*, et *les choux-fleurs*.

Les choux proprement dits comprennent les variétés suivantes : le *chou commun* (Brassica oleracea), le *chou frisé* ou de *Milan*, le *chou pommé* ou *cabus*.

Le deuxième groupe est constitué par les *choux de Bruxelles* (Brassica oleracea bullata) ; et le troisième groupe par le *chou-fleur* (Brassica oleracea botrytis).

Tous ces choux poussent dans la zone tempérée, et surtout dans sa partie froide, où l'on cultive, en outre, le *chou cabus blanc* qui sert à faire la *choucroute*.

Les choux ordinaires sont utilisés surtout pour la soupe. Ils font partie de l'alimentation habituelle de la population de la campagne et d'une partie de celle de la ville. C'est un des légumes qui constituent le fond de nos marchés. Il vient surtout en hiver. Le chou sert aussi à contenir de la farce. J'ai déjà dit qu'une de ces variétés sert à faire la choucroute.

Le chou-fleur se sert bouilli, mais surtout sauté ou au gratin et celui de Bruxelles surtout sauté.

Poids, rendement et ration. — Le poids moyen des choux ordinaires est de 500 à 700 gr., mais il peut dépasser 1 kilog.

Les *choux de Bruxelles* pèsent de 2 à 5 gr. avec une moyenne de 3 grammes d'après mes observations ; leur diamètre varie de 2 à 4 centimètres. Quant aux choux-fleurs, leurs poids varie de 150 à 600 grammes. Avec ce dernier poids, leur diamètre est environ de 15 centimètres et leur hauteur de 10.

Pour les choux de Bruxelles, je réunis dans le tableau suivant les résultats de mes observations.

NUMÉROS d'ordre	NOMBRE	BRUTS	ÉPLUCHÉS	BOUILLIS	FRITS	OBSERVATIONS Rations
1	80	197	180	230	147	2 rations
2	57	240	210	220	167	2 —
3	125	250	220	»	180	2 —
4	80	250	240	230	142	2 —
5	56	200	190	»	120	2 —
6	100	320	300	»	180	3 —
7	95	315	280	277	170	3 —
8	76	265	230	»	112	2 —

Il résulte donc de ces observations :

1° Que le poids moyen du chou de Bruxelles est de 3 grammes ;

2° Qu'en l'épluchant, la perte a été de 9 % ;

3° Que pendant la cuisson dans l'eau, il aurait augmenté, en moyenne, de 6 % ;

4° Que la diminution de poids entre le chou épluché et le chou frit a été de 34 %, soit une diminution d'un tiers ;

5° Enfin, qu'après avoir été frit, la ration est de 70 grammes environ, soit 100 grammes de choux crus épluchés.

Le *chou-fleur*, se mange simplement bouilli, sauté ou au

gratin. Voici les observations que j'ai faites sur ces deux premières manières de le préparer.

Choux-fleurs.

| NUMÉROS | POIDS | | PERTES | POIDS | NOMBRE |
| d'ordre | crus, épluchés | bouillis | | frits | de rations |
I	II	III	IV	V	VI
1	472	407	65	»	4 rations.
2	350	330	20	»	3 rations.
3	364	347	17	»	3 à 4 rations.
4	222	202	20	»	2 rations.
5	590	560	30	»	5 à 6 rations.
6	182	173	9	»	1 à 2 rations.
7	165	150	15	»	1 à 2 rations.
8	442	400	42	»	4 à 5 rations.
9	470	420	50	»	4 à 5 rations.
10	300	277	23	»	3 rations.
11	»	208	100	108	2 rations.
12	»	380	110	270	3 rations.
13	»	300	110	190	3 rations

| Rapports ... | { De l'état cru à l'état bouilli.......... 3.6 %. |
| | { De l'état bouilli à l'état frit........... 36 » %. |

Il résulte donc de mes observations :

1° Que le chou-fleur, en cuisant dans l'eau, conserve presque son poids initial. La moyenne de ses pertes donne une diminution seulement de 3,6 %;

2° Qu'au contraire, il perd 36 %, soit un tiers de son poids en le faisant frire.

Je rappelle que ce mode de cuisson fait subir la même diminution de poids aux choux de Bruxelles.

Mais pour les deux, il s'agit plutôt d'une diminution de poids que de la valeur nutritive. La perte de poids, en effet, porte surtout sur l'eau et les matières salines, et la valeur nutritive reste sensiblement la même.

Enfin, d'après ces observations on peut estimer que la ration de chou-fleur bouilli est en moyenne de 100 grammes et celle du chou-fleur sauté en moyenne de 50 grammes à 60 seulement.

La *choucroute* est fournie par le chou cabus blanc, divisé

VARIÉTÉS DE CHOUX	EAU	AZOTÉS	CORPS GRAS	HYDRA-CARBONÉS	MATIÈRES salines	VALEUR en calories	AUTEURS
Chou vert.........	80.03	3.99	0.90	12.51	1.57	»	König (Siderski).
id.	90 »	3.30	»	5.70	1.50	»	Gautier.
Chou brocoli......	87.05	4.42	0.52	6.90	1.11	»	
Moyennes....	**85.69**	**3.91**	**0.71**	**8.37**	**1.39**	59	
Chou rose........	85.63	4.83	0.46	7.79	1.29	59	
Chou rouge	90.06	1 83	0.19	7.15	0.77	39	König (Siderski).
id.	89.78	1.92	0.22	7.40	0.67	41	Alquier.
Chou blanc........	89.97	1.89	0.58	5.37	2.09	36	König.
Chou pommé....	89.97	1.89	0.20	6.71	1.23	»	Gautier.
Chou pommé frisé Milan..........	90.89	1.82	0.28	5.95	1.06	»	Alquier.
Moyennes.....	**90.43**	**1.855**	**0.24**	**6.33**	**1.14**	37	
Chou de Bruxelles..	82.80	3.80	0.58	11.41	1.41	»	Gautier.
id. ..	84.58	4.50	0.74	8.80	1.38	»	
Moyennes....	**83.07**	**4.15**	**0.66**	**10.11**	**1.39**	69	
Choufleur........	90.89	2.48	0.34	5 46	1.57	»	König.
id.	90.90	2.48	0.34	5.46	0.83	»	Gautier.
id.	91 »	2.36	0.36	5.41	0 87	»	Alquier.
Moyennes.....	**90.93**	**2.44**	**0.35**	**5.44**	**1.09**	37	
Choucroute	89.80	1.50	0.13	8 »	1.04	»	Gautier.
id.	90.55	1.40	0.49	5.11	2.45	»	Alquier.
Moyennes.....	**90.17**	**1.45**	**0.31**	**6.55**	**1.74**	36	

en tranches assez minces et mises à macérer dans l'eau salée, additionnée de poivre et de baies de genièvre. Il se forme dans ce mélange une fermentation lactique qui donne au chou un goût acidulé. En même temps le chou perd une partie de son eau et il devient plus digestif.

Les choux ont été souvent analysés ; et j'ai réuni un certain nombre de ces analyses dans le tableau précédent.

A ces analyses, je joins les renseignements suivants sur la composition minérale du chou vert et du chou-fleur que j'emprunte à Gautier.

Chou vert, quantité de sels pour 100 parties fraîches : $1^{gr},40$. Sur 100 grammes de ces sels on trouve : K^2O, 26.8 ; — Na^2O, 13,9 ; — CaO,14,8 ; — MgO, 4,2 ; — Fe^oO^3, $1^{gr},6$; — P^2O^5, 13,2 ; — So^3, 12,8 ; — SiO, 5,2 ; — Cl, 2,8.

Chou-fleur, totalité des sels ; 0,99. Sur 100 grammes de ces sels, on trouve : K^2O, 26,4 ; Na^2O, 10,2 ; — CaO, 18,7 ; — MgO, 2,3 ; — Fe^2O^3, 0,4 ; — P^2O^5, 13,1 ; — So^3, 11,4 ; — SiO^2, 12,8 ; — Cl, 6,1 —.

Dans les deux, on le voit, ce qui domine, ce sont les sels de potasse ; puis viennent ceux de chaux et de soude presque en parties égales et ensuite ceux de magnésie. Enfin, parmi les acides, ce sont les phosphates qui l'emportent, mais les sulfates les suivent de près.

L'examen de ces différentes analyses nous conduit aux évaluations approximatives suivantes :

1° Les azotés sont compris entre 3 et 4 % pour les choux verts ; ils restent un peu au-dessous de 2 % pour les choux rouges et blancs, ainsi que pour les choux pommés ou de Milan. Ils arrivent à une moyenne de 4 % avec le choux de Bruxelles, et descendent ensuite à 2,50 % avec le chou-fleur et à 1,50 avec la choucroute ;

2° Les corps gras restent au-dessous de 1 gr. pour les choux de Bruxelles et même au-dessous de 0,50 %, pour toutes les autres variétés ;

3° Les hydrocarbonés sont compris entre 6 et 8 % pour le chou vert, le chou de Milan et la choucroute. Ils arrivent à 10 % avec le chou de Bruxelles, et descendent entre 5 et 6 % avec le chou-fleur ;

4° Les matières salines sont toujours comprises entre 1 et 2 % ;

5° Enfin, la valeur en calories atteint son maximum avec le

choux de Bruxelles et le chou vert, soit 69 et 60 calories ; et pour tous les autres, elle est comprise entre 30 et 40 calories.

En rapprochant mes observations de ces analyses, on arrive donc à ces conclusions pratiques :

1° Que la ration des divers choux bouillis est de 100 grammes environ ;

2° Que ces 100 grammes, selon la variété, contiennent de 2 à 4 grammes d'azotés et peuvent fournir de 40 à 70 calories, qui, additionnées de celles fournies par les corps gras d'assaisonnement, arrivent dans les environs de 150 ;

3° Que pour les choux pris après avoir été sautés, la ration peut n'être que de 50 grammes ; mais que ces 50 grammes ont la même valeur nutritive que 100 grammes de choux bouillis, et que de plus les corps gras qui ont servi à les préparer portent également leur valeur à 150 calories environ.

EPINARD. — L'épinard *(spinacia oleracea)* de la famille des *chénopodées* est originaire de la Perse, et a été introduit en Europe par les Arabes.

La partie utilisée est la feuille avant la floraison. On en distingue deux variétés selon que les graines sont lisses *(spinacia inermis)* ou munies d'aspérités *(spinacia spinosa)*. La première, qui est la variété la plus estimée, comprend l'épinard de Hollande et celui à feuilles de laitue. L'épinard se fait d'abord blanchir, et on le sert ensuite au gras, à la crème ou simplement au beurre.

Poids, rendement, ration. — L'épinard tel qu'il est pris au marché perd d'un cinquième à un tiers de son poids en l'épluchant, soit en moyenne d'après mes observations, 22 °/₀ ; et à partir de ce moment, le blanchiment auquel on le soumet presque toujours lui fait perdre encore en moyenne 40 °/₀.

Ramenée à cet état la quantité prise par une personne à chaque repas est environ de 100 grammes, ce qui correspond sensiblement à 150 ou 200 grammes d'épinards épluchés. C'est, en effet, ce qui ressort de mes observations réunies dans le tableau suivant.

NUMÉROS d'ordre	ENTIERS	ÉPLUCHÉS	BLANCHIS	OBSERVATIONS rations
1	875	700	450	4 rations.
2	765	595	355	3 rations.
3	1.290	1.010	540	5 rations.
4	930	610	320	3 rations.
5	1.170	950	400	4 rations.
6	925	715	415	4 rations
7	»	723	390	4 rations.
8	450	350	197	2 rations.
9	900	»	360	3 à 4 rations
10	480	380	210	2 rations.
Totaux....	7.785	6.033	3.637	34 rations.

La composition de l'épinard est la suivante :

ÉTAT DES LÉGUMES	EAU	AZOTÉS	CORPS GRAS	HYDRO-CARBONÉS	MATIÈRES salines	VALEUR en calories	AUTEURS
Entiers...............	88.47	3.49	0.58	5.37	2.09	»	König.
Epinards frais épluchés..	90.13	3.15	0.40	4.42	1.90	»	Alquier.
Moyennes........	**89.30**	**3.82**	**0.49**	**4.89**	**1.99**	**41**	
Epinards cuits assaisonnés	89.80	2.10	4.10	2.60	1.40	58	Alquier.

De plus, à ma demande, M. Lahille a bien voulu étudier la quantité de potasse que les épinards cèdent pendant le blanchiment. Or, voici ses résultats :

1° Sur 200 grammes d'épinards non blanchis il a trouvé $2^{gr},61$ de perchlorate de potasse, soit $0^{gr},884$ de potasse anhydre et $0^{gr},442$ pour 100 grammes.

2° Sur 200 grammes d'épinards blanchis il n'a plus trouvé que $1^{gr},24$ de perchlorate de potasse, soit $0^{gr},420$ de potasse anhydre, et $0^{gr},210$ pour 100 grammes.

3° Enfin, l'eau distillée ayant servi au blanchiment a donné $1^{gr},420$ de perchlorate de potasse, soit $0^{gr},481$ de potasse anhydre et $0^{gr},240$ pour 100 grammes.

L'ébullition dans l'eau distillée pendant cinq minutes seulement a donc suffi pour enlever à l'épinard 52 °/₀ de ses sels de potasse qui sont les plus abondants ; et il y a lieu de croire que c'est sensiblement dans les mêmes proportions que sont perdus les autres sels solubles.

En résumé :

1° La ration d'épinards blanchis est environ de 100 grammes ; et ces derniers sont fournis par 200 grammes d'épinards épluchés.

2° Ces 100 grammes d'épinards blanchis, contenant les principes organiques de 200 grammes, contiennent donc environ 6 grammes d'azotés et fournissent 80 calories.

3° Ces dernières, augmentées de celles des corps gras ayant servi à les préparer, arrivent dans les environs de 150 calories.

OSEILLE. *Nature, habitat, variétés, mode d'utilisation.* — L'oseille *(rumex acetosa)* de la famille des *polygonées*, se cultive dans toute la zone tempérée. Ce sont les feuilles cueillies avant la floraison qui sont utilisées, comme pour les épinards.

On en cultive deux variétés, l'oseille ordinaire *(*R. *acétosa)* et *l'oseille à écussons* (R. *scutatus*).

L'oseille est mangée après avoir été blanchie. Elle ne sert souvent que de garniture ; mais son abondance a fait qu'elle constitue en réalité la partie la plus importante du plat. C'est, par exemple, ce qui a lieu pour les œufs à l'oseille.

Rendement, ration. — En épluchant l'oseille, on lui fait subir un premier déchet, qui, d'après mes observations, serait environ de 20 °/₀. Mais la diminution de poids la plus importante est celle qui est due à la cuisson dans l'eau. Celle-ci,

d'après mes observations, atteint 50°/₀. Mais cette forte diminution de poids portant surtout sur l'eau, la valeur nutritive
est peu diminuée. Seules les matières salines passent en
partie dans l'eau du blanchiment.

Je reproduis, ci-après, mes observations sur ces déchets.

NUMÉROS	POIDS			POURCENTAGE	
d'ordre	Entiers	Épluchés	Bouillis	II à III	III à IV
I	II	III	IV	V	IV
1	927	710	405	"	»
2	460	365	175	»	»
3	650	530	300	»	»
Totaux..	2037	1605	880	21 °/₀	43 °/₀

La quantité constituant une ration peut être évaluée à
100 grammes d'oseille bouillie, soit, par conséquent, à 200 gr.
d'oseille épluchée.

ÉTAT DU LÉGUME	EAU	AZOTÉS	Corps gras	HYDRO-CARBONÉS	MATIÈRES salines	VALEUR en calories	AUTEURS
Entière.....	91.40	2.74	0.40	4.17	1.29	44	Balland (Gautier).
Epluchée...	91.23	2.62	0.54	4 53	1.08	36	Alquier.
Moyenne.	91.31	2 68	0.47	4.35	1.18	40	

D'après ces analyses, 100 grammes d'oseille contiennent
donc environ 2ᵍʳ,50 d'azotés et peuvent fournir 40 calories.
La ration étant de 200 grammes d'oseille épluchée, cette
ration arrive à 5 grammes d'azotés et à 80 calories. Mais en
ajoutant à ces dernières celles des corps gras ayant servi à
la préparation, on arrive à un total approximatif de 150 calories.

L'acidité de l'oseille est due au quadroxalate et au bioxalate de potasse. Or, sur ma demande, M. Lahille a bien voulu voir la quantité de sels de potasse que l'oseille perd, quand on la blanchit, et voici ses résultats :

1° Sur 200 grammes d'oseille il a trouvé $2^{gr},168$ de perchlorate de potasse, soit $0^{gr},734$ de potasse anhydre, et $0^{gr},367$ pour 100 grammes d'oseille.

2° Sur 200 grammes d'oseille ayant bouilli pendant cinq minutes dans l'eau distillée, le perchlorate est descendu à $0^{gr},612$, soit $0^{gr},224$ de potasse anhydre et $0^{gr},112$ pour 100 grammes.

3° Enfin, dans l'eau du blanchiment, il a trouvé $1^{gr},530$ de perchlorate, soit $0^{gr},518$ de potasse anhydre, et $0^{gr},259$ pour 100 grammes d'oseille.

Il faut donc en conclure que le blanchiment, même n'étant prolongé que pendant cinq minutes, enlève à l'oseille 68 °/₀ de ses sels de potasse, et probablement aussi des autres sels solubles. Après le blanchiment, l'oseille ne doit donc guère contenir plus de 30 °/₀ de ses sels solubles.

Conclusion. — De ces analyses et de mes observations on peut donc conclure :

1° Que la ration d'oseille épluchée est de 200 grammes; et qu'elle est ramenée à 100 grammes après le blanchiment;

2° Que ces 100 grammes d'oseille blanchie contiennent environ 5 grammes d'azotés et peuvent donner 80 calories; qui, réunies à celles des corps gras de la préparation, sont portées à environ 150 calories;

3° Que le blanchiment enlève les 2/3 environ de sels de potasse et probablement aussi des autres sels solubles; ce qui ramène les matières salines de la ration entière à environ 1 gramme;

4° Que le blanchiment parait être une préparation des plus utiles pour l'oseille. .

SALADES

On réunit sous ce nom les divers légumes, habituellement constitués par des feuilles ou des jeunes tiges, et qui sont consommées crues, en les assaisonnant presque toujours avec le sel, le poivre. le vinaigre et l'huile.

Un certain nombre de ces légumes herbacés peuvent aussi

être cuits; et je m'en suis déjà occupé. Tels sont le *céleri*, la *chicorée sauvage* et la *chicorée endive*, ainsi que leurs variétés : la *barbe de capucin* pour la première, la *chicorée frisée* et la *scarole* pour la seconde. Mais d'autres, ou bien ne se mangent que crus, ou bien ne sont cuits que d'une manière tout à fait exceptionnelle. De ce nombre sont la *laitue*, la *mâche* ou *doucette*, le *cresson* et le *pissenlit*.

Bien d'autres légumes, les graines des légumes secs, des racines, des bulbes-tubercules, des légumes, des fruits et des légumes-feuilles peuvent être mangés en salade; mais d'une part, il sont au préalable toujours bouillis, et d'autre part, ils sont le plus souvent servis autrement. Les légumes réunis sous le nom de salades, au contraire, sont servis crus; et c'est là leur mode de préparation de beaucoup le plus fréquent.

Je réunis, ci-après, les analyses des salades dont la composition n'a pas encore été donnée.

NOMS DE LA SALADE	EAU	AZOTÉS	Corps gras	HYDRO-CARBONÉS	MATIÈRES salines	VALEURS en calories	AUTEURS
Laitue....................	94.33	1.41	0.31	2.92	1.03	21	König.
Laitue pommée (romaine).	94.51	1.31	0.30	3 »	0.88	21	Alquier.
Mache....................	91.19	2.57	0.50	5.24	0.50	38	Alquier.
Cresson.	90.8 / 92.0	2.87 / 2.52	0.21 / 0.29	4.40 / 3.88	1.72 / 1.32	34 / 31	Balland. / Alquier.
Pissenlit	83.25	2.92	0.69	10.03	3.11	61	Alquier.

LAITUE. — La laitue, *lactuca sativa*, de la famille des synanthérées, présente trois variétés : la *romaine* (*lactuca romana*) la *laitue pommée* (*L. capitata*) et la *laitue frisée* (*L. crispa*).

D'après mes observations, on peut estimer que 50 grammes de laitue bien égoutée, quelle que soit la variété, constituent la ration. On voit donc que cette ration n'arrive pas à 1 gramme d'azotés et quelle ne peut guère donner que 10 calories.

MACHE OU DOUCETTE.— La *Valerianella alitaria,* de la famille des valérianées, est sensiblement plus riche que la précédente. Les azotés dépassent 2 °/° et sa valeur en calories arrive à 40 environ. Sa ration est également à peu près de 50 grammes.

CRESSON. — Ce nom est donné à plusieurs plantes de la famille des crucifères, qui, toutes ont une odeur aromatique et surtout une saveur piquante. Ce sont les feuilles qui seules sont utilisées.

Les principales sont : le cresson alenois ou des jardins, *lepidium sativum;* le cresson des fontaines *(sisymbrium nasturtium).* Ces deux espèces sont employées aux mêmes usages. Elles constituent rarement seules une salade; mais elles sont souvent mêlées aux autres salades, dans différentes proportions. De plus, fréquemment, elle accompagnent certains plats comme garniture.

La composition du cresson se rapproche de celle de la mâche. Ses azotés dépassent 2 °/₀ et sa valeur en calories reste entre 30 et 40 calories.

D'après son mode d'emploi, la quantité de cresson entrant dans une ration de salade ne dépasse pas 25 grammes; et celle prise comme garniture reste même au-dessous.

PISSENLIT. — Le *Leontodon taraxacum,* plante de la famille des synanthérées, est relativement assez riche en azotés, en substances amylacées et en matières salines.

Le pissenlit cueilli dans les prairies et venu naturellement est généralement dur et peu agréable; mais depuis quelque temps, il est cultivé; et celui que l'on trouve déjà sur quelques marchés est en même temps beaucoup plus volumineux et plus tendre.

La quantité prise à chaque repas, ne dépasse pas 50 gr.

RÉSUMÉ. — En somme, comme on le voit, la ration de ces diverses salades reste entre 4,50 et 1ᵍʳ,50 d'azotés et de 10 calories pour la laitue, elle arrive à 20 calories pour la mâche et le cresson, et à 30 calories pour le pissenlit.

Mais toutes nécessitent un assaisonnement, qui, d'après mes évaluations, comprend par ration de 5 à 8 grammes d'huile, soit de 45 à 70 calories. On voit donc que grâce à ce corps gras, la ration de ces diverses salades peut encore fournir de 50 à 100 calories.

Les salades figurent donc parmi les aliments les moins riches; mais cependant, on le voit, une fois assaisonnées leur valeur en calories n'est pas négligeable.

FRUITS DE DESSERT

J'ai réuni dans ce groupe d'aliments les divers fruits qui sont pris le plus souvent à la fin du repas comme dessert, et qui le sont à l'état cru. Il est bien vrai que certains d'entr'eux peuvent être servis desséchés (1), comme les pruneaux, les raisins, etc., et que d'autres sont servis cuits, comme les pommes, les pruneaux, ou à l'état de confitures, de gelée; mais, au moins pour le plus grand nombre, ils le sont le plus souvent à l'état cru pendant la saison où nous pouvons les avoir dans cet état.

Je vais étudier ces divers fruits par ordre alphabétique.

ABRICOT. *Habitat, variétés, modes d'utilisation.* — L'abricotier (*Prunus armenicea*), (famille des rosacées), est originaire de l'Arménie, mais il existe en ce moment sur tout le littoral méditerranéen. Ses variétés les plus estimées sont *l'alberge* et *l'abricot blanc* ou *abricot-pêche*. Il est utilisé à l'état frais ou conservé à l'état de fruits confits desséchés, de gelée, de marmelade, etc.

D'après mes observations, le poids de ce fruit a varié de 30 à 75 grammes. Dans les conditions ordinaires, on peut donc admettre qu'il descend rarement au-dessous de 25 grammes et qu'il dépasse rarement 80 grammes. Au point de vue du poids, jusqu'à 40 grammes environ, on peut les considérer comme *petits*; de 40 à 60, comme *moyens*; et au-dessus de 60 grammes; comme *beaux*.

Comme dimensions, les petits ne dépassent guère la moyenne de 40 millimètres, les moyens 45, et au-dessus ce sont les beaux.

Rendement. — La seule perte est le noyau, qui, avec les parties molles qui restent parfois adhérentes, varie de 2 à 4 grammes, soit du dixième au vingtième. Alquier a évalué la perte à 16,54 %.

La portion peut être évaluée à 3 ou 4 abricots petits, et à

(1) Voir page 330.

2 ou 3 moyens ou gros. C'est donc approximativement, défalcation faite des noyeaux, un poids moyen de 100 grammes.

Composition et valeur en calories. — D'après Richet (1), la composition de ce fruit serait la suivante :

Eau....................	81,2	Substances extractives non	
Substance azotée........	0,5	azotées...............	6,3
Acide libre............	1,2	Cellulose	5,3
Sucre	4,7	Cendres...............	0,8

D'après Moleschott, cité par Pouchet (2), l'abricot contiendrait 8,83 % d'hydrates de carbone ; et d'après le même auteur, l'acide libre dans le fruit mûr serait de 1^{gr},079 %.

En réunissant le sucre, les substances extractives et la moitié de la cellulose, on arrive à un total de 13^{gr},50 environ de substances pouvant donner du glucose et 0^{gr},50 d'azotés.

D'après Alquier la composition de la partie bonne à manger serait la suivante : Eau, 84,16 ; matières azotées, 0,97 ; corps gras, 0,12 ; hydrocarbonés, 14,17 et cendres, 0,58.

La portion de 100 grammes donnera donc 54 calories pour les glucoses et 2^{cal},500 pour les azotés, soit en tout 56,50.

Résumé. — Pratiquemont, la portion d'abricot de 100 grammes peut donc être considérée comme donnant 50 calories et 0^{gr},50 d'albuminoïdes.

AMANDES. *Habitat, variétés, modes d'utilisation.* — L'amandier (*Amygdalus communis*), de la famille des rosacées, vient dans les pays tempérés, mais plus spécialement dans leur partie méridionale. En France, c'est surtout dans la vallée du Rhône qu'il est cultivé. Il prospère également bien dans le nord de l'Afrique. Il comprend deux espèces : l'amandier doux (*Amygdalus dulcis*) et l'amandier amer (*Amygdalus amara*).

Cette dernière espèce, à proprement parler, n'est pas comestible. On ne l'emploie que pour son parfum, l'essence d'amandes amères. A ce titre et en petite quantité, ses amandes entrent dans la composition de certains médicaments, de certaines préparations servies sur nos tables, telles que les ma-

(1) RICHET (Article aliments). *Dictionnaire de physiologie*, p. 381.

(2) POUCHET. *Encyclopédie d'hygiène.*

carons, et surtout pour la confection d'une liqueur qui lui doit son parfum et son goût, le noyau.

L'amande douce, au contraire, est une précieuse ressource pour nos tables pendant l'hiver. La consistance de sa coque permet d'établir deux variétés, celle à *coque dure* et celle à *coque tendre*.

Les premières sont employées surtout pour la confiserie, la chocolaterie et aussi pour l'extraction de l'huile d'amandes douces, qui, du reste, n'est pas employée pour l'alimentation. On l'emploie, en médecine, comme adoucissante et laxative.

Celle à coque tendre est plus spécialement réservée à nos tables comme dessert. Les variétés les plus estimées sont : les *amandes princesses*, les *amandes à la dame* et les *amandes Molière*.

Les différentes amandes douces, mais surtout celles à coque tendre, peuvent être utilisées soit à l'état *sec*, soit encore *vertes*, avant leur complet développement, et possédant encore leur double écorce.

Poids, dimensions. — Le poids des amandes vertes varie de 10 à 30 grammes. Les moyennes pèsent de 15 à 20 grammes. Leur hauteur varie de 40 à 60 millimètres et leur diamètre de 30 à 45. Mais la partie comestible est bien réduite. Celles dont le poids total est de 10 grammes contiennent des amandes de 1^{gr},50 seulement, et pour celles de 30 grammes la partie comestible n'atteint pas 2^{gr},50.

Pour les amandes à coque tendre, une fois desséchées, on peut admettre que la partie comestible reste un peu au-dessous de la moitié du poids total. Ce poids total varie de 3 à 5 grammes. Les moyennes pèsent de 3^{gr},50 à 4^{gr},50.

Rendement. — Le déchet des amandes vertes est forcément considérable. Cependant, on peut remarquer que pour les volumes correspondants la partie comestible est un peu plus grande. Ce qui ne tient, du reste, qu'à la plus grande quantité d'eau, car, nous allons le voir, pour les mêmes volumes, la valeur nutritive est beaucoup plus élevée pour les sèches que pour les vertes.

Portion. — Dans les conditions ordinaires, on peut estimer à dix amandes la quantité qui correspond à la portion ; et cela, qu'il s'agisse des sèches ou des vertes, ce qui donne comme substances comestibles 20 grammes pour les vertes et 15 grammes pour les sèches.

Composition. — D'après Payen et Bellequin la composition de *l'amande fraîche* serait la suivante :

Albuminoïdes........ .	17,40	Eau.................	42,45
Substances grasses......	24,26	Sels minéraux..........	2,09
Cellulose et autres subs- tances non azotées....	13,78		

Alquier donne en même temps l'analyse de *l'amande verte*, de *l'amande fraîche sans coque* et de *l'amande sèche*. Les deux premières sont les suivantes :

Amandes vertes (pour les parties comestibles) : Eau, 88,00 ; albuminoïdes, 5,67 ; matières grasses, 2,19 ; hydrates de carbone, 3,18 ; cendres, 0,96. Valeur en calories, 52.

Amandes fraîches sans coque : Eau, 27,27 ; albuminoïdes, 16,50 ; corps gras, 41 ; hydrates de carbonne, 13,46 ; cendres, 1,77. La valeur nutritive arriverait ainsi à 460 calories.

Pour les amandes sèches, d'après Moleschott (2) :

Substances albuminoïdes	24,00	Hydrates de carbone.....	9,00
Substances grasses......	54,00	Cellulose.............	1,40

Et d'après König (3), cité par Munk et Ewald :

Albuminoïdes..........	24,20	Cellulose.............	6,60
Graisse..............	53,70	Cendres.............	3,00
Hydrates de carbone....	7,20	Eau.................	5,40

Enfin, Alquier donne la composition suivante :

Amandes sèches : Eau, 5,23 ; albuminoïdes, 20,99 ; corps gras, 51,28 ; hydrates de carbone, 17,39 ; cendres, 2,13; et valeur en calories, 606 calories.

Comme on le voit, les trois analyses de l'amande sèche se rapprochent assez l'une de l'autre. Quant à celle de l'amande fraîche, nous devons constater que tandis que les substances albuminoïdes sont déjà très élevées, les substances grasses le

---

(1) POUCHET. *Encyclopédie d'hygiène de Rochard* ; alimentation, p. 255.
(2) RICHET. *Dictionnaire de physiologie* ; alimentation, p. 332.
(3) *Traité de diététique*, p. 177.

sont beaucoup moins. Les hydrates de carbonne sont plus élevés que dans l'amande sèche. J'aurai à faire les mêmes remarques pour la noix et la noisette. Cette différence de composition nous permet de saisir par quelle série de transformations se constituent les réserves du végétal en corps gras.

Les substances azotées semblent suivre la même marche que les matières grasses, toutefois en les devançant. Ces dernières se forment sûrement aux dépens des hydrates de carbone ; que cette transformation se fasse directement, ou qu'elle nécessite le passage à l'état d'albuminoïdes, celles-ci conservent une proportion peu variable. Je reviendrai sur cette question à propos des autres fruits gras.

Valeur en calories. — *Amandes vertes.* — 100 grammes donnent : 28^{cal},35 pour les azotés ; 19,71 pour les corps gras ; et 12,76 pour les hydrates de carbone ; soit un total de 60 calories.

Amandes fraîches. — 100 grammes d'amandes fraîches donnent, pour les albuminoïdes 87^{cal},000 ; pour les substances grasses, 218^{cal},340 ; et pour les hydrates de carbone, environ 30 calories ; soit un total approximatif de 335 calories.

Pour les *amandes sèches,* la valeur nutritive est encore plus élevée. En prenant la moyenne des deux analyses de Moleschott et de König, nous avons : pour les azotés, 220 calories ; pour les graisses, 486 calories, et 50 calories pour les hydrates de carbone, soit en tout 716 calories.

Résumé. — La portion de 20 grammes d'amandes fraîches donne de 60 à 70 calories ; et celle de 15 grammes d'amandes sèches, environ 100 calories.

AMANDES DU PIN PIGNON. — Le fruit du *Pinus picea* ne paraît que bien rarement sur nos tables. Il est utilisé seulement dans le midi de la France et surtout en Provence, où il est mangé dans l'après-midi, en dehors des repas.

Je n'ai pu me procurer ce fruit dans ces derniers temps ; mais en m'en rapportant à mes souvenirs, je ne crois pas que l'amande pèse plus d'un gramme. Son poids doit être compris entre 1 gramme et 0^{gr},50. Mais il n'est pas rare que jeunes provençaux et jeunes provençales en mangent une centaine dans leur après-midi.

La *composition* de cette petite amande, au goût parfumé, d'après Payen et Bellequin, donnée par Pouchet (1), serait la suivante :

Eau................	15,71	Cellulose et autres subs-	
Substances grasses.....	40,50	tances non azotées....	1,20
Substances albuminoïdes	38,45	Sels minéraux..........	4,14

Je suppose qu'il s'agit, dans cette analyse, de cette amande à l'état sec ; mais on voit par là quelle est la richesse nutritive de cette petite amande que l'on considère cependant comme tout à fait négligeable. On la mange réellement comme passe-temps. Or, à l'état sec, elle donne, pour 100 grammes, 364^{cal},500 pour les matières grasses ; 192,25 pour les azotées, et 4,80 pour les hydrates de carbone. C'est donc en tout 561^{cal},55 %. En admettant donc que l'amande ne pèse que 0^{gr},50, en croquer 100, c'est ingérer une quantité d'aliments d'une valeur nutritive de 280 calories. Quoique à l'état frais, état dans lequel elle est prise le plus souvent, sa valeur nutritive ne doit pas être négligeable.

ANANAS. — *Habitat.* L'ananas est le fruit d'une broméliacée. Originaire de la partie intertropicale du Nouveau-Continent, il a pu être depuis cultivé en pleine terre dans certaines parties de la zone tempérée, ou en serres dans les régions moins chaudes. Les plus estimés sont ceux de Cayenne, où ils atteignent aussi les plus grandes dimensions.

Composition, valeur en calories, portion, déchet. — D'après Alquier, la composition de l'*ananas de conserve* serait la suivante : eau, 61,80 ; albuminoïdes, 0,40 ; matières grasses, 0.70 ; hydro-carbonés, 36,40 et cendres, 0,70. Sa valeur en calories arriverait donc à 150 environ pour 100 grammes, ce qui représente à peu près la portion ordinaire. Quant à son déchet, comprenant l'écorce et la partie centrale qui est trop dure pour être ingérée, il peut être estimé à 30 %.

BANANE. *Habitat, variétés, mode d'utilisation.* — Le bananier *(Musa paradisiaca),* de la famille des musacées, existe maintenant dans toute la zone intertropicale, et consti-

(1) *Encyclopédie d'hygiène,* p. 255.

tue pour les habitants de cette vaste région un des principaux aliments. Si, en effet, le bananier donne des fruits, par les variétés qui se rapprochent de la *banane figue* *(Musa sapientium)*, par d'autres variétés il constitue un véritable légume. Ces dernières, en effet, sont utilisées frites, en baignets ou en ragoût. La banane peut être servie sous ces différentes formes ; elle peut être employée partout ou l'est la pomme de terre, et sensiblement avec la même valeur nutritive.

Le bananier vient également dans les parties chaudes des pays tempérés, telles que le nord de l'Afrique et le sud de l'Espagne.

Poids, dimensions, rendement. — *Ses dimensions* sont des plus variables. Les bananes figues sont plus petites que les autres ; mais on peut considérer comme moyennes celles qui pèsent de 50 à 70 grammes. Leur diamètre est de 25 à 35 millimètres, et leur longueur de 10 à 15 centimètres.

Déchet. — Les bananes moyennes du poids de 60 à 70 grammes et ayant une longueur de 12 à 15 centimètres, donnent un déchet d'un tiers, et 40 à 50 grammes de substances comestibles.

Composition. — D'après Richet (1), la composition de la chair de la banane est la suivante, pour 100 grammes :

Eau	73,1	Substances extractives non	
Substances azotées	1,9	azotées	23,0
Graisse	0,6	Cellulose	0,3
		Cendres	1,1

Pouchet, dans l'*Encyclopédie d'hygiène* (2), donne l'analyse suivante due à Corinwinder : pulpe de fruit pour 100 grammes :

Subst. albuminoïdes	4,82	Cellulose	0,20
Sucre cristallisable et non		Matière grasse	0,632
cristallisable, pectine,		Sels minéraux	0,791
acide organique et traces d'amidon	19,65	Eau	73,162

(1) *Dictionnaire de physiologie*, article Aliments, p. 380.
(2) *Encyclopédie d'hygiène*, p. 256.

D'après Loubié *(Agriculture nouvelle)*. cité par F. Brémond dictionnaire de la table, page 30, la composition de la banane serait :

Eau .	72,45	Substances azotées	2,14
Sucre cristallisable	15,90	Pectine	1,25
Sucre interverti	5,90	Matières grasses colorantes	0,96
Cellulose	0,38	Matières minérales	1,02

En outre, Beleurgey a bien voulu, à ma demande, pendant mon séjour à la Guadeloupe (1882), faire de nouveau l'analyse de ce fruit ; et il a étudié séparément la banane *verte*, employée cuite et comme légume, et la banane jaune bien *mûre* employée comme fruit. Les résultats ont été les suivants :

Banane verte (pour 100 gr.).

Glucose	2,80	Mucilage et matière astrin-
Fécule	8,00	gente précipitant en noir
Carbonate de potasse et		par le sulfate de fer (tan-
chlorure	7,22	nin) 62,54
Pulpe desséchée	19,42	

Banane mûre (pour 100 gr).

Glucose	9,22	Fécule	5,14
	Pulpe et mucilage	85,10	

Enfin, Alquier donne l'analyse suivante pour la partie comestible : eau, 74,60 ; azotés, 1,41 ; matières grasses, 0,55 ; hydrates de carbone, 22,55 ; cendres, 0,86 ; avec une valeur de 100 calories environ.

Comme on le voit, les résultats de ces analyses sont assez éloignés les uns des autres.

Beleurgey n'a pas dosé les azotés. D'après l'analyse donnée par Alquier, les azotés seraient seulement de $1^{gr},41$; d'après Richet, ils arriveraient à 2 % ; et pour Corenwinder ils atteindraient presque 5 %. En prenant une moyenne, nous arrivons donc à la quantité approximative de 2,50 %. Il en est de même pour les hydrates de carbone et leurs analogues. Dans la première analyse, nous trouvons 23 % ; dans la seconde, 19,65 ; dans celle de Beleurgey (mûres), 14,36, et dans celle d'Alquier, de 22,55.

La banane verte reste au-dessous. avec $10^{gi},80$ seulement.

La maturité augmente donc les hydrates de carbone. Pour les fruits mûrs la moyenne est donc environ de 20 %.

Portion, valeur en calories. — On mange facilement comme dessert deux bananes moyennes, ce qui donne environ 80 à 100 grammes de substances comestibles. En admettant une quantité de 100 grammes, la portion de banane donnerait donc 17^{cal},500 pour les azotés, et 76 calories pour les hydrates de carbone : soit un total de 95 à 100 calories.

CERISE. *Habitat, variétés, modes d'utilisation.* — Le cerisier *(Prunus cerasus)*, de la famille des *rosacées*, originaire de Cerasonte, aujourd'hui Keresoun sur le Pont-Euxin, s'est répandu dans l'Asie-Mineure ; et de là, est venu en Italie. où la préférence que Lucullus avait pour son fruit l'a fait se multiplier.

Les cerises présentent de nombreuses variétés, mais on peut reconnaître trois espèces :

1° *Les cerises proprement dites* dont le type est celle de Montmorency ; 2° les cerises anglaises (May-Duke et Cherry-Duke) ; et 3° les bigarreaux (gros cœur et B. Napoléon).

La cerise est utilisée le plus souvent à l'état frais. Elle peut aussi être mangée soit conservée dans l'eau-de-vie, en confiture, et enfin à l'état sec (page 330).

Volume, dimensions. — Le volume de la cerise varie beaucoup. J'en ai pesé atteignant à peine 2 grammes et d'autres dépassant 9 grammes. Ces dernières, il est vrai, exceptionnellement belles mesuraient de 29 à 30 millimètres dans leur grand diamètre, 24 à 25 dans le petit diamètre, et de 25 à 26 comme hauteur.

On doit considérer comme petites celles au-dessous de 3 grammes, comme moyennes celles comprises entre 3 grammes et 5 grammes, comme grosses celles comprises entre 5 grammes et 7 grammes, et exceptionnelles celles au-dessus.

Portion. — Cela étant, on conçoit qu'on ne peut fixer la portion qu'en se basant sur le poids total. Or, en prenant cette base, dans mes différentes appréciations, j'ai estimé que la quantité moyenne est environ de 100 à 120 grammes, de cerises entières.

Rendement. — Le déchet est d'autant plus élevé, que la cerise est plus petite. Il est de 9 grammes pour 20 cerises ne pesant que 49 grammes, soit d'un cinquième. Il n'est, au contraire, que de 10 grammes par 10 cerises pesant 92, soit guère plus d'un dixième.

En prenant une moyenne, il faut compter une perte d'un septième environ. La portion de 100 à 120 grammes de cerises donne donc environ de 85 à 105 grammes de substances comestibles.

Composition. — D'après Moleschott, cité par Pouchet (1), la composition de la cerise serait la suivante (pour 100 grammes).

Albuminoïdes	0,82	Noyau	4,79
Pectine, dextrine, matières colorantes, graisses et sels organiques	1,98	Sucre	11,72
		Acides libres	1,02
Pectose	0,67	Cendres	0,658
Écorce et cellulose	0,63	Eau	77,70

Composition des Cendres.

Potasse	0,34	Acide phosphorique	0,105
Soude	0,008	— sulfurique	0,034
Chaux	0,049	— silicique	0,060
Magnésie	0,035	Chlorure de sodium	0,014
Oxyde de fer	0,012		

D'après le même auteur (Pouchet cité par Richet) les hydrates de carbone s'élèveraient à 14,92 et les azotés à 0,80 %.

D'après König, cité par Munk et Ewald, la composition de la cerise fraîche serait la suivante, pour 100 grammes :

Eau	79,8	Hydrates de carbone	1,7
Albuminoïdes	0,7	Cellulose et noyau	6,1
Acide	0,9	Cendres	0,6
Sucre	10,2		

Après dessication cette composition est modifiée ainsi qu'il suit :

---

(1) *Encyclopédie d'hygiène*, de Rochard, page 254.

Eau....................	49,4	Hydrates de carbone.....	14,3
Albuminoïdes......... .	2,1	Cellulose, noyau.........	0,6
Sucre.................	31,2	Cendres..............	1,6

Enfin Alquier donne la composition suivante pour la partie comestible : Eau, 80,78 ; albuminoïdes, 1,13 ; corps gras, 0,74 ; hydrates de carbone, 16,81 ; cendres, 0,54 ; et valeur en calories, 77.

De plus, je puis donner les renseignements suivants : d'après Moleschott (1), les fruits murs contiennent $1^{gr},047$ °/₀ d'acides libres ; et d'après Munk et Ewald, le suc de cerise, (2) y compris le sucre que l'on y ajoute pour la préparation, contient 7 grammes d'acide et 52 grammes de sucre pour 100.

Si maintenant nous comparons les analyses concernant la cerise fraîche, soit celles de Moleschott, de König et d'Alquier, nous voyons qu'elles ne s'éloignent pas sensiblement l'une de l'autre. La quantité des azotés est sensiblement la même. Quant aux ternaires, si l'on réunit le sucre, les acides, la pectose et la cellulose, on arrive dans les environs de 15 °/₀.

Valeur en calories. — En prenant ces moyennes comme base de notre appréciation pour la richesse nutritive, nous arrivons à $3^{cal},500$ pour les azotés, et à 60 calories pour les hydrates de carbone : soit $63^{cal},500$, pour une quantité de 100 grammes de cerises entières, quantité qui, nous l'avons vu, correspond à celle que l'on prend habituellement.

Résumé. — Une portion de 100 grammes de cerises, de dimensions moyennes, donne donc environ 60 calories.

Quant à la cerise sèche, elle constitue un aliment riche ; et, en effet, 100 grammes donnent 10 calories par les azotés, et 184 par les hydrates de carbone, soit en tout 194 calories. C'est environ autant, comme calories, que la quantité fournie par 100 grammes de bonne viande de boucherie.

CITRON. *Habitat, variétés, utilisation.* — Le citronnier (*Citrus medica*) de la famille des *aurantiacées*, est cultivé

---

(1) POUCHET. *Encyclopédie d'hygiène*, de Rochard, page 251.

(2) MUNK et EWALD. *Traité de diatétique*, page 177. Il s'agit d'un sirop.

dans la zone chaude des pays tempérés, mais il prospère surtout dans les pays chauds. Aux Antilles, à la Guyane, il vient même sans culture.

Il présente trois variétés : le *cédrat*, la *bergamote* et le *limon*.

Pour le cédrat, c'est surtout l'écorce qui est utilisée à l'état confit ; la bergamote ne nous donne guère que son essence, son fruit ayant une amertume désagréable ; ce n'est donc que le limon et ses variétés que nous utilisons.

En nature, il ne nous sert même que comme condiment pour remplacer le vinaigre. Mais on en fait de nombreuses préparations utilisées en boissons, et surtout le lime-juice employé avec succès contre le scorbut.

Composition, valeur en calories. — D'après Alquier, la composition serait la suivante : Eau, 88^{gr},98; albuminoïdes, 0^{gr},39 ; matières grasses, 0^{gr},37 ; hydrates de carbone, 9^{gr},92 ; cendres, 0^{gr},34 ; et valeur en calories, 44.

De plus, Munk et Ewald indiquent que ce fruit contient du sucre de canne et du glucose.

CHATAIGNE. *Habitat, variétés, modes d'utilisation.* — Le châtaignier (*Fagus castanea*), de la famille des *amantacées*, est répandu dans toute l'Europe méridionale. Mais il vient surtout dans ses parties moyennement élevées, tels que la chaine des Maures en Provence et dans le Limousin, etc. Une variété cultivée donne des fruits plus gros ; et ceux-ci ont reçu dans le commerce le nom de *marrons*. Ce sont ceux qui servent pour faire les marrons glacés.

La châtaigne n'est pas utilisée seulement comme fruit, elle l'est aussi comme légume ; et, dans certaines parties de la France, elle constitue même une partie importante de l'alimentation. Sa production a été de 5.862.342 quintaux métriques en 1886, et de 5.011.315 quintaux métriques en 1891. En 1898, la récolte totale n'a été que de 3.720.152 quintaux métriques. Sa valeur, s'est cependant encore élevée à 34.149.716 francs. C'est donc là un aliment de première importance, qui, comme consommation, se place après les céréales, la pomme de terre et les légumes secs.

La châtaigne se mange toujours cuite, soit frite, soit

bouillie, quand elle est fraiche ou conservée dans sa coque ; et assez souvent à l'état de purée, plus ou moins étendue, quand elle est conservée, après en avoir été dépouillée. C'est elle, je l'ai dit, qui devient le marron glacé.

Bouillie elle augmente de poids, environ du dixième ; rôtie elle perd, au contraire, 50 % de son poids environ ; et, enfin, desséchée, après avoir été dépouillée de sa coque, elle diminue d'un tiers.

Poids. — Le poids moyen de la châtaigne descend rarement au-dessous de 10 grammes, il atteint souvent 15 grammes, et ne dépasse pas celui de 20 grammes dans la marchandise courante.

Portion. — La quantité que l'on prend comme dessert est environ de 100 grammes, ce qui exige de 10 à 12 petites, 6 à 8 moyennes et 6 à 7 grosses.

Composition. — D'après Moleschott, cité par Pouchet (1), cette composition serait la suivante pour 100 grammes :

Substances albuminoïdes	4,461	Dextrine	11,246
Cellulose	3,793	Graisse	0,875
Amidon	15,550	Matières salines	1,517
	Eau	53,714	

Composition des matières salines.

Potasse	0,596	Acide phosphorique	0,124
Soude	0,290	Acide sulfurique	0,050
Chaux	0,118	Acides silicique	0,035
Oxyde de fer	0,015	Chlorure de sodium	0,074

Munk et Ewald (2) donnent l'analyse suivante, qui se rapproche sensiblement de la précédente :

Substances albuminoïdes	5,5	Cellulose	1,6
Graisse	1,4	Cendres	1,7
Hydrates de carbone	38,3	Eau	51,5

Dans l'article *aliment* (3) de Richet, j'ai trouvé :

Hydrates de carbone	36.65	Graisse	0,85
Cellulose	3,8	Substances azotées	4,5

(1) *Encyclopédie d'hygiène* de Rochard, p. 251.
(2) *Traité de dietétique.*
(3) *Dictionnaire de physiologie.* Article aliment.

Dans l'article de Pouchet (1), je trouve les analyses comparées de la châtaigne ordinaire et séchée :

	Azote	Carbone	Graisse	Eau
Châtaignes ordinaires	0,64	35,0	4,10	26
Châtaignes sèches...	1,04	48	6,10	10

Enfin, Alquier donne les compositions suivantes : 1° du marron frais ; 2° de celui cuit à l'eau ; et 3° du marron grillé, pour 100 grammes.

Marron frais : Eau, 52^{gr},60 ; albuminoïdes, 4^{gr},10 ; corps gras, 2^{gr},59 ; hydrates de carbone, 39^{gr},64 ; cendres, 1^{gr},13 ; valeur en calories, 195.

Marron cuit dans l'eau : Eau, 71^{gr},50 ; albuminoïdes, 1^{gr},81 ; matières grasses, 0^{gr},80 ; hydrates de carbone, 25^{gr},24 ; cendres, 0^{gr},65 ; valeur en calories, 114.

Marron grillé : Eau, 42^{gr},40 ; albuminoïdes, 3^{gr},71 ; corps gras, 1^{gr},61 ; hydrates de carbone, 51^{gr},20 ; cendres, 0^{gr},98 ; valeur en calories, 231.

En utilisant ces diverses analyses, on peut admettre que dans les châtaignes fraîches les azotés sont au moins dans la proportion de 4 °/₀ et les hydrates de carbone dans celle de 30 à 35 °/₀ et les graisses environ de 1 °/₀.

Valeur en calories. — Cette composition moyenne nous donne donc pour le marron frais : 20 calories pour les azotés, 120 à 140 pour les hydrates de carbone et 9 pour les graisses ; soit en tout 150 à 170 calories pour 100 grammes de substances.

Pour le marron bouilli, les 100 grammes ne donneraient guère plus de 100 calories ; et pour le marron grillé la même quantité dépasserait 200 calories.

Il y aura donc lieu de tenir grand compte du mode de cuisson.

DATTE. — *Habitat, variétés, modes d'utilisation.* — Le dattier *(Phœnix dactylifera)* est un palmier probablement originaire des régions limitant le Sahara et de ses oasis. Il en est la providence.

____

(1) *Encyclopédie d'hygiène,* p. 786.

La datte qui n'apparaissait qu'assez rarement sur nos tables autrefois, devient d'une utilisation de plus en plus fréquente depuis quelques années ; et, de plus, on le sait, elle constitue une partie importante de l'alimentation de l'arabe.

Elle se mange bien mûre et même un peu sèche.

Poids, rendement. — Son poids descend rarement au-dessous de 8 grammes et ne dépasse pas souvent 12 grammes. Son poids moyen est donc de 9 à 10 grammes. Son noyau représente sensiblement la dixième partie de son poids. C'est ce qui ressort des observations suivantes :

10	dattes pèsent	92 gr.	et les noyaux	10 gr.		
10	— —	94 gr.	et	—	10 gr.	
10	— —	99 gr.	et	—	10 gr.	
10	(grosses)	102 gr.	et	—	11 gr.	

Composition. Valeur en calories. —Je n'avais trouvé qu'une analyse de la datte faite par Moleschott, cité par Pouchet (1), et encore assez incomplète : hydrates de carbone 61 % et graisse 0,20 %. Mais Alquier nous a donné la suivante : eau, 21,74 ; azotés, 1,91 ; corps gras, 0,89 ; hydrates de carbone, 73,82 ; cendres, 1,64 ; valeur en calories, 308.

Portion. — Les cinq ou six dattes que nous prenons habituellement, quand ce fruit est servi comme dessert, ne nous donnent donc les azotés et les graisses qu'en quantités négligeables ; mais elles nous fournissent encore 25 grammes d'hydrates de carbone, soit 100 calories. Chaque datte en fournit de 15 à 20.

La datte est donc un aliment très riche au point de vue de sa production de calorique.

Figue. — *Habitat, variétés, modes d'utilisation.* — La figue *(Ficus carica)*, de la famille des *morées*, vient surtout dans les régions chaudes des pays tempérés. Son plus grand centre de production est dans les pays baignés par la Méditerranée.

La culture a multiplié ses variétés à ce point qu'il est difficile même de les classer. Cependant, à l'exemple de Fonssagrives, je citerai les variétés suivantes :

(1) Richet. *Dictionnaire de physiologie*, article Aliment, p. 332.

La *blanche ronde*, la *blanche longue*, la *violette*, la *jaune angélique*, la *figue poire de Bordeaux,* la *figue de Marseille*, etc.

La consommation de la figue est considérable. Outre notre propre production, nous avons importé : en 1896, 13.228.763 kilogrammes de figues sèches ; en 1897, 14.374.333 kilogrammes et en 1898, 18.341.163 kilogrammes. Cette importation nous a coûté 3.704.054 fr. en 1896 ; 3.161.353 fr., en 1897 ; et en 1898, 4.035.056 fr.

Je dois ajouter que nos exportations, pendant ces mêmes années, ont été insignifiantes : 83.636 francs en 1896, 95.092 francs en 1897, et 149.300 francs en 1898.

Pour ces trois années, c'est largement un excédent de 10 millions de francs de l'importation sur l'exportation.

La figue est un de nos fruits qui paraît le plus souvent sur nos tables. Nous le mangeons à l'état frais pendant l'été et l'automne, et à l'état sec pendant le reste de l'année.

Poids et dimensions. — Ses variétés sont nombreuses, et son volume également très variable. J'en ai pesé n'arrivant pas à 20 grammes, et d'autres, au contraire, atteignant 75 grammes. On peut considérer comme petites celles qui restent au-dessous de 30 grammes, moyennes celles dont le poids est compris entre 30 et 45 grammes, et grosses celles qui sont au-dessus. Quant à celles qui dépassent 70 grammes elles sont exceptionnelles.

Les dimensions moyennes des premières (diamètre et hauteur) varient de 33 à 35 millimètres ; celles des moyennes, de 35 à 45 millimètres ; les grosses, de 45 à 55 millimètres ; et celles des exceptionnelles, au delà de 55.

Pour les figues sèches, le poids des petites est d'environ 5 grammes, celles des moyennes de 7 grammes, et celles des grosses de 10 grammes. Au-dessus et au-dessous, les poids sont exceptionnels. Cela étant, on peut estimer à 50 grammes la quantité qui est prise à chaque repas, soit une dizaine des petites, 6 à 8 des moyennes et 4 à 6 des grosses. Pour les figues le déchet est négligeable.

Rendement. Portion. — On peut manger la peau de la figue fraîche ; et, dans ce cas, le déchet est presque nul. Mais le plus souvent, on la pèle ; et alors, d'après nos observations, le déchet peut n'être que le cinquième environ pour certains de ces fruits à peau fine ; mais, au contraire, il peut atteindre presque le tiers (13 sur 42). Comme moyenne on peut admettre le quart.

Vu la grande différence de volume de ces fruits, on ne peut évaluer la quantité qui correspond à la portion que par le poids.

D'après mes observations, c'est à environ 100 grammes de ces fruits pris en entier, qu'il faut évaluer la quantité prise habituellement, soit 5 à 6 des petites, 3 à 4 des moyennes et 2 des grosses. En prélevant le déchet de 25 %, c'est donc environ 75 grammes de substances qui sont ingérés.

Pour la figue sèche, je l'ai déjà dit, le déchet est presque nul et la portion peut être évaluée à 50 grammes.

Composition. — D'après Pouchet, la figue *fraîche* contiendrait $0^{gr},41$ d'azote, 15,50 de carbone et 60 % d'eau ; ce qui équivaut approximativement à $2^{gr},50$ de substances albuminoïdes et 25 % d'hydrates de carbone ou analogues.

La figue *sèche* contiendrait seulement 25 % d'eau, mais environ 6 % de substances albuminoïdes et 58 % d'hydrates de carbone.

Alquier donne les compositions suivantes :

Figue fraîche : Eau, 79,18 : azotés, 1,33 : corps gras, 0,27 ; hydrates de carbone, 18,65 ; cendres, 0,57 ; et valeur en calories, 81.

Figues sèches : Eau, 29 ; azotés, 3,44 ; corps gras, 1,35 ; hydrates de carbone, 63,42 ; cendres, 2,99 , valeur en calories, 276.

Valeur en calories. — Pour les figues *fraîches*, 100 grammes donnent donc : $12^{cal},500$ par les azotés, et 100 calories par les hydrates de carbone ou analogues, soit en tout 112 calories.

Pour la *figue sèche*, le total s'élèverait à 262 calories, soit 30 pour les azotés, et 232 pour les hydrates de carbone.

Résumé. — D'après toutes ces analyses, 100 grammes de parties comestibles de la figue fraîche, nous donnent de 1 à 2 grammes d'albuminoïdes et environ 100 calories ; et 100 grammes de figues sèches, de 4 à 6 grammes d'albuminoïdes et à peu près 250 calories.

En acceptant comme ration 75 grammes de parties comestibles pour la figue fraîche et 50 grammes pour la figue sèche, ces quantités nous assureraient donc 75 calories pour les premières et 125 pour les secondes.

FIGUE D'INDE. *Habitat, variétés, modes d'utilisation.* — Le figuier d'Inde *(Cactus opuntia)* de la famille des cactus, vient surtout dans la zone la plus chaude des pays tempérés. Il existe dans l'Inde principalement, et sur toute la côte nord de l'Afrique où il vient sans culture.

La figue d'Inde, assez peu recherchée, est mangée fraîche, après avoir été débarrassée de son écorce épaisse. Elle est d'un maniement difficile à cause de ses nombreux piquants. Elle existe cependant sur tous nos marchés de l'Algérie et de la Tunisie.

Dimensions, poids, déchet, portion. — Trois de ces fruits de dimensions moyennes, m'ont donné comme hauteur, 70, 66 et 63 millimètres, et comme diamètre, 51, 50 et 48. Leur poids total était de 230 grammes et celui des trois écorces 110 grammes, soit un déchet de 50 % environ. La partie comestible a donc été de 120 grammes et peut être considérée comme équivalente à la *portion*.

FRAISE. *Habitat, variétés, modes d'utilitation.* — Le fraisier *(Fragaria)* de la famille des rosacées, prospère dans toute la région des pays tempérés. Sur beaucoup de points, on l'y rencontre même à l'état naturel.

Les variétés se groupent sous trois espèces : 1° Le *fraisier commun* (Frg. varia), comprenant la *fraise des bois*, la *fraise remontante des Alpes*, la *fraise de Montreuil*; 2° Le *fraisier capron* ou *ananas*; 3° Le fraisier du Chili ou frutillu, dont le fruit par son volume dépasse encore celui des précédents.

La fraise se mange presque toujours fraîche. Cependant on en fait aussi de la confiture et des fruits confits.

Volume. Dimensions. — Le volume de ce fruit varie dans de très grandes proportions. Quelques fraises ne pèsent que 1 gramme et d'autres peuvent dépasser 20 grammes.

Rendement. Portion. — Ce fruit ne subit aucun *déchet ;* il est mangé en entier.

Dans les conditions ordinaires, la *portion* par repas atteint souvent 100 grammes, ce qui équivaut à 100 petites et à 10 ou 12 de celles qui pèsent de 8 à 10 grammes.

Le plus souvent, ce fruit se mange avec du sucre, soit environ 5 grammes, ce qui augmente sensiblement sa valeur nutritive.

Composition. — Moleschott en a donné la composition suivante (1) pour 100 grammes de fruits :

Substances albuminoïdes.	0,512	Ecorce, cellulose, noyau.	4,254
Pectine, dextrine, matiè-		Sucre	5,092
res colorantes et sels or-		Acides libres	1,363
ganiques	0,103	Cendres	0,756
Pectose	0,47	Eau	87,45

D'après le même chimiste, ces sels seraient composés ainsi qu'il suit pour 100 grammes de fruits :

Potasse	0,177	Acide phosphorique.	0,105
Soude	0,227	Acide sulfurique	0,033
Chaux	0,120	Acide silicique	0,020
Magnésie	traces	Chlorure de sodium	0,024
Oxyde de fer	0,055		

D'après König, cité par Richet (2), 100 grammes de fraises contiendraient :

Eau	87,7	Substances extractives non	
Substances albuminoïdes	0,5	azotées	1,50
Acide libre	0,9	Cellulose	2,3
Sucre	6,3	Cendres	0,8

D'après Munk et Ewald, le suc de fraise préparé ne contient pas d'acide, mais 60 grammes de sucre pour 100. Ce sucre, bien entendu, est en grande partie constitué par celui que l'on ajoute au moment de la préparation.

Enfin, Alquier a donné de la fraise la composition suivante : Eau, 88,86 ; azotés, 0,96 ; corps gras, 0,55 ; hydrates de carbone, 8,99 ; cendres, 0,64 ; et valeur en calories, 44.

Comme on le voit, les trois analyses de Moleschott, de König et d'Alquier se rapprochent beaucoup l'une de l'au-

---

(1) Pouchet. Article aliment de *Encyclopédie d'hygiène* de Rochard, p. 254.
(2) *Dictionnaire de physiologie*, article aliment, p. 381.

tre. Elles permettent d'admettre que 100 grammes de ce fruit contiennent approximativement 0^{gr},50 de substances azotées, et en réunissant les diverses substances ternaires, environ 10 grammes de ces dernières.

Valeur en calories. Résumé. – Cette composition moyenne donne donc pour 100 grammes de fraises, 2^{cal},500 pour les azotés, et 40 calories pour les ternaires ; et la quantité correspondant à la portion étant de 100 grammes environ, cette portion fournit donc 40 calories.

De plus, les 5 grammes de sucre que l'on ajoute aux fraises en donnent 20 ; ce plat de dessert donne donc pratiquement 60 calories.

FRAMBOISE. — *Habitat, modes d'utilisation.* — Le Framboisier *(Rubes idœus)* de la famille des *rosacées*, vient surtout dans les régions tempérées.

La consommation de la framboise est loin d'égaler celle de la fraise. En nature elle ne se mange guère que réunie à cette dernière. Mais on en fait aussi des confitures et surtout des sirops.

Dimension, poids, rendement. — La framboise de dimension moyenne, et ces dimensions sont aussi celles de la fraise, pèse environ 2 grammes. Si l'on ne mangeait que des framboises, la ration serait de 100 grammes. Mais le plus souvent on les réunit à des fraises et en parties égales. Elle ne présente aucun déchet.

Composition. — Elle est la suivante (1) :

Eau	85,00	Substances extractives non azotées	0,70
Substances azotées	0,40	Cellulose	7,4
Acides libres	1,48	Cendres	0,50
Sucre	3,90		

D'après Munk et Ewald (2), 100 grammes de suc de framboises préparé, contiennent 7 grammes d'acides libres et 40 à

(1) RICHET, *Dict. de physiol.*, article aliment, page 381, d'après Moleschott.

(2) *Traité de diététique*, page 177.

60 grammes de sucre, y compris celui que l'on ajoute à la préparation.

Alquier donne la composition suivante : Eau, 84,89; azotés, 0,80; corps gras, 1,03; hydrates de carbone, 12,75; cendres, 0,51, et valeur en calories, 62.

Comme on le voit, cette composition ne s'éloigne pas sensiblement de celle de la fraise.

Valeur en calories. — Les 100 grammes de framboises, constituant la portion, donnent donc 2 calories par les azotés, et environ 40 calories par les aliments ternaires.

Résumé. — La ration de framboise est de 100 grammes et ces 100 grammes fournissent à l'organisme : 2 grammes d'azotés, 10 d'hydrates de carbone ou analogues et 42 calories. Enfin avec les 5 grammes de sucre que l'on y ajoute, ces dernières arrivent à 60 calories.

GRENADE. *Habitat, variétés, modes d'utilisation*. — Le grenadier *(Punica granatum)* vient dans tous les pays baignés par la Méditerranée. Il appartient, en somme, à la zone chaude des pays tempérés. Les meilleures sont celles fournies par l'Espagne, les îles de la Méditerranée et la côte d'Algérie.

La grenade, ne paraît que rarement sur nos tables; et lorsqu'elle y figure, elle n'est jamais entière. Ce sont seulement ses grains qui sont servis, et toujours additionnés de sucre et souvent d'un liquide alcoolique, vin, eau-de-vie, rhum, kirch, etc.

Poids. — Ses grains sont légers, ils ne pèsent guère plus en moyenne de 0gr,50. Aussi, 100 grains sont-ils suffisants pour constituer la ration d'un repas. C'est donc 50 grammes.

Rendement. — Le grain n'est que difficilement mangé en entier. On doit rejetter la petite amande du milieu, ce qui donne sensiblement un déchet d'un cinquième.

D'après mes observations, les grenades ont de 8 à 10 centimètres de diamètre, et de 7 à 8 de hauteur. Leur poids varie de 250 à 400 grammes et sur ce poids, l'écorce et les cloisons intérieures, représentent une quantité qui peut aller d'un cinquième au tiers, soit en moyenne un quart. Cent grammes de grenade entière donne donc 75 grammes de grains et ceux-ci subissent de nouveau un déchet d'un cinquième, soit de 15 grammes. De sorte que 100 grammes de grenade ne donnent guère que 60 grammes d'aliments.

Alquier donne aux parties comestibles la composition suivante : Eau, 79,27; azotés, 1,20; corps gras, 1,12; hydrates de carbone, 16,51, cendres, 1,90; et valeur en calories, 80.

Résumé. — La ration étant constituée par 50 grammes de grains de grenade, on peut estimer que cette quantité nous fournit 40 calories; mais en y ajoutant 5 grammes de sucre, nous arrivons, comme pour la fraise, à 60 calories environ.

GROSEILLE. *Habitat, variétés, modes d'utilisation.* — Le groseiller *(Ribes)* type des *ribésiacées* de la famille des *grossulariées,* peut être cultivé à peu près dans toute la zone tempérée. Il présente trois variétés très tranchées : le groseiller rouge ou blanc *(Ribes rubrum)*; le groseiller noir ou cassis *(R. nigrum)* et le groseiller à maquereau *(R. uva crispa).*

Tous ces fruits figurent assez rarement sur nos tables en nature; ils sont trop acides. Mais on en fait des confitures et des sirops. On peut même les utiliser pour en faire un vin, parfois mousseux, le Gooseberry-wine.

Portion, rendement. — Vu l'extrême acidité de la groseille, la quantité prise comme dessert en un repas, ne doit pas dépasser 50 grammes, ce qui correspond sensiblement à 100 grains de groseilles rouges et blanches, 75 grains de cassis et de 25 à 30 grains de groseille à maquereau.

Le déchet de la petite groseille, rouge ou blanche, d'après mes observations ne dépasse pas 10 %. Alquier l'a trouvé de 20 %; et pour la groseille à maquereau de 4 % seulement.

Composition — D'après Moleschott, la groseille à maquereau a la composition suivante :

Albuminoïdes.........	0,475	Sucre..	6,934
Pectine, dextrine, matières colorantes et sels		Ecorce, cellulose, noyau.	3,40
		Acides libres...... ...	1,603
organiques..........	1,113	Cendres.............	0,497
Pectose	0,611	Eau	85,367

Composition des cendres : 0,497

Potasse..............	0,193	Acide phosphorique....	0,098
Soude...............	0,047	— sulfurique.......	0,028
Chaux	0,061	— silicique........	0,013
Magnésie	0,028	Chlorure de sodium....	0,006
Oxyde de fer.........	0,023		

Celle donnée par Alquier ne s'éloigne que peu de la précédente.

Groseille à maquereau : Eau, 86,25 ; azotés, 0,58 ; corps gras, 0,65 ; hydrates de carbone, 12,01 ; cendres, 0,51 et valeur en calories, 55.

En outre, il joint à cette analyse celle de la petite groseille, ainsi que celle de la gelée de groseille faite le plus souvent avec la petite rouge ou blanche.

Groseille. — Eau, 84,38 ; azotés, 0,81 ; corps gras, 0,53 ; hydrocarbonés, 13,55 ; cendres, 0,93, et valeur en calories, 61.

Gelée. — Eau, 31,81 ; azotés, 0,87 ; corps gras, 0,25 ; hydrocarbonés, 66,50 ; cendres, 0,57 ; valeur en calories, 270.

On peut donc estimer à 0^{gr},50 la quantité d'azotés contenus dans 100 grammes de groseille, et en totalisant les ternaires on arrive entre 10 et 15 grammes.

Valeur en calories. — Cela étant admis, 100 grammes de groseille donnent donc environ 2^{cal},500 par les azotés et 40 à 60 calories par les ternaires.

Résumé. — La portion de 50 grammes ne nous fournit qu'une quantité négligeable d'azotés, et environ 30 calories. Enfin 25 grammes de gelée ne nous en fourniraient que 70.

MANGUE. — *Habitat, variétés, modes d'utilisation.* — Le manguier *(Mangifera indica)*, famille des *térébinthacées*, tribu des anacardiacées, vient à peu près dans toute la zone intertropicale ; mais ne la dépasse guère ni au Nord ni au Sud. Le fruit est une drupe qui peut rester verte, mais qui le plus souvent jaunit à l'état de maturité.

On en distingue deux espèces, l'une *greffée* et c'est à cette espèce qu'appartiennent les variétés les plus estimées ; et l'autre *non greffée*, venant presque à l'état sauvage et désignée sous le nom de *mangot*.

La *mangue greffée* est un des fruits les plus savoureux des pays chauds. On doit la placer, comme saveur et parfum, à côté des meilleurs fruits des pays tempérés. Sa pulpe est jaune pâle et d'autant moins filamenteuse qu'elle est mieux cultivée. La culture lui enlève également en partie le goût et l'odeur de térébenthine.

La mangue a la forme d'un ovoïde aplati ; et quoique ses dimensions soient assez variables, si mes souvenirs me servent bien, les moyennes ont de 8 à 12 centimètres de hauteur, ses deux diamètres étant, le grand de 6 et l'autre de 4 centimètres. Son poids moyen peut être évalué à 100 ou 150 grammes. Le fruit contient un noyau volumineux mal limité et point de départ de nombreux filaments. On mange surtout les deux joues. On appelle ainsi les deux segments de l'ovoïde coupés en long en tangentant le noyau; et, de plus, on enlève encore l'écorce soit en pelant les joues, soit en se servant des joues comme d'une écuelle dans laquelle une cuiller va puiser la pulpe qui est prise comme une crème un peu dure.

Le pourtour du noyau est ensuite coupé au couteau et débarrassé d ... urce.

Cela étant, on conçoit que le déchet soit considérable. Je l'estime entre 40 et 50 %.

Composition. — Sur ma demande M. Beleurgey, pharmacien à la Basse-Terre (Guadeloupe), a bien voulu faire l'analyse de la mangue et ses résultats ont été les suivants :

Fécule	1,811	Résine, gomme, malate	
Glucose | sucre interverti	4,221	de potasse et de chaux.	2,271
Levulose |		Eau et pulpe..........	91,697

En outre, la semence contient une assez grande quantité d'acide gallique libre.

On peut donc estimer à 10 % environ la quantité d'hydrates de carbone ou analogues que contient la mangue.

Valeur en calories. — Les 100 grammes donnent 40 calories et la ration correspondant à 50 grammes, elle ne nous fournit donc que 20 calories.

Mangot. — Les mangots restent souvent verts, même après la maturité. Ils ont la même forme que la mangue, mais ils sont plus petits. Le noyau est proportionnellement plus gros, la pulpe plus jaune et plus filandreuse ; enfin sa saveur et son odeur beaucoup plus térébenthinées. Ils présentent même ce caractère à un point tel qu'au début on trouve ce fruit très mauvais. Mais peu à peu on s'y habitue et on finit même par l'aimer. Cependant la mangue greffée est toujours préférée pour la finesse de sa chair. Celle-ci peut, je l'ai dit, se prendre avec une cuiller comme une crème. Pour le mangot, les filaments rendent la chose impossible.

Les déchets sont encore plus grands pour le mangot que pour la mangue ; on peut l'estimer entre 50 et 60 %.

Je ne connais pas d'analyse du mangot ; mais je pense que sa composition ne s'éloigne que de peu de celle de la mangue.

En somme, mangue et mangot constituent des fruits n'ayant qu'une faible valeur nutritive.

Melon. *Habitat, variétés, modes d'utilisation.* — Le melon (*Cucumis melo*), de la famille des cucurbitacées, originaire de l'Asie mineure, s'est répandu dans toutes les régions tempérées. On peut même, avec quelques soins, en obtenir d'excellents dans la zone intertropicale et sous l'équateur.

Ses espèces et variétés sont devenues par la culture des plus nombreuses. On peut cependant les diviser en trois races : « 1º les *melons brodés* (M. *reticulatus*) dont le *sucrin de Tours* et le *sucrin blanc* constituent les variétés les plus succulentes ; 2º les *melons cantaloups* (M. *Cantalupo*) dont l'espèce la plus délicieuse est le *cantaloup prescat fond blanc ;* 3º les melons de Malte (M. *Maltensis*) qui peut se cultiver jusqu'à la fin de janvier et qui sont aussi d'un excellent goût (1).

L'étude du melon est importante par la grande quantité que l'on en consomme, au moins en France, pendant une partie de l'été et de l'automne. Pendant cette longue période, il paraît presque tous les jours sur nos tables.

Poids, dimension. — Son poids et sa forme sont des plus

____

(1) Fonssagrives. *Hygiène alimentaire*, p. 219.

variés. Les uns sont ovales, et les autres, au contraire, représentent des sphères aplaties. Leur poids peut descendre au-dessous de 500 grammes et atteindre plusieurs kilogrammes. Enfin, la couleur de sa pulpe peut être jaune foncée, orange ou tout à fait blanche.

Composition, valeur en calories. — Richet donne la suivante : substances albuminoïdes, 1 gramme ; corps gras, $0^{gr},30$; substances extractives non azotées, $6^{gr},50$; cellulose, $1^{gr},10$; cendres, $0^{gr},70$; et eau, $90^{gr},40$.

D'après cette analyse, la valeur en calories du melon serait de 40 pour 100 grammes de parties comestibles.

Déchet et résumé. — D'après mes observations, le déchet est considérable. Il peut atteindre 60 °/₀ et descendre à 40 °/₀. Il dépend d'abord du degré de maturité et ensuite des habitudes personnelles ; mais en général on peut l'estimer à 50 °/₀. La ration est environ de 100 grammes de parties comestibles, qui valent 40 calories.

NÈFLES. — *Habitat, variétés, modes d'utilisation.* — Le néflier, (*Mespilus germanica*), de la famille des *rosacées*, existe dans les régions tempérées. Son fruit, astringent, même lorsqu'il est blet, est peu recherché. Il n'apparaît que rarement sur nos tables comme fruit. Mais on en fait une confiture qui peut trouver son utilité par son astringence.

Le néflier présente deux variétés, celui *à noyau* et celui *sans noyau*. C'est sur la nèfle à noyau que j'ai recueilli les observations suivantes :

Poids, dimensions, déchet. — Le poids varie de 20 à 30 grammes et les diamètres de 25 à 40 millimètres. Le déchet, peau et noyaux compris, d'après mes observations, a été de 25 °/₀ ; Alquier le porte à 37 °/₀.

La *portion* peut être évaluée à 50 grammes de substances comestibles.

Composition. — Alquier donne la suivante : Eau, $74^{gr},10$; azotés, $0^{gr},35$; corps gras, $0^{gr},44$; hydro-carbonés, $24^{gr},67$; cendres, $0^{gr},44$; valeur en calories, 103.

Résumé. — Les 50 grammes de parties comestibles constituant la ration moyenne, fournissent donc 50 calories.

Noisette. *Habitat, variétés, modes d'utilisation.* — Le coudrier *(Corylus avellana)* de la famille des *cupulifères*, vient dans la région tempérée, mais plutôt dans ses parties un peu froides.

Il présente plusieurs variétés : le *Corylus sylvestris*, donnant des fruits petits et peu savoureux ; le *Corylus cultivé*, en donnant de plus gros ; et, enfin, le *Corylus tubulosa* ou noisetier franc, donnant les fruits les plus estimés. Ces derniers sont véritablement des *noisettes*; et ce qui les distingue, c'est que leur amande a l'épisperme rouge, tandis que les deux variétés précédentes sont des *avelines* et ne présentent jamais cette couleur.

Avelines et noisettes se mangent à l'état frais et à l'état sec. Ces dernières sont parfois employées par la confiserie.

Composition. — Payen et Bellequin (1) ont donné de la *fraîche* l'analyse suivante :

Substances abuminoïdes ..	20,25	Cellulose et autres substan-	
Substances grasses.......	26,60	ces non azotées........	14,74
Sels minéraux..........	3,18	Eau	35,23

Pour la noisette *sèche*, nous avons trois analyses : l'une donnée par Munk et Ewald, d'après König ; l'autre donnée par Richet dans son article *Aliment* du *Dictionnaire de physiologie*; et la troisième par Alquier.

Voici ces analyses, qui, du reste, sont peu éloignées l'une de l'autre.

Pour la *première* :

Albuminoïdes...........	15,6	Cellulose................	3,4
Substances grasses.......	66,5	Cendres................	1,8
Hydrates de carbone	9 »	Eau....................	3,8

Pour la *deuxième* :

Albuminoïdes..........	17,40	Cellulose...............	3,20
Substances grasses.......	62,60	Cendres................	2,50
Matières extractives non		Eau	7,10
azotées..............	7,20		

La moyenne de ces deux analyses nous donne : 16^{gr},50 d'azotés, 64^{gr},50 de corps gras et 9^{gr},65 d'hydrates de carbone.

---

(1) Pouchet. *Encyclopédie d'hygiène* de Rochard, p. 255.

Pour la *troisième :* Eau, 6,50 ; azotés, 16,09 ; corps gras, 62,32 ; hydrocarbonés, 12,55 ; cendres, 2,54 ; valeur en calories, 635.

Poids, Dimensions, Rendement. — Les noisettes fraîches d'un volume moyen, pèsent de 4 à 5 grammes ; et la partie comestible représente environ les 40 °/₀ du poids total, soit près de 2 grammes par amande. Leur hauteur varie de 20 à 22 millimètres, et leurs diamètres de 24-22 pour l'un et de 22-20 pour l'autre.

Pour les sèches, les poids sont forcément un peu inférieurs. Il n'est que de 3ᵍʳ,50 à 4 grammes, et la moyenne des amandes ne dépasse pas 1ᵍʳ,50.

Pour les avelines, les dimensions et le poids sont plus petits ; mais l'amande arrive à 50 °/₀ du poids total. Alquier a trouvé un déchet de 45 °/₀ pour la noisette en général.

Portion. — Elle arrive bien souvent à une vingtaine de noisettes, soit, par conséquent, à 30 grammes d'amandes ; et cela qu'il s'agisse des fraîches ou des sèches.

Valeur en calories. — En partant de ces analyses, 100 grammes de noisettes fraîches donnent environ 360 calories et les sèches 650.

Résumé. — La portion étant en moyenne de 30 grammes de parties comestibles, ces dernières nous fourniraient donc 100 calories et 7 grammes d'azotés pour les fraîches ; et ces quantités s'élèveraient à 15 d'azotés et 200 calories pour les sèches.

La noisette se place donc parmi les aliments les plus riches, au double point de vue des albuminoïdes et de la valeur en calories.

Noix. *Habitat, variétés, utilisation.* — Le noyer *(Juglans regia)* de la famille des *Juglandées,* croit dans les régions élevées de la zone tempérée.

Son fruit est mangé à l'état frais, sous le nom de *cerneaux* ou à l'état sec ; et, sous ce dernier état, il devient une précieuse ressource pour nos desserts pendant l'hiver. Mais, de plus, il sert à la fabrication d'une huile comestible des plus estimées. Aussi sa culture est-elle réellement importante. Pour l'année 1898, notre production s'est élevée à 595.785 quintaux métriques, ayant une valeur de 14.190.771 francs.

Sa culture, en France, est générale. Presque tous les départements en fournissent une certaine quantité, mais ceux qui en donnent le plus sont : le *Lot*, avec 134.950 quintaux métriques ; la *Corrèze,* avec 80.000 ; la *Dordogne,* 60.000 ; *Isère*, 42.807 ; et, enfin, l'*Aveyron* avec 20.930.

Poids. Dimensions. — Les dimensions de la noix varient, comme diamètres, de 25 à 30 millimètres, et comme hauteur de 30 à 45. Son poids peut descendre à 8 grammes et atteindre 15 grammes.

Ce sont là les chiffres qui résultent de mes observations.

Le *déchet* comprenant la coquille et les cloisons intérieures, dépasse toujours 50 %, de sorte qu'une noix qui pèse 11 à 12 grammes, ne donne guère que 5 grammes de substances comestibles.

Portion. — La portion est environ de dix noix moyennes, soit 50 grammes d'aliments comestibles. Il en est ainsi, qu'il s'agisse des noix fraîches ou sèches. Mais, ainsi que va nous le prouver l'analyse, la valeur nutritive dans ces deux conditions est bien différente.

Composition. — D'après Payen et Bellequin (1) la composition de la noix fraîche et probablement des cerneaux serait la suivante :

Substances albuminoïdes.	9,10	Cellulose et autres substances non azotées	1,49
Substances grasses......	3,62		
Sels minéraux........	0,29	Eau	85,50

Comme on le voit, cette noix fraîche, c'est-à-dire mangée avant sa maturité, est relativement plus riche en substances albuminoïdes qu'en substances grasses, contrairement à ce qui a lieu pour la noix mûre même étant encore fraîche. De plus, elle contient beaucoup d'eau.

La maturité va changer d'une manière complète cette composition.

C'est d'abord ce qui résulte d'une analyse de la *noix*

(1) POUCHET. Article Aliment de l'*Encyclopédie d'hygiène* de Rochard, p. 255.

fraîche donnée par Alquier : eau, 23,93 ; azotés, 13,41 ; corps gras, 47,28 ; hydrocarbonés, 14,03 ; cendres, 1,35 ; valeur en calories, 505.

Dans la noix fraîche, mais mûre, les corps gras l'emportent donc déjà de beaucoup sur les azotés.

Cette prédominance ne fait, du reste, que s'accentuer dans la noix sèche, c'est-à-dire après avoir dépassé la maturité.

Voici, en effet, deux analyses dues à König, mais dont l'une est citée par Richet (1) et l'autre par Munk et Ewald (2).

Substances azotées	15,8	Cellulose	4,60
Substances grasses	57,4	Eau	7,2
Matières extractives non non azotées	13,0	Cendres	2,0

L'autre analyse, qui, du reste, ne diffère pas beaucoup de la précédente donne :

Substances albuminoïdes	16,4	Eau	4,7
Substances grasses	62,9	Cendres	3
Hydrates de carbone	6,2		

Enfin, Alquier a donné la suivante :

Eau, 7,18 ; azotés, 16,74 ; corps gras, 58,47 ; hydrocarbonés, 15,96 ; cendres, 1,65 ; valeur en calories, 620.

Dans ces trois analyses les substances albuminoïdes sont sensiblement les mêmes, 15.8, 16.4 et 16.74. D'autre part, si l'on ajoute les matières grasses avec les hydrates de carbone on trouve 69,1 pour la première, 70,4 pour la deuxième et 74,4 pour la troisième.

Ces trois analyses semblent donc avoir porté sur des périodes différentes de la maturité, celle qui comprend le plus de matières grasses correspondant à la plus avancée. Les hydrates de carbone se forment d'abord, et ensuite, avec le temps, elles se transforment en matières grasses.

Cette évolution ressort surtout quand on compare la composition de la noix fraîche avec celle de la noix sèche. D'après cette comparaison, il semble donc, que ce qui se constitue le plus tôt dans la noix c'est la substance albumi-

(1) *Dictionnaire de physiologie*, article Aliment, p. 380.

(2) *Traité de diététique.*

noïde. Celle-ci existe déjà dans la proportion de 9 %, quand l'eau représente encore le 85 % du poids total. En ce moment les matières grasses ne représentent que 4 % et les hydrates de carbone 1,50. La transformation soit des substances albuminoïdes soit plus probablement des hydrates de carbone, en matières grasses, se fait donc au fur et à mesure de la formation de l'une de ces deux premières substances. Celles-ci, et plus probablement les hydrates de carbone, paraissent donc n'être qu'une forme de passage, les albuminoïdes représentant peut-être le ferment sous l'influence duquel se fait cette transformation.

Valeur en calories. — Pour la noix à l'état de cerneaux, les 100 grammes de substances comestibles donnent seulement $32^{cal},580$ pour les substances grasses, $45^{cal},500$ pour les azotées et 6 pour les hydrates de carbone, soit en tout 84.

La noix fraîche, mais mûre, d'après Alquier, arriverait à 505 calories.

Enfin, pour la noix sèche, les 100 grammes. même en prenant comme base l'analyse la moins riche en corps gras, donne encore : 79 calories pour les azotés, 516 calories pour les substances grasses et 61 calories pour les hydrates de carbone, soit un total de 657 calories.

Résumé. — La portion de 50 grammes de *noix fraîche* nous fournit environ $4^{gr},50$ de substances azotées, $0^{gr},75$ d'hydrates de carbone, $1^{gr},80$ de matières grasses et 42 calories.

La même portion de noix sèche équivaut à 8 grammes de substances azotées, 28 grammes de matières grasses, $7^{gr},50$ d'hydrates de carbone, ce qui ne nous donne pas moins de 328 calories.

OLIVES. — *Habitat, variétés, utilisation.* — L'olivier *(Olea europæa)*, contrairement à ce que semble indiquer son nom, est originaire de l'Asie. Importé d'abord en Grèce, il s'est ensuite répandu sur tous les bords de la Méditerannée, sur lesquels il prospère également. On le trouve, avec ses mêmes caractères, sauf peut-être en Egypte, sur tout le littoral nord de l'Afrique, en Asie-Mineure, en Turquie d'Europe, en Grèce, en Autriche, en Italie, en France, en Espagne et dans toutes les îles de la Méditerranée.

En France, la récolte de 1898 s'est élevée à 1.418,977 quintaux métriques dont la valeur a été de 24.427,499 francs (1).

Les départements qui en produisent le plus, sont les Alpes-Maritimes avec 450,000 quintaux métriques, les Bouches-du-Rhône avec 307,224, et le Var avec 244,405 (2).

Mais, bien entendu, ce n'est qu'une bien faible partie de cette grande production qui est consommée à l'état de fruit. Le reste sert à faire l'huile d'olive, une des huiles comestibles les plus estimées.

Le fruit de l'olivier, qui est une drupe, paraît sur nos tables sous deux formes, à l'état encore vert avant la maturité, et c'est sous cette forme qu'on le trouve presque constamment, et à l'état de maturité.

Le premier est de couleur verte et a la peau lisse ; et l'autre est de couleur noire et a la peau ridée. Cette dernière autrefois consommée seulement en Provence commence à se répandre dans toute la France.

Poids, dimensions, rendement, — Le poids de l'olive verte peut descendre jusqu'à 1^{gr},50 ; mais ce n'est que rarement qu'on emploie pour la table celles d'un si petit volume. Celles qui sont destinées à cette consommation pèsent le plus souvent dans les environs de 3 grammes. J'en ai vu allant jusqu'à 4^{gr},50.

La perte représentée par le noyau est proportionnellement d'autant plus petit que le fruit est plus gros. Ce déchet est compris entre un tiers à un cinquième du poids total.

Portion. — La partie comestible est donc environ de 2 grammes ; et le nombre d'olives prises comme hors-d'œuvre, ne dépassant pas une dizaine, c'est donc environ 20 grammes de pulpe de ce fruit que l'on ingère.

Les olives noires sont en général plus volumineuses. Leur

(1) Statistique agricole annuelle de 1898, p 58.

(2) Les autres départements cultivant l'olivier sont : le Gard, 95,260 ; la Drôme, 85,780 ; la Corse, avec 80,000 ; l'Aude, 46,992 ; Vaucluse, 36,763 ; l'Hérault, 36,163 ; les Basses-Alpes, 17,320 ; les Pyrénées-Orientales, 15,010, et l'Ardèche, 4,050.

A ces départements, il faut joindre l'Algérie qui, outre sa propre consommation, nous a envoyé pour 1,345,340 kilogrammes d'huile et la Tunisie 3,607,262 litres.

poids peut atteindre 6 grammes et descend rarement au-dessous de 3 grammes. La moyenne est donc environ de 5 grammes. Le noyau étant d'un gramme, c'est environ 4 grammes de substances comestibles qui restent par olive.

Les dix olives font donc un total de 40 grammes.

Composition. — Richet donne de la chair de l'olive la composition suivante, par 100 grammes :

Substances azotées.......	5,2	Cellulose..............	0
Graisse	51,9	Eau	30,10
Matières extractives......	0,0	Cendres..............	2,30

Il n'a pas été indiqué si cette analyse a porté sur des olives vertes ou mûres. L'absence d'hydrates de carbone me laisse supposer qu'il s'agit des mûres.

Cette hypothèse est, du reste, justifiée par l'analyse suivante de l'olive verte, que donne Alquier : Eau, 67,85; azotés, 1,05; corps gras, 20,51; hydrocarbonés, 9,12; cendres, 1,47; valeur en calories, 214.

En mûrissant, les corps gras augmentent, tandis que les ternaires, les azotés et surtout l'eau diminuent.

Valeur en calories. — En prenant ces analyses comme bases d'évaluation, nous trouvons donc que pour 100 grammes de pulpe, l'olive mûre donne 26 calories par les azotés et 459 par les corps gras, soit en tout 485 calories; et l'olive verte, dans les environs de 200.

En considérant la ration, comme correspondant à 10 olives vertes ou noires, cette quantité nous donne 40 calories pour les premières et plus de 200 pour les secondes.

ORANGES. *Habitat, variétés*. — L'orange. fruit du *Citrus aurantium* (famille des aurantiacées) est un fruit surtout des pays chauds. On la rencontre dans toute la zone intertropicale. Mais elle vient aussi, et avec toute sa saveur, en Portugal, dans le sud de l'Espagne, dans les Baléares, à Malte et sur la côte nord de l'Afrique. La Provence en fournit également, mais elles laissent à désirer comme goût. Elles sont riches en acides et pauvres en sucre.

Ce fruit présente de nombreuses variétés. Dans la zone intertropicale, il reste souvent vert même à l'état de maturité.

Sous l'équateur, il se présente souvent avec cette couleur. Sa peau est rugueuse et épaisse; et sa chair, souvent rose, est des plus savoureuse. A la Guyane (4 degrés nord), où l'influence des saisons se fait fort peu sentir, l'oranger est en même temps en fleurs et en fruits pendant une bonne partie de l'année.

Dans la zone tempérée, l'orange à l'état de maturité est toujours jaune, ou jaune-rougeâtre; sa peau est fine et sa chair également jaune.

Le *citrus aurantium* comprend deux espèces : l'*orange* proprement dite, et une autre donnant des fruits plus petits, la *mandarine.*

L'ORANGE proprement dite est sensiblement sphérique. Son poids descend assez rarement au-dessous de 125 grammes et peut atteindre 250 grammes. Les moyennes pèsent de 175 à 200. Leur diamètre moyen varie de 6 à 9 centimètres.

Rendement, portion. — Dans mes nombreuses observations le déchet a été compris entre le cinquième et le tiers. La moyenne est donc le quart. Pour Alquier, il a été de 24 %. La portion d'orange est de 50 à 60 grammes environ de substances comestibles. Ce n'est, en effet, que rarement que l'on mange une orange entière.

Une orange de 150 à 200 grammes est partagée au moins entre deux personnes; et, si elle dépasse sensiblement 200 grammes, entre trois.

Composition. — D'après König, cité par Munk et Ewald (1), la composition de l'orange serait la suivante :

Albuminoïdes............	0,7	Hydrates de carbone....	1,0
Acide.................	2,4	Cellulose.............	1,8
Sucre................	4,6	Eau	89
	Cendres.............	0,50	

Alquier donne la suivante : eau, 86,97; azotés, 0,61 ; corps gras, 0,24; hydrates de carbone, 11,73; cendres, 0,45 et valeur en calories, 50.

Valeur en calories et résumé. — On peut donc estimer que la portion est de 50 grammes en moyenne de parties comes-

—————
(1) *Traité de diététique*, pp. 175 et 176.

tibles ; et que ces 50 grammes ne donnent que 25 calories environ.

MANDARINE. — L'autre espèce est la mandarine. Elle est plus petite que l'orange et sa forme celle d'une sphère fortement aplatie. Elle devient de plus en fréquente sur nos tables, surtout en hiver.

Poids, dimensions. — Son poids varie de 60 à 120 grammes. Jusqu'à 80 grammes elles doivent être rangées parmi les petites ; les moyennes vont de 80 à 100 grammes, les grosses dépassent 100 grammes. J'en ai pesé arrivant à 125 grammes. Leur diamètre descend rarement au-dessous de 6 centimètres et dépasse rarement 7 ; la hauteur varie de 4 à 5 centimètres.

Rendement, portion. — Le déchet constitué par la peau et les pépins, dans mes observations, a été environ le quart du poids total. Il a été de 33 % pour Alquier.

Sauf pour les mandarines au-dessous de 60 grammes et celles dépassant 120 grammes, la ration est constituée par un seul fruit. La partie ingérée est donc environ de 60 à 70 grammes.

Composition. — Voici celle que donne Alquier : eau, 88,56 ; azotés, 0,10 ; corps gras, 0,17 ; hydrocarbonés, 10,78 ; cendres, 0,39 ; valeur en calories, 45.

Résumé. — En somme, la composition de la mandarine se rapproche autant que possible de celle de l'orange.

Pour une mandarine de 100 grammes, la partie comestible serait donc de 70 environ et sa valeur en calories à peu près de 30.

PÊCHE. *Habitat, variétés, utilisation.* — Le pêcher, (*Persica vulgaris*) de la famille des rosacées, est originaire de la Perse ; mais par l'Asie Mineure, il s'est répandu dans toute la région méditerannéenne et plus spécialement dans l'Europe méridionale.

Les variétés, résultant de la culture, du climat et du terrain sont nombreuses, mais peuvent être ramenées à deux espèces : les pêches *duvetées* (Persica pubescens) et les pêches *lisses* (P. *levis*). Ces deux espèces elles-mêmes se divisent en deux sous-espèces selon que le noyau est adhérent à la pulpe ou ne l'est pas.

Les variétés les plus répandues sont les *pavies* ou *persées*, les *avant-pêches*, les *madeleines,* les *chevreuses*, les *montreuils* et les *brugnons.*

Poids, dimensions. — Le poids de la pêche descend rarement au-dessous de 50 grammes et peut atteindre 200 grammes. Mais celui de la pêche *marchande* est compris entre 80 et 100 grammes. Les dimensions varient de 45 millimètres à 60 ou 80; celles des marchandes de 50 à 60.

Rendement. — Le déchet, constitué par le noyau et la peau atteint rarement le quart du poids total et descend parfois au sixième. On peut donc admettre en moyenne, surtout pour les pêches à noyau non adhérent, généralement préférées, un déchet d'un cinquième.

Portion. — A partir de 80 grammes environ, une pêche suffit, et il en est ainsi jusqu'un peu au delà de 100 grammes. Comme on le voit, ces poids correspondent aux pêches marchandes. Le déchet étant d'un cinquième, la partie comestible, pour une ration, est donc environ de 65 à 85 grammes, soit de 75 grammes environ.

Composition. — D'après Moleschott (1), 100 grammes de pêche contiendraient $0^{gr},30$ de substances albuminoïdes, $11^{gr},31$ d'hydrates de carbone et $1^{gr},047$ d'acides libres.

Richet donne l'analyse suivante (2) :

Albuminoïdes..........	0,60	Autres substances extractives non azotées......	7,1
Acides libres...........	0,90	Cellulose.............	6,10
Sucre................	4,50	Eau..................	80,00
Cendres........	0,70		

Si dans cette dernière analyse, on ne prend que le sucre et les matières extractives non azotées, on obtient $11^{gr},51$, chiffre très rapproché de celui de Moleschott. Mais si, de plus, comme je l'ai fait jusqu'à présent, on ajoute à ce chiffre les acides libres et la moitié de la cellulose, on arrive environ

---

(1) Cité par Pouchet. *Encyclopédie d'hygiène de Rochard*, p 253. Cette analyse est très rapprochée de celle de König.

(2) *Dictionnaire de physiologie.* Article aliment, p. 381.

à .15 grammes d'hydrates de carbone ou analogues. Les 100 grammes de pêche entière contiennent donc 0^{gr},50 de substances azotées et 15 grammes de substances ternaires.

D'après Alquier, la pêche aurait pour composition : Eau, 83,41 ; albuminoïdes, 0,60 ; matières grasses, 0,10 ; hydrates de carbone, 14,62 ; cendres, 0,57 ; valeur en calories, 66.

Valeur en calories. Résumé. — Ces données étant admises, nous voyons que 100 grammes de pêche donnent un total de 60 à 70 calories. Les 75 grammes, constituant la portion, donnent donc 40 à 50 calories.

POIRES. — *Habitat, variétés, utilisation.* — Le poirier (famille des rosacées) paraît originaire des régions tempérées de l'ancien Continent. Dans quelques forêts de l'Europe, on rencontre un poirier (*Pirus communis*) qui est peut-être l'arbre primitif. Ses fruits en sont âpres, durs et sans jus. Au contraire, le poirier cultivé donne une série de fruits des plus variés, et beaucoup, à juste titre, des plus estimés.

Parmi ces variétés les unes mûrissent en été et les autres en automne. Quelques-unes, quoique devant être cueillies en automne, se conservent une grande partie de l'hiver. Celles d'été se mangent toutes crues ; parmi celles d'automne, quelques-unes gagnent à être mangées cuites. Parmi ces dernières, quelques-unes sont mêmes conservées après avoir été desséchées au soleil ou au four. Elles sont ensuite utilisées en compotes ou en marmelades.

« Parmi les espèces qui se signalent par leur goût agréable et la facilité de leur digestion, nous indiquerons : 1° les poires *précoces* ou de l'été, comprenant la *madeleine*, la *cuisse-madame*, la *blanquette* qui mûrissent en été ; 2° les *poires d'été proprement dites*, telles que le *doyenné gris*, le *beurré gris*, *doré* ou *rouge ;* le *beurré d'Amboise*, le *bon-chrétien*, le *bon-chrétien musqué*, la *bergamote d'été* ou *mouille-bouche*, la *verte-longue*, le *messire-Jean* ; 3° les *poires d'automne et d'hiver* comprennent au nombre des espèces les plus estimées : le *beurré magnifique d'Aremberg*, *d'Angleterre*, le *bon-chrétien d'hiver*, de *Bruxelles, Napoléon*, le *doyenné d'hiver*, la *Sainte-Germaine*, la *duchesse d'Angoulême* ».

(1) FONSSAGRIVES. *Hygiène alimentaire*, p. 211.

Poids, dimensions, rendement, portion. — Le volume de la poire est des plus variables. Quelques-unes, surtout parmi celles d'été, ne pèsent guère au-delà de 30 grammes. D'autres, au contraire, peuvent attendre 500 grammes. Pour les poires d'été on mange souvent la peau, qui, du reste, est douce et tendre et aussi parfumée que l'intérieur. Les poires d'hiver, au contraire, ont souvent la peau âpre et dure, et on doit l'enlever. On conçoit que le déchet soit ainsi augmenté.

Vu l'extrême variabilité de ce fruit, on ne peut s'en tenir qu'à des évaluations approximatives. Cependant je ne crois pas m'écarter de la réalité en considérant la perte comme représentant le quart du poids total; et la portion comme correspondant à 100 grammes de fruit brut, ce qui donnerait donc 75 grammes de matières comestibles. Le déchet est représenté toujours par la partie centrale, contenant les pépins ; et, en outre, par la peau, pour les fruits qui doivent en être débarassés avant d'être mangés.

Composition. — La jargonelle ou cuisse-madame à l'état de maturité a fourni à l'analyse les résultats suivants (1) pour 100 grammes :

Matière azotée	0,21	Sucre	11,52
Matière colorante	0,01	Acide malique	0,08
Ligneux	2,19	Chaux	0,04
Gomme et pectine	2,07	Eau	83,88

D'autre part, Moleschott a donné les résultats suivants (2), pour la poire fraîche :

Substances albuminoïdes	0,235	Ecorce et cellulose	2,776
Pectine, dextrine, matières colorantes et sels organines	3,239	Noyau	0,384
		Sucre	8,782
		Acides libres	0,031
Pectose	0,958	Cendres	0,357
Eau	83,238		

Matières salines, pour 100 grammes de fruit :

Potasse	0,196	Oxyde de fer	0,004
Soude	0,031	Acide phosphorique	0,054
Chaux	0,029	— sulfurique	0,019
Magnésie	0,019	— silicique	0,005
Chlorure de sodium	Traces		

(1) FONSSAGRIVES. *Hygiène alimentaire*, p. 212.
(2) POUCHET. *Encyclopédie d'hygiène*, alimentation, p. 254.

A son tour, König a donné l'analyse suivante pour la poire fraîche :

Albuminoïdes	0,40	Cellulose	4,30
Acide	0,20	Cendres	0,30
Sucre	8,30	Eau	83,00
Hydrates de carbone	3,50		

Pour la *poire tapée* :

Albuminoïdes	2,10	Cellulose	6,90
Acide	0,80	Cendres	1,70
Sucre	29,10	Eau	29,40
Hydrates de carbone	29,70		

Enfin, Alquier donne les suivantes :

Poires fraîches : Eau, 83,91 ; azotés, 0,50 ; corps gras, 0,29 ; hydrates de carbone, 14,87 ; cendres, 0,42 ; valeur en calories, 63.

Poires sèches : Eau, 29,41 ; azotés, 2,07 ; corps gras, 0,35 ; hydrates de carbone, 66,5 ; cendres, 1,67.

Malgré la grande variabilité de formes, de dimensions et même de goûts et de parfums, il est probable que la composition chimique de ce fruit reste sensiblement la même. C'est du moins ce que semblent indiquer ces diverses analyses, qui, quoique ayant porté sur des fruits d'espèces différentes et venus dans des pays différents, restent très rapprochées les unes des autres.

En prenant une moyenne approximative entre ces analyses de la poire *fraîche*, nous pouvons considérer que 100 grammes de poires entières contiennent $0^{gr},25$ de substances albuminoïdes et 10 grammes d'hydrates de carbone ou analogues.

Pour la poire *sèche*, la valeur nutritive serait très relevée : les albuminoïdes arrivent à 2 grammes et les hydrates de carbone et analogues, dépasseraient 60 grammes.

Valeur en calories. — Cela étant, 100 grammes de *poire fraîche* donnent 1 calorie par les azotés et 40 calories par les hydrates de carbone ; et la *poire tapée*, 10 calories par les azotés et 240 calories par les hydrates de carbone, soit en tout 250.

Résumé. — La ration de poire *fraîche* correspondant à 75 grammes de substances comestibles, nous fournit donc, il est vrai, une quantité d'albuminoïdes négligeable, mais encore 7^{gr},50 d'hydrates de carbone, soit 30 calories.

Pour la poire *tapée*, la ration, même ramenée à 50 grammes à l'état sec, contient encore 1 gramme d'azotés, 30 d'hydrates de carbone, et nous donne 125 calories. En ajoutant 5 grammes de sucre qui servent à sa préparation, nous arrivons à un total de 150 calories environ.

POMME. — *Habitat, variétés, utilisation.* — Le pommier (famille des *Pomacées*, genre Pirus), croît dans tous les pays tempérés, mais surtout dans leurs parties froides, que cette température soit due à la latitude, à l'exposition ou à l'altitude. Dans la zone méridionale des pays tempérés, la pomme est le fruit de la montagne.

De même que pour la poire, la culture a multiplié ces variétés. Cependant on peut reconnaître trois espèces : 1° le pommier commun *(Pirus malus);* 2° le pommier acerbe *(Pirus acerba);* 3° le pommier paradis *(Pirus paradisiaca).*

De ces trois espèces, la première et la troisième seules nous intéressent ici. Ce sont, en effet, celles qui sont utilisées pour le dessert. Quant à la deuxième, elle constitue la *pomme à cidre*, et je m'en occuperai avec les boissons de table.

Les deux autres espèces dites *pommes à couteau* ou *comestibles*, je l'ai dit, grâce à la culture, présentent de nombreuses variétés différentes par le volume, la consistance de la chair, par le goût et le parfum. Parmi ces variétés, celles qui sont généralement le plus estimées sont les suivantes : 1° « le *pigeonnet* (1) principalement celui de Normandie, divisé en *pigeonnet* blanc qui se consomme en octobre et novembre et en *pigeonnet rouge* qui se prolonge jusqu'en décembre ; 2° le *calville* partagé en *calville rouge* et en *calville blanc* ; 3° la *reinette*, la meilleure de toutes les pommes, sans contredit, et la plus utile, puisque certaines variétés, la *reinette franche*, par exemple, peuvent se conserver toute l'année. Les reinettes les plus estimées, sont la reinette d'Espagne, la reinette d'Angleterre ou *pomme d'or*, la *reinette grise haute bonté* ; 4° les *fenouillets*. Le fenouillet gris ou anisé, mûr de

____

(1) FONSSAGRIVES. *Hygiène alimentaire*, p. 210.

décembre à février est la variété la plus goûtée ; 5° les *pommes d'api* qui ont plus de beauté et de coloris que de goût ».

Toutes les pommes précédentes se mangent surtout à l'état frais et au fur et à mesure de leur maturité. Moins précoce que la poire et que beaucoup d'autres fruits, elles se prolongent plus longtemps. Beaucoup d'entr'elles peuvent être cueillies avant leur complète maturité et cette maturité s'achève en hiver. Même dans cet état, la fermeté de leur chair permet de les garder jusqu'au retour des autres fruits.

Enfin, de même que la poire, la pomme peut être desséchée au soleil ou au four, et être conservée, à l'état de *pomme tapée*.

Poids, dimensions. — D'après ce qui précède, on conçoit combien le poids et les dimensions peuvent être variables. Cependant, leur poids, qui même dans les fruits marchands dépasse souvent 150 grammes, descend rarement au-dessous de 50 grammes.

Le diamètre des premières dépasse souvent 60 millimètres et leur hauteur 50 ; tandis que pour les autres, le diamètre descend à 50 et la hauteur à 40.

Rendement. — Portion. — D'après mes observations, le *déchet* de la pomme, peau et partie centrale du fruit compris, arrive souvent au tiers du poids total. La *portion*, correspondant à la partie comestible est donc d'environ 60 à 70 grammes ; et cette quantité est donc fournie par une pomme de 100 grammes environ.

Composition. — D'après Moleschott (1), la composition de la pomme serait la suivante :

Albuminoïdes	0,391	Ecorce et cellulose	1,520
Pectine, dextrine, matiè-		Noyau	0,219
res colorantes, graisses		Sucre	7,964
et sels organiques	5,519	Acides libres	0,691
Pectose	1,198	Cendres	0,365
Eau		82,133	

Quant aux sels, pour 100 grammes de poire, on trouverait :

Potasse	0,130	Oxyde de fer	0,005
Soude	0,095	Acide phosphorique	0,050
Chaux	0,015	— sulfurique	0,022
Magnésie	0,032	— silicique	0,016
Chlorure de sodium		0.	

(1) Cité par Pouchet. *Encyclopédie d'Hygiène*, p. 254.

39

D'autre part, König (1) a donné les deux analyses suivantes pour la pomme *fraîche* et pour la pomme *tapée* ·

Pomme fraîche :

Substances albuminoïdes..	0,40	Hydrates de carbone	5,80
Acide.................	0,80	Cellulose..............	1,50
Sucre.................	7,20	Cendres..............	0,50

Eau................... 84,80

Pomme tapée :

Albuminoïdes...........	1,30	Hydrates de carbone.....	16,90
Acide.................	3,60	Cellulose..............	5,00
Sucre.................	42,8	Cendres..............	1,60

Eau................... 28,00

Enfin, voici celles données par Alquier :

Pomme fraîche : Eau, 84,41 ; albuminoïdes, 0,30; corps gras, 0,29 ; hydrocarbonés, 14,61 ; cendres, 0,39; valeur en calories, 61,64.

Pomme sèche : Eau, 21,38 ; azotés, 1,42; corps gras, 1,94; hydrocarbonés, 63,67 ; cendres, 1,59 ; valeur en calories, 275.

Comme on le voit, les analyses faites sur la *pomme fraîche*, sont assez rapprochées l'une de l'autre ; et si nous prenons une moyenne, nous trouvons : pour les albuminoïdes 0,35 et pour les hydrates de carbone ou analogues 15 grammes environ.

Pour la *pomme tapée*, la valeur nutritive est beaucoup plus considérable : les albuminoïdes arrivent a 1^{gr},35 et les ternaires dépassent 60 grammes.

Valeur en calories. — Les 100 grammes de pommes fraîches donnent donc à peu près 2 calories par les azotés et 60 calories par les ternaires. La portion de 60 à 70^{gr} équivaut donc environ à 40 calories.

Pour la pomme *desséchée*, les 100 grammes donnent 6,50 calories par les azotés et 240 par les ternaires. En admettant que la ration soit de 50 grammes, sa valeur en calories dépasse 120.

Résumé. — Une portion de 100 grammes de pomme entière, donne environ 60 à 70 grammes de substances comestibles ; et celles-ci, contenant environ 10 grammes d'hydrates de carbone, fournissent 40 calories.

La portion de 50 grammes de pommes tapées, contient surtout 30 grammes de ternaires qui ne fournissent pas moins de 120 calories.

PRUNES. — *Habitat, variétés, modes d'utilisation.* — Le prunier *(Prunus domestica)* de la famille des rosacées, croît dans les pays tempérés, mais de préférence dans les parties basses et chaudes. Comme pour tous nos fruits les plus estimés, la culture a multiplié les variétés.

La prune est utilisée *fraîche* et *desséchée*. Elle prend dans ce dernier cas le nom de *pruneaux*. La pratique a conduit à donner la préférence à des espèces différentes selon qu'elles doivent être mangées à l'état frais ou desséché.

Les variétés les plus estimées, parmi celles qui doivent être mangées *fraîches*, sont : la *Reine-claude (Claudiaca)* ; les *Mirabelles (Myrobolana)* et les *Perdrigons (Turonensis et Juliana)*.

Les variétés préférées pour la dessication (1), sont, la *robe de sergent*, la *Sainte-Catherine* et la *grosse cornemuse*.

Les pruneaux les plus estimés sont ceux de la Touraine, du Languedoc et de la Provence. Les grands centres de production dans ces trois provinces, sont Tours, Agen et Brignoles.

La production de la prune en France est encore assez importante. On peut en juger par les chiffres suivants qui donnent les quantités récoltées et leur valeur pour l'année 1898 (2).

Production totale : 50.066.900 kilogrammes ; valeur totale : 14.913.708 ; valeur du quintal métrique : 29^{fr} 78.

Sur cette récolte de 50.066.900 kilogrammes, un cinquième environ a été exporté, 10.707.936 kilogrammes (3) en partie à l'état frais, mais surtout à l'état de pruneaux ; et cette exportation a produit 5.358.968 francs.

Pendant les années 1896 et 1897, les quantités exportées avaient été de 8.628.005 et de 4,598.757 kilogrammes ; et leurs valeurs respectives de 5.608.203 et de 3.449.068 francs.

Poids et dimensions. — Le poids de la *prune fraîche*, ne descend guère au-dessous de 15 grammes et ne dépasse guère

(1) FONSSAGRIVES, *Hygiène alimentaire*, p. 215.
(2) *Statistique annuelle agricole*, 1898, p. 61.
(3) *Idem*, p. 151.

50 grammes. De 15 à 20 grammes, on doit les considérer comme petites ; les moyennes pèsent de 25 à 35 grammes, et les grosses vont à 45 grammes. Au-dessus ce sont des fruits exceptionnels. Les petites ont, en moyenne, 30 millimètres de diamètre et 35 de hauteur ; les moyennes, 35 de diamètre et 40 de hauteur ; et les grosses 40 de diamètre et 45 de hauteur.

Pour les *pruneaux*, on doit considérer comme petits ceux dont le poids ne dépasse pas 8 grammes ; comme moyens, ceux qui y arrivent ; et comme gros ceux qui atteignent 10 grammes.

Rendement. — Le noyau seul constitue le déchet de la prune et du pruneau. Son poids n'est que de 1 gramme pour les petits fruits, de $1^{gr},50$ pour les moyens ; et il peut atteindre 3 grammes pour les gros *(Reine-claude)*.

Portion. — La ration de prunes fraîches est dans les environs de 100 grammes, soit 6 à 8 pour les petites, de 4 à 6 pour les moyennes, et de 2 à 3 pour les grosses.

Pour les *pruneaux*, la ration peut être évaluée à 50 grammes ; ce qui en exige 6 à 8 pour les petites, 4 à 6 pour les moyens, et 4 à 3 pour les gros. La cuisson n'augmente guère le poids des pruneaux que d'un tiers.

Composition. — Moleschott a donné de la prune fraîche, la composition suivante :

Albuminoïdes	0,375	Ecorce et cellulose	0,739
Pectine, dextrine, matières		Noyau	3,823
colorantes, graisse et sels		Sucre	6,443
organiques	6,201	Acides libres	0,921
Pectose	0,436	Cendres	0,480
	Eau	80,584	

Pour les matières minérales :

Potasse	0,263	Oxyde de fer	0,012
Soude	0,042	Acide phosphorique	0,085
Chaux	0,023	Acide sulfurique	0,015
Magnésie	0,022	Chlorure de sodium	0,003

D'autre part, König a donné pour la *prune fraîche* et pour les *pruneaux*, les analyses suivantes :

Prune fraîche :

Albuminoïdes	0,40	Hydrates de carbone	4,70
Acide	1,50	Cellulose	4,30
Sucre	3,60	Cendres	0,60
	Eau	84,90	

Et pour les *pruneaux :*

Albuminoïdes	2,30	Hydrates de carbone	17,90
Acide	2,70	Cellulose	1,50
Sucre	44 40	Cendres	1,30
	Eau	29,30	

Richet donne pour la *mirabelle :*

Albuminoïdes	0,40	Autres substances extracti-	
Acides libres	0,50	ves non azotées	10,10
Sucre	4, »	Cendres	0,50
Cellulose	5 »	Eau	79,40

Les analyses données par Alquier, ne s'éloignent que fort peu des précédentes.

Prune fraîche : Eau, 80,64 ; azotés, 0,81 ; corps gras, 0,34 ; hydrates de carbone, 17,63 ; cendres, 0,58 ; valeur en calories, 76.

Prune séchée : Eau, 28,22; azotés. 2,37; matières grasses, 0,44 ; hydrocarbonés, 67,51 ; cendres, 1,46; valeur en calories, 281.

On voit donc que d'après ces analyses qui ont donné des résultats assez rapprochés les uns des autres, on peut estimer les albuminoïdes à 0,40 et les ternaires à 15 grammes pour les fruits frais. Pour les fruits secs, les albuminoïdes dépassent 2 grammes et les ternaires 65 grammes. Ces derniers fruits constituent donc un aliment riche.

Valeur en calories. — Etant donné cette composition moyenne, les prunes fraîches donnent, par 100 grammes, environ 60 calories; et les pruneaux 10 calories par les azotés et 260 calories par les ternaires.

La portion étant de 100 grammes pour les fruits frais et de 50 grammes pour les desséchés, sa valeur en calories est donc environ de 60 calories pour les premiers et 135 calories pour les seconds.

Résumé. — La ration de 100 grammes de prunes fraîches, ne contient qu'une quantité négligeable d'azotés, mais 15 grammes de ternaires, ce qui donne encore 60 calories.

La ration de 50 grammes de pruneaux contient 1 gramme de substances azotées et $32^{gr},50$ de ternaires, ce qui donne en tout 135 calories.

Si à ces calories, provenant des pruneaux eux-mêmes, l'on ajoute les 5 à 10 grammes de sucre nécessaires pour faire la sauce de la compote, forme sous laquelle les pruneaux sont servis le plus souvent, on arrive facilement à un total qui dépasse 150 calories.

RAISINS. *Habitat, variétés, modes d'utilisation.* — La vigne *(Vitis vinifera)* de la famille des *ampélidées,* prospère dans toute la partie méridionale des pays tempérés, sous les tropiques, et même, dans certaines conditions, sous l'équateur. Dans la zone équatoriale, la vigne donne même plusieurs récoltes par an.

Son fruit, quoique utilisé surtout pour la fabrication du vin, entre cependant encore pour une part importante dans notre dessert, et cela pendant toute l'année. Il figure sur nos tables fréquemment en automne et une partie de l'hiver à l'état frais, et pendant tout le reste de l'année à l'état de raisins secs.

La zone vinicole, je l'ai dit, est très étendue ; mais les pays qui fournissent les meilleurs raisins de table, soit frais, soit secs, sont, outre la France et ses possessions du nord de l'Afrique, l'Espagne, l'Italie, la Grèce, les deux Turquies et toutes les îles qui en dépendent.

Les raisins de table, les seuls dont je m'occupe ici, présentent de nombreuses variétés. Parmi celles qui sont destinées à être mangées fraîches, figurent : les divers chasselas, parmi lesquels ceux de Fontainebleau et de Montauban, les divers muscats et le malvoisie.

Parmi les raisins destinés à être mangés secs, je dois citer les raisins secs d'Espagne, les raisins muscats de Malaga, les raisins de Corinthe et aussi les raisins secs de France ou de Roquevaire.

Il est difficile d'apprécier la quantité de raisin de table consommé en France, mais voici les chiffres que je trouve pour l'importation et l'exportation.

Nous avons reçu de l'étranger à l'état frais, en 1896, 1897 et 1898 (1), les quantités suivantes : raisins et fruits forcés, 20.566, 14.869, 15.109 kilogrammes, valant 82.264 francs, 52.043 francs et 52.907 francs ; et, de plus, comme raisins de table ordinaire : 3.519.648 kilogrammes, 3.782.181 kilogrammes et 5.906.454 kilogrammes, valant 703.930 francs, 1.134.654 francs et 1.481.613 francs. L'importation des raisins secs pour nos tables a été pendant les mêmes années (2) : de 2.846.439 kilogrammes, 3.247.253 kilogrammes et en 1898, de 6.354.685 kilogrammes. Leur valeur a été de 1.992.507 ; 2.273.077 ; et de 4.130,545.

A notre tour nous avons exporté : comme fruits et raisins forcés : 1.084 kilogrammes ; 558 kilogrammes ; et 326 kilogrammes, valant 4.336 francs 3.348 et 1.956 francs.

Comme raisins de table ordinaire : 329.014 kilogrammes, 347.029 et 628.804 kilogrammes, valant 131.605 francs ; 156.162 francs ; et 282.962 francs.

Enfin, comme raisins secs, nous avons exporté : 97.607 kilogrammes, 92.340 kilogrammes et 85.112 kilogrammes, valant 68.324 francs, 64.638 francs et 53.323 francs.

Les raisins de table, soit à l'état frais, soit à l'état sec, donnent donc encore lieu à un commerce assez important ; mais dans lequel, ainsi qu'il ressort du tableau suivant, les importations dépassent de beaucoup les exportations.

	ANNÉES		
	1896	1897	1898
Valeur totale de l'importation..	2.049.344	3.459.774	5.694.422
Valeur totale de l'exportation..	204.265	224.148	336.241
Excédent de l'importation sur l'exportation...............	1.845.079	3.235.626	5.358.181

Portion. Déchet. — D'après mes observations, la portion des divers raisins frais doit être évaluée à 100 grammes ; et

(1) *Statistique agricole annuelle*, 1898, p. 129.
(2) *Statistique agricole annuelle*, 1898, p. 130.

la perte constituée par la grappe, par les pépins et la pellicule qui est parfois trop dure pour être ingérée, environ à 10 ou 15 %. Pour les raisins secs, la portion ne dépasse pas 30 à 35 grammes et tombe à 25 grammes par le déchet.

Composition. — D'après une analyse de Moleschott, citée par Pouchet, le *raisin frais* contiendrait pour 100 grammes.

Hydrates de carbonne	14,31
Cellulose	3,60
Albuminoïdes	0,70

Munck et Ewald donnent les analyses suivantes d'après König.

Raisins frais.

Albumine	0,60	Hydrates de carbonne	1,90
Acides libres	0,80	Cellulose	3,60
Sucre	14.40	Cendres	0,50
	Eau	78,20	

Raisins secs.

Albuminoïdes	2,40	Hydrates de carbone	7,80
Acides libres	»	Cellulose	1,70
Sucre	54,60	Cendres	1,20
	Eau	32.60	

Enfin, je trouve dans Alquier les analyses suivantes :

Raisins frais : eau, 78,13 ; azotés, 1,14 ; corps gras, 1,39 ; hydrates de carbone, 18,91 ; cendres, 0,43 ; valeur en calories, 91.

Raisins secs : eau, 24,35 ; azotés, 2,47 ; corps gras, 0,59 ; hydrocarbonés, 70,95 ; cendres, 1,64 ; valeur en calories, 296.

Valeur en calories. — Pour les *raisins frais*, la ration de 100 grammes contient donc un peu moins de 1 gramme de substances albuminoïdes et 18 grammes d'hydrates de carbone ou analogues ; ce qui donne, comme calories, 5 calories pour les azotés et 70 calories pour les ternaires. La portion ayant un déchet de 10 à 15 %, c'est donc environ 70 calories.

Pour les *raisins secs*, les 100 grammes donnent environ 12 calories pour les azotés et 252 pour les ternaires, soit un total de 264 calories ; et pour la portion de 25 grammes, environ 60 calories.

Résumé. — La portion de raisins frais est de 100 grammes et donne 70 calories ; et pour les raisins secs, une portion de 25 grammes en donne environ 60.

SAPOTILLE. *Habitat, variétés, modes d'utilisation.* — Le sapotilier (Achras sapota), de la famille des *sapotées*, vient surtout dans l'Amérique méridionale. On le trouve également excellent dans nos Antilles.

Les fruits sont variables comme volume ; mais les moyens pèsent environ 100 grammes. Leurs semences et la peau donnent un déchet de 10 % environ. Une sapotille de 100 grammes constitue la portion.

Composition. — A ma demande, M. Beleurgey a bien voulu faire l'analyse de ce fruit ; et voici quel a été le résultat de ses recherches pour 100 grammes de fruit :

Sucre interverti { Glucose / Levulose }	6,862
Matières gommées et résineuses	2,109
Malate acide de chaux	1,421
Eau. Sels de chaux de potasse et pulpe	89,609

On peut donc estimer que les 100 grammes de sapotille contiennent 8 grammes d'hydrates de carbone ou analogues.

Valeur en calories. — La portion de 100 grammes de sapotille entière, après le déchet dû à son noyau, donne donc environ 30 calories.

CONDIMENTS. — EPICES

GÉNÉRALITÉS. — On réunit en général sous ces noms l'ensemble des substances qui sont ajoutées aux aliments dans le but d'augmenter leur saveur ou leur parfum, et de favoriser ainsi leur digestion en excitant les sécrétions ou les mouvements des organes digestifs.

Ces substances n'ont que peu d'importance au point de vue de leur valeur nutritive. Quelque élevée que soit souvent cette dernière, elles sont toujours incorporées dans nos aliments en quantités trop faibles pour qu'on doive en tenir compte. Mais, par contre, elles nous intéressent tout particulièrement au point de vue de l'hygiène alimentaire.

Y a-t-il, tout d'abord, réellement nécessité ou même utilité à exciter d'une manière habituelle les sécrétions digestives et le plan musculaire de l'intestin ? Je ne le pense pas ; et je vois même dans cette excitation à chaque repas un véritable danger. Ces organes, en effet, s'habituent peu à peu à ces excitants ; et ils perdent ainsi leur sensibilité aux excitations naturelles. J'ai pu m'en convaincre dans les pays chauds. Les indigènes se condamnent peu à peu à relever leurs aliments à un point tel, que nous ne pouvons les goûter sans être péniblement impressionnés ; et je ne crois pas que ce soit sans inconvénient pour leur système artériel.

Beaucoup d'européens, appelés à vivre dans ces contrées, subissent l'influence de l'exemple ; et en arrivent rapidement à des troubles digestifs, dont ils ne se débarassent ensuite que bien difficilement, et ils n'y parviennent pas toujours.

Il faut savoir que dans les pays chauds, et même dans notre Midi pendant l'été, les organes digestifs sont moins actifs, parce qu'ils sont moins sollicités par les besoins de l'organisme, qui sont en raison inverse de la température ambiante.

Cette moindre activité des organes digestifs, se traduisant aussi par un moindre appétit, constitue, dans ces conditions, un sage avertissement de la nature qu'il faut savoir écouter ; et c'est commettre une lourde faute contre l'hygiène que d'exagérer artificiellemnt cet appétit et les fonctions digestives, en forçant ces dernières à élaborer une quantité d'aliments qui dépasse les besoins. Je m'excuse de me mettre en cause ; mais bien convaincu de ces idées, et en en voyant les inconvénients, j'ai renoncé aux épices, même au poivre, dès ma première corvée coloniale, en 1875 ; et je m'en suis si bien trouvé, que je n'y suis jamais revenu depuis. Quoique utilisant tous les jours des légumes divers en salade, je les prépare sans poivre, et seulement avec l'huile, le vinaigre et le sel.

J'estime donc qu'en principe l'usage des condiments et épices, en les envisageant dans leur ensemble, est au moins inutile dans l'état de santé ; et, par conséquent, qu'on doit s'en passer ou n'en user que très sobrement.

Mais ce principe général étant établi, je crois utile d'y faire quelques restrictions, surtout en établissant des catégories parmi ces diverses substances.

L'état de santé et l'état de maladie ne sont pas délimités par une ligne nettement définie. Entre ces deux états franchement constitués, il y a de nombreux autres états intermédiaires. Or, il se peut, qu'après quelques fatigues ou pendant une convalescence, les organes digestifs soient un peu alanguis ; et qu'il y ait utilité à les exciter momentanément. Certains condiments trouveront, dans ce cas, toute leur utilité jusqu'au retour complet à l'état normal. Mais leur utilité n'aura qu'un temps ; et il est probable qu'on devra compter d'autant plus sur leur efficacité, que les organes y seront moins habitués.

D'autre part, le désir de varier nos aliments, et, par conséquent, l'utilité de les multiplier, nous a conduit à nous adresser à certaines substances qui soit par leur composition, soit par leur contexture, sont plus difficilement attaquées par les sécrétions digestives. La pratique, à défaut d'autres indications, nous a fait connaître ces aliments ; or, cela étant, il devient logique d'exciter légèrement, d'une manière préventive, pour ainsi dire, les organes digestifs pour les aider dans le surcroît de fonctions que nous leur demandons. Dans ces cas, trouveront donc leur utilité les divers condiments que nous aurons reconnus comme agissant sur telle ou telle sécrétion ou sur le plan musculaire de l'intestin.

Malheureusement, c'est là une étude qui est encore à faire, et cependant on en comprend facilement toute l'importance.

Un aliment est de digestion difficile, soit parce qu'il offre plus de résistance à la division, soit parce qu'il nécessite un surcroît des sécrétions destinées à la digestion des corps gras, des féculents ou des albuminoïdes. Or, il se peut que parmi les condiments, quelques uns s'adressent plus spécialement, soit au plan musculaire, soit à une de ces sécrétions. Ce sont là, je le répète, des notions qui seraient des plus utiles pour l'hygiène alimentaire ; et qui justifieraient, dès lors, l'emploi de ces condiments.

Ensuite, l'usage a fait comprendre, parmi les condiments, des substances, qui, outre l'action qui leur est commune avec les condiments, en ont une autre comme aliment. Tels sont le sel de cuisine et le sucre.

Le sel de cuisine, pris dans certaines proportions, est un véritable aliment. Je me suis déjà longuement arrêté sur lui, en faisant ressortir que s'il peut être nuisible d'exagérer son usage, il me paraît, par contre, indispensable de lui laisser une place dans notre alimentation.

Quant au sucre, son rôle comme aliment est prépondérant ; dans bien des cas, il peut bien être un condiment, c'est-à-dire servir soit à exciter l'appétit, soit à favoriser la digestion ; mais il n'en conserve pas moins toute sa valeur calorifique ; et ce dernier rôle l'emporte le plus souvent sur l'autre.

Enfin, et c'est là une question qui demande à être reprise au point de vue alimentaire, nous savons que la plupart des condiments et des épices contiennent soit des huiles essentielles, soit d'autres substances qui sont fortement antiseptiques. L'ail, la canelle, la girofle, la muscade, le thym, la menthe, sont de ce nombre. Il se peut donc, que parmi ces antiseptiques, il s'en trouve n'ayant qu'une action très limitée sur ces organes digestifs, dont l'emploi serait sans inconvénient à cet égard, et qui cependant ferait bénéficier le contenu intestinal de leur propriété antiseptique. C'est là, je le répète, une question d'une importance capitale au point de vue de l'hygiène alimentaire; et, vu son importance, il est à souhaiter qu'elle soit prochainement abordée et résolue.

Ainsi, comme on le voit, si, en principe, je suis opposé à l'usage des condiments et des épices employés habituellement et sans indication précise, je suis loin de les confondre tous dans une proscription irrévocable. Au contraire, je suis tout prêt à les conseiller, à la condition que leur emploi soit basé sur nos besoins, et surtout qu'il soit dirigé par une connaissance complète de leur mode d'action.

CHLORURE DE SODIUM ET MATIÈRES SALINES. — Je renvoie d'abord aux longs développements que j'ai donnés au sujet de ces substances dans le volume précédent. Qu'il me suffise de dire ici, que s'il y a de gros inconvénients à exagérer le chlorure de sodium et les autres matières salines dans notre alimentation, une certaine quantité de toutes les substances qui entrent normalement dans la composition de notre organisme, nous est cependant quotidiennement nécessaire. Par leur jeu régulier et normal, nos organes et nos tissus en dépensent une certaine quantité; et il est indispensable de la remplacer, autant que possible, en tenant compte, bien entendu, de la valeur de ces dépenses. Je le répète, il y a sûrement des inconvénients à les exagérer, mais il n'y en a pas moins à laisser l'organisme en manquer; et c'est pourquoi je me suis attaché à fixer, le mieux que j'ai pu, la quantité qui nous est nécessaire (V. le 2ᵉ volume, p. 170 et suivantes).

Des recherches récentes nous ont, il est vrai, montré les avantages d'un régime peu chloruré dans certains états pathologiques et notamment dans ceux qui s'accompagnent d'ascite et d'épanchements; et il est logique que l'hygiène y trouve quelques indications pour l'état normal. Mais, d'autre part, depuis longtemps la clinique nous a montré les inconvénients de l'insuffisance des matières salines; et, il y a quelques années, l'expérimentation est venue y ajouter l'action excitante des chlorures sur les organes hémopoétiques. Il y aurait donc des dangers à tomber dans l'une de ces deux exagérations : ou trop augmenter les matières salines ou trop les restreindre. Nous devons les éviter toutes les deux; et c'est pourquoi, je le répète, j'ai cru devoir consacrer de longues expériences à déterminer les quantités suffisantes pour nos besoins, sans les dépasser.

SUCRE ET SES COMPOSÉS. — Le sucre joue un rôle considérable dans l'alimentation et la nutrition. Outre que les divers hydrocarbonés, amidon, fécule et même une partie de la cellulose ne sont absorbés qu'à l'état de glucose, le sucre introduit dans l'organisme en cet état représente déjà un appoint qui n'est pas négligeable.

Le sucre est d'un usage quotidien pour chacun de nous. Je crois qu'il est bien peu d'habitants de notre pays qui passent une journée sans en prendre. Il entre largement dans l'alimentation du premier âge ; et cet emploi est tout à fait justifié par l'hygiène. Nous savons, en effet, que ce sont surtout les dépenses en calorique qui sont augmentées chez l'enfant ; or, le sucre correspond directement à ce besoin.

Plus tard, il est ajouté à un certain nombre de nos plats ; il est pris avec le café, le thé et assez souvent ajouté à quelques-uns de nos fruits. Enfin, il entre pour une part importante dans la pâtisserie et surtout dans la confiserie.

J'ai déjà indiqué la valeur nutritive considérable des divers produits de la pâtisserie ; et il en est de même de ceux de la confiserie, ainsi qu'il va résulter des analyses que j'emprunte à Alquier, en y ajoutant leur valeur en calories calculée avec les équivalents arrondis.

Je donne d'abord les analyses des divers sucres et de leurs produits immédiats d'après König, cité par Siderski.

Comme on le voit, quelle que soit sa provenance, le sucre, livré par le commerce, arrive dans les environs de 400 calories. Au point de vue de la calorification, 100 grammes de sucre valent environ 200 grammes de viande.

Quant aux différentes sucreries, celles qui ne contiennent que du sucre parfumé ou acidulé, se rapprochent sensiblement des valeurs précédentes ; et, de plus, celles dans la composition desquelles entrent des corps gras, comme les composés du cacao (chocolat), ou des amandes (nougat), leur valeur calorifique est encore supérieure. Avec le chocolat Menier, nous arrivons à 500 calories pour 100 grammes ; et il en est de même avec le nougat.

Analyses des sucres, sirops et miel, d'après Konig.

	EAU	AZOTÉS	CORPS GRAS	SUCRE	GLUCOSE	EXTRAIT non azoté	CELLULOSE	MATIÈRES salines	VALEUR en calories
Canne à sucre	75.41	1.49	1.04	14.32	0.83	6.24		0.69	102[1]
Sucre de canne	2.16	0.35	»	93 33	1.78	1.21	»	0.76	387
— de betteraves...	»	»	»	99.75	»	0.12	»	0.13	399
— de Palme......	1.86	»	»	87.97	1.71	7.94	»	0.50	390
— de maïs	2.50	»	»	88.42	3.07	3.57	»	1.47	380
— de Sorgho	1.71	›	»	93.05	0.41	4.14	»	0.68	390
— de mélasse.....	35.06	»	»	18.30	34.70	»	»	2.88	212
Glucose.............	16.99	»	»	»	64.33	18.02	»	0.66	329
Sirop de glucose.....	19.58	»	»	»	41.69	38.37	»	0.36	320
Miel d'abeilles	20.60	0.76	38.65 Lévulose.	34.48 Dextrose.	72.88[2]	1.76	0.71 polleu + cire	0.25	299

1. Dans ces calories sont comprises celles de l'extrait non azoté et de la cellulose.
2. Réunion du lévulose et du dextrose.

Cette grande valeur des sucreries, comme celle de la pâtisserie en général, n'étant pas connue, expose à de sérieux inconvénients, en ce sens que leur emploi conduit facilement à la surnutrition. On met ordinairement 25 grammes de chocolat pour 200 grammes de lait, pour un déjeuner. Or, ce chocolat nous donne environ 125 calories; le lait, 150; soit déjà 275 calories. Si l'on y ajoute 10 grammes de sucre, ce qui est fréquent. nous arrivons à 315 ; enfin, pour peu que l'on y trempe du pain, soit 50 grammes, nous trouvons un total de 440 calories. C'est le cinquième de la ration totale, et aussi déjà 11 grammes d'azotés. La quantité de nougat prise comme dessert arrive facilement à 30 grammes. C'est le poids d'un de ces petits cubes que l'on trouve chez les confiseurs. Or, ces 30 grammes donnent 150 calories.

Les sucreries, bâtons de sucre d'orge, berlingots, que les enfants prennent presque sans compter dans l'après-midi, sans aller aussi loin, conduisent aussi à des surprises. Les bâtons de sucre d'orge, vendus même par les marchands les plus parcimonieux de leurs produits, arrivent encore à 10 grammes. Les berlingots pèsent de 2 à 3 grammes. Cela étant, qu'un enfant, dans son après-midi, suce un bâton de sucre d'orge et une douzaine de berlingots; et il sera arrivé à ingérer ainsi une quantité de sucre qui lui fournira 140 calories. Or, si l'on tient compte, que jusqu'à l'âge de 7 ans en moyenne, la ration n'arrive pas à 1.000 calories, on voit que ces quelques sucreries représentent le septième de la ration totale.

Chocolat, Nougat, Cacao, Sucre et Confiseries.

PRODUITS DIVERS	EAU	AZOTÉS	Corps gras	HYDRO-CARBONÉS	MATIÈRES salines	VALEUR en calories	AUTEURS
Bonbons divers au sucre.	4.45	0.78	0.15	94.22	0.40	382	Alquier.
Boules de gomme.......	7.24	2.12	0.55	88 »	2.09	368	id
Chocolat (Menier).......	2.21	6.80	24.32	64.41	2.26	511	id.
Nougat...............	2.10	10.78	23.70	62.46	0.96	517	id.
Cacao en poudre........	5.54	20.33	28.35	39.54	6.24	455	id.
Sucre d'orge...........	4.60	»	»	92.70	2.70	371	id
Sucre roux............	2.28	»	»	95.03	2.69	380	id.
Sucre raffiné, sous diverses formes............	0.06	»	»	99.90	0.04	400	id.
Sucreries diverses (caramels, fondants, bonbons)..	5.07	»	»	94.82	0.11	379	id.
Sirop framboisé..) pour 100 c. cubes.	39.10	»	»	85.05	0 35	340	Alquier.
Sirop de groseille.	58.78	»	»	62.43	0.29	250	id.
Sirop de cerises ..	57.59	»	»	66.90	0.21	268	id.

Enfin, si pour son goûter, on lui donne 50 grammes de brioche ou de madeleine, on ajoutera ainsi 200 calories aux 140 des sucreries. Cet enfant aura donc pris pour 340 calories d'aliments, soit le tiers de sa ration. Devra-t-on s'étonner ensuite, si l'appétit lui fait défaut au repas du soir?

CONDIMENTS ACIDES. — Le *vinaigre* est un des condiments les plus employés. Il constitue un élément essentiel de la *vinaigrette*, qui est la sauce la plus employée pour les salades, et pour les légumes servis comme elles. Mais, de plus, il entre dans la préparation de beaucoup de sauces accompagnant la viande.

Le *jus de citron* le remplace dans quelques cas, quand il s'agit d'arroser certaines viandes, les huîtres ou le poisson, par exemple.

Le premier doit son acidité à l'acide acétique et son arome au vin qui a servi à le faire. L'acidité du second est due à l'acide citrique et son arome est celui naturel au citron.

La composition du *vinaigre* est la suivante d'après Alquier :

QUALITÉS DU VINAIGRE	EAU	ACIDE acétique en poids	HYDRO-CARBONÉS	MATIÈRES salines	VALEUR en calories
Vinaigre de vin pour 100 cent. cubes..	93.49	6.33	1.61	0.32	41
Vinaigre d'alcool pour 100 cent. cubes.	94.30	6.34	0.31	0.05	45

D'autre part, König a donné des analyses un peu plus détaillées, que je reproduis d'après Siderski (pour 100 grammes) :

QUALITÉS DU VINAIGRE	ALCOOL	EXTRAIT sec	ACIDITÉ		TARTRE	GLYCERINE	MATIÈRES minérales
			volatile acétique	fixe tartrique			
Vin ordinaire......	traces	0.43	4.02	»	»	»	0.113
Esprit de vinaigre..	0.63	0.30	11.55	traces	»	0.010	0.031
Vinaigre de vin....	1 05	1.066	5.77	0.149	0.124	0.211	0.184

Enfin Gautier donne la composition suivante, comme correspondant à un bon vinaigre de vin; pour 100 grammes : acide acétique, 5,92; alcool, 1,05; extrait total, 1,06; sels minéraux, 0,18 ; tartre, 0,124 ; acidité fixe (compté en SO^4H^2), 0,149.

Mais cette analyse reproduit si exactement celle du vinaigre de vin donnée par König, qu'il est probable qu'elle n'en est que la reproduction.

Quant au *citron*, Alquier en donne la composition suivante : Eau, 88,98 ; azotés, 0,39 ; corps gras, 0,37 ; hydrocarbonés, 9,92 ; matières salines, 0,34 ; ce qui lui donne une valeur totale, en assimilant les hydrocarbonés à l'acide citrique dont l'équivalent est $2^{cal},500$, de 30 calories.

Le vinaigre et le jus de citron, ont donc une valeur nutritive ; mais outre qu'elle est faible, les quantités minimes qui sont employées, permettent de les négliger comme aliment. Ce ne sont, en réalité, que des condiments.

CONDIMENTS-LÉGUMES. — Après les substances précédentes, servant à augmenter la saveur des aliments ; et dont quelques-unes possèdent aussi une réelle importance par leur valeur nutritive, il existe un certain nombre de légumes utilisés surtout comme condiments, mais qui constituent une véritable transition entre le sucre, les sels minéraux et les acides, d'une part, et, d'autre part, les condiments-épices. Ce sont ces légumes, que je réunirai sous le nom de *condiments-légumes*.

De ce groupe, nous avons déjà vu : l'*ail*, l'*échalotte*, l'*oignon*, le *poireau*, la *tomate* et le *piment* ; et j'ai indiqué le double usage que nous en faisons, comme aliment et comme condiment. Il nous reste à voir, le *cornichon*, l'*estragon*, le *persil*, le *raifort* et la *truffe* ; et je donne leur composition dans le tableau suivant, en y joignant leur valeur en calories.

NOMS ET CONDIMENTS	EAU	AZOTÉS	Corps gras	HYDRO-CARBONÉS	MATIÈRES salines	VALEUR en calories	AUTEURS
Cornichons et concombres au vinaigre....	92.83	0.63	0.32	3.07	3.15	18	Alquier.
Estragon............	79.01	5.56	1.16	11.72	2.55	85	id.
Persil..............	83.37	3.83	0.77	9.95	2.08	66	id.
Raifort...	85.47	1.75	0.17	11.29	1.32	55	id.
Truffe.............	74.39	9.07	0.54	13.91	2.09	106	id.

Or, comme on peut le voir, aussi bien par leur faible valeur nutritive que par la petite quantité que nous utilisons, ce sont là des substances négligeables au point de vue alimentaire. Elles ne méritent l'attention que par leurs propriétés excitantes ; et, même à cet égard, deux d'entre elles seulement doivent nous arrêter : le *cornichon* et la *truffe*.

Le cornichon peut facilement conduire à l'abus, surtout quand il est conservé dans un liquide lui-même très riche en épices. Il produit facilement des troubles dyspeptiques.

La *truffe* est un des condiments les plus appréciés par les gourmets ; et sa cherté même la fait rechercher. C'est un condiment de bon ton. On a signalé ses inconvénients depuis longtemps et les goutteux les connaissent bien ; mais son parfum leur fait oublier les lois de l'hygiène, et même les leçons de leur propre expérience. Mais à l'état normal, si je ne vois pas de raison pour la faire entrer dans notre alimentation, je ne vois pas non plus de sérieux inconvénients à en user avec une sage modération. Je suis porté à croire que les troubles qui suivent son ingestion, tiennent, au moins pour une grande part, à la surnutrition due aux divers mets et aux vins qui composent les repas dans lesquels on la voit figurer.

CONDIMENTS-ÉPICES. — Je place dans ce dernier groupe les diverses substances que l'usage a fait peu à peu entrer dans notre alimentation, dans le but unique d'en augmenter la saveur; et qui, quelque valeur nutritive qu'ils puissent avoir, sont toujours employés en si faible quantité, qu'ils restent tout à fait négligeables au point de vue alimentaire.

Les plus employés sont les suivants que j'énumère par ordre alphabétique :

ANIS, anis vert *(Prinpinella anisum)*, famille des ombellifères ; — CANNELLE *(Cortex cinnamami)*, famille des laurinées ; — CARDAMOME *(Amomum cardamomum)*, famille des amomacées ; — CORIANDRE *(Coriandrum sativum)*, famille des ombellifères ; — CUMIN *(Cumimum cymimum)*, famille des ombellifères ; — GALANGA *(Maranta galanga)*, famille des amomacées ; — GINGEMBRE *(Amomum zinzibber)*, famille des amomacées ; — GIROFLE *(Coryophyllus aromaticus)*, famille des myrtacées ; — MOUTARDE *(Sinapis nigra)*, famille des cruciféres ; — MUSCADE et MACIS *(Nux moschata)*, famille des myristicées ; — PIMENT *(Capsicum frutescens)*, famille des myrtacées ; — POIVRE NOIR et BLANC *(Piper nigrum* et *album)*, famille des piperacées ; — SAFRAN *(Crocus sativus)*, de la famille des iridées ; — VANILLE *(Vanilla aromatica)*, famille des orchidées ; — ZEDOAIRE *(Zedoïra)*, famille des amomacées.

Je réunis dans le tableau suivant, en les empruntant à Alquier et surtout à König, les analyses de ces divers condiments.

L'examen de ce tableau conduit aux observations suivantes :

1º Pour toutes ces épices, la proportion de l'eau reste audessous de 20 % et souvent même de 10 %.

2º Vu la faible proportion de l'eau, les principes nutritifs sont toujours assez élevés. Les azotés restent rarement audessous de 5 % ; beaucoup dépassent 10 % ; et quelques-uns, 15 %, comme l'anis et le cumin. La moutarde arrive même à 31 %.

3º Dans la plupart, l'ensemble des hydrocarbonés est compris entre 50 et 70 %. Seule, la moutarde reste sensiblement au-dessous avec 23 % ; et quelques-uns arrivent au-dessus, tels que la cannelle (80 %) et le piment (74 %).

4º Pour les matières salines, le poivre blanc seul reste audessous de 2 % ; un certain nombre n'arrivent pas à 5 % ; mais la plupart dépassent cette proportion, sans toutefois, sauf pour le cardamome en cosse, arriver à 10 %.

5º Mais ce qui caractérise le plus ces substances c'est leur richesse en huiles ; et, parmi ces dernières, la présence des huiles volatiles.

Les huiles fixes, faiblement représentées dans le cardamome, le safran et le zodoaire, avoisinent les proportions de 20 % dans la coriandre, le cumin et le poivre de Cayenne. Elles dépassent même 30 % dans la moutarde et la muscade.

Toutes ces épices contiennent aussi une certaine quantité d'huile volatile, qui leur donne leur odeur et leur saveur spéciales. Mais, tandis que pour la plupart, la proportion reste au-dessous de 3 %, elle arrive à 6 % dans le macis, et même à 15 % avec la girofle de bonne qualité.

6º Enfin, il fallait s'y attendre, avec cette richesse en principes nutritifs, la valeur en calories est forcément élevée.

NOMS DES ÉPICES	EAU	AZOTÉS	HUILES		AMIDON	EXTRAIT NON AZOTÉ	Cellulose	TOTAL des HYDROCAR-BONÉS	Matières salines	Valeur en calories	AUTEURS
			VOLATILE	FIXE							
Anis...............	11.42	16.31	1.92	8.36	3.89[1]	23.96	25.23	53.08	8.91	369	König (Siderski).
Cannelle { Ceylan.....	8.94	3.66	1.65	2 »	48.62		31.39	80.01	3.74	356	id.
Cannelle { chinoise...	10.40	3.04	2.21	2.27	60.70		18 59	79.29	2.79	353	id.
Cardamone { tête.....	19.38	11.18	3.80	1.14	0.65[1]	44.10	11.02	55.77	8.73	289	id.
Cardamone { cosse....	8.37	5.50	0.72	2.27	0.94[1]	36.91	30.42	68.27	14.87	321	id.
Coriandre	11.42	10.94	0.25	19.13	0.10[1]	22.86	30.62	53.58	4.68	442	id.
Cumin.............	13.23	19.43	1.74	17.30	2.14[1]	18.20	22.41	42.75	5.55	423	id.
id.	11 »	17 27	14 53		49.55[3]			49.55	7.65	415	Alquier.
Galonga............	11.87	1.19	0.34	5.15	3.05[1]	22.86	30.62	56 53	4.68	278	König (Siderski).
Gingembre..........	12.08	7.12	1.70	3.44	49.72	16.77	4.36	70.85	4.31	350	id.
Girofle { 1re qualité...	8.04	5.92	15.80	9.10	16.01[a]	29.19	8.45	53.65	7.42	326	id.
Girofle { 2e qualité...	8.56	5.34	8.92	5.90	23.72[a]	28.13	11.61	63.46	7.67	334	id.
Macis.............	9.65	5.30	6.66	24.63	2.15[1]	42.66	6.31	51.12	2.64	447	id.
Moutarde..........	5.12	31.55	0.66	35.42	13.95		8.85	22.90	4.55	583	id.
id. préparée....	77.62	6.23	»	5.10	7.31[3]			7.10	3.74	106	Alquier.
Muscade...........	7.38	5.49	3.05	34 27	1.58[1]	35.61	9.92	46.41	2.70	522	König (Siderski).
Piment en poudre.....	9.21	6.84	»	11.23	»	67.71[3]	»	67.71	5.01	405	Alquier.
Piment.............	8.18	4.75	3 »	6.34	9.38	46.84	17.44	73.66	4.07	375	König (Siderski).
Poivre { noir......	13.05	11.98	1.36	6.85	32.60	7.39	12.45	52.44	4.02	331	id.
Poivre { blanc........	13.75	11.12	0.94	7.11	40.31	3.55	6.08	49.94	1.61	319	id.
Poivre.............	12.08	12.20	»	9.76	61.67[3]		»	61.67	4.29	396	Alquier.
id. de Cayenne.....	13.21	13.40	0.87	18.26	31.76		17.04	48.90	5.33	427	König (Siderski).
id. id.	80.02	13.97	»	20.18	52.22[3]		»	52.22	5.61	460	Alquier.
Safran.............	16.07	11.74	0.60	3.22	15.33[1]	44.57	4.37	64.27	4.37	345	König (Siderski).
Vanille	28.39	3.71	0.62	5.71	8.09[1]	31.70	17.43	57.22	4.63	299	id.
Zedoaire	14.85	9.17	1.93	2.33	0.14[1]	62.83	4 33	67.30	4.42	336	id.

1. Quantité de sucre. 2. Tanin. 3. Hydrocarbonés réunis.

Elle dépasse toujours 300 calories pour 100 grammes, et même 500 pour quelques-unes, telles que la moutarde et la muscade. Mais évidemment, la faible proportion dans lesquelles ces épices sont employées, enlève toute importance à cette grande valeur nutritive. Ce qui fait réellement la valeur de ces épices, c'est leur huile volatile et surtout les propriétés spéciales de cette dernière.

En ce qui concerne les condiments envisagés dans leur ensemble, qu'il s'agisse des *légumes-condiments* ou des *épices,* je résume mes opinions dans les propositions suivantes :

1° Vu la faible quantité de ces substances entrant dans notre alimentation, on peut les négliger au point de vue de leur valeur nutritive.

2° Ces substances doivent leur propriété excitante, probablement digestive, et peut-être antiseptique, surtout à leur huile volatile.

3° Au moins pour la plupart, leur propriété excitante me paraît bien établie. Elles augmentent les sécrétions digestives; et, aussi, au moins quelques-unes d'entr'elles peuvent exciter le plan musculaire de l'intestin.

4° Mais quelque bien établies que soient ces propriétés, et même en admettant qu'il ne s'y joigne aucune action nuisible, j'estime qu'il faut être très réservé dans leur emploi. Je pense qu'il vaut mieux laisser les sécrétions digestives et les mouvements de l'intestin qui facilitent leur action, sous la seule dépendance de leurs excitants naturels, sans avoir recours à une excitation artificielle. Leur action excitante et digestive ne doit être utilisée qu'à titre exceptionnel, et dans les cas que j'ai déjà précisés.

5° Quant à leur action antiseptique, si elle était bien établie dans les conditions que comporte la pratique, elle pourrait être utilisée, avec moins de réserve que les actions précéden-tes ; mais, même pour elle, j'estime qu'on ne devrait le faire qu'en présence d'indications bien nettes, et en tenant compte de leur mode d'action scientifiquement établi.

CORPS GRAS

Les huiles et les graisses sont des mélanges, dans des proportions variables, de principes gras définis ; et ces principes gras eux-mêmes sont des éthers, constitués par la réunion de la glycérine avec trois molécules d'acides gras et élimination de trois molécules d'eau. Les principaux acides gras sont les acides butyrique, stéarique, margarique, oléique ; et leur réunion avec la glycérine, donne la butyrine, la stéarine, la margarine et l'oléine.

Mais, quoique ayant des compositions un peu différentes, ces principes gras sont constitués par les mêmes corps simples, et en somme dans des proportions peu différentes.

Cette composition, d'après Gautier, serait la suivante : carbone, 76 à 77 % ; hydrogène, 11 à 12 % ; oxygène, 11 à 13 %.

Les corps gras sont nécessaires pour la préparation de tous nos aliments, quand ils sont frits, sautés, rissolés ou mis en ragoût. Dans ces divers procédés de préparation, lorsqu'il s'agit de substances animales, une partie des corps gras qu'elles contiennent, fondus par la chaleur, leur forme un bain gras naturel dans lequel elles cuisent.

Mais cependant, même pour les parties les plus riches en graisses, il est encore nécessaire d'en ajouter une certaine quantité. Il en est forcément ainsi, et à plus forte raison, quand il s'agit des substances végétales, presque toutes pauvres en corps gras.

Dans certains modes de cuisson, tels que la friture, les corps gras ne constituent qu'un bain ; et les substances frites sont servies le plus souvent sans les corps gras qui ont servi à les préparer.

Mais pour les ragoûts, les corps gras constituent la plus grande partie de la sauce ; et vu leur forte valeur calorifique, ils peuvent augmenter considérablement celle de l'aliment qu'ils ont servi à préparer. Tels sont, je l'ai dit, les épinards, l'oseille, la chicorée, etc. Lorsque les aliments sont frits, ils absorbent bien une partie des corps gras dans lesquels ils baignent pendant la cuisson ; mais seulement dans des proportions qui dépassent rarement le 5 % de leur poids.

Outre cet usage des corps gras servant à la cuisson des aliments, un certain nombre d'entr'eux, et surtout les huiles, constituent le condiment indispensable pour la préparation de toutes les salades, et celui de tous les légumes mangés comme telles, haricots, lentilles, haricots verts, fèves, pommes de terre, salsifis, etc.

Les corps gras servent aussi à préparer des soupes dites *maigres*, parce qu'elles sont faites sans viande. Les corps gras employés pour ces soupes varient avec les régions. La Normandie, quoique possédant son excellent beurre, emploie cependant une graisse préparée spécialement dans ce but. Dans beaucoup de régions, c'est le beurre qui est préféré ; dans quelques autres moins étendues, c'est l'huile de noix ; et, en Provence, c'est l'huile d'olives.

Enfin quelques-uns corps gras sont servis sur nos tables comme hors-d'œuvres. Tels sont le beurre dans une partie de l'Europe ; dans quelques pays intertropicaux, le fruit de l'avocatier (*Laurus persia*), et l'huile de poisson en Extrême-Orient.

Les corps gras, utilisés en nature, constituent donc des substances indispensables pour la plupart des modes de préparation de nos aliments. Aussi peut-on dire qu'ils nous servent presque à tous nos repas.

Je rappelle :

1° Qu'en évaluant ceux qui sont contenus naturellement dans les aliments et ceux qui servent à leur préparation, je suis arrivé au chiffre moyen et approximatif de 1 gramme par kilogramme de notre poids, soit de 60 à 70 grammes pour l'adulte moyen ;

2° Que pour le nourrisson, son alimentation naturelle en contient beaucoup plus. Les corps gras arrivent à environ 4 grammes par kilogramme ; et, en effet, 100 grammes de lait de femme ou de vache, qui constituent sa ration moyenne, contiennent de 4 grammes à 4^{gr},50 de beurre ;

3° Qu'à partir de ce moment, cette proportion diminue pendant l'enfance et l'adolescence, jusqu'à l'âge adulte ;

4° Enfin que cette plus grande quantité de corps gras, entrant dans l'alimentation du nourrisson et de l'enfant en bas-âge, est nécessitée par la plus grande radiation cutanée correspondant à un kilogramme de leur poids.

Je rappelle aussi :

1° Que les corps gras d'origine animale ont presque la même composition ; que leur valeur calorifique est un peu inférieure à celle des corps gras végétaux ; mais qu'en pratique on peut tous les considérer comme pouvant donner 9 calories par gramme ;

2° Que ces 9 calories sont réellement fournies à l'organisme, quand ce gramme de corps gras est transformé en totalité en eau et en acide cabonique ;

3° Qu'un gramme de corps gras vaut donc un peu plus de 2 grammes de glycose au point de vue de la production du calorique ; mais que si le corps gras doit être utilisé par le muscle, il n'équivaut plus qu'à $1^{gr},61$ de glucose, soit $6^{cal},440$, au lieu de 9.

Les principaux corps gras d'origine animale sont : la *graisse de porc,* celle du *bœuf,* celle du *mouton* et le *beurre.* Mais à ces corps gras, il faut joindre les graisses, moins largement employées, *d'oie* et de *canard,* celles de certains *poissons* et celle du *phoque,* utilisées par les Esquimaux et les Groenlandais, et celle de *l'esturgeon,* utilisée en Russie.

Enfin, à ces corps gras, l'industrie en a ajouté un autre, la *margarine,* extraite de la graisse du bœuf, et pouvant imiter le beurre.

Les corps gras comestibles d'origine végétale sont surtout : l'huile *d'olives,* l'huile de *noix, d'amandes douces,* celle *d'arachides* et de *sésame.*

Ce sont là des huiles réellement comestibles. Mais, en outre, à côté d'elles, je dois citer l'huile de *coton,* celle d'*œillette,* qui sont parfois mélangées aux précédentes, et enfin l'huile de *navette* et celle de *colza,* qui ne servent guère qu'à des usages industriels ou à l'éclairage.

Je réunis les analyses de quelques-uns de ces corps gras dans le tableau suivant :

NOMS	EAU	AZOTÉS	CORPS gras	HYDRO-CARBONÉS	MATIÈRES salines	VALEUR en calories	AUTEURS
Corps gras d'origine animale							
Graisse de bœuf...	11.83	2.67	85.34	»	0.16	781	Alquier.
Graisse de mouton.	10.48	1.57	83.34	»	0.14	759	id.
Graisse de porc...	10.61	3.09	81.85	»	0.14	905	id.
Saindoux.........	4.80	1.10	94 »	»	0.10	851	id.
Beurre..	13.45	0.76	83.70	»	1.59	757	id.
Corps gras d'origine végétale							
Huile d'arachides..	»	»	100	»	»	900	Alquier.
Huile de noix.....	»	»	100	»	»	900	id.
Huile d'olives.....	»	»	100	»	»	900	id.

Comme on le voit, les graisses animales contiennent toutes une certaine quantité d'eau, et aussi un peu d'albuminoïdes, ce qui diminue leur valeur calorifique. Les huiles, au contraire, peuvent n'être constituées que par des corps gras.

En outre de ces analyses, je donne sur la composition des corps gras les renseignements suivants que j'emprunte à A. Gautier (pages 274 et suivantes).

Les graisses de bœuf, de mouton et de porc sont riches en stéarine dans les parties profondes de l'animal ; et, au contraire, riches en palmitine et en oléine dans les parties périphériques et sous-dermiques.

Ces graisses ont la composition suivante :

ANIMAUX	EAU	MEMBRANES	CORPS GRAS	CENDRES
Graisse de bœuf	9.96	1.16	88.88	Traces.
— mouton..	10.48	1.64	87.88	id.
— porc.....	6.44	1 35	92.21	id.

Enfin, sur 100^{gr}, ces différentes graisses contiennent les quantités suivantes d'acide oléique et d'acides gras solides :

ACIDES	BŒUF	MOUTON	PORC	OIE
Liquides..........	31	15	49	62
Solides.	64	80	41	31

D'après le premier tableau, on voit que c'est la graisse de porc, du reste la plus employée, qui est la plus riche en corps gras ; et, d'après le second, que c'est la graisse d'oie qui contient le plus d'acides gras liquides, tandis que c'est celle de mouton qui en contient le moins. Or, la proportion des acides gras liquides a une réelle importance, parce que c'est d'elle que dépend le point de fusion, et que le point de fusion semble être en rapport direct avec la digestibilité.

Les points de fusion sont, en effet, les suivants : graisse de mouton, 42° à 50° ; de bœuf, 41° à 49° ; de porc, 33° ; d'oie et de canard, de 24° à 26°. De ces cinq graisses, ce serait donc celle de l'oie et du canard dont la digestion serait le plus facile, et celle de mouton qui le serait le moins.

D'après Duclaux, cité par Gautier, la composition des beurres de vache frais et salés, serait la suivante :

SUBSTANCES organiques et minérales	BEURRES FRAIS		BEURRE SALÉ
	Cantal	Isigny	Isigny
Eau...........	13.40	14.24	12 40	12.36
Matières grasses	84.30	84.82	86.72	80.56
Sel marin......	0.94	»	»	5.08
Sucre de lait....	0.60	0.50	0.16	0.57
Caséine et sels..	0.76	0.44	0.73	1.43

Le point de fusion du beurre est à 26°5, c'est-à-dire sensiblement le même que celui des graisses d'oie et de canard. Aussi est-ce un des corps gras les plus digestibles.

D'après W. Blyth (Gautier), le beurre de vache contiendrait : oléine, 42 % ; palmitine avec un peu de stéarine, 50 % ; butyrine, 7,6 % ; caproïne et capryline, 0,2 %. Les beurres de lait de chèvre ou de brebis contiennent sensiblement les mêmes proportions de ces divers acides gras volatils.

Enfin, la margarine que l'on extrait surtout des parties grasses du bœuf, a pour composition : palmitine, 22,31 %; stéarine, 46,9 % ; oléine, 30,4 % ; butyrine et caproïne, 0,4 %.

Elle est incontestablement de digestion moins facile que le beurre qu'elle cherche à imiter.

Les quantités de corps gras entrant dans la préparation d'un plat pour une seule personne, varie, bien entendu, selon la nature de l'aliment, le mode de cuisson et aussi les habitudes de chacun.

J'ai essayé d'apprécier cette quantité en traitant des divers aliments ; et c'est à ces appréciations qu'il faut se reporter. Mais d'une manière générale, on peut admettre que cette quantité reste rarement au-dessous de 5 grammes, et qu'elle dépasse rarement 10 grammes, soit une moyenne de 75 calories. En acceptant la proportion que j'ai admise pour la ration moyenne de l'adulte de 1 gramme de corps gras par kilogramme, on arrive à ce résultat approximatif, que les corps gras fournissent environ le quart de la totalité de nos calories.

BOISSONS FERMENTÉES DE TABLE

Comme dépendant aussi du règne végétal, parmi les divers produits entrant dans notre alimentation, se placent les boissons que j'appellerai *boissons de table,* parce qu'elles sont prises surtout pendant le repas. Elles sont représentées principalement par le *vin,* le *cidre,* le *poiré* et la *bière.* Toutes ces boissons présentent ce caractère commun d'être le résultat d'une fermentation conduisant à la formation d'un alcool. La présence de ce dernier dans ces liquides constitue leur attrait. C'est l'alcool qui est leur raison d'être ; c'est lui qui les fait rechercher par les diverses populations, et qui propage leur usage parmi elles. Mais aussi, au moins pour une partie des hygiénistes, c'est lui qui fait leur danger ; et qui même devrait nécessiter leur proscription.

Aussi, dès le début de cette étude, ces questions se présentent tout d'abord : 1º L'usage des boissons fermentées est-il nécessaire ? 2º Ces boissons sont-elles utiles ? Et 3º, enfin sont-elles dangereuses ?

Ce sont là, on le conçoit, des questions d'une extrême importance, d'abord au point de vue de l'hygiène ; mais qui, de plus, selon leurs solutions, devront avoir une répercussion des plus sérieuses sur notre industrie et notre agriculture. Pour notre pays, la constatation des dangers de ces boissons entraînerait une transformation complète de cette dernière, et non sans causer de nombreux désastres. Et cependant, on ne saurait hésiter ; si ce danger était dûment prouvé, il faudrait s'y soumettre.

Examinons donc ces diverses questions en nous plaçant seulement au point de vue de l'hygiène.

1º *Les boissons fermentées sont-elles nécessaires ?*

Je réponds très fermement à cette question par la négative. Il est sûrement nécessaire d'ajouter, pendant le repas, une certaine quantité de liquide aux aliments solides. L'utilité de ce liquide est incontestable, surtout avec un régime animal (Voir le 2ᵉ volume, page 248). Mais, si les liquides sont nécessaires, les boissons fermentées ne le sont pas. Tous les besoins de notre organisme peuvent être satisfaits sans qu'elles interviennent. J'ai connu beaucoup de personnes n'ayant jamais usé de ces boissons, et qui cependant sont devenues octogénaires et ont joui d'une vieillesse enviable. Si donc presque tous les peuples usent de boissons fermentées, c'est qu'ils obéissent à un plaisir et non à un besoin. Seule une boisson non fermentée est utile.

2° Mais si ces boissons ne nous sont pas nécessaires, au moins nous *sont-elles utiles*, ou, d'une manière plus précise, *constituent-elles des aliments ?* C'est là une question discutée depuis longtemps, et qui, jusqu'à ces dernières années, avait été jugée en sens opposés.

Vu l'usage si ancien de ces boissons, et aussi vu leur existence chez tous les peuples, on a pu croire qu'elles répondaient sinon à un besoin, au moins à une utilité ; et c'est sur cette opinion que même le monde scientifique a vécu pendant longtemps. Il y était d'autant plus autorisé que cette opinion avait été confirmée par une personnalité scientifique des moins discutées, par Liebig : « L'ingestion de l'alcool, écrit-il, dispense « des aliments amylacés et sucrés..... C'est une exception à « la règle qu'un individu bien nourri devienne buveur d'eau- « de-vie ; mais lorsque l'ouvrier gagne moins par son travail « qu'il ne lui faut pour se procurer la quantité d'aliments né- « cessaires, un besoin impérieux, inexorable le force à recou- « rir à l'eau-de-vie. » (Gautier, p. 376.)

Je ne crois pas qu'on puisse mieux dire aujourd'hui.

Mais à partir de 1860, une série de travaux expérimentaux, et entre autres ceux de Maurice Perrin, montrèrent l'alcool comme ne faisant que traverser l'organisme, se localisant toutefois sur les centres nerveux, et ne s'éliminant que lentement par les voies urinaire, respiratoire et cutanée. L'alcool n'étant donc pas détruit, il ne servait en rien à la calorification ; et, dès lors, devenu d'abord sûrement inutile, il ne pouvait être que dangereux. Ces opinions, avec plus ou moins de tempérament, furent acceptées et défendues successivement par divers auteurs, notamment par Hoppe Seyler ; et il y a quelques années à peine, je les ai encore entendu défendre dans un congrès scientifique se tenant dans une ville du Midi.

Toutefois, ces opinions ne furent pas sans soulever des protestations d'un certain nombre d'observateurs et d'expérimentateurs, entre autres de Dujardin-Beaumetz, qui, tout en acceptant la perte d'une certaine quantité d'alcool, admettait néanmoins qu'une autre partie était brûlée ; et que, comme telle, elle était utile à l'organisme.

Sous l'influence de ces travaux, quoique avec quelques hésitations, on était peu à peu revenu à l'idée de Liebig, lorsqu'une série d'expériences des mieux conduites sont venues la confirmer ; et cette fois, d'une manière irréfutable. Je veux parler de celles d'Atwater et Benedict. Mais, même en dehors d'elles, quelques autres méritent d'être citées. Les deux principales sont celles de L. Roos et de Chauveau.

L. Roos (1900), élève deux lots de cobayes ; et à un de ces lots, il donne du vin à 9°, à la dose de 30 centimètres cubes par kilogramme d'animal en plus de la nourriture commune aux deux lots. Or, après trois mois, les cobayes qui recevaient le vin étaient en avance sur les autres de 5,6 % ; et après cinq mois, de 12,9 %. Il faut bien conclure que l'alcool du vin dans ces conditions a servi d'aliment.

Les expériences de Chauveau (1901), tout en établissant l'infériorité de l'alcool sur la glucose au point de vue du travail musculaire, n'en démontraient pas moins son utilisation au moins partielle, comme aliment. En remplaçant dans des quantités isodynames, le sucre et l'alcool, Chauveau constatait, que ce dernier était inférieur au sucre dans la proportion de 10 à 7 %. Mais il ne fallait pas moins conclure que l'alcool remplaçait le sucre encore dans une large proportion.

Ainsi donc les expériences de Roos, prouvent au moins que l'alcool peut s'ajouter aux autres aliments pour favoriser la croissance ; et celles de Chauveau, dans lesquelles il avait eu recours à la méthode de la substitution, avaient démontré qu'au moins une partie de l'alcool est utilisée comme aliment calorifique, la seule utilisation, que, du reste, on puisse lui demander.

La méthode de la *substitution* est bien, en effet, celle qui est la plus propre à juger cette question. Je m'y étais adressé dès 1898.

Ayant des cobayes dont l'alimentation était bien réglée, je donnai une certaine quantité d'alcool à la dose de 1 gramme par kilogramme d'animal, en supprimant une quantité de carottes, ayant la même valeur en calories; et mes animaux conservèrent leur poids initial. Mais, comme j'opérais sur des animaux de 6 à 700 grammes seulement, la quantité d'alcool que je donnais ainsi, restait très faible, et sa valeur en calories ne représentait qu'une faible partie de la totalité de celles dépensées par l'animal. La différence ne dépassait guère celle qui peut provenir d'une erreur expérimentale ; et je ne crus pas mes résultats assez probants pour les publier.

C'est la même méthode qu'ont employée Atwater et Benedict; mais, de plus, ils ont opéré sur l'homme et avec leur précision habituelle.

Leurs expériences ont été faites dans deux conditions différentes : le *repos* et le *travail*.

Après avoir pris une alimentation qui le maintenait à son poids initial, le sujet restait pendant plusieurs jours dans leur calorimètre respiratoire; et la durée de ce séjour était divisée en trois périodes : pendant la première et la troisième, le sujet ne prenait pas d'alcool ; pendant la deuxième, il en recevait, dans 24 heures, la quantité contenue dans un litre de vin à 10° %, tandis que l'on diminuait le sucre et les amylacées dans des proportions isodynames.

Or, dans les deux conditions de repos et de travail, les résultats prouvèrent que l'alcool donné aux doses ci-dessus, remplace isodynamiquement le sucre et les amylacées au millième près.

Le rôle de l'alcool, comme aliment, ne saurait être mieux démontré; ce sont donc là désormais des conclusions qui s'imposent :

1° Que l'alcool introduit dans l'organisme, dans certaines proportions, est utilisé comme un aliment de calorification ;

2° Mais, de plus, qu'il l'est avec la valeur calorifique que lui fait donner le calorimètre ;

3° Enfin, qu'il en est ainsi soit pendant le repos, soit pendant le travail.

Les *boissons de table sont-elles dangereuses ?*

L'alcool brûle donc dans l'organisme, et en se minéralisant

il cède son calorique potentiel, comme il le cède au calorimètre; il est donc un aliment calorifique, et, à ce titre, son utilité ne saurait être mise en doute. Mais, tout en étant utilisé par l'organisme, son utilisation ne pourrait-elle pas lui être nuisible? Son danger, au moins dans certaines conditions, me paraît tout aussi démontré que vient de l'être son utilisation; mais j'ajoute que très heureusement, au moins les plus importantes de ces conditions, nous sont maintenant connues.

La première, et probablement la plus importante en pratique, est celle de sa *quantité*.

Les recherches d'Atwater et Bénédict ont montré que pour que la substitution isodynamique de l'alcool et du sucre se fît dans de bonnes conditions, il ne faut pas dépasser $1^{gr},2$ à $1^{gr},4$ par kilogramme de poids et par jour. Nous pouvons donc admettre comme chiffre rond 1 gramme par kilogrammejour; et, de plus, j'ajoute du poids normal. Un adulte de 65 kilogrammes de poids normal peut utiliser isodynamiquement, et, par conséquent, avec toute leur valeur calorifique, 65 grammes d'alcool, soit 81 centimètres cubes ou encore un litre de vin titrant 8 degrés environ.

Les expériences si intéressantes de Gréhan fournissent également à cet égard de précieuses indications.

Ce savant expérimentateur injecte, par la voie gastrique, à des chiens, des quantités variables d'alcool étendu au 1/10. Puis, il fait des prises de sang à des époques différentes après l'ingestion, jusqu'à la disparition complète de l'alcool dans ce liquide; et les expériences faites avec 1 gramme, 2 grammes et 5 grammes d'alcool absolu lui ont donné les résultats suivants :

1° Après l'ingestion dé 1 gramme par kilogramme, tout l'alcool a disparu du sang dans 7 heures 15. Avec 2 grammes, il faut plus de 9 heures; avec 5 grammes il faut arriver à 20 heures.

2° Surtout avec les fortes doses de 5 grammes par kilogramme, l'élimination se fait lentement; et la quantité contenue dans le sang reste constante pendant plusieurs heures.

3° Enfin, d'après ses expériences, Gréhan conclut que la quantité d'alcool prise à chaque repas ne doit pas dépasser 1 gramme par kilogramme. Ce serait donc environ 2 grammes par 24 heures.

Je viens de dire que pour assurer son utilisation totale, les expérimentateurs américains se sont arrêtés à 1 gramme dans les 24 heures. Or, je me permets de rappeler que je suis descendu encore bien au-dessous des données fournies par ces expérimentateurs en ne faisant entrer dans mon régime-type que 40 grammes d'alcool, soit à peu près 500 centimètres cubes de vin à 10 %.

La seconde condition est celle du *titre*. Nous touchons ici à la question importante des *liqueurs alcooliques*, qui, tout en ayant des points communs avec les boissons fermentées de table, en diffèrent par d'autres points importants.

Dans les boissons fermentées de table, le titre de l'alcool ne dépasse guère 10 % pour les vins ordinaires; et il reste toujours au-dessous pour le cidre, le poiré et la bière. Or, il est évident que l'action de contact sur la muqueuse des organes digestifs, sur l'endothélium des vaisseaux qui l'absorbent et sur celui des vaisseaux du foie qui le reçoivent dès son absorption, sera d'autant plus énergique, et disons irritante, que l'alcool aura été ingéré à un titre plus concentré. Il s'agit donc là d'une action directe, étrangère à celle de l'alimentation; mais qui n'en a pas moins un rôle important dans l'étiologie des maladies des organes digestifs et circulatoires.

Tout à côté de l'influence des titres, et se confondant presque avec elle, se trouve celle des *quantités correspondant à chaque prise*, et aussi celle *du moment*. Il est incontestable qu'au point de vue de l'irritation des organes digestifs et circulatoires, cette action sera moins à craindre, si la solution alcoolique est prise en plusieurs fois et à intervalles assez longs, que si elle est ingérée en une seule fois. La même différence de nocivité existera, selon que la solution alcoolique sera prise en dehors des repas ou pendant les repas, moment pendant lequel elle verra son titre être diminué par le contenu stomacal.

Enfin, il faut tenir compte de la *nature des alcools*. Leur degré de toxicité varie, en effet, dans des proportions considérables, ainsi que l'ont prouvé depuis longtemps les travaux de Dujardin-Beaumetz et Audigé, et ceux un peu plus récents de Joffroy.

Pour les premiers, les doses toxiques pour un kilogramme de chien sont les suivantes :

Alcool ethylique ou vinique.	7^{gr}75	Alcool amylique	1^{gr}60
— méthylique pur	7 »	— œnanthylique	8 »
— prophylique	3 80	Glycérine	8 75
— iosoprophylique	3 70	Aldéhyde acétique	1 10
— butylique	2 »	Ether acétique	4 »
Acétone	5^{gr}		

D'après ces auteurs, l'alcool prophylique, qui se forme dans la plupart des fermentations, est donc deux fois plus toxique que le vinique ; et l'amylique, provenant de la distillation de la pomme de terre, cinq fois plus toxique.

D'après Joffroy (1890), les différences de toxicité seraient encore plus marquées. Dans ses recherches, les doses mortelles pour un kilogramme d'animal ont été les suivantes :

Alcool vinique	11^{g},70	Alcool butylique	1^{g},45
— propylique	3^{g},40	— amylique	0^{g},63

L'alcool propylique serait donc au moins 3 fois plus toxique que le vinique, et l'amylique 18 fois plus. Quant à l'alcool butylique, qui se trouve en notable quantité dans la mélasse de betterave, il serait 4 fois plus toxique que le vinique, d'après Dujardin-Beaumetz et Audigé, et 8 fois plus toxique d'après Joffroy.

On voit donc, d'après ces données, la différence considérable que présentent ces divers alcools au point de vue de leur toxicité. Il est vrai, que, dans la pratique, on les trouve toujours mélangés ; mais la présence de quelques-uns d'entre eux dans les boissons alcooliques, en quantités sensibles, peut suffire pour leur donner des propriétés dangereuses.

D'après A. Gautier, les alcools industriels, au point de vue de leur nocivité doivent se placer dans l'ordre croissant suivant : 1° Alcools et eaux-de-vie de vin ; 2° Eaux-de-vie de cidre ; 3° Alcools de marc de raisin et de poiré ; 4° Alcools et eaux-de-vie de grains ; 5° Alcools de betterave ; 6° Alcools de pommes de terre.

Ces différences, je le répète, sont en dehors des qualités nutritives de l'alcool. Mais elles entrent cependant pour une part importante dans l'appréciation de ses dangers. Ce qui précède, en effet, nous prouve, que, grâce à leur connaissance, nous pouvons les faire disparaitre, et profiter de l'utilité des boissons de table, tout en évitant les dangers de l'alcool.

Je résume tout ce qui précède dans les conclusions suivantes :

1º Il est presque indispensable d'ajouter un liquide aux aliments solides pendant les repas.

2º Mais il n'est pas nécessaire que ce liquide soit une boisson fermentée.

3º Mais ces boissons fermentées, prises dans des conditions maintenant connues, constituent, par l'alcool qu'elles contiennent, de véritables aliments de calorification ; et se placent, à cet égard, à côté des substances amylacées et des corps gras.

4º Leur alcool, donné dans des conditions connues, conserve dans notre organisme la même valeur calorifique qu'au calorimètre.

4º Dans les mêmes conditions, aussi bien pendant le repos que pendant le travail musculaire, il remplace isodynamiquement le sucre et les amylacés.

5º Dans ces mêmes conditions, l'alcool peut-être sans danger ;

6º Les conditions visées ci-dessus sont les suivantes : *a)* ne pas dépasser 1 gramme par jour et par kilogramme de poids ; *b)* le prendre en solution au moins de 10 °/₀ ; *c)* prendre cette quantité en plusieurs fois ; *d)* la prendre surtout pendant le repas et non l'estomac étant vide ; *e)* si on le prend dans l'intervalle des repas, le mettre en solution au minimum de 5 °/₀ ; *f)* enfin, autant que possible, ne prendre que de l'alcool vinique, ou, du moins, écarter ceux à forte nocivité comme le propylique, le butylique et l'amylique.

Ces indications générales données, voyons quelle est la compostion des principales boissons de table, ainsi que des principales liqueurs ; et servons-nous de ces données pour les apprécier et régler leur utilisation.

Vin. — Le vin est la boisson de table la plus répandue en France. Ce n'est guère qu'en Normandie et en Bretagne, qu'il est remplacé par le cidre ; et, dans les départements du Nord et de l'Est, qu'il est remplacé par la bière. De plus, la culture de la vigne s'est si largement répandue, qu'elle existe maintenant dans toute la zone tempérée du monde entier. Pour la

France, la consommation de 1879 à 1888 a été de 27 millions d'hectolitres; et de 1895 à 1898, elle s'est élevée à 35 millions. Notre production, de 1889 à 1898, a été de 33 millions d'hectolitres; et, en 1904, elle s'est élevée à 68 millions d'hectolitres, ayant donné aux producteurs plus d'un milliard.

On voit, par ces chiffres, d'abord quelle importance peut avoir une boisson qui entre dans de telles proportions dans notre alimentation, et aussi quelle importance a la culture de la vigne pour notre pays.

La composition moyenne et approximative du vin d'après Gautier, serait la suivante :

Pour un litre :

			Valeur en calories.		
Alcool	80^g	»	Valeur en calories.	560	»
Glycerine	6	»	—	25	8
Sucre réducteur.. / Mannite-Glycol ..	1 50		—	6	»
Gomme dextrine.	1	»	—	4	2
Crême de tartre..	2	»	—	9	1

605.1

Cette composition moyenne, adoptée par Gautier, nous donne une idée générale des vins et aussi de leur valeur comme aliments. Ils ne valent, en effet, que par leurs hydrocarbonés et presque exclusivement par leur alcool. Mais ce n'est là évidemment qu'une composition moyenne approximative, qui répond assez bien aux vins ordinaires que nous consommons en France, et qui comporte de grands écarts, selon la région, les cépages et surtout les procédés de fabrication.

D'après ces procédés, il faut distinguer au moins les *vins rouges*, les *vins blancs*, qui tous peuvent être *secs* ou *sucrés*, et les vins *mousseux*.

A ces vins provenant de raisins frais et de bonne fabrication, il faut ajouter les *vins de raisins secs*, les *piquettes*, les *vins de marc* ou de seconde cuvée.

Les *vins rouges* sont obtenus par la fermentation de la grappe entière après avoir été écrasée. Pour les *vins blancs*, seul le jus du raisin est mis à fermenter; la grappe est utilisée autrement. Les *vins secs*, rouges ou blancs, sont ceux dans lesquels la fermentation a épuisé le sucre ou à peu près. Dans les *vins sucrés*, au contraire, ou vins de liqueurs, il reste une certaine quantité de sucre, quoique le titre en alcool soit déjà supérieur aux vins secs. Avec des raisins très mûrs, et naturellement riches en matières sucrées, on peut obtenir des titres dépassant 15 % d'alcool; mais le plus souvent les vins ayant ce titre ou le dépassant, sont additionnés d'alcool, ne serait-ce que pour arrêter la fermentation. Enfin, les vins *mousseux* sont ceux qui sont mis en bouteille avant la fin de la fermentation; et qui contiennent encore une certaine quantité de sucre vouée à la fermentation et donnant de l'acide carbonique en quantité suffisante pour produire, en s'échappant quand on ouvre la bouteille, une mousse pétillante.

Ce sont là les principaux types de vins faits avec des raisins frais. Le vin de *raisins secs* est fait avec des raisins desséchés, dont le transport est ainsi rendu facile. Ces raisins broyés et soumis à la fermentation, peuvent donner, en moyenne, 3 hectolitres de vin contenant 7 % d'alcool par 100 kilogr. Ces vins sont, en outre, riches en sucre et en gomme, mais pauvres en tartre et en extrait. Ils se conservent mal et sont sans arome.

Je reproduis dans les tableaux suivants : 1° d'après Alquier, la composition des principaux vins français, y compris ceux d'Algérie, et aussi ceux bus à Paris après coupage; 2° d'après Gautier, également la composition des vins français et aussi ceux de quelques vins étrangers ; 3° enfin, d'après König (Si derski), la composition d'un grand nombre de vins étrangers.

Composition de 100 gr. des principaux vins français par Alquier.

QUALITÉS DES VINS	EAU	AZOTÉS	ALCOOL en poids	HYDRO-CARBONÉS	CENDRES	VALEUR en calories	AUTEURS
Vin : moyenne du laboratoire munic. de Paris	90.21	»	7 »	2.32	0.25	58.28	Alquier.
Vin d'Aramon..........	91.93	»	5.86	1.83	0.14	48.34	id.
Vin du Roussillon.....	87.46	»	8.67	2.97	0.28	72 57	id.
Vin d'Algérie..........	88.44	»	8.21	2.84	0.34	68.83	id.
Vin de Bourgogne.....	90.48	»	6.83	2.15	0.23	56.41	id.
Vin du Centre.........	91.44	»	5.94	2.04	0.26	49.74	id.
Vin du Midi (fond coupage)...............	88.96	»	7.73	2.87	0.34	65.59	id.
Vin (coupage moyen de Paris)...............	91 »	»	6.51	2.04	0 20	53.73	id.
Vin (coupage inférieur de Paris, à 0,30 le lit.).	92.02	»	5.78	1.85	0.24	47.86	id.

Composition des principaux vins français et étrangers pour un litre, d'après A. Gautier (p. 392).

NOMS DES VINS	ALCOOL en degrés 100°	EXTRAIT sec à 100°	GLYCERINE	TARTRE	ACIDITÉ totale	CENDRES	MATIÈRES sucrées
Bourgogne rouge (moyenne des grands crus)...	11.10	20.58	»	2.59	4.83	1.83	1.31
Haut Bourgogne (Corton)....................	11 20	23.80	»	3.76	»	1.92	1.28
Bourgogne rouge (ordinaire)...............	9.14	18.90	6 »	3 »	5.24	1.93	1.32
Bourgogne blanc (moyen)....................	9.02	17.20	»	»	7.18	»	»
Bordeaux rouge (moyenne des grands crus)....	10.40	20.30	»	2.09	3.93	2.31	»
— — (ordinaire)...............	10.30	22.08	7.03	1.57	4.30	2.33	1.58
— blanc (Sauterne)........	10.40	16 »	»	»	»	»	3.60
— Médoc (Graves)............	11.60	23 »	»	3.66	4.45	2.47	1.60
Vin rouge (Narbonne).....................	11 »	18.80	»	1 80	4.20	3.20	0.95
— d'Aramon (Hérault)..	7 80	17 »	»	2.63	5.10	2.02	»
— rouge (Gers).......................	10 »	21.40	»	1.08	3.90	1.19	»
— — d'Algérie....................	11.30	21.50	»	1.10	4.51	2.66	0.70
— — d'Italie....................	11.25	16.05	7.94	»	9 »	1.20	1.79
— — de Toscane..................	14.20	13.90	8.78	»	6.56	1.82	9.25
Lacryma Christi (rouge vieux).............	14.95	108.90	12.10	»	6.71	4.95	116.13
Muscat d'Asti (blanc)....................	13 73	16.05	7.94	»	9 »	1.20	1.79
Vin rouge ordinaire (Espagne)...........	14 20	23 »	»	1.08	»	2.60	2.10
— — du Rhin (moyen)....................	11.50	27 »	»	»	7 »	»	4.09
— — d'Alsace (moyen)...................	11.14	21.33	»	»	3.30	2.95	0.49
— blanc (Hongrie).....................	10.25	26.30	8.80	»	2.02	1.80	0.20
— rouge (Corinthe)...................	14.84	41.70	8.86	»	4.57	2.32	3.84
— — (Perse)....................	15 »	20.20	6.29	1.60	5.39	4.20	1.92
— blanc (Perse).....................	15 »	22.06	6.42	2.82	2.80	3.75	3.66

Composition de divers vins d'après Konig, cité par Siderski.

QUALITÉS DU VIN	ALCOOL en poids	EXTRAIT	ACIDE tartrique	SUCRE	AZOTÉS	TANIN et matières colorantes	MATIÈRES minérales	ACIDE phosphorique	ACIDE sulfurique	POTASSE
Moût.............................	»	18.78	0.92	16.05	0.051	»	0.266	0.039	0.011	0.148
Moselle........................	7.99	2.24	0.79	Glycerine 0.72	0.031	»	0.175	0.036	0.026	0.068
Rhin { vin blanc............	8 »	2.60	0.81	0.85	0.048	»	0.230	0.046	0.020	0.085
Rhin { vin rouge............	10.08	2.04	0.52	»	»	0.158	0.249	»	»	»
Rhin-Hessen { blanc..........	9.91	2.52	0.56	1.02	»	»	0.350	0.046	0.048	»
Rhin-Hessen { rouge..........	7.70	3.01	0.58	»	»	0.148	0.218	»	»	»
Pfaiz { blanc...............	8.11	2.43	0.64	1.12	»	»	0.210	0.034	0.034	0.099
Pfaiz { rouge................	9.39	2.94	0.49	1.29	»	»	0.240	0.038	0.029	0.095
Vin de France................	7.75	2.31	0.74	0.90	»	»	0.217	0.034	0.046	0.117
— de Tauber.................	7.71	2 38	0.70	0.91	0.031	0.049	0.220	»	0.092	»
— de Baden..................	7.42	2.35	0.39	0.61	»	»	0.184	0.036	»	0.115
— de Wurtemberg { blanc....	6.10	2.27	0.95	0.57	»	»	0.250	0 043	0.009	0.115
— de Wurtemberg { rouge....	5.92	2.64	0.14	0.46	»	»	0.250	0.040	0.008	0.108
— d'Alsace 1885	6.23	1.97	0.74	0.54	0.033	»	0.199	0.038	»	»
— — 1886	6.59	2.07	0.69	0.55	0.028	»	0.229	0.030	»	»
— rouge de Suisse...........	8 »	2 31	0.79	0.61	»	0.200	0.220	0.030	0.022	0.110

Vin de Tyrol { rouge	9.08	2.34	0.62	0.65	0.021	0.170	0.222	0.027	0.023	0.106
Vin de Tyrol { blanc..........	8.84	1.87	0.59	0.65	0 029	0.160	0.175	0.022	0.023	0.077
— d'Italie..................	10.63	3.44	0.52	1.45	0.013	»	0.290	0.032	0.019	0.115
— rouge d'Espagne..........	12.31	3.53	0.49	1.09	»	0 220	0.610	0.027	0.221	0.242

Vins sucrés.

Tokay aigre	12.05	3.26	0.68	0.40	0.041	Sucre 0.63	0.24	0.035	0.030	0.108
— vin de grappes	9.44	23.63	0.57	0.62	0.060	19.44	0.32	0.054	0.034	0.116
Rusta......................	9.55	26.05	0.44	»	0.046	23.77	0.32	0.040	0.037	0.110
Porto......................	16.69	8.05	0.40	0.43	0.027	5.82	0.23	0.031	0.023	0.102
Madère....................	15.40	5.52	0.43	0.74	0.029	3.23	0.25	0.060	0.075	0.149
Malaga....................	11.93	21.73	0.55	0.46	0.041	17.11	0.41	0.049	0.043	0.187
Marsala...................	15 85	5.27	0.49	0.51	0.037	3 53	0.38	0.029	0.114	0.142
Sherry....................	17.45	3.98	0.45	0.52	0.027	2.12	0 38	0 031	0.128	0.206
Vin de fruits allemands	5 08	3.48	ar. malique 0.69	0.65	0.037	0.70	0.30	0.028	0.006	0.134
— de groseilles { à maquereau	11.22	2.53	0.54	»	»	0.37	0.24	»	»	»
— de groseilles { rouge.......	11.14	13.08	0.75	6.77	0 009	9.80	0.21	0.018	0.011	0.097
Cidre Suisse..................	4 80	12.69	1.06	0.57	0 009	9.86	0.24	0.016	0.008	0.074

L'examen de ces nombreuses analyses nous conduit à ces conclusions :

A. *En ce qui concerne les vins secs* FRANÇAIS :

1º Pour les *rouges* et *blancs*, leur titre en alcool, en volume, ne descend guère, comme moyenne, au-dessous de 7 %. Les vins d'Aramon de l'Hérault, arriveraient encore à 7,8 % d'après Gautier ; et d'après Alquier même, les vins de coupage inférieurs de Paris, ne descendraient pas au-dessous de 7 % (5,78 en poids).

2º Mais ces vins n'atteignent que rarement 12 % d'alcool en volume. La plupart de nos bons vins sont compris entre 9 et 11 %.

On peut donc admettre comme moyenne désirable .de 9 à 10 %, pour un bon vin de table, soit en poids de 7,2 à 8 %.

3º Ces vins, en tenant compte des autres produits que l'alcool, donnant du calorique, peuvent fournir, en moyenne, de 600 à 700 calories.

4º C'est de ces vins moyens que notre organisme peut brûler sûrement d'une manière isocalorifique avec le sucre, au moins 1 gramme par jour et par kilogramme de notre poids. Pour l'homme de 65 kilogrammes, c'est donc 65 grammes ; soit un peu plus de 800 centimètres cubes de vin à 10 % en volume.

5º Or, c'est de ce vin dont j'ai fixé la ration à un demi-litre par jour pour l'homme moyen, soit à 40 grammes d'alcool, c'est-à-dire à une quantité sensiblement inférieure à celle qui résulte des expériences d'Atwater et Benedict.

6º Ce vin, dans les conditions ordinaires, doit être coupé au moins avec la moitié d'eau au moment de le prendre, de manière à l'ingérer au titre de 5 %.

7º Pris dans ces proportions, le demi-litre de vin, ou mieux la quantité de vin contenant 40 grammes d'alcool, nous fournira encore de 325 à 350 calories, c'est-à-dire une quantité qui n'est pas négligeable sur une ration qui ne dépasse pas 2.400 calories.

B. *En ce qui concerne nos vins doux :*

1º Leur importance, au point de vue qui nous occupe, est beaucoup moindre. Ils n'entrent dans l'alimentation que d'une manière exceptionnelle. Mais, dans leur emploi, il faut tenir compte de la grande valeur en calories qu'ils doivent en même temps à leur sucre et à leur alcool.

C. *Il en est de même des vins mousseux :*

1º Il ne sont consommés qu'exceptionnellement. Mais il faut savoir qu'en outre de leur sucre et de leur alcool, ils contiennent de l'acide carbonique favorisant beaucoup l'action de l'alcool au point de vue de l'ivresse.

Pour les VINS ÉTRANGERS *secs, doux et mousseux :*

1º Un certain nombre semblent plus riches en alcool que les nôtres. Cette plus grande proportion d'alcool s'explique facilement pour ceux récoltés dans des pays plus chauds que le nôtre. Leurs raisins mûrissent mieux. Mais il est à craindre que pour ceux des pays moins favorisés par le soleil, leur richesse en alcool ne soit obtenue que par des procédés artificiels de cuvage.

2º Nous savons qu'il en est ainsi, au moins pour certains vins doux, dont quelques-uns avoisinent ou même dépassent 20 % d'alcool.

3º Toutefois, pour ce qui regarde les vins secs, et surtout les vins rouges qui entrent le plus souvent dans l'alimentation ordinaire, leur titre en alcool ne dépasse guère 12 % en volume.

4º Pour ces vins, on pourrait encore accepter le demi-litre comme ration de l'adulte moyen. En poids, le demi-litre donnerait 48 grammes d'alcool, soit une quantité encore sensiblement inférieure à 1 gramme par kilogramme de son poids.

A côté de ces vins, je l'ai dit, il faut placer la *piquette* et les *vins de deuxième cuvée.*

La piquette, on le sait, est obtenue par le lavage du marc, après le soutirage du vin. On peut ainsi obtenir un liquide assez riche en alcool et en matières minérales, et aussi de bon goût, à la condition de ne pas le conserver longtemps.

Gautier qui a fait de la question du vin une étude si complète (page 385 et suivantes), en donne les deux analyses suivantes :

SUBSTANCES contenues dans ces piquettes	PIQUETTES d'un marc de vin moyen de Narbonne Aramon et Carignan	PIQUETTES d'un marc de gros vin de Roussillon Grenache et Carignan
Alcool (degrés 100)......	5g 90	6g 10
Extrait à 100°..........	17.90	19 »
Sucre réducteur........	traces.	traces.
Tartre	3.59	3.30
Acide tartrique libre	0.75	1.05
Cendres..............	4.68 (marc plâtré).	4.94 (marc plâtré..
Acidité totale en SO^4H^2..	4.07	4.26

Les *vins de deuxième cuvée* sont obtenus par la fermentation du marc additionné de sucre. Grâce à cette addition, on peut obtenir ainsi des vins presque aussi riches en alcool que le vin naturel, mais moins riches en extrait, en tannin, en matières minérales et aussi en matières colorantes.

Gautier donne les analyses comparatives du vin de première et de deuxième cuvée pour les trois vins suivants :

QUALITES DE VINS	ALCOOL	EXTRAIT dans le vide	TANNIN	TARTRE	Coloration comparée rapportée à 100
Haut-Médoc					
Vin de vendange...........	12.4	29.80	3.62	2.40	100 »
Vin de marc correspondant .	11 »	18.13	1.48	1.98	23.6
Bourgogne					
Vin de vendange...........	10.6	24.10	2.73	2.68	100 »
Vin de marc correspondant .	10.4	17.40	0.41	1.77	17.5
Isère					
Vin de vendange...........	9.5	25.20	2.66	2.41	100 »
Vin de marc correspondant .	9.1	15.70	1.20	1.89	51.5

De tout ce qui précède, on peut donc conclure :

1° Que l'on peut admettre, comme ration moyenne quotidienne de l'adulte environ un demi-litre de vin titrant de 8 à 12 °/₀ en volume ;

2° Que pour les vins ayant des titres inférieurs ou supérieurs, on peut admettre comme règle générale une quantité de ces vins contenant 40 grammes d'alcool ;

3° Que pour les sujets s'écartant sensiblement du poids moyen, on peut s'en tenir à la quantité de $0^{gr},50$ d'alcool par kilogramme de poids normal ;

4° Enfin, que, dans ces proportions, l'alcool ingéré sera sûrement utilisé, et, dans des conditions isocalorifiques avec le sucre.

CIDRE, POIRÉ ET BIÈRE. — Les considérations dans lesquelles je suis entré à propos de l'alcool en général et ensuite des divers vins, vont me permettre d'être bref en ce qui concerne les autres boissons de table, et même de les comprendre dans une étude commune.

Au point de vue auquel j'écris, en effet, ce qui nous intéresse le plus dans ces boissons, est leur proportion en alcool. fixant leur valeur en calories. Leur richesse en alcool étant connue, il suffira donc de leur appliquer les règles déduites des études précédentes.

Le CIDRE, provenant de la fermentation de la pomme après avoir été écrasée, est la boisson de table ordinaire de la Normandie et en grande partie de la Bretagne.

De plus, on cultive la pomme à cidre sur quelques points des Pyrénées et dans certaines autres régions de la France. Il en est de même pour la Suisse, l'Italie, l'Allemagne et l'Espagne.

Sa production présente de grands écarts. Le pommier, en effet, comme la vigne, est sujet à de nombreuses maladies qui font varier les récoltes. C'est ainsi, je l'ai déjà dit (1er vol., p. 223), qu'en France sa production, qui avait été de 23 millions d'hectolitres en 1883, est tombée à 4 millions seulement en 1889. Mais, de 1889 à 1898, elle a eu une moyenne de plus de 13 millions d'hectolitres. La récolte en 1904 a produit pour 62 millions de quintaux de pommes, avec une valeur de plus de 180 millions de francs.

La préparation du cidre comporte toujours l'addition d'une certaine quantité d'eau. On ajoute d'abord 20 % d'eau du poids total de la pomme broyée ; et, après une première pression, de nouveau 15 à 20 % d'eau du poids primitif. La première pres-

SUBSTANCES COMPOSANTES		CIDRES NON MOUSSEUX					CIDRES MOUSSEUX		
	doux	gros cidre (Bayeux)	de plaine (Yvetot)	vieux Normandie	ALLEMANDS Speirling	Borsdofer	de Redon (Bretagne)	Villaviciosa (Espagne)	de Gournay
Alcool en degrés.............	1°7	3°	4°4	4°8	5°5	5°45	5°25	5°10	5°28
Extrait sec à 100°..........	66.98	53.20	61 30	20.90	15.68	15.80	62.96	68.20	62.96
Sucre réducteur.............	»	16.50	3 70	4.40	1.74	1.34	43.62	53.79	43.61
Acide tartrique.............	»	»	»	»	0.40	0.42	0.70	0.32	0.70
Tannin.....................	»	»	»	»	0.19	0.19	0.54	0.06	0.54
Pectine	De 6 à 10 grammes par litre.								
Acidité en SO^4H^2. { totale.....	2.67	3.23	4.54	5.36	3.14	2.79	2.89	3.92	2.89
fixe......	1.76	2.68	2.31	2.59	2.15	2.35	2.06	2.86	2.06
volatile...	0.91	0.55	2.23	2.77	0.64	0.79	0.83	1.06	0.83
Cendres { solubles...........	2.56	2.15	2.70	2.25	1.90	2 »	2.51	2.07	2.51
insolubles		0.45	0.30	0.25	0.22	0.23	0.66	0.41	0.66
Calories...................	»	23 »	28 »	30 »	35 »	36 »	47 »	50 »	47 »

sion donne en moyenne 50 % de cidre, et la seconde 25 % ; c'est donc en tout 75 % de cidre du poids des pommes.

A. Gautier, qui a si bien étudié tout ce qui a trait aux boissons de table, a donné les analyses d'un certain nombre de cidres non mousseux et mousseux français et étrangers. Je les ai reproduites dans le tableau précédent.

De son côté, König donne la composition suivante pour le cidre suisse : alcool, 4,80 ; extrait, 2,53 ; acide tartrique, 0,54 ; matière azotée, 0,37 ; matières minérales, 0,34.

Enfin, Alquier donne la suivante : eau, 95,24 ; alcool en poids, 2,88 ; hydrocarbonés, 3,51 ; cendres, 0,23 ; soit une valeur en calories de 34 pour 100 grammes.

Comme on le voit, l'alcool ne dépasse guère 5 % en volume, soit la moitié de celui du vin. Mais la valeur en calories des cidres, surtout pour les cidres mousseux, est fortement relevée par leur richesse en sucre.

Pour les non mousseux, la quantité d'alcool est comprise entre 3 et 6 % ; et la valeur en calories entre 250 et 350 environ par litre, soit à peu près la moitié de la valeur des vins moyens.

Les cidres mousseux arrivent entre 450 et 500 calories ; mais, de même que les vins mousseux, ils ne sont employés qu'exceptionnellement.

PoIRÉ. — La préparation du poiré est sensiblement la même que celle du cidre : Broiement de la poire, addition d'une certaine quantité d'eau, et, enfin, pressage de la pulpe. A. Gautier en donne la composition suivante d'après Behrend : alcool (en degrés), 6°9 ; extrait sec à 100°, 51^{gr},6 ; sucre, 28 ; acide malique, 5,64 ; acide acétique, 0,71 ; cendres, 4^{gr},3 ; densité, 1,011.

BIÈRE. — Le bière, dit Gautier, est la boisson des pays où ne prospère ni la vigne ni la pomme. Elle résulte de la fermentation de l'extrait aqueux des graines de céréales saccharifiées par le malt, additionnées de houblon et soumises ensuite à l'action de la levure, qui transforme le sucre en alcool et en acide carbonique.

Gautier donne, des principales bières, les analyses suivantes ; et j'ajoute, à ces analyses, celles données par Alquier.

Composition des bières les plus connues pour 100 cent. cubes
(A. Gautier, p. 404.)

NOMS DES BIÈRES	ALCOOL en volume	EXTRAIT sec	CENDRES	SUCRE	ACIDITÉ et acide lactique	Observations
Bière Tourtel (Nancy) ...	5°80	7ᵍ60	0.35	»	»	»
— Strasbourg.........	4.80	5.62	0.30	0.85	0.41	d = 1.015
— —	4.20	4 60	0.30	»	0.58	(1)
— Fanta (Paris)......	4.70	6.53	0.20	1.15	»	»
— Munich (Salvator)..	4.35	9.78	0.70	»	0.18	»
— Nuremberg	4.50	7.05	0.23	»	0.17	»
— de Bohême	3.46	4.91	0.19	»	0.16	»
— Lowenbrau	3 »	6 »	0.25	»	»	(2)
— Dresde	2.36	3.03	0.12	»	0.13	»
— Hambourg...	3.98	6.76	0.25	»	0.16	»
— Pilsen..........	3.47	4.97	0.17	»	0.16	»
— Dreher....... ...	3.60	5.24	0.24	»	0.17	»
— Porter (Londres)..	5.20	6.40	0.32	»	»	»
— Ale (Ecosse).......	5.80	10.50	»	»	»	»
— Faro	4.32	5.15	0.29	»	0.89	»
— Lambick...	5.94	3.30	0.31	0.48	0.99	(3)

(1) Les cendres de cet échantillon avaient la composition centésimale suivante : $SIO^2 = 16.6$; — K^2O, 4,8; — Na^2O, 0,5; — $P^2 O^3$, 20; — PO^4 MgH. 20; — PO^4 CaH = 2,6.

(2) Cendres contenant pour 100 : SIO^4, 14; — K^2O, 29. Na^2O, O, 1; — CaO' 6; — MgO, 7 7; — FeO^3, 0,8; — NaCl, 6,0; — P^2O^5, 29,3; — So^3, 5,0.

(3) Dextrine, 1.81.

Bières, d'après Alquier.

NOTION DE LA BOISSON	EAU	AZOTÉS	ALCOOL en poids	HYDRO-CARBONÉS	CENDRES	VALEUR en calories
Bière allemande (d'exportation .	92.02	»	5.78	1.85	0.24	47.86
Pale-ale...................	90.99	0.66	4.29	5.60	0.24	54.73
Porter stout................	86.01	0.63	5.16	6.96	3.80	67.11
Bières françaises............	91.36	0.18	4.08	6.06	0 25	53.70

Or, comme on le voit, par ces deux séries d'analyses, la proportion de l'alcool reste comprise entre 3 et 6 %. C'est donc, comme pour le cidre, à peu près la moitié des vins ordinaires; et ‚c'est sur cette proportion d'alcool qu'on devra se baser pour fixer la quantité de bière correspondant à celle d'alcool que l'expérimentation a prouvé pouvoir être utilisée.

RÉSUMÉ SUR LES BOISSONS FERMENTÉES DE TABLE

1° Les différentes boissons de table, au point de vue de l'alimentation, valent ce que vaut leur alcool.

2° Pour toutes, on peut admettre que l'organisme humain peut utiliser d'une manière complète, environ 1 gramme d'alcool par kilogramme de son poids normal. Mais, pour toutes, il est encore préférable de s'arrêter à $0^{gr},50$ par kilogramme.

3° Autant que possible, pour toutes ces boissons, l'alcool, au moment de l'ingestion, doit être pris au titre de 5 %. Il est donc utile de le ramener à ce titre pour le vin, qui contient l'alcool souvent à 10 % ;

4° Quoique l'alcool contenu dans ces différentes boissons de table ait sensiblement la même valeur calorifique, il y a lieu de se rappeler d'abord le degré de toxicité de ces alcools, et ensuite que ceux qui sont les plus toxiques se forment en plus grande quantité dans la fermentation de la pomme et surtout des céréales.

La comparaison de ces différentes boissons de table soulèverait bien d'autres questions au point de vue de l'hygiène, telles que celle de leur acidité, de leur richesse en matières salines, etc. Mais, la discussion de ces questions nous entraînerait hors de notre sujet. Celle qui s'imposait ici est celle de leur étude comme aliment de calorification ; et je pense que les considérations dans lesquelles je suis entré, l'auront suffisamment élucidée.

Dans tout ce qui précède. j'ai eu en vue l'alimentation d'un sujet isolé, en tenant compte successivement des différentes conditions qui peuvent modifier ses besoins. Pour rendre ces évaluations plus faciles, j'en suis même arrivé bien souvent, à calculer ses besoins seulement pour un seul de ses kilogrammes, sauf à m'élever ensuite au poids total de chaque sujet. Mais, bien entendu, dans la pratique, les conditions sont bien différentes.

Ce n'est qu'exceptionnellement que l'on vit isolé et que l'alimentation devra être préparée pour un seul sujet. Presque toujours la table est commune à plusieurs personnes. Or, deux cas peuvent se présenter : ou bien, comme dans la vie de famille et les restaurants, ces personnes sont d'âge et de sexe différents ; ou bien, elles sont sensiblement dans les mêmes conditions d'âge et de sexe ; comme dans les pensionnats, les corporations religieuses, l'Armée et la Marine. Toutefois, malgré ces points communs, il existe encore entre elles les différences dépendant au moins de leur poids normal. ·

Or, cela étant, on peut se demander si toutes les données que j'ai exposées jusqu'à présent, peuvent trouver leur application dans la pratique ; et si, pour la vie en commun qui est la règle générale, ces données ne perdent pas presque tout intérêt.

Je me suis déjà attaché, en faisant ressortir la facilité avec laquelle les divers régimes-types peuvent être modifiés, à prévenir ces objections et à enlever ces doutes. Quelque apparence de précision que parfois j'aie dû donner à mes évaluations, je n'ai jamais laissé passer une occasion, en effet, d'insister sur ce point, qu'elles sont seulement approximatives. Or, la pratique le démontrera, à la condition de conserver ce caractère à toutes mes évaluations, on verra qu'elles

peuvent encore rendre de grands services, non seulement
pour les collectivités comprenant des sujets du même sexe et
environ du même âge, mais aussi pour celles composées de
sujets d'âge et de sexe différents. Il est bien vrai que les
limites de l'approximation devront s'élargir encore ; mais cependant, grâce aux compensations qui s'établissent naturellement dans la pratique, les indications que j'ai données conserveront encore leur plus grande utilité. J'espère que c'est
ce qui va ressortir de l'examen que je vais faire des principales collectivités.

CRÈCHES

Ce sont là des œuvres éminemment philanthropiques, et
qui, bien inspirées, peuvent aussi rendre de grands services
à l'hygiène. Certes, il serait à désirer que nos conditions so-
ciales ne missent jamais la mère dans l'obligation de se séparer de son nourrisson. Nous devons tendre à ce que le
salaire du mari suffise à sa famille; ou, du moins, que si la
femme travaille, elle puisse le faire sans sortir de son foyer;
et, dans ces conditions, les crèches deviendraient inutiles.
Mais nous sommes loin en ce moment de ces conditions.
Dans beaucoup de ménages, le salaire de la femme est indispensable pour couvrir les dépenses de la maison, et trop souvent la femme ne trouve du travail qu'à la condition d'aller
à l'usine ou à l'atelier. Dès lors, si elle est mère. elle est condamnée à renoncer soit à son salaire, soit au nourrissage. Or,
c'est pour éviter en même temps ces deux alternatives, aussi
dures l'une que l'autre, que les crèches ont été créées. Leur
véritable but, est de permettre à la mère de continuer son travail même à l'atelier ou au magasin, tout en continuant son
nourrissage.
Ce but est atteint d'une manière complète dans les crèches
privées, organisées dans certains grands ateliers occupant
beaucoup de femmes. Dans ces cas, les crèches sont placées
dans une dépendance de l'atelier, la mère y apporte l'enfant
le matin; elle vient le faire téter aux heures indiquées, et
elle le reprend le soir. Dans ces cas, du reste, on le voit,
l'allaitement ne présente rien de spécial ; il reste individuel.
Mais, dans d'autres cas, et ce sont-là les crèches les plus

nombreuses, la mère ne peut guère faire téter l'enfant que trois fois pendant le jour : le matin en le laissant, le soir après l'avoir pris, et à midi, pendant les heures de repos. Il y a donc deux tétées, une le matin et une autre dans l'après-midi, auxquelles le service de la crèche doit suppléer. Ces crèches étant les plus nombreuses, on peut donc dire que l'allaitement est le plus souvent un allaitement mixte. Mais leurs services, quoique moins avantageux que ceux des premières, n'en sont pas moins encore très appréciables. Elles permettent à la mère de conserver son salaire, et aussi, sauf pour deux tétées, son nourrisson.

Cet allaitement ne relève donc de la *collectivité* que pour ces deux tétées. Mais, de plus, il est bien évident que la valeur de ces deux tétées devra varier pour chaque enfant. L'allaitement n'est collectif que pour la nature du lait employé dans chaque crèche. Or, après l'expérience de Budin, je pense que, dans ces conditions, on peut se contenter de lait de vache stérilisé, dans des flacons de capacités différentes et correspondant aux quantités à prendre à chaque tétée.

Quant aux quantités à donner, je me contente de renvoyer à la partie du deuxième volume dans laquelle cette question a été longuement traitée.

ÉCOLES MATERNELLES

Les enfants des deux sexes reçus dans les écoles maternelles n'y sont pas nourris obligatoirement. Mais de nombreuses communes votent des fonds pour que les enfants habitant trop loin puissent prendre dans ces écoles le repas de midi.

L'âge de ces enfants varie depuis la troisième année jusqu'à la sixième. Or, il me paraît important, que, quoiqu'il ne s'agisse que d'un repas, on tienne compte, autant que possibe, de l'âge et surtout du poids normal de l'enfant, non seulement au point de vue des quantités, mais aussi à celui de la qualité des aliments.

De même que pour le nourrisson, je renvoie les indications concernant ces âges à ce que j'en ai dit dans le deuxième volume.

PENSIONNATS. — COLLÈGES. — LYCÉES.

Une partie encore assez importante de la jeunesse française passe quelques années dans des pensionnats, collèges ou lycées, et, par conséquent, doit, pendant cette période, avoir une alimentation commune à celle des enfants du même âge.

Cette période, pour une partie de cette jeunesse, peut commencer vers 8 ans et se prolonger jusqu'au delà de 18 ans. On peut donc estimer sa durée à 10 ans environ. Or, à côté des inconvénients que peut avoir l'internat complet, et sur lesquels on a insisté non sans raison, je crois devoir placer quelques avantages ; et le plus important, en ce qui concerne le point spécial auquel j'écris, est la facilité qu'il donne d'habituer l'enfant à ce que j'ai déjà désigné sous le nom d'*éducation digestive*.

Cette éducation, l'enfant peut, certes, la recevoir chez lui, et surtout, je l'espère, il la recevra encore plus sûrement plus tard. Mais, pour cela, il faut qu'elle soit connue des parents ; or, il est évident que, parmi ces derniers, la plupart l'ignorent. Pour que nous puissions compter sur les parents, au moins dans la grande majorité des cas, il faut donc attendre que les enfants d'aujourd'hui le soient devenus ; et, en attendant, j'estime que rien n'est plus favorable pour donner cette éducation à ces derniers que l'internat bien compris.

Si cette éducation est bien dirigée ; si, par la pratique de tous les jours, elle entre dans les habitudes, on verra l'enfant devenu adulte et parent, lui rester instinctivement fidèle ; et soit par des conseils, soit simplement par l'imitation, la donner lui-même à ses enfants. Mais, je le répète, pour que cet adulte puisse donner cette éducation, il faut commencer par la lui donner à lui-même.

Rôle du médecin. — L'intervention du médecin dans l'alimentation de l'enfant est toujours utile même quand ce dernier est dans sa famille. Mais je la considère comme indispensable quand il s'agit de l'internat. Dans tout pensionnat, c'est le médecin qui doit avoir la haute main sur le régime alimentaire. Rien de ce qui concerne le régime et les repas ne doit lui rester indifférent. Son importance dans ces établissements, doit dépendre au moins autant de son rôle d'hygiéniste que de celui de médecin proprement dit.

Outre, en effet, qu'il doit surveiller le régime alimentaire au point de vue de la quantité et de la qualité des aliments, c'est aussi lui qui doit diriger cette partie importante de l'éducation, que je viens de désigner sous le nom d'*éducation digestive*.

Le rôle du médecin doit commencer à la cuisine, en inspirant les menus et en donnant les principales indications basées sur les données scientifiques, pour leur préparation. Je voudrais même qu'il examinât et goutât assez souvent les aliments tels qu'ils sont servis.

C'est aussi lui qui devrait donner les principales indications pour tout ce qui touche les repas : durée, heures, importance relative, etc.

Enfin, je voudrais que son attention fût appelée sur les enfants qui paraîtraient s'écarter, sur un point quelconque, de la règle commune, soit par le défaut, soit par l'exagération de l'appétit. Il lui serait facile d'avoir ces indications par les surveillants.

Indications principales. — Je me suis arrêté déjà assez longtemps sur la plupart de ces indications dans le deuxième volume ; et, parmi elles, je puis signaler :

1° *La distribution des repas, leur composition et leur valeur en azotés et en calories.* Ces indications ont été déjà données avec les régimes-types et les explications qui les complètent : page 625, pour les enfants de 7 à 14 ans ; page 628, pour ceux de 14 à 18 ans ; et, page 629, pour ceux de 18 à 25 ans. Il est bien entendu, du reste, que ce ne sont là que des données approximatives ; et qu'il appartiendra aux médecins de les modifier selon toutes les circonstances qui font varier les besoins moyens de l'organisme.

2° Les indications générales sur *l'état de la nutrition*, fournies par : l'accroissement de la taille, celui du poids, le dosage de l'urée en rapport avec les azotés ingérés, la quantité d'urine, les caractères des selles, le sommeil et la disposition au travail (p. 643 ss.).

3° Mais, de plus, je reviens d'une manière plus spéciale sur la *surveillance de la mastication* et sur la *nécessité du silence pendant les repas* (p. 650). Ces deux indications prennent, en effet, encore plus d'importance, quand les enfants vivent en commun, privés de la surveillance des parents, et excités, qu'ils sont, par le contact de leurs camarades. Certes, j'accorderais que les enfants puissent à table se demander de mutuels services ; mais, en restreignant la conversation aux besoins indispensables.

Exiger une bonne mastication d'un enfant auquel on permet de prendre part à une discussion animée, comme elle l'est toujours entre camarades, est chose impossible. Le silence et la suppression de l'agitation qui en est la conséquence, est une condition indispensable, sinon suffisante pour l'obtenir. Or, la mastication est une habitude des plus importantes pour assurer le bon fonctionnement des organes digestifs pendant le reste de la vie.

Plus tard, l'enfant étant devenu adulte, cette indication pourra perdre de sa rigueur, et le silence être remplacé par une conversation toutefois sans animation et sans discussion. Mais, il restera à cet adulte cette bonne habitude, devenue instinctive, de donner à la mastication le soin nécessaire, et aussi à n'accorder aux repas que le temps qu'exige l'ingestion des aliments, et, le cas échéant, les convenancess ociales. C'est là un point important de l'éducation digestive.

4° Je rappelle ce qui a trait au rapport des substances animales et des substances végétales, en insistant de nouveau sur les inconvénients qu'il y aurait à exagérer les premières. Ces inconvénients, je me suis attaché à les faire ressortir, sont encore plus à craindre pour l'enfant et l'adolescent que pour l'adulte (p. 649, 2° vol.) ;

5° Je voudrais aussi que dans l'internat complet, et surtout pour celui des jeunes filles, on s'occupât de la régularité de l'exonération, aussi bien en ce qui concerne les fonctions urinaires que pour les fonctions digestives.

Cette surveillance est urgente notamment pour les enfants jeunes des deux sexes. Faite attentivement pendant quelques années, elle deviendrait inutile plus tard ; et combien de troubles digestifs seraient ainsi évités dans la suite.

6° L'éducation digestive comporte aussi, d'après mes vues, une véritable gymnastique de ces organes, leur permettant certains écarts, et leur rendant facile certaines suppléances.

Les ternaires ne peuvent pas suppléer les azotés ; mais ces

derniers peuvent suppléer les premiers. Il me semble donc désirable que, tout en restant fidèle aux proportions indiquées par les données scientifiques et que je me suis attaché à fixer, on obligeât, d'une manière raisonnée, soit les organes digestifs à remplacer une partie des ternaires par un surcroît d'albuminoïdes, soit l'organisme à suppléer momentané- ment à une insuffisance de ces derniers. La même suppléance serait également demandée aux organes digestifs en ce qui concerne le remplacement réciproque des corps gras et des hydrates de carbone.

C'est aussi là une règle importante de l'éducation digestive. Pendant la période active de l'âge adulte, il faut, en effet, que ces diverses suppléances nous soient permises sans inconvénient, au moins accidentellement.

7° Enfin, j'appelle l'attention des confrères ayant à diriger l'hygiène alimentaire des internats, sur la répartition des enfants aux différentes tables.

En ce moment, le groupement des classes se maintient au réfectoire. Les enfants d'une même classe, quel que soit leur âge et aussi quel que soit leur taille, reçoivent la même quantité d'aliments. Or, tout ce que j'ai dit dans les deux premiers volumes me paraît condamner cette répartition. Arrivés à certaines classes, la taille des enfants peut varier dans de trop grandes proportions, pour qu'on puisse leur supposer les mêmes besoins.

Il me semble donc que le mode de répartition serait moins imparfait, si celle-ci était basée sur la taille. On pourrait ainsi, selon le nombre des internes, les diviser en trois, quatre ou cinq groupes; en affectant à chacun de ces groupes une alimentation différente, au moins comme quantité.

Je livre ces observations aux réflexions éclairées des médecins chargés des divers internats.

ARMÉE ET MARINE.

Le soin de régler l'alimentation de nos deux armées revient, bien entendu, à leurs deux corps de santé, qui, partageant leurs conditions d'existence, sont aussi bien placés que possible pour connaître leurs besoins.

Ces besoins, du reste, n'ont rien de spécial. Ils sont réglés par les indications générales que j'ai données sur la ration moyenne d'entretien, et sur les différentes causes qui la modifient. Les principales. on le sait. sont le *poids*, la *température ambiante* et le *travail physique*.

Le point le plus important pour l'alimentation de nos deux armées, c'est de faire admettre par l'Autorité militaire et maritime, le principe de la *variabilité de la ration*. Ce principe admis, tout devient simple. L'alimentation du soldat et du marin peut être facilement mise, au moins d'une manière approximative, en rapport avec leurs besoins.

Quant à l'évaluation de ces besoins, c'est à mes collègues de l'Armée et de la Marine qu'il appartiendra de la fixer ; et je connais trop leur valeur scientifique et leur sentiment du devoir, pour supposer qu'ils n'y procèderont pas avec un soin scrupuleux. Il en sera facilement de même. du reste, de la quantité et de la nature des divers aliments devant couvrir ces besoins.

Mais quelles seront les conditions influençant les besoins dont ils doivent demander à pouvoir tenir compte? Il en est quelques-unes dont l'importance et la généralité s'imposeront au Commandement ; et parmi elles je place l'influence de la *température extérieure* et celle des *dépenses physiques*.

Cette première donnée s'impose désormais, que, toutes conditions égales d'ailleurs, l'alimentation doit être moindre dans une température élevée que dans un milieu ambiant froid ; et cela quelle que soit la cause de ces températures. climats, saisons ou altitudes.

L'armée et la marine ne sauraient donc faire exception à cette loi. Or, le même corps de troupes et le même bâtiment pouvant passer dans très peu de temps d'une température ambiante à une autre, il est indispensable que l'alimentation suive ses variations. Je me suis arrêté assez longuement sur les rapports entre les diverses températures ambiantes et les quantités d'aliments qui leur correspondent, pour que je n'aie plus à y revenir. Ce ne sont là évidemment, je l'ai dit et je le répète, que des évaluations approximatives ; mais j'espère néanmoins que mes collègues des deux armées y trouveront des indications utiles. Ces indications seront pour eux au moins des points de départ ; et il leur sera toujours facile de les modifier selon les indications résultant de leur mise en pratique.

Il sera donc entendu, et je voudrais que le commandement en acceptât le principe, que la ration des soldats et marins sera réglée d'après la température ambiante. Cette ration sera donc, pour le même pays, moins abondante en été qu'en hiver ; et elle sera également moins riche dans les pays chauds que dans les froids.

On s'entend depuis longtemps sur la deuxième condition pouvant faire varier ces besoins : celle du travail physique.

Nos deux armées de terre et de mer ont au moins une ration qui correspond au surcroît de travail physique : la ration de campagne ou la ration de manœuvre. C'est là un premier pas fait dans la voie de l'alimentation raisonnée, et on ne peut que l'approuver.

Mais il me semble que l'on pourrait encore faire mieux. Grâce aux indications fournies par le corps médical, on pourrait, en partant de la ration d'entretien calculée d'après les autres conditions, ajouter une ration de travail en rapport avec le travail physique accompli. Le supplément à la ration serait calculé d'après le rendement moyen du cinquième. Un travail physique de 100 calories nécessiterait une addition d'une quantité d'aliments pouvant en donner 500. On trouvera, à cet égard, des données qui pourront suffire, au moins le plus souvent, dans le chapitre que j'ai consacré à la ration de travail. J'ai même indiqué à quelle catégorie d'aliment il est préférable de s'adresser.

Mais à ces indications, je crois devoir ajouter la suivante : c'est que lorsque la ration est augmentée, les aliments représentant le supplément doivent, si c'est possible, servir, au moins en partie, à constituer un repas supplémentaire entre le deuxième déjeuner et le souper. Si les circonstances ne le permettent pas, il faut au moins répartir ces aliments dans les trois repas que font les troupes, en ayant soin d'augmenter le moins possible le repas du soir. C'est là le point sur lequel je veux surtout insister.

Après une journée de marche fatigante, surtout si le temps est froid ou pluvieux, après une journée de combat, pendant laquelle les émotions morales sont venues s'ajouter aux fatigues physiques, il est presque forcé qu'il y ait le soir un peu de fièvre (1). Or, dans ces conditions, le moindre surcroît d'aliments sera mal supporté par les organes digestifs dont le pouvoir fonctionnel aura été diminué par cet état fébrile. Ces conditions seront même aggravées, si les circonstances forcent les troupes à dormir sans abri ou avec des abris insuffisants. Dans le premier cas, les troubles digestifs auraient pu n'être qu'une indigestion intestinale, restant une affection passagère, grâce à la jeunesse du sujet ; dans le second, c'est la dysenterie, l'invalidant, dans quelques jours, pour le reste de la campagne. Ce sont là des faits résultant de mes observations et sur lesquels je me permets d'appeler l'attention de mes collègues des deux armées. Cette influence, je m'en suis convaincu, joue un rôle très important au moins dans les débuts de la dysenterie qui décime si souvent les troupes en campagne. Ils devront donc veiller, pour ces troupes, à ce que leur repas le plus important soit celui de midi, et à ce que celui du soir soit assez léger, surtout, je le répète, si les troupes doivent passer la nuit dans de mauvaises conditions.

J'attache une telle importance à cette indication, que je voudrais qu'elle fut admise par le Commandement ; et que d'avance elle entrât dans les règlements des troupes en campagne. Cette manière de procéder serait ainsi justifiée aux yeux des troupes, qui sans cette précaution ne l'accepteraient pas sans récriminations. Les marches, les fatigues physiques, à moins qu'elles soient poussées à l'excès, excitent l'appétit ; et sous son influence, il paraîtrait naturel aux troupes qu'on leur permît de le satisfaire. Mais cet ordonnancement de leur alimentation étant réglé d'avance pendant le service en campagne, et un mot d'explication l'accompagnant, il serait, je crois, assez facilement accepté, surtout si le premier déjeuner était rendu plus reconfortant. Or, en temps de guerre, le premier déjeuner est souvent le seul repas que les troupes puissent prendre avec un peu de calme, et auquel elles puissent consacrer un temps suffisant.

Ainsi donc, deux conditions déjà doivent faire varier la ration du soldat et du marin, la *température ambiante* et les

(1) Mouvements fébriles nocturnes méconnus (*Société de Biologie*, 1er juillet, 1905, p. 47).

fatigues physiques; et il me paraît impossible que ces conditions n'entrent pas dans la pratique.

Mais, ne pourrait-on pas aller plus loin dans la voie du dosage de l'alimentation de nos Armées? Ne pourrait-on pas tenir compte aussi du *poids normal* des militaires et marins?

Les longues considérations dans lesquelles je suis entré dans le deuxième volume, ont, je l'espère, assez bien établi l'influence du poids normal sur les besoins de l'organisme, ou tout au moins, ces considérations ont dû si bien prouver l'importance que j'attache à cette influence, que l'on peut prévoir d'avance quelle doit être ma réponse. Oui, je crois fermement que le poids du sujet doit entrer dans l'appréciation de ses besoins. Aussi, ai-je été heureux de voir un de mes jeunes collègues de l'Armée, le Dr Drouineau, exposer cette opinion au premier congrès international de l'alimentation, et je l'approuve de la défendre depuis.

Incontestablement, pas plus dans sa pensée que dans la mienne, il ne s'agit d'un dosage individuel. Mais, j'estime que ses idées, telles qu'il les a exposées, sont très acceptables par la pratique. Il est certains corps, en effet, pour lesquels, parmi les conditions d'admission, figure la taille, qui, vu l'âge des sujets, peut être considérée comme le plus souvent en rapport avec le poids. Or, il est évident que la pratique trouverait dans cette condition un élément suffisant d'appréciation pour faire varier la ration. Le Dr Drouineau a fait remarquer, avec juste raison, que le principe de la variabilité de la ration selon le poids est déjà admis pour les chevaux de l'Armée, et que la pratique a sanctionné ce principe. Or, tout fait supposer qu'il pourrait rendre les mêmes services en l'appliquant aux différentes armes. Il y a là tout au moins une idée scientifique juste, et il me paraît difficile, qu'appliquée avec mesure et intelligence, elle ne puisse pas entrer dans la pratique et rendre des services.

PRISONS CIVILES ET MILITAIRES

L'alimentation de ce groupe de sujets ne me retiendra pas longtemps. Quel que soit leur sexe et quelle que soit la juridiction dont ils relèvent, leur alimentation, en effet, doit être réglée d'après les conditions qui leur sont propres; et il n'y aura qu'à leur faire l'application des indications que j'ai données, relativement à la ration moyenne d'entretien, ainsi qu'à l'influence de toutes les causes qui la font varier.

Il y aura donc à distinguer, ceux qui vivent en cellule et sans grande dépense physique, et ceux qui sont employés à des travaux manuels. De plus, bien entendu, il faudra tenir compte pour les deux sexes du climat et de la saison, et pour la femme de la grossesse et de l'allaitement.

Je ne veux insister que sur un point; c'est que, pour les raisons que j'ai déjà données, leur alimentation doit être surtout végétarienne. Non, que je crois nécessaire de supprimer la viande d'une manière complète; mais, j'estime qu'il vaudrait mieux ne la faire figurer dans leur alimentation que trois ou quatre fois par semaine et toujours en petite quantité.

Comme pour l'Armée et la Marine, c'est aux médecins chargés de ces personnels qu'il appartiendra de donner leur avis sur les qualités et les quantités des divers aliments, et en ce qui concerne chaque catégorie de prisonniers.

RESTAURANTS ET PENSIONS

Je reproduis ici une idée que j'ai déjà exposée : *que tout repas qui comprend des hors-d'œuvres, trois plats et deux desserts, conduit presque toujours, au moins pour la plupart des sujets, à la surnutrition.*

L'excédant des recettes sur les besoins sera encore plus sûr, si le sujet, usant de la latitude qu'il en a, épuise son demi-litre de vin.

Pour s'en rendre compte, il suffit de s'en rapporter à la valeur en azotés et en calories des divers aliments que je viens de donner.

Il serait donc à désirer que le personnel vivant habituellement dans les restaurants voulut bien, en s'inspirant de son hygiène et aussi de son intérêt pécuniaire, ne demander aux restaurateurs que deux plats et deux desserts et un quart de litre de vin par repas. Des deux plats et des deux desserts, l'un serait demandé au règne animal et l'autre au règne végétal.

C'est là ce que voudrait l'hygiène alimentaire et, l'intérêt pécuniaire, parlant ici heureusement dans le même sens que l'hygiène, je ne désespère pas de voir cette réforme s'accomplir.

Il y aurait de sérieux avantages à ce qu'il en fut ainsi. Une grande partie de la jeunesse française se destinant aux carrières libérales, vit, au moins pendant quelques années, au restaurant. Il en est de même de nombreux fonctionnaires, de nombreux officiers et aussi de nombreux ouvriers. Or, je suis convaincu que parmi les troubles digestifs souvent observés sur ces personnels, une partie importante est due à l'exagération de l'alimentation.

Ces troubles sont mis en général sur la qualité des aliments qui laisserait à désirer. Il se peut qu'il en soit ainsi ; mais je crois aussi que la quantité doit avoir sa part. Du reste, il est évident, que si l'on consentait à diminuer chaque repas d'un plat, le restaurateur pourrait, pour le même prix, relever la qualité. Le consommateur trouverait donc à cette réforme ces deux avantages de mettre son alimentation mieux en règle avec l'hygiène et de la rendre de meilleure qualité.

Pour faire pénétrer ces idées dans le public et arriver à leur application, il suffirait, peut-être, que certains restaurants, qui s'intituleraient *hygiéniques*, voulussent bien régler le poids des portions de chaque aliment sur celui que j'ai donné, et qui, du reste, se rapproche toujours de celui déjà consacré par la pratique ; et aussi, qu'ils voulussent bien, à côté du prix, indiquer le poids approximatif et la valeur également approximative en calories, en tenant compte de celles ajoutées par le mode de préparation. Aujourd'hui, où les questions de l'alimentation occupent même le grand public, il est possible que les restaurants qui prendraient cette initiative, à la condition que l'art culinaire n'y perdît rien, pussent en être récompensés par une large augmentation de leurs clients.

Ce qui précède s'applique à tous les établissements prenant des *pensionnaires*. Pour tous les personnels s'adressant à ces divers établissements, il y a un intérêt majeur à ce que leur alimentation soit en accord avec leurs besoins. Mais pour une partie de ce personnel, dont l'état de fortune le permet, il peut être indifférent de demander les azotés et les calories qui lui sont nécessaires à des aliments pour lesquels les principes immédiats reviennent à un prix élevé. Ses moyens de fortune lui permettent de satisfaire ses goûts et il peut en user. Mais pour une autre partie, moins favorisée par le sort, notamment pour la plupart des ouvriers, à côté de la question d'hygiène, s'en place une autre dont les nécessités s'imposent d'une manière tout aussi impérieuse et même à plus courte échéance, c'est celle du prix de revient. Or, pour cette partie intéressante de notre population et pour les restaurants qui la desservent, il est important de connaître la valeur en calories des aliments, et de donner la préférence à ceux qui, tout en satisfaisant l'hygiène, fournissent les calories le meilleur marché. Je reviens donc de nouveau et en y insistant, sur les avantages qu'offrent à cet égard les céréales y compris le pain et surtout les légumineuses. Ces dernières, notamment, peuvent être servies comme soupes et comme plats. Enfin elles peuvent être utilisées comme garnitures. Les légumineuses avec le pain, les choux et les pommes de terre, constituent encore le fond de l'alimentation de nos agriculteurs; et je considère qu'en grande partie l'ouvrier de nos villes doit lui rester fidèle. L'ouvrier trouvera dans ces produits végétaux une alimentation hygiénique, saine, très nutritive, appropriée à ses besoins, bon marché, et que le moindre talent culinaire peut rendre fort appétissante.

Ce qui précède sur les restaurants d'ouvriers, s'applique, et à plus forte raison, aux *fourneaux économiques*.

Il faut que ceux qui dirigent ces établissements le sachent. Il y a de sérieux avantages à ce que les légumineuses soient utilisées largement dans cette cuisine. Ils pourront ainsi, avec la même somme, rendre service à un nombre plus considérable de nécessiteux, et le faire au grand profit de leur santé.

FAMILLE

Si les conditions de fortune le permettent, les enfants, jusques vers l'âge de huit ans, doivent prendre leur repas en dehors de la table de leurs parents, et autant que possible avant. Je renvoie pour la composition de ces repas au deuxième volume (p. 618 et s.).

A partir de huit ans, l'enfant peut prendre place à côté de ses parents ; mais à la condition de s'inspirer pour ce qui le concerne des indications que j'ai déjà données (p. 624, 2e vol.).

La différence entre son alimentation et celle des parents, on le conçoit, va, du reste, toujours diminuant ; et, dès l'âge de douze à quatorze ans, les aliments pourront ne varier que par les quantités. J'ai donné ces quantités approximatives ; et on pourra, je pense, les utiliser avec avantage, à la condition de s'en tenir, pour le dosage, plus au poids normal qu'à l'âge.

Quant aux adultes des deux sexes partageant la même table, il y aura lieu de tenir compte de leur poids normal, surtout, si pour quelques-unes de ces personnes, il y a des différences marquées, les unes, par exemple, étant au-dessus du poids moyen, et, les autres, au-dessous.

Enfin, pour les vieillards, je reviens à ce que j'en ai dit dans le deuxième volume. Jusqu'à un âge assez avancé, ils pourront partager la table commune et user du même menu, à la condition de modifier les quantités. Mais, plus tard, arrivés à l'extrême vieillesse, le repas sera pris séparément ; et cela d'autant mieux, que cet âge exige une alimentation un peu spéciale.

Mais, en somme, grâce aux modifications portant sur les quantités et que j'ai indiquées, les mêmes aliments pourront être servis pour les membres d'une même famille, depuis l'âge de huit ans jusqu'à l'entrée dans l'extrême vieillesse ; et tous les membres de cette famille, quel que soit leur âge, pourront y trouver une alimentation en rapport avec leurs besoins.

La vie de famille comporte naturellement quelques jours de fête. Outre les fêtes nationales et religieuses, il y a celles propres à chaque famille, mariage, baptême, anniversaire, etc. Pour ces fêtes, nos habitudes nous font presque une obligation de soigner davantage notre table, ce qui nous conduit, comme une conséquence forcée, à dépasser nos besoins. Or, il serait à désirer qu'à côté de cette habitude, contre laquelle il est difficile de s'élever, on mit au moins cette autre comme correctif, de se soumettre à une alimentation un peu insuffisante, surtout pour les azotés, les jours suivants.

En s'en tenant à l'hygiène, j'estime donc, que ce jeûne modéré, devrait suivre les fêtes au lieu de les précéder, comme il est souvent prescrit pour les fêtes religieuses.

ALIMENTATION DE LA FRANCE EN GÉNÉRAL

La France est un des pays les mieux dotés par la nature, au point de vue des productions alimentaires. Si, jusque vers la fin du siècle dernier, elle a été tributaire de l'étranger pour le *froment*, elle le produit maintenant, je l'ai dit, dans des proportions qui dépassent ses dépenses, et surtout qui dépassent ses besoins. On peut le voir d'après les chiffres que j'ai donnés dans le premier volume et dans celui-ci.

Vu la surface que lui consacre depuis quelques années notre agriculture, soit 6 millions d'hectares (6,588,878 en 1904) et le rendement qu'obtiennent nos agriculteurs, soit plus de 15 hectolitres par hectare. J'estime qu'il est désormais inutile d'augmenter sa production, ou du moins d'augmenter la superficie de sa culture. La quantité produite, dépassant largement 100 millions d'hectolitres, est plus que suffisante pour faire face à la consommation de 40 millions d'habitants. Le besoin d'augmenter sa production ne pourrait venir que de l'augmentation de notre population qui, on le sait, marche très lentement.

D'autre part, nous le savons aussi, le prix de revient de nos blés ne leur permet pas de soutenir la concurrence sur les marchés étrangers. Nous sommes condamnés, au contraire, pour protéger nos producteurs, à défendre nos blés nationaux par des droits d'entrée assez élevés sur les blés étrangers.

Notre agriculture peut donc s'en tenir à sa production actuelle.

Ce que je viens de dire s'applique également en partie aux autres céréales, qui entrent principalement dans notre alimentation. Mais il peut y avoir une exception pour celles d'entr'elles, qui, comme le sarrasin, peuvent donner de bons rendements dans des terrains peu favorables à d'autres cultures.

La *viande de boucherie* est aussi fortement en croissance ; et je crois que la production actuelle n'est pas loin de nous suffire, si elle ne le fait pas encore. Mais je pense qu'il y a lieu pour les producteurs de tenir compte du fort courant, qui, depuis quelques années s'établit contre l'exagération de sa consommation. Jusqu'à présent, ce courant ne produisant son effet que sur une partie restreinte de la population, surtout celle des villes, et, au contraire, l'opinion en faveur de la viande s'accentuant encore dans la partie la plus nombreuse, notamment dans la campagne, la consommation continue à augmenter. Mais il se pourrait, que, sous peu, la population des campagnes mieux informée, comme celle des villes, diminue ses goûts pour la viande ; et, dès lors, la production pourrait dépasser de beaucoup nos dépenses. Or, ce ne serait pas sans graves inconvénients pour les producteurs. Il y a donc lieu, de la part de ces derniers, de surveiller ces deux mouvements ; et de n'augmenter la production qu'à bon escient. C'est aussi du devoir de l'Etat, qui connaît la production et la consommation de prévenir les éleveurs en temps utile. Je ne crois pas, en effet, que le prix de revient de notre bétail leur permette de le conduire avec bénéfices sur les marchés étrangers.

Nos deux boissons de table d'origine agricole, le *vin* et le *cidre*, sont arrivées à des productions qui dépassent sûrement nos besoins. Le cidre se transporte peu et doit se consommer sur place. Il conserve, du reste, les préférences dans ses pays d'origine ; et, grâce aux octrois, ces pays le défendent contre la concurrence du vin.

Celui-ci, grâce à l'extension de sa culture dans quelques-uns de nos départements du midi, est arrivé à une production totale telle, qu'il est condamné, pour conserver un prix rémunérateur pour le producteur, à s'exporter. Mais il faut que les producteurs le sachent, il ne peut l'être dans de bonnes conditions de conservation, qu'autant que sa richesse en alcool permette le transport. Il est donc capital de chercher à augmenter ce dernier, et aussi à élever les qualités gustatives de nos vins, pour que sur les marchés étrangers ils conservent les préférences, se traduisant par un prix plus élevé.

C'est là aussi un sujet d'avertissements qui appartient à l'Etat.

Mais, au point de vue auquel j'écris, il est important de constater que notre production vinicole suffit au moins à nos besoins. En déduisant de notre population, la partie qui conserve ses préférences pour la bière et pour le cidre, notre production de vin peut sûrement donner un demi-litre de vin

par jour et par adulte ; et, on le sait, c'est à cette quantité
que je me suis arrêté. Je puis ajouter, une fois encore, que
la consommation de cette quantité ne me paraît nullement
contraire à l'hygiène ; et que cette quantité de vin n'est pas
négligeable, puisque, par les 300 calories qu'elle donne, elle
représente déjà le huitième de notre ration.

J'estime même qu'on pourrait, dans ces proportions, faire
entrer le vin dans la ration du militaire, en tenant compte de
sa valeur en calories, pour établir une compensation prise
sur les autres aliments. L'Etat pourrait faire cette modification, qui serait bien acceptée de l'armée, sans augmenter
ses dépenses.

Ainsi, jusqu'à présent, nous venons de le voir, trois éléments
importants de notre alimentation, le froment et avec lui les
diverses céréales, la viande de boucherie et les boissons de
table sont produits par notre pays, dans des proportions telles
qu'ils suffisent ou même dépassent ses besoins.

Mais à côté de ces productions alimentaires, il en est d'autres qui méritent également notre attention ; et, parmi elles, je
dois citer tout d'abord celles que nous donne la famille des
légumineuses. Or, je signale de nouveau le gros intérêt qu'il
y aurait pour le consommateur français à utiliser ces produits
plus largement et pour l'agriculture à leur consacrer une
plus grande superficie.

J'ai insisté sur la valeur en azotés et en calories des graines
sèches de plusieurs légumineuses, et j'y reviens encore une
fois. Ce sont elles qui probablement donnent les azotés le
meilleur marché ; et qui, à ce point de vue, se mettent au
moins sur le même rang que les produits agricoles qui donnent les calories au plus bas prix.

Déjà leur culture m'a paru assez rémunératrice pour le
producteur ; mais j'estime que sans l'élever beaucoup il pourrait le devenir davantage, si leur prix était fixé d'après leur
valeur en substances organiques.

Avant même les légumineuses, comme importance, se
place la *pomme de terre*, qui arrive à une production de plus
de 100 millions de quintaux métriques, et qui suffit a notre
consommation. Elle doit conserver la préférence de notre

agriculture; car elle donne, au point de vue scientifique, toute satisfaction au consommateur. Si, en effet, elle ne lui donne que peu d'azotés, elle lui fournit, par ses ternaires, 1.000 calories par kilogramme, soit environ pour dix centimes.

Parmi les aliments que je voudrais voir prendre une place importante dans notre alimentation est le *riz*. Cette graminée ne peut pas être cultivée en France, mais elle l'est et avec grand succès dans quelques unes de nos colonies et plus spécialement dans celle de l'Extrême-Orient. Notre Cochinchine et le Haut-Cambodge, constituent deux de ses centres de production les plus importants.

J'ai déjà fait ressortir les avantages de cette céréale. Elle semble représenter le meilleur aliment comme supplément à la ration de travail. Elle est de facile conservation et de facile transport pour les troupes en campagne. Elle est bon marché, et pourrait le devenir davantage en abaissant les droits d'entrée pour les riz des colonies françaises. Enfin, sa plus large consommation chez nous enrichirait nos colonies; et notre industrie bénéficierait forcément de leur prospérité.

Tous ces avantages plaident donc en faveur de sa plus large consommation; et j'estime que l'Etat devrait la favoriser, ne serait-ce qu'en abaissant les droits de douane, comme je viens de le dire, et en le faisant entrer dans l'alimentation réglémentaire des deux armées.

Les travaux de Chauveau nous ont montré l'extrême importance du *sucre* dans la ration du travail, et nous la connaissions déjà au point de vue plus général de la calorification. Or, l'abaissement considérable de son prix, en ont fait un des producteurs de calorique les meilleurs marchés. Le consommateur achète le kilogramme de sucre raffiné à 0 fr. 70. Or, le kilogramme nous donnant environ 4.000 calories, les 2.500 calories de notre ration ne couteraient guère que 0 fr. 45!! Je sais bien qu'en outre de cet hydrate de carbone, notre organisme a besoin d'azotés; mais au moins, faut-il convenir qu'on ne peut guère se procurer les ternaires qui nous sont nécessaires, sous une forme moins encombrante, plus agréable et meilleur marché.

Tous ces avantages doivent donc en faire un aliment du

peuple, et l'État doit s'attacher à le lui livrer dans les meilleures conditions de prix et de pureté.

Il est bien vrai que notre production est insuffisante pour notre consommation ; mais, outre que nous pourrions peut-être élargir la culture des plantes qui le donnent, la plupart de nos colonies peuvent sûrement en produire. Il en est ainsi de nos Antilles, de notre Guyane et aussi de Madagascar et de la Cochinchine. En diminuant les droits d'entrée des sucres de nos colonies, nous rendrions la culture de la canne très rémunératrice chez elles ; et de même que pour le riz, ce serait au grand bénéfice de notre industrie, de notre commerce et surtout de notre marine marchande.

Je ne m'arrêterai pas sur toutes les autres productions agricoles, dont j'ai étudié la valeur nutritive dans la seconde partie de ce volume ; mais en les englobant dans certains groupes, je puis à leur sujet présenter les observations suivantes :

Comme je l'ai montré, parmi les racines, les bulbes, les tubercules, ainsi que parmi les fruits et les feuilles utilisés comme les légumes, il s'en trouve un certain nombre, qui ont encore une valeur nutritive suffisante pour qu'il faille en tenir compte au moins au point de vue des calories.

Presque tous ces aliments sont fournis par la culture maraîchère ; ils sont produits dans les *jardins potagers*. Or, sans vouloir nuire à cette partie intéressante de l'agriculture, je voudrais qu'ils fussent souvent cultivés pour le *consommateur*. L'hygiène, d'accord une fois de plus avec la morale, tend de plus en plus à transporter l'habitation de l'ouvrier et des petits employés hors des villes. Depuis quelques années, d'une part, les habitations à bon marché, et d'autre part les moyens de locomotion rapide, la bicyclette d'abord et les tramways électriques ensuite, ont grandement facilité l'hygiène dans ce but. Or, nous devons tendre à ce qu'à chacune de ces habitations extra-muros soit toujours joint un jardin. Dans ce jardin, outre les fleurs qui en feraient l'agrément, l'ouvrier ou l'employé y cultiverait lui-même quelques-unes des plantes potagères. Ce serait d'abord un passe-temps qui l'éloignerait du café ou du cabaret. De plus, ce serait un exercice physique utile pour l'employé de bureau ou de magasin, et un délassement pour l'ouvrier qu'il pourrait ainsi sortir pendant quelques instants de son travail professionnel. Enfin, tous trouveraient encore une rémunération suffisante dans ces quelques heures de travail en surcroît, en étant dispensés d'acheter au marché les légumes qu'eux-mêmes auraient produits ; et, à la fin de l'année, ce serait encore une économie qui en vaudrait la peine.

Il en est de même des *fruits*. Tous, nous l'avons vu, ont une valeur nutritive ; et, pour quelques-uns, elle est très importante, comme les noix, les amandes, les noisettes, les figues sèches. Mais, même quand cette valeur est moins importante, comme celle des raisins, des figues fraîches, des poires et des pommes, elle mérite encore qu'on en tienne compte dans l'alimentation. Légumes frais et fruits, en effet, je me suis attaché à le montrer, ont assez de valeur pour qu'on les fasse entrer dans le bilan de l'alimentation. Quand ils entrent dans un repas, il faut que ce soit en remplaçant d'autres aliments. Leur culture en se répandant et en se multipliant faciliterait beaucoup le retour vers une alimentation plus végétale, ce qui me paraît être un avantage pour l'hygiène alimentaire. Une des causes qui rendent la population rurale plus végétarienne que l'urbaine, c'est que chaque campagne et même chaque propriétaire rural a son jardin fruitier et potager. J'estime même que d'une manière générale la culture des arbres fruitiers a été trop abandonnée. Dans certaines parties de la France ces arbres ont disparu. Les campagnes se sont déboisées. Or, je voudrais que l'Etat intervînt pour lutter contre ce déboisement, soit en donnant des primes pour la plantation des arbres fruitiers, soit même en faisant une obligation à tous les propriétaires d'en posséder un certain nombre par hectare. Les propriétaires y trouveraient, du reste, leur bénéfice, en utilisant ces fruits pour l'alimentation ou, au besoin, en les vendant.

Toutes ces observations tendent, on le voit, à favoriser les productions alimentaires de nature végétale, à augmenter le revenu des terres ; et, comme une conséquence forcée, à faire une part de plus en plus large à l'alimentation végétale la plus simple, qui serait en même temps la plus saine, puisque souvent le consommateur serait son producteur. Mais aussi je voudrais que l'introduction de ces fruits dans l'alimentation, ne fut pas un surcroît; mais, au contraire, qu'elle eut lieu en remplaçant d'autres aliments.

Plusieurs fois déjà, je me suis attaché à montrer que notre production alimentaire, prise dans son ensemble, dépasse de beaucoup nos besoins (1). Nous gaspillons une partie de ces productions, et nous en prenons une autre partie au delà de nos besoins; et, par conséquent, au grand détriment de notre santé. Si la France ne dépensait de ses productions alimentaires que celles qui lui sont nécessaires, je l'ai montré, elle pourrait (2) chaque année faire une économie de 2 à 3 milliards; et cela au grand bénéfice de sa santé.

De tout ce qui précède, j'arrive à ces conclusions : ›

1° Que la production alimentaire de la France, en ce qui concerne les substances animales, est déjà largement suffisante pour couvrir ses besoins; et que, par conséquent, il n'y a pas lieu de chercher à l'augmenter au moins en ce qui concerne celles provenant des races bovine, ovine et porcine ;

2° Que l'hygiène tendant actuellement à diminuer l'utilisation de ces substances, il pourrait y avoir peut être des dangers à augmenter cette production de l'élevage;

3° Que les productions alimentaires de nature végétale, telle qu'elles sont en ce moment, dépassent également et largement nos besoins;

4° Que, toutefois, il y aurait des avantages à favoriser la production des légumineuses, qui pourraient nous fournir les azotés à bon marché, et nous permettraient de restreindre ainsi l'usage des viandes, riches surtout en ces substances ;

5° Qu'il y a lieu également de favoriser l'usage du riz et du sucre, comme constituant, au point de vue de la valeur en calories, des aliments de premier choix et bon marché ;

6° Qu'il y a des avantages sérieux à augmenter la production des légumes frais et des fruits, en faisant concourir à cette production l'ouvrier urbain et l'employé de divers ordres ;

(1) Dépopulation de la France, Doin, Paris, 1896.

(2) Productions alimentaires de la France (Comptes rendus de la *Société de Médecine de Toulouse*, année 1907).

7° Qu'il faut tendre à élever la qualité de nos vins pour leur conserver la préférence sur les marchés étrangers et leur assurer un prix rémunérateur ;

8° Qu'à cette condition, nous n'aurons pas à craindre la surproduction, l'exportation nous mettant à l'abri de la baisse des prix ;

9° Qu'à la condition de rester dans la moyenne d'un demi litre par jour, on peut accepter le vin dans notre alimentation ; qu'il constitue un bon aliment ternaire, et qu'enfin il ne présente aucun inconvénient au point de vue de l'hygiène ;

10° Qu'il est important, au point de vue de la santé générale, de s'inspirer de nos besoins dans le dosage de l'alimentation ;

11° Enfin, qu'à la condition de s'inspirer de ce dosage, sur la production alimentaire de la France s'élevant au moins à 12 milliards, notre population pourrait chaque année faire une économie de 2 à 3 milliards, qu'elle retirerait de l'exportation de ses produits agricoles.

TABLE DES MATIÈRES

DEUXIÈME PARTIE

TOULOUSE. — IMP. LAGARDE ET SEBILLE, RUE ROMIGUIÈRES, 2.